中国科学院教材建设专家委员会规划教材

高等院校医学系列教材

案例版 ™

供医学影像学、医学影像技术、生物医学工程等专业使用

医学影像解剖学

主　编　鲜军舫　吴飞云　邱士军

科学出版社

北　京

郑 重 声 明

为顺应教育部教学改革潮流和改进现有的教学模式，适应目前高等医学院校的教育现状，提高医学教育质量，培养具有创新精神和创新能力的医学人才，科学出版社在充分调研的基础上，引进国外先进的教学模式，独创案例与教学内容相结合的编写形式，组织编写了国内首套引领医学教育发展趋势的案例版教材。案例教学在医学教育中，是培养高素质、创新型和实用型医学人才的有效途径。

案例版教材版权所有，其内容和引用案例的编写模式受法律保护，一切抄袭、模仿和盗版等侵权行为及不正当竞争行为，将被追究法律责任。

图书在版编目（CIP）数据

医学影像解剖学/鲜军舫，吴飞云，邱士军主编. —北京：科学出版社，2022.1
中国科学院教材建设专家委员会规划教材·高等院校医学系列教材
ISBN 978-7-03-064164-9

Ⅰ. ①医… Ⅱ. ①鲜… ②吴… ③邱… Ⅲ. ①影像–人体解剖学–高等学校–教材 Ⅳ. ①R813

中国版本图书馆 CIP 数据核字（2020）第 017114 号

责任编辑：朱 华 / 责任校对：宁辉彩
责任印制：赵 博 / 封面设计：陈 敬

科 学 出 版 社 出版
北京东黄城根北街 16 号
邮政编码：100717
http://www.sciencep.com
北京科信印刷有限公司 印刷
科学出版社发行 各地新华书店经销
*
2022 年 1 月第 一 版 开本：787×1092 1/16
2022 年 1 月第一次印刷 印张：25
字数：887 000
定价：118.00 元
（如有印装质量问题，我社负责调换）

高等院校医学影像学、医学影像技术案例版系列教材

编审委员会

前　　言

精准医学，影像先行。近年来，精准医学的需求和发展推动医学影像成像技术不断取得突破性进展，CT、MRI 以及 PET-CT 和 PET-MRI 在临床诊断、治疗、疗效评估与预后以及疾病筛查方面起着至关重要的作用，而影像解剖学（尤其是断层影像解剖学）是这些影像解读和诊断评估的基础。因此，断层影像解剖学是学好医学影像学的关键，本学科的一个特点是随着医学影像学的快速发展而发展。

为了满足目前精准医学和医学影像学的发展需求，我们精心编写了本部医学影像解剖学案例版教材。教材内容分为绪论和正文两大部分，绪论简要介绍医学影像解剖学概述、常用影像检查技术及术语、概念、学习目的、意义和方法，正文部分包括颅脑、头颈部、胸部、腹部、男性盆部与会阴、女性盆部与会阴、脊柱、上肢、下肢共九章。每章在大体解剖的基础上，以 CT 和 MRI 断层影像解剖为主体、辅以 X 线解剖、三维影像解剖等，重点突出了常见解剖变异和典型病变与正常影像解剖的对照，使学习更有针对性，更易于学生的学习、理解和掌握。此外，在纸质版教材的基础上，我们还同时编写了本套教材的配套教材（包括复习指南与习题集、PPT、微课等）陆续放入本套教材的二维码内，供学生复习和拓展学习。

本教材编写过程中，根据全国高等医学院校教材编写的原则和要求，力争体现"三基"（基础理论、基本知识和基本技能）和"五性"（思想性、科学性、先进性、启发性和适应性），力求编写出一本适合现在医学影像学发展的案例版特色教材。本教材的特色是基于案例的问题引导式教材，通过临床真实案例设置问题，引导学生有目的地学习，同时增强学习兴趣、提高学习效率、提升学习效果。目的是让学生在学习影像解剖基础理论知识的同时，通过真实案例、常见解剖变异和典型病变与正常对照可以直观地显示两者的区别，更好地掌握正常影像解剖，加深对理论知识的理解记忆，掌握学习重点和学习要求，提高学习效果。此外，学生通过学习本教材，还将学会如何运用解剖学知识分析案例，如何掌握正确且高效的学习方法。本书每章最后还有本章小结、思考题及解析要点，有利于学生复习和通过查找参考文献、浏览配套教学资料拓展相关知识、巩固学习效果。

本教材主要面向全国高等院校的医学影像、临床医学、中西医结合专业的本科、长学制学生使用。本教材编写队伍专业性强，邀请了全国多所高等医学院校解剖教研室和附属医院长期从事医学影像学、人体解剖学及其相关专业工作和教学的专家、教师参加，力争提高本书的专业水平和内容的丰富性，实现理论基础与临床实践的贯通，更好地应用于临床教学中。在此，向所有为本书编写做出贡献的专家、同仁、老师们表示衷心的感谢！

本书作为一本极具创新性的医学影像解剖学案例版教材，内容多、图片丰富，可能会存在一些疏漏和不足之处，敬请读者不吝赐教。

鲜军舫　吴飞云　邱士军

2021 年 6 月

目　　录

绪　　论

第一节　医学影像解剖学概述

一、定　　义

（一）人体解剖学

人体解剖学（human anatomy）是研究正常人体形态结构的科学，是学习其他基础医学和临床医学课程的基础，主要学习、理解和掌握人体各器官系统的形态结构、位置毗邻及其相关联系。人体解剖学分为系统解剖学和局部解剖学，前者是按人体器官功能系统阐述人体器官形态结构的科学，后者是按人体的局部分区研究各区域内器官和结构形态位置、毗邻关系与层次结构的科学。

（二）医学影像解剖学

医学影像解剖学，又称影像解剖学（imaging anatomy），是以现代医学影像成像技术为手段，以正常人体为研究对象，提供人体各部位不同方位的图像，显示人体正常组织器官形态结构、位置毗邻及其相互关系的科学。

二、价值和重要性

案例 0-1-1
　　患者，男，47 岁，突发右侧肢体无力半小时就诊，颅脑 CT 见图 0-1-1。
问题：该图像有什么异常？诊断为什么病变？病变定位在哪儿？病变位置与临床表现有何关系？
分析讨论：该患者根据临床表现和颅脑 CT，病变 CT 表现为高密度，诊断为急性期脑出血，位于左侧内囊后肢，左侧内囊出血导致相应右侧偏瘫。对照正常 CT 断面图像，可发现异常，诊断为急性脑出血，对病变进行准确定位。

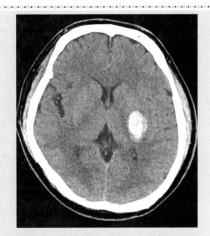

图 0-1-1　颅脑横断面 CT（案例 0-1-1）

案例 0-1-2
　　患者，女，62 岁，突发右侧肢体无力 6 小时就诊，颅脑 CT 见图 0-1-2，颅脑 MRI 见图 0-1-3。

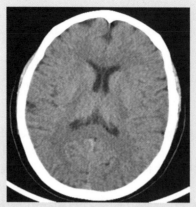

图 0-1-2　颅脑横断面 CT（案例 0-1-1）

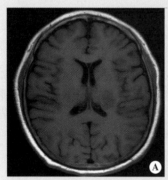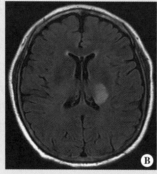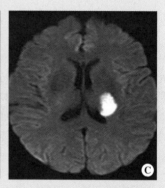

图 0-1-3　颅脑横断面 MRI

A、B、C. 分别为颅脑横断面 T_1WI、T_2 FLAIR 序列和 DWI。T_1WI 指 T_1 加权像（T_1 weighted image），T_2 FLAIR 序列指液体衰减反转恢复（fluid-attenuated inversion recovery）序列，DWI 指弥散加权成像（diffusion-weighted imaging）

问题：CT 和 MRI 有什么异常？诊断为什么病变？病变定位在哪儿？病变位置与临床表现有何关系？

分析讨论：该患者 CT 未见异常，MRI 发现 T_1WI 呈低信号、T_2 FLAIR 和 DWI 呈高信号的病变，诊断为急性脑梗死，位于左侧内囊后肢，左侧内囊梗死导致右侧偏瘫。MRI 对急性脑梗死的显示优于 CT，对照正常 MRI 图像，可发现异常，诊断急性脑梗死，对病变进行准确定位。

医学影像解剖学在疾病诊疗中的价值和重要性：

上述案例 1 和案例 2 症状相同，但诊断不同，分别是急性脑出血和急性脑梗死，两者治疗方案完全相反，如果诊断错误，将会加重病变甚至死亡，快速准确诊断对于精准诊断和治疗至关重要。CT 和 MRI 断面图像是发现病变、诊断和准确定位的基础，在临床疾病诊治中发挥着关键作用，因此，医学影像解剖学是临床疾病诊治的基础和关键。

三、历　　史

20 世纪 60 年代以后，医学影像解剖学在人体解剖学和人体断层解剖学发展的基础上，在现代多种成像技术广泛应用后蓬勃发展起来，先后经历了 X 线解剖学和影像断层解剖学两个发展阶段，国内外都出版了大量影像解剖图谱，硕果累累。近年来，由于 CT 和 MRI 等设备技术快速发展，医学影像解剖学发展速度更快，在当今精准诊治时代，正从单维度向多维度、厚层向薄层、宏观向微观、结构向功能、定性向定量等方向发展。

第二节　常用影像检查技术及术语、概念

一、常用影像检查技术

医学影像解剖学常用的影像检查技术，主要包括 X 线成像（X-ray imaging）、计算机体层成像（computed tomography，CT）、磁共振成像（magnetic resonance imaging，MRI）、超声成像（ultrasonic imaging）及放射性核素扫描（radionuclide scanning）。本节主要介绍目前最常用的数字 X 线成像、CT、MRI 及其图像特点、优缺点。

（一）数字 X 线成像

1. 计算机 X 线摄影（computed radiography，CR）　为数字化 X 线摄影技术，以可记录的、由激光读出 X 线影像信息的成像板为载体，经 X 线照射及信息读出处理形成数字式 X 线平片影像。与传统 X 线成像相比，图像更清晰，受检者接受的 X 线辐射剂量大大降低，获得的影像信息可采用数字化存储、再现和传输。

2. 数字 X 线摄影（digital radiography，DR）　读出 X 线影像信息的载体为平板探测器，再经后处理后获得人体组织和结构的数字化影像，图像分辨力和锐利度良好，既能清晰显示图像细节、降低 X 线辐射剂量，图像信息也可采用数字化存储、再现和传输。

3. 数字减影血管造影（digital subtraction angiography，DSA）　为一种微创 X 线血管成像技术，经皮穿刺血管、引入导管，经导管向血管内注入对比剂使目标血管显影，经后处理后获得数字化图像，再与同部位不含对比剂的图像进行计算机数字减影处理，去掉图像中骨骼及软组织的数字信息，获得较常规血管造影更清晰的血管影像。

4. 图像特点及优缺点　人体不同组织或器官的密度和厚度不同，对 X 线的吸收衰减能力存在一定差异，因此当 X 线穿透人体不同组织或器官时，经过载体显像后得到黑白对比、层次差异的灰阶图像（黑白影像），高密度影像显示为亮白色如骨皮质及钙化，中等密度影像显示为灰白色如皮肤、肌肉等软组织，低密度影像显示为灰黑色或深黑色如脂肪及气体。当不同密度和厚度组织或器官重叠显影时，根据不同权重显示为稍高或稍低密度影像。

X 线成像简便易行、费用较低，但图像密度分辨力相对较低，且多种不同密度和厚度的组织结构重叠，对细小结构、器官或病变难以分辨和确认。

（二）CT 成像

CT 技术是 20 世纪 70 年代发展起来的成像技术，实现了断层成像、数字影像、定量测量人体组织密度及空间和密度分辨力的提高。

1. 检查方法　主要包括 CT 平扫和增强扫描。CT 平扫是指未使用对比剂的 CT 扫描，显示微小组织结构或器官时须使用高分辨力 CT（high resolution computed tomography，HRCT）。为了更清晰显示血管与周围脏器或组织结构的关系、脏器或组织结构内病变、血管病变等，常经静脉注射对比剂后再行 CT 扫描，这种成像方法即 CT 增强扫描，主要用于显示血管、脏器、其他组织结构及其病变的血流动力学变化。

2. 图像特点及优缺点　CT 成像也是灰阶图像，主要分为高密度、中等密度和低密度三类，分别反映不同组织结构。CT 图像为断层图像且无组织结构重叠，故其黑白色阶与组织的密度直接关联而与组织的厚度无关。与普通 X 线成像相比，其优点是无组织结构重叠的局限性，空间和密度分辨力明显提高，多层螺旋 CT 成像获得的容积图像通过多种后处理技术可以多角度、多方位、多维度观察组织结构或病变。缺点是 X 线剂量增加，成像时间较长，费用相对较高，增强扫描所用对比剂对受检者有一定风险。

（三）MRI 成像

诞生于 20 世纪 70 年代，之后飞速发展，在临床及科研中应用越来越广，尤其近年来 MRI 设备不断更新和新技术的广泛开展使其在断层影像解剖和疾病精准诊疗中发挥着重要作用。

1. 检查方法　主要包括 MRI 平扫及增强扫描，常见扫描层面为横断面、冠状面和矢状面，特殊部位如肩关节还可采用一些特殊层面如斜冠状面和斜矢状面。此外，显示血管可采用 MR 血管成像（magnetic resonance angiography，MRA）；显示水样结构可以采用 MR 水成像如 MR 胰胆管成像（magnetic resonance cholangiopancreatography，MRCP）和 MR 泌尿系成像（magnetic resonance urography，MRU）等；显示组织结构或病变血流动力学改变可以采用 MR 灌注成像（magnetic resonance perfusion-weighted imaging，MR PWI）；显示组织结构或病变水分子弥散受限程度可以采用 MR 弥散加权成像（magnetic resonance diffusion-weighted imaging，MR DWI）；显示组织结构或病变代谢物浓度变化可以采用 MR 波谱成像（magnetic resonance spectroscopy，MRS）；显示不同脑区的活动情况可以采用脑功能成像（functional magnetic resonance imaging，fMRI）。

2. 图像特点及优缺点　MRI 与 X 线和 CT 成像原理不同，但所获得的图像也属灰阶图像，根据人体组织结构氢质子弛豫时间长短或氢质子含量多少主要分为高信号（白色）、中等信号（灰色）和低信号（黑色）。含水较多的组织结构如脑脊液 T_1 加权像（T_1 weighted image，T_1WI）显示为低信号、T_2 加权像（T_2 weighted image，T_2WI）显示为高信号；含水中等的组织结构如肌肉组织于 T_1WI、T_2WI 均显示为中等信号，含成熟脂肪较多的组织结构如皮下脂肪于 T_1WI、T_2WI 均显示为高信号。

与 CT 比较，MRI 显示软组织分辨力更高，并能多序列、多方位直接成像，容积图像也可经后处理获得不同效果的图像，多种功能成像可反映组织结构或病变的水分子扩散、血流动力学、功能、代谢等情况，通过特殊序列不使用对比剂也能清晰显示血管。缺点是价格相对昂贵、扫描时间较长，对骨和钙化的显示不如 CT，且检查的禁忌证较多。

二、常用术语及常见概念

（一）常用术语

1. 密度（density）　X 线穿透人体不同组织或器官时，因其对 X 线吸收能力大小不同而经过载体显像后得到灰阶图像上的黑白亮度有所差异，这种黑白色调反映人体不同组织或器官的密度和厚度。一般将 X 线或 CT 图像上显示为亮白色的区域描述为高密度影（如骨皮质及钙化）；将图像上显示为灰白色的区域描述为中等密度影（如皮肤、肌肉、内脏实质器官等软组织）；将图像上显示为灰黑色或深黑色的区域描述为低密度影（如脂肪及气体）。

2. 信号（signal）　MRI 的信号衰减与人体不同组织的横向弛豫有关，一般在外在环境条件一致的情况下，人体不同组织的衰减速度不同。MRI 图像的信号强度是系统测量得到的结果，取决于主磁场场强、射频脉冲、射频脉冲施加的间隔等，还取决于人体组织的特性如 T_2 和 T_1 等。人体正常生理情况下，不同组织的 T_1 值不同，是形成正常解剖图像上组织间对比度的基础，含水较多的组织于 T_1WI 上表现为低信号，含脂肪、蛋白质、黑色素较多的组织则表现为高信号。T_2 值除了与分子内部的化学物理结构相关外，还与水分子存在的状态有关，自由水的 T_2 值长而结合水的 T_2 值短，因此系统一般采集到的为自由水产生的信号，含自由水丰富的组织如脑脊液 T_2WI 表现为高信号，含自由水较少的组织如骨皮质 T_2WI 表现为低信号。此外，人体不同级别的运动如血液流动、脑脊液搏动等，都会造成不同程度信号的衰减或消失，表现为 T_1WI 和 T_2WI 低信号。

（二）常见概念

1. CT 值、窗宽、窗位　水的衰减系数被定义为零，选择这个常数使得空气的衰减系数为 -1000，密质骨的衰减系数为 +1000 左右，这个跨度为 2000 单位的衰减系数范围称亨氏（Hounsfield）范围，一个单位叫作一个 CT 值或亨氏单位（Hounsfield unit，HU）。CT 图像中灰阶内的 HU 值范围称窗宽

（window width），窗宽的中心称窗位（window level）。选择合适的窗宽及窗位才能分辨选定的组织结构。

2. T₁值、T₂值、T₁WI、T₂WI　纵向弛豫（longitudinal relaxation）也称自旋-晶格弛豫，纵向弛豫时间一般用 T_1 值表述；横向弛豫（transverse relaxation）也称自旋-自旋弛豫，横向弛豫时间一般用 T_2 值表述。各种组织之间 MRI 信号不同是形成一定图像对比度的基础，而各种组织 MRI 信号不同的原因除了与特定 MRI 成像环境下自身特异性的生物物理学参数如 T_1 值、T_2 值、流动、扩散等因素有关外，还与成像所选定的序列参数有关。在其他因素一致情况下，T_1WI 反映人体不同组织间 T_1 值的差异，T_2WI 显示组织间 T_2 值的差异。

第三节　学习目的、意义和方法

一、学习目的和意义

（一）学习目的

1. 掌握医学影像解剖学知识　在了解人体解剖学、断层解剖学和常用影像检查技术知识基础上掌握医学影像解剖学知识。

2. 学会分析案例　学习运用解剖学知识分析案例。

3. 掌握正确而高的学习方法　掌握正确且高效的学习方法，是学习的重要目的。

（二）学习意义

1. 医学影像解剖学是医学影像专业及其相关学科的基础　医学影像解剖学是一门桥梁学科，在人体解剖学与医学影像专业及其相关学科如医学影像诊断学、介入治疗学等之间起到沟通作用。

2. 医学影像解剖学推动了人体解剖学的新发展　医学影像解剖学也是一门交叉学科，在现代影像技术、现代物理学、分子生物学、分子影像学、功能影像学、人体信息数字化、虚拟技术和人工智能等新技术不断更新发展的今天，医学影像解剖学也迎来了飞速发展的新时代。

二、学习方法

（一）学习掌握人体解剖学知识，了解常用重要医学影像检查技术

人体解剖学是学习医学影像解剖学的基础课程，对学习医学影像解剖学具有重要作用。现代医学影像技术飞速发展，多种影像检查技术应运而生并广泛应用到人体影像解剖结构的显示和疾病诊断、治疗中。只有充分了解影像解剖尤其是断层解剖及常用影像检查技术的原理、方法和图像特点，才能掌握人体各组织结构正常形态、位置毗邻和相互关系，从而为疾病精准诊疗提供重要和关键的影像依据。

（二）合理运用案例分析、常见变异和典型病变与正常解剖对照学习

1. 通过分析案例掌握学习要点和目标　本教材每章均选用典型案例或病例，并提出若干与解剖相关的问题让学生有目的地学习，并认识到掌握人体正常影像解剖结构的重要性和必要性，从而增加学习动力。

2. 通过常见变异和典型病变与正常解剖对照加深记忆　各章节运用常见变异和典型病变与正常解剖结构在影像上的对照，直观地显示两者的区别，从而使学生更好地掌握正常影像解剖。

（三）根据小结和思考题进行复习和拓展学习

学生可以通过每章后的小结对本章学习内容和要点进行复习，并根据小结后的思考题和解析要点，通过查找参考文献、浏览配套教学资料拓展相关知识、巩固学习效果。

（鲜军舫　陈晓丽）

第一章 颅 脑

学习要求

记忆：熟悉脑的解剖、脑室系统及脑血管解剖；识别颅脑经典层面影像结构特征；了解颅脑常见解剖变异及典型病变的影像学表现。

理解：颅脑断层影像学的变化规律，熟悉颅脑经典断层的影像学特点。

运用：掌握颅脑断层影像学表现（包括横断面、冠状面、矢状面等），并能够运用于影像图片的判读。

第一节 大体解剖

案例 1-1-1

患者，女，42 岁，慢性肾功能不全突发意识障碍就诊。经颅脑 CT 检查显示左侧额叶及脑室系统内团片状高密度影，影像学诊断为左额叶出血破入脑室系统（图 1-1-1）。

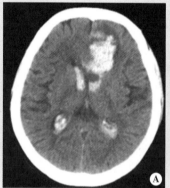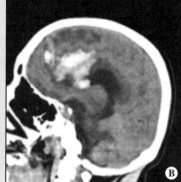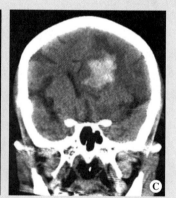

图 1-1-1 颅脑螺旋 CT 扫描多平面重组图像
A、B、C. 分别为横断面、矢状面、冠状面重组图像软组织窗示左额叶出血破入脑室

问题：

1. 病变累及脑内哪些组织结构？出血可能来源于哪支血管？为什么累及脑内多个结构？
2. 诊断颅脑出血首选哪种影像学检查方法？何种情况下可选用 MRI 检查？
3. 观察脑血管可选择哪种影像检查方法？

头部以颅骨为骨性支架，除容纳脑以外，还支持保护视器、位听器及嗅觉、味觉感受器，还参与构成呼吸、消化系统的起始部。头部以下颌骨下缘、下颌角、乳突尖、上项线和枕外隆突的连线以颈部为界。头部又以眶上缘、颧弓、外耳门上缘和乳突根部为界，分为后上方的颅部和前下方的面部。

（一）颅底

颅底外面以枕骨大孔前缘为界分为前后两部分，前部与面骨相连接，并有许多孔裂。颞下间隙、翼腭窝、咽旁间隙等处的肿瘤或感染，可沿这些裂孔侵及颅内。

颅底内面起伏不平，由前向后有呈阶梯状的三个凹陷：颅前窝、颅中窝及颅后窝（图 1-1-2）。

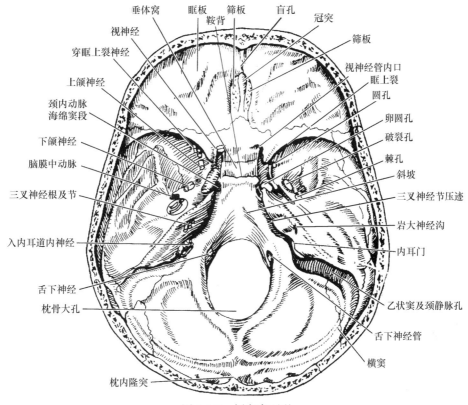

图 1-1-2　颅底内面观

　　颅前窝主要由额骨眶部和筛骨筛板形成，位于眼眶及鼻腔上方。筛板上的筛孔内有嗅丝和筛前血管、神经通过。大脑额叶（frontal lobe）、嗅球和嗅束位于颅前窝，视交叉（optic chiasm）、脑垂体（hypophysis）和颞叶（temporal lobe）前部与颅前窝相邻。

　　颅中窝由蝶骨体、蝶骨大翼和颞骨锥体前部及颞鳞所形成。其中部有蝶鞍（sella turcica），蝶鞍中部有凹陷的垂体窝；蝶鞍两侧为海绵窦（cavernous sinus）。蝶鞍两侧的深窝内有大脑颞叶。颅中窝底部有很多孔和裂隙，并有颞骨锥体内的腔隙和骨性管腔及蝶骨体内的蝶窦（sphenoidal sinus）等结构，故较薄弱。各孔隙中，最前方为视神经管，视神经和眼动、静脉从此出入眼眶。眶上裂为蝶骨大、小翼间的裂隙，眼上静脉经此注入海绵窦，并有动眼神经、滑车神经、展神经（abducent nerve）及眼神经通过。眶上裂内端的后外方依次有圆孔、卵圆孔和棘孔，颈动脉管（carotid canal）内口也开口于颅中窝。

　　颅后窝位置最低，容纳脑干和小脑。窝内各孔的排列如下：前部锥体后面有内耳门；内耳门的后下方为颈静脉孔，中央为枕骨大孔，枕骨大孔两侧有舌下神经管（表 1-1-1）。

表 1-1-1　颅底各孔隙内的穿经结构

名称	穿经结构
筛孔	嗅丝、筛前血管和神经
视神经管	视神经，眼动、静脉
眶上裂	眼上静脉、动眼神经、滑车神经、展神经、眼神经
圆孔	上颌神经
卵圆孔	下颌神经
棘孔	脑膜中动脉
内耳门	面神经、前庭蜗神经
颈静脉孔	颈内静脉、舌咽神经、迷走神经、副神经

续表

名称	穿经结构
枕骨大孔	延髓、椎动静脉、副神经的脊髓根
舌下神经管	舌下神经

（二）脑

脑位于颅腔内，包括大脑半球、间脑、脑干（中脑、脑桥和延髓）与小脑。

1. 大脑半球 占有颅前窝及颅中窝，与小脑之间有小脑幕（tentorium of cerebellum）相隔，左、右大脑半球借纵裂分开，裂底为连接左右两半球的胼胝体（corpus callosum）。大脑镰（cerebral flax）伸入大脑纵裂中。在大脑半球的外面，有一条由前下向后上走行的外侧沟（lateral sulcus），中部有一条呈冠状方向的中央沟（central sulcus），沟的下端到外侧沟附近，在大脑半球内侧面的后部，有一条由后上向前下走行的顶枕沟（parietooccipital sulcus）。依据这些沟，将大脑半球分为四叶。中央沟以前的部分为额叶，中央沟与顶枕沟之间的部分为顶叶（parietal lobe），顶枕沟以后的部分为枕叶（occipital lobe），外侧沟以下的部分为颞叶。此外，在外侧沟深处藏有三角形的岛叶（insula）。外侧沟边缘覆盖岛叶浅面的部分为岛盖（operculum），由额叶、顶叶及颞叶的岛盖部分组成。

2. 沟回

（1）大脑半球外侧面的沟回（图 1-1-3）：额叶借中央沟与顶叶分隔，借外侧沟与颞叶分隔。在中央沟的前方与中央沟平行的沟为中央前沟。由中央前沟向前延伸的两条沟为额上沟与额下沟。中央沟与中央前沟之间的部分为中央前回。额叶的前部被额上沟及额下沟分为额上、中、下回，额下回为外侧沟的前水平支及升支分成前、中、后三部，分别为眶部、三角部和岛盖部。顶叶的前界为中央沟，后方借顶枕沟与枕叶分界，下界为外侧沟的后支及其向后的延长线。在中央沟的后方与之平行者为中央后沟，由中央后沟中部向后延伸为顶内沟。中央沟与中央后沟之间的部分为中央后回。顶内沟将顶叶的后部分为顶上小叶及顶下小叶。顶下小叶有外侧沟的后支及颞上、下沟的后端伸入，围绕此 3 条沟的末端分别形成前、中 3 个回，分别为缘上回、角回和顶后回。颞叶的上界为外侧沟的后支，在后方借顶枕沟与枕前切迹的连线与枕叶分界。颞叶被与外侧沟平行的颞上沟、颞下沟分为颞上回、颞中回、颞下回。颞上回有两个短的横回转入外侧沟下壁，为颞横回。枕叶的前界为顶枕沟至枕前切迹连线，此叶被枕横沟及枕外侧沟分为枕上叶、枕中叶、枕下叶 3 个脑回。岛叶四周绕以环状沟，前下角的尖为岛阈，中央部有中央沟（与大脑中央沟平行），沟前方有 3～4 个岛回，沟后方仅有一岛长回（图 1-1-4）。

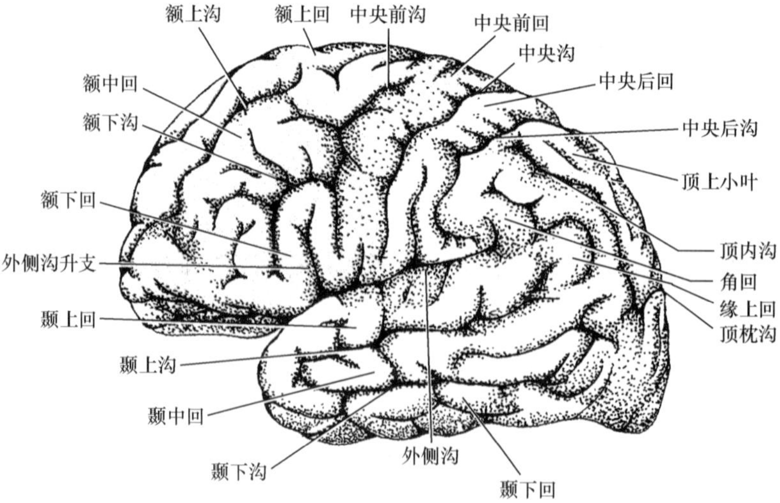

图 1-1-3 大脑半球外侧面观

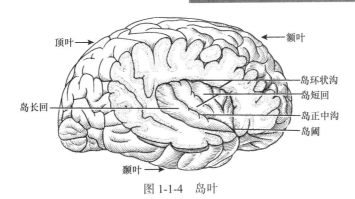

图 1-1-4 岛叶

（2）大脑半球内侧面的沟回（图 1-1-5）：大脑半球内侧面中央是粗大的胼胝体，在胼胝体上方，大脑半球的内侧面有一条与胼胝体前后平行的沟，为扣带沟，在其后方有斜行的顶枕沟，在后下部有前后行的距状沟（calcarine sulcus）。扣带沟前部的上方及前方为额上回，在扣带沟后端的上方中央沟上端的前后，有一方形区域为中央旁小叶或旁中央小叶（paracentral lobule），为中央前、后回向内侧面延伸的部分。中央旁小叶与后方的顶枕沟之间的部分为楔前叶（precuneus），扣带沟与胼胝体之间的部分为扣带回（cingulate gyrus），在顶枕沟的后方与距状沟之间的部分为楔叶（cuneus）。距状沟的下方为舌回（lingual gyrus）。

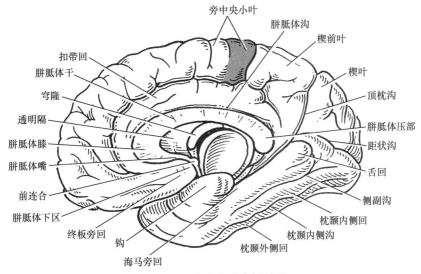

图 1-1-5 大脑半球内侧面观

（3）大脑半球底面的沟回（图 1-1-6）：在额叶的眶面，靠近内侧缘有嗅沟。嗅球及嗅束紧贴在嗅沟内，嗅沟的内侧部分为直回。嗅沟的外侧部分，被"H"形沟分为前眶回、后眶回、内眶回、外眶回。在颞叶的下面有三条前后行走的沟，外为枕颞沟，中为侧副沟，内为海马沟。枕颞沟的外侧为枕颞外侧回。枕颞沟与侧副沟之间的部分为枕颞内侧回。侧副沟与海马沟之间的部分为海马旁回（parahippocampal gyrus）。海马旁回的前端膨大，并绕海马沟的前端而弯曲，称钩（uncus）。

（4）大脑灰白质：大脑半球的表层为灰质，仅有 1/3 露在表面，其余 2/3 埋在脑沟内，含有大量神经元胞体。在大脑皮质的深面为白质，由三类纤维组成：①联系同侧各部皮质的联络纤维（association fiber）；②联系左右两半球皮质的连合纤维（commissural fiber），包括胼胝体、前连合（anterior commissure）及海马连合等；③联系皮质及皮质下结构的投射纤维（projection fiber），包括内囊、外囊、最外囊及穹窿（fornix）等。大脑半球的白质包括粗细不一的有髓纤维及神经胶质，整个大脑白质表面被灰质所覆盖，白质内有数个灰质块即基底核。

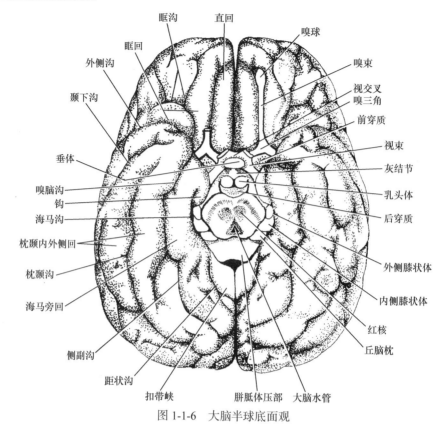

图 1-1-6　大脑半球底面观

1）基底核：深藏于两半球的白质内而近脑底，包括尾状核（caudate nucleus）、豆状核（壳核、苍白球）（lentiform nucleus）、屏状核（claustrum）、杏仁核（amygdaloid body）（图 1-1-7）。①尾状核形如问号，套在丘脑（thalamus）周围，头端膨大为尾状核头，位于额叶内，向下到前穿质，头向内侧突入侧脑室的腔内。中间部比较狭窄为尾状核的体，居顶叶下方、侧脑室中央部的底上，后端为尾，逐渐细小而走向侧脑室下角，与前穿质后方的杏仁核相接，尾状核的外侧有内囊，将此核与豆状核分开。尾状核头与人的头及面部之肌肉运动有关，体与上肢及躯干的肌肉运动有关，尾与下肢的肌肉运动有关。②豆状核介于岛叶及尾状核与丘脑之间，无论从水平或垂直、额状切面看均呈三角形，故可呈尖向下的三角锥体状，嵌在内囊与外囊的白质内。豆状核借内、外髓板分为三部，外部最大，称壳核，其余的部分则总称苍白球（globus pallidus）；苍白球为纹状体的最早部分，称旧纹状体。③屏状核是一薄灰质层，内面呈凸形，借外囊与内之壳核相隔。外侧面呈不规则齿状，借最外囊与脑岛皮质相隔。④杏仁核位于颞叶的最前部，侧脑室颞角前端的前上方，在前穿质外侧，海马沟皮质下，其功能属于边缘系统范畴，与躯体运动、血压及内脏活动、情绪、性行为等有密切关系。⑤黑质与红核在中脑的部分比在间脑多，即其大部分位于中脑内。

2）内囊（internal capsule）：插入中央灰质核之间的白质束，位于丘脑和豆状核、尾状核之间的白质板（图 1-1-8）。内囊可分为前肢、膝部和后肢三部分。经过内囊前肢的有丘脑皮质束、皮质丘脑束、额桥束；经过内囊膝部的有皮质核束、皮质网状纤维；经过内囊后肢的有皮质脊髓束、丘脑皮质束、枕颞桥束、听辐射、视辐射。皮质脊髓束纤维的排列由前向后为上肢、躯干、下肢。经过豆状核后段的有视辐射。

3）外囊和最外囊：在纹状体与屏状核之间为外囊（external capsule）；居脑岛皮质与屏状核之间为最外囊（extreme capsule）。

3. 脑干、间脑与小脑　脑干位于颅后窝，自上而下由中脑、脑桥和延髓组成。间脑位于脑干与大脑半球之间，连接大脑半球和中脑，分为背侧的丘脑、上丘脑、下丘脑、后丘脑和底丘脑。小脑位于颅后窝，由两侧的小脑半球和中间部小脑蚓组成，小脑半球下面近枕骨大孔处的膨出部分称为小脑扁桃体，小脑腹侧以小脑脚与脑干相连。

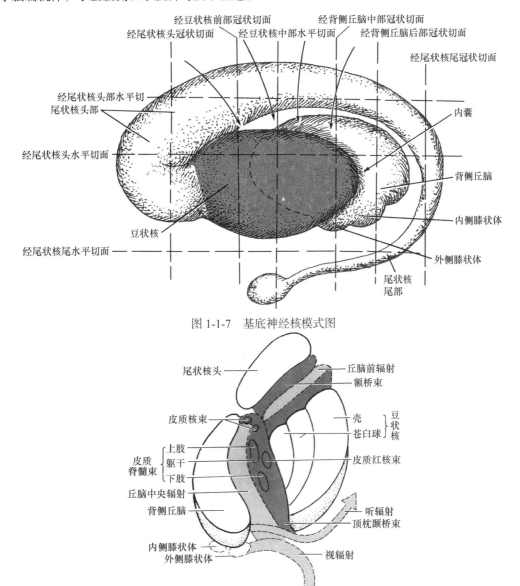

图 1-1-7　基底神经核模式图

图 1-1-8　内囊模式图

（三）脑室系统与蛛网膜下腔

1. 脑室系统　主要由两个侧脑室（lateral ventricle）及第三脑室（third ventricle）、第四脑室（fourth ventricle）等四个脑室组成（图 1-1-9）。

（1）侧脑室：侧脑室位于大脑半球内，左右各一，为脑室系统中最大者，位于大脑半球内，借室间孔与狭窄的第三脑室相交通。侧脑室呈弯曲的弧形，包绕在尾状核的周围，从前向后再向下分成前角、中央部、后角和下角。

（2）第三脑室：是两侧间脑之间的狭窄腔隙，顶为第三脑室脉络丛；底为下丘脑（hypothalamus），由前向后为视交叉、灰结节、漏斗和乳头体；前壁为前连合和终板；后壁为缰连合、松果体（pineal

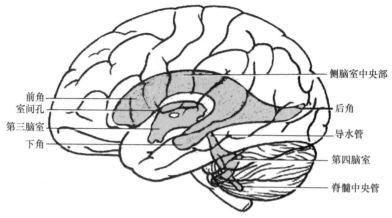

图 1-1-9 脑室系统侧面观

body）和后连合；侧壁由丘脑和下丘脑构成；向前上借室间孔与侧脑室相通，向后下借中脑导水管与第四脑室相通。

（3）第四脑室：前下方为延髓和脑桥，后上方为小脑的一个腔隙，形如帐篷，底为菱形窝，顶的前部为小脑上脚和前髓帆，后部为后髓帆及第四脑室的脉络组织，两个外侧角突向小脑与脑干之间，称小脑外侧隐窝。第四脑室向上借中脑导水管与第三脑室相通，向下通脊髓中央管。在靠近前庭蜗神经处附着，小脑外侧隐窝末端开口，形成外侧孔，通向蛛网膜下腔（cerebral subarachnoid space）。在顶的下部借正中孔通向蛛网膜下腔。

（4）中脑导水管（mesencephalic aqueduct）：位于中脑背侧，纵贯中脑全长，向上、下分别与第三、第四脑室相通。

2. 蛛网膜下腔与脑池　脑室中的脑脊液经第四脑室的正中孔和外侧孔流到蛛网膜下腔，最后通过蛛网膜粒渗入到硬脑膜静脉窦。蛛网膜下腔各部位深浅不一，较深的部位称蛛网膜下池或脑池（图 1-1-10）。

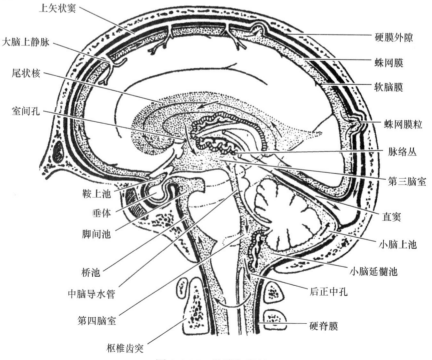

图 1-1-10 脑膜与脑池

（1）小脑下池：呈三角形，界于延髓与小脑下面之间，借正中孔和两外侧孔与第四脑室相通，又与脊髓蛛网膜下腔与脑底诸池相通。其前面与下面为延髓和脊髓，上面与侧面为小脑蚓部及两侧小脑扁桃体，后面为蛛网膜及枕-寰硬膜。此池向下与脊髓蛛网膜下腔相通，向前经延髓周围的蛛网膜下腔与脑底诸池相通，或借小脑谷与脑桥-小脑上池相通或与小脑扁桃体（tonsil of cerebellum）间池相通，或与小脑蚓部周围蛛网膜下腔相通。

（2）小脑上池：位于小脑前方，中脑背面及两侧，其上界为小脑幕，下界为小脑蚓部后面。

（3）小脑-脑桥角池：位于脑桥小脑角处，呈三角形，前界为颞骨岩部的上倾斜面，内界为脑桥侧面，后界为小脑半球，此池与内听道紧邻，内有前庭蜗神经通过，向上与大脑脚间池（interpeduncular cistern）相通。

（4）基底池：位于大脑下部及脑干前部。其可分为：延髓前池、脑桥前池、脚间池、大脑脚池、视交叉池。

（5）胼胝体周缘池（胼胝沟池）：位于大脑半球内侧面，是一个单一的而位居正中的池。

（6）大脑大静脉池（盖伦静脉池、四叠体池）：位于松果体及四叠体（corpora quadrigemina）后面，胼胝体压部下方，小脑上蚓部之前，介于小脑与大脑之间，借大脑脚周围的蛛网膜下腔直接与基底池相连。

（7）环池（cisterna ambiens）：包括环池本部和环池翼部。环池本部简称环池，围绕中脑两侧，连接于四叠体池（quadrigeminal cistern）和桥池之间。环池翼部伸向丘脑枕的后方，又称丘脑后池。环池内有大脑后动脉、小脑上动脉、脉络膜前动脉、脉络膜后动脉、基底静脉和滑车神经。由四叠体池、环池、大脑脚池、脚间池可勾画出中脑的轮廓。

（8）大脑外侧裂池：是成对的、对称的脑池，构成基底池的外侧延伸部。

（9）纵裂池：位于大脑纵裂内、大脑镰的两侧。

（10）终板池：位于终板前方。

（11）帆间池（第三脑室上池或中间帆腔）：位于第三脑室顶。

（12）表层池：指覆盖在大脑表面的较浅的蛛网膜下腔。大脑镰及小脑幕将之分成两组表层池，其覆盖着两侧小脑半球，大脑表层池覆盖着两侧大脑凸面、脑底及两侧大脑半球。

（四）脑血管

整个脑以小脑幕为界，分为幕上结构和幕下结构。其中，幕上结构接受颈内动脉系的血液供应；而幕下结构则接受椎-基底动脉系的血液供应。

1. 颈内动脉系统

（1）颈内动脉分段：颈内动脉按其行程，以颅底的颈动脉管外口为界，分为颅外段和颅内段。

1）颅外段：因全程位于颈部，故又称颈段。它是颈内动脉各段中最长的一段，从颈总动脉分为颈内动脉和颈外动脉处起至颅底。它先在颈外动脉的后外侧，随后逐渐转向颈外动脉的后内侧，沿侧壁上行抵达颅底。颈内动脉颈段与颈外动脉相比有以下特点：全长没有任何分支；起始部为梭形膨大的颈动脉窦；位置深且不易触及。

2）颅内段：根据走行位置可细分为岩骨段、海绵窦段、膝段、床突上段和终段五段（图1-1-11）。岩骨段（C_5段、颈动脉管段或神经节段）起自从颞骨岩部的颈动脉管外口，至穿过硬脑膜入海绵窦止。此段在颅底入动脉管外口后，先上行，然后骤然转变，随即以近水平位由后外走向前内，至颞骨岩部尖端处，出颈动脉管内口至破裂孔上部，越过破裂孔软骨上方，从蝶骨小舌和岩骨突间三叉神经节内侧进入颅中窝，在硬脑膜外行走一段后穿过硬脑膜，续为海绵窦段。此段特点：全程大部行于骨性管道内，且通常在穿过硬脑膜进入海绵窦时形成一个正常环状狭窄。海绵窦段（C_4段）约在后床突附近进入海绵窦，在窦内稍上升后，便以近水平位沿蝶骨体两侧的颈动脉沟，略呈"S"形的由后走向前，直至前床突，然后沿前床突内侧的凹沟弯转向上，进入蛛网膜下腔内则移行为膝段。此段的特点是穿经海绵窦时，其内侧紧贴蝶窦侧壁，其外侧与穿过海绵窦的脑神经（动眼神经、滑车神经、展神经、眼神经）相邻。前膝段（C_3段、虹吸弯）位于前床突附近，为海绵窦段和床突上段间的转折处，呈"C"形弯曲。眼动脉从此段或此段与海绵窦段相互移行处发出。床突上段（C_2段或交叉池段）为海绵窦段的直接延续，在视神经根部或视神经移行为视交叉处的下方弯行向后，朝后外方行去，在前穿质下方续为终段。终段（C_1段或后膝段）通常系指颈内动脉参加脑底动脉环的一段而言。颈内动脉所有主要分支（后交通动脉、前脉络膜动脉、大脑前动脉和大脑中动脉）均从此段发出，其中大脑中动脉实际上是颈内动脉的直接延续。海绵窦段、膝段和床突上段通常合称"颈内动脉虹吸部"。

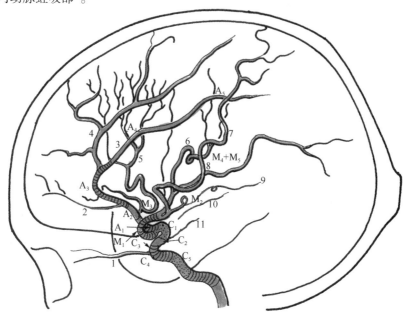

图 1-1-11　颈内动脉行程及分段（侧面观）

（2）颈内动脉的脑分支

1）大脑前动脉（anterior cerebral artery）：大脑前动脉在视交叉外侧，正对嗅三角处，呈直角方向由颈内动脉发出，在脑底部水平位向中线走行，进入大脑纵裂后，沿胼胝体沟由前向后走行，一般分为 5 段。A_1 段（水平段）自大脑前动脉起始处起，至前交通动脉处止。该段动脉近乎水平位由后外到前内，横越视神经上方至大脑纵裂，在此借助前交通动脉与对侧同名动脉相连接。A_2 段（上行段或胼胝体下段）自前交通动脉起，到胼胝体膝部的下方止，由于此段动脉走行向前向上，故称上行段。A_3 段（膝段）呈"C"形回绕胼胝体膝走行的一段颈内动脉。A_4 段（胼周段或胼周动脉）为膝段的延续，此段动脉位于大脑镰下方胼胝体上方，行于胼胝体沟内，其走行方向由前向后，从此段发出的分支称胼缘动脉。A_5 段（终段或楔前动脉）胼周段走至胼胝体压部，移行为楔前动脉，供应楔前叶。左、右大脑前动脉中间连接动脉称前交通动脉，该动脉约在脑底视交叉处连接左、右大脑前动脉。前交通动脉与视交叉的关系，以其位于视交叉之上者最多见，偶见位于视交叉之前、视交叉的侧方，甚至位于视交叉的后方。大脑前动脉分支可分为皮质支和中央支两组，其中皮质支主要有：眶后动脉、眶前动脉、额极动脉、额前动脉、额中动脉、额后动脉、旁中央动脉、顶上动脉、顶下动脉和胼周后动脉，主要分布于额前区、中央前后回上部、中央旁小叶、楔前叶和胼胝体。

2）大脑中动脉（middle cerebral artery）：是颈内动脉的直接延续，通常在视交叉外侧，嗅三角和前穿质的下方，由颈内动脉发出，在前床突附近进入外侧沟内走行，按其行程可分为 5 段。M_1 段（水平段或眶段）颈内动脉终段分出大脑前动脉之后，便自然延续为大脑中动脉的水平段。此段位于脑底面，行于额叶眶面与颞极之间，水平位向外至侧裂窝，续为回转段，大脑中动脉中央支（豆纹动脉）由此段发出。M_2 段（岛叶段或回转段）此段动脉在侧裂窝外方呈"U"形回绕岛叶前端（即岛阈）进入大脑外侧沟，续为侧裂段。M_3 段（侧裂段）隐藏于大脑外侧沟内，沿途发出数条皮质支，其布于大脑半球背外侧面，侧裂段由于行于大脑外侧沟之中，故又称侧裂动脉。M_4 段（分叉段）大脑中动脉主干从大脑外侧沟上端，分出顶后动脉、角回动脉、颞后动脉。M$_5$段（终段）即大脑中动脉终支-角回动脉。大脑中动脉的分支也可分为皮质支和中央支两组。其中皮质支主要有：眶额动脉、中央浅沟动脉、中央沟动脉、中央后沟动脉、顶后动脉、角回动脉、颞后动脉、颞中动脉、颞前动脉、颞极动脉，主要分布于大脑背外侧面，但额叶、顶叶的上部为大脑前动脉分布，颞叶下部和枕叶后部则由大脑后动脉分布。

2. 椎-基底动脉系统

（1）椎动脉分段：根据走行部位，椎动脉全程可分为 4 段，前 3 段为颅外部分（颈段），第 4 段为颅内部分（颅内段）。颅内段又分为 5 段。V$_1$段（横突孔段）椎动脉在第 6 颈椎至枢椎横突孔内走行的一段。V$_2$段（横段）椎动脉出枢椎横突孔后横向外侧走行的一段。V$_3$段（寰椎段）椎动脉在枢椎外侧弯曲向上，抵寰椎横突孔这一段。在此，椎动脉形成一个与颈内动脉相似的虹吸状弯曲。V$_4$段（枕骨大孔段）椎动脉水平向内走行后，经枕骨大孔入颅。V$_5$段（颅内段）椎动脉入颅以后，斜向内上方，与对侧椎动脉汇合形成基底动脉。

（2）椎-基底动脉的主要分支：椎动脉的颅内分支主要有脑膜支、脊髓后动脉、脊髓前动脉、小脑后下动脉和延髓动脉。基底动脉的分支主要有脑桥支、内听动脉、小脑前下动脉、小脑上动脉（superior cerebellar artery）和大脑后动脉。大脑后动脉（posterior cerebral artery）是基底动脉的终末支，根据其行程可分为 4 段。P$_1$段（水平段或交通前段）为大脑后动脉自基底动脉终端发出后在脚间池与环池内水平向外侧行走的一段。P$_2$段（纵行段或环绕段）为水平段后大脑后动脉转折向后上方行走、移行的一段。P$_3$段为大脑后动脉分出颞支的一段动脉，通常把这些颞支称第 3 段。P$_4$段为大脑后动脉进入距状沟后的一段，分为顶枕动脉和距状沟动脉，通常把这两个终支称第 4 段。大脑后动脉和大脑前、中后动脉一样，也可以分为中央支和皮质支，其皮质支主要有：颞下前动脉、颞下中动脉、颞下后动脉、顶枕动脉、距状沟动脉，分布范围主要是半球底面和内侧面的一部分，包括海马旁回、枕颞内侧回、枕颞外侧回、舌回、穿窦回峡、楔叶、楔前叶后 1/3 及顶上小叶后部。

3. 大脑动脉环　又称威利斯环，位于脑底、蝶鞍上方围绕视交叉、灰结节及乳头体。它由大脑前、中、后动脉起始段借助前、后交通动脉相连接组成。其中前交通动脉为沟通左、右颈内动脉系的血管，后交通动脉则为沟通颈内动脉系和椎-基底动脉系的血管（图 1-1-12）。

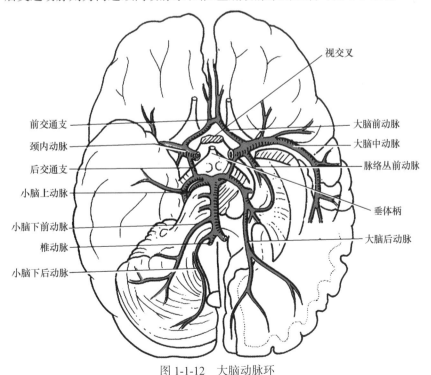

图 1-1-12　大脑动脉环

（五）蝶鞍区

蝶鞍区范围小，结构多，毗邻关系复杂，且是疾病的多发部位。

1. 境界　蝶鞍区的前界为前床突外侧缘与交叉前沟的前缘，后界为后床突与鞍背，两侧界为颈动脉。蝶鞍区的主要结构有：蝶鞍、垂体、海绵窦及其穿经结构、鞍上池（suprasellar cistern）、鞍上血管、视神经、视交叉和视束，以及下丘脑等。

2. 主要结构

（1）蝶鞍：包括前床突、交叉前沟、鞍结节、中床突、垂体窝、鞍背和后床突。

（2）鞍底：形状有平直型、下凹型和上凸型三种，87% 下凹型中心下凹深度在 2mm 以内，最深 3.5mm，所有上凸型的高度都小于 1mm。

（3）鞍膈：依膈孔的形状将鞍膈分为三型。Ⅰ型为鞍膈完整，有垂体柄通过；Ⅱ型为鞍膈不完整，垂体柄周围有 3mm 大小的开口，占 37.6%；Ⅲ型周围仅为宽 2mm 或更窄的硬膜环，占 20.5%。

（4）垂体：通常按上缘形状分为下凹型、平直型和上凸型三种类型。垂体柄在横断 CT 上呈小圆形结构，位于中线鞍上池内、视交叉后面和鞍背前上方。

（5）海绵窦：位于蝶鞍两旁，两侧形态对称和大小一致，内有颈内动脉、动眼神经、滑车神经、眼神经、展神经、上颌神经穿过（图 1-1-13）。

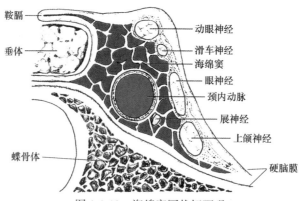

图 1-1-13　海绵窦冠状切面观

案例 1-1-1 分析讨论：

1. 本案例中，脑出血主要累及左侧额叶、双侧侧脑室和第三脑室，左侧额叶的血肿可能来源于左侧大脑前动脉分支。左侧额叶血肿首先破入左侧侧脑室前角，血液经左侧室间孔进入第三脑室，经过右侧室间孔进入右侧侧脑室，因而累及多个脑内结构。

2. 诊断颅脑出血首选 CT 检查，能显示早期出血灶及其部位，并可以随诊复查帮助临床医生判断病灶发展变化情况，如病变范围有无扩大或缩小、病变密度有无减低、病变周围水肿有无吸收及邻近结构有无受压等，因此，掌握颅脑影像解剖对判断病变范围尤为重要。对于少量颅内出血或当 CT 不能分辨血肿还是钙化时，需要进一步行 MRI 检查。因为 MRI 的组织分辨率更高，能更清楚地显示出血累及范围、血肿各个时期的影像学特点，甚至发现出血的原因，而且 MRI 的某些特殊序列可以区分出血和钙化灶。

3. 脑的动脉来自于颈内动脉和椎动脉，血管造影可以观察脑血管的形态和结构。随着 CT 和 MRI 在临床的广泛应用，临床医生可按照患者的适应证选择无创的 CTA 或 MRA 检查，既可以显示正常血管和变异，又能清楚显示异常血管。

第二节 CT 和 MRI 解剖

案例 1-2-1

　　患者，男，69 岁，言语不利、右侧肢体瘫痪 2 天。头颅 MRI 检查显示左侧大脑半球楔形异常信号灶，T₂WI 及 T₂FLAIR 呈高信号，DWI 呈极高信号，T₁WI 呈高低混杂信号。MRI 诊断为左侧大脑半球急性脑梗死（图 1-2-1）。

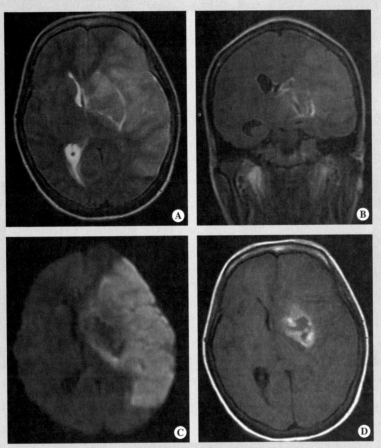

图 1-2-1　头颅 MRI 图像

A. 横断面 T₂WI；B. 冠状面 T₂FLAIR；C. 横断面 DWI；D. 横断面 T₁WI

问题：

　　1. 病变主要累及哪些组织结构？

　　2. 血管梗死点位于哪里？为什么本例脑梗死病灶是楔形？

　　3. 简述大脑前、中、后动脉的血供脑区。

一、横断面解剖

　　横断面扫描是颅脑 CT 和 MRI 常规扫描方式。颅脑横断面扫描的常用基线听眦线（canthomeatal line），即眼外眦与外耳门中点的连线。

　　1. 经中央旁小叶上份层面（图 1-2-2、图 1-2-3）　大脑被大脑镰分隔为左、右侧大脑半球，大脑半球外侧面的中部可见中央沟，中央沟是额顶叶的分界线，其前方为中央前回，后方为中央后回。大脑半球内侧面的中部可见中央旁小叶，其前方是额内侧回。

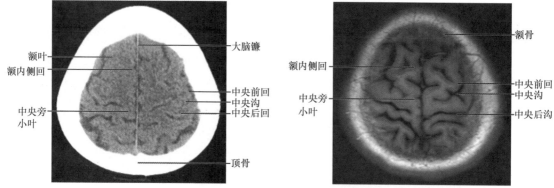

图 1-2-2　经中央旁小叶上份层面横断面 CT　　　　图 1-2-3　经中央旁小叶上份层面横断面 T₁WI

2. 经中央旁小叶下份层面（图 1-2-4、图 1-2-5）　大脑镰分隔左、右侧大脑半球，大脑半球上外侧面自前向后为额上回、额中回、中央前回、中央沟和中央后回，大脑半球内侧面自前向后为额内侧回、中央旁小叶。

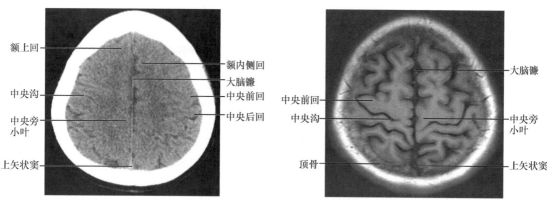

图 1-2-4　经中央旁小叶下份层面横断面 CT　　　　图 1-2-5　经中央旁小叶下份层面横断面 T₁WI

3. 经顶枕沟上份层面（图 1-2-6、图 1-2-7）　左、右侧大脑半球的断面较上一层明显增大，仍被大脑纵裂池内的大脑镰分隔。大脑半球内侧面自前向后为额内侧回、扣带沟、扣带回、楔前叶、顶枕沟、楔叶及上矢状窦（superior sagittal sinus）。

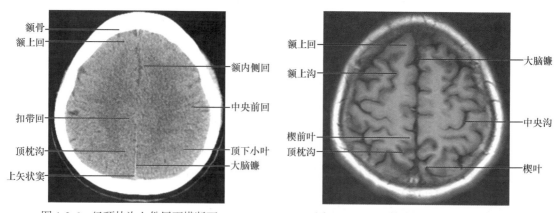

图 1-2-6　经顶枕沟上份层面横断面 CT　　　　图 1-2-7　经顶枕沟上份层面横断面 T₁WI

4. 经半卵圆中心层面（图 1-2-8、图 1-2-9）　大脑镰的前、后端分别有上矢状窦的断面，多呈三角形。左、右侧大脑半球的白质断面增至最大，近似成半卵圆形，故名为半卵圆中心（centrum semiovale）。

半卵圆中心的纤维主要为有髓鞘纤维，CT 图像上呈稍低密度，T₁WI 图像呈高信号。

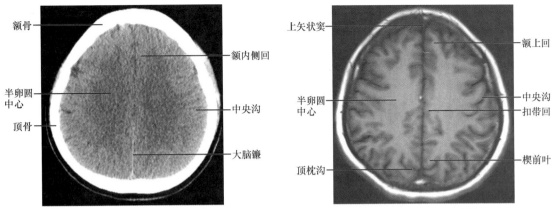

图 1-2-8　经半卵圆中心层面横断面 CT　　　　图 1-2-9　经半卵圆中心层面横断面 T₁WI

5. 经胼胝体体部层面（图 1-2-10、图 1-2-11）　大脑半球内侧面自前向后为额内侧回、扣带回前份、胼胝体膝、胼胝体体部、帆间池、胼胝体压部、扣带回后份、楔前叶及楔叶。大脑半球外侧面自前向后依次为额上回、额中回、额下回、中央前回、中央沟、中央后回、缘上回及角回。

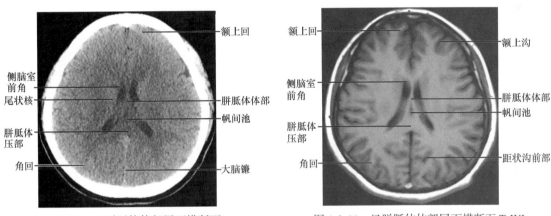

图 1-2-10　经胼胝体体部层面横断面 CT　　　　图 1-2-11　经胼胝体体部层面横断面 T₁WI

6. 经胼胝体压部层面（图 1-2-12、图 1-2-13）　正中线见连于胼胝体膝后方的透明隔，透明隔后方为穹窿。侧脑室前角外侧壁见尾状核头，穹窿两侧为背侧丘脑。尾状核及背侧丘脑（dorsal thalamus）外侧可见呈"＞＜"形的内囊结构，向外依次为苍白球、壳核、外囊、屏状核、最外囊、岛叶和岛盖。

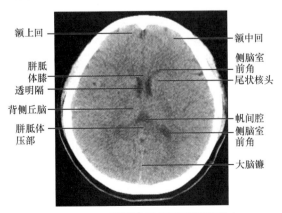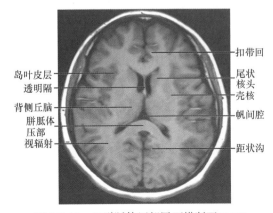

图 1-2-12　经胼胝体压部层面横断面 CT　　　　图 1-2-13　经胼胝体压部层面横断面 T₁WI

7. 经松果体层面（图 1-2-14、图 1-2-15） 正中线上的"V"形结构为小脑幕顶，其后端为直窦，再往后为大脑镰和上矢状窦。小脑幕外侧为扣带回峡，向后依次为距状沟、舌回和楔叶。

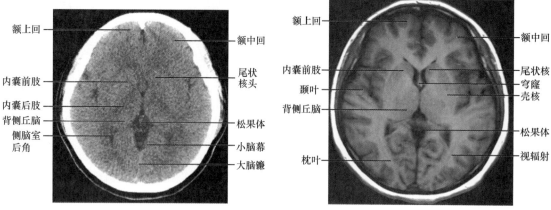

图 1-2-14 经松果体层面横断面 CT　　　　图 1-2-15 经松果体层面横断面 T_1WI

8. 经上丘和（或）后连合层面（图 1-2-16、图 1-2-17） 正中线见两侧背侧丘脑之间的第三脑室，后方为上丘和四叠体池。大脑外侧面自前向后为额上回、额中回、额下回、颞叶、外侧裂池及枕叶。由外侧膝状体发出的视辐射至枕叶视觉中枢，T_1WI 图像呈稍低信号。

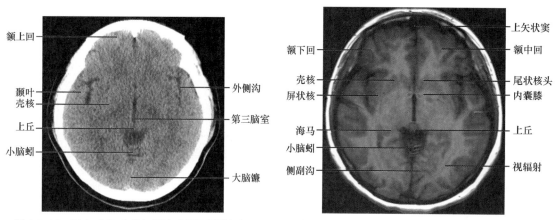

图 1-2-16 经上丘和（或）后连合层面横断面 CT　　图 1-2-17 经上丘和（或）后连合层面横断面 T_1WI

9. 经下丘和（或）前连合层面（图 1-2-18、图 1-2-19） 大脑纵裂池向后达第三脑室前方，大脑纵裂池两旁有眶回、直回，前方额骨内可见额窦。中线结构第三脑室后方为中脑，其两侧见海马（hippocampus）结构。小脑幕与大脑镰后份组成"Y"形结构。

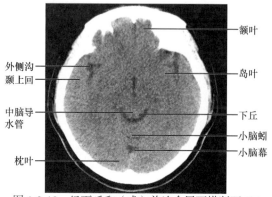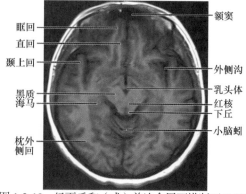

图 1-2-18 经下丘和（或）前连合层面横断面 CT　　图 1-2-19 经下丘和（或）前连合层面横断面 T_1WI

10. 经视交叉和（或）漏斗层面（图 1-2-20、图 1-2-21） 视交叉为横行条状结构，正中线的前端有鸡冠，后端有交叉池，两侧为眶回、直回。鸡冠前外侧可见额窦，眶内有眼球、眶脂体和部分眼外肌。鞍上池位于蝶鞍上方，由前方交叉池和后方的脚间池组成。脑桥被盖部后方的腔隙为第四脑室上部。脑桥后方为小脑半球及蚓部。

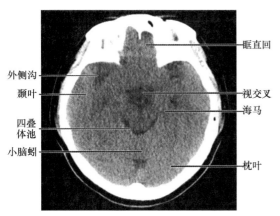

图 1-2-20 经视交叉和（或）漏斗层面横断面 CT

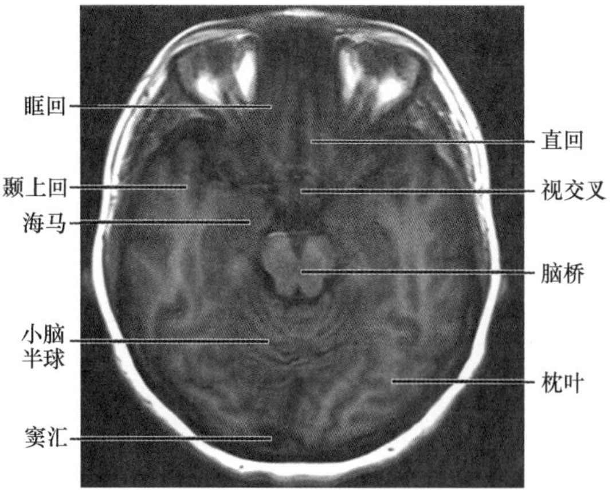

图 1-2-21 经视交叉和（或）漏斗层面横断面 T$_1$WI

11. 经垂体层面（图 1-2-22、图 1-2-23） 中线结构额窦显示清楚，后方可见眶回、直回。垂体居于垂体窝内，其前外侧可见视神经颅内段。脚间池两旁可见海马，其外侧可见颞角。中线结构依次见脑桥、第四脑室、小脑半球及小脑蚓。

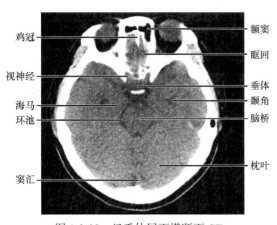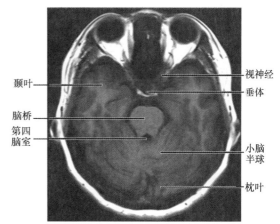

图 1-2-22 经垂体层面横断面 CT

图 1-2-23 经垂体层面横断面 T$_1$WI

12. 经海绵窦下部层面（图 1-2-24、图 1-2-25） 颅后窝见脑桥和小脑半球，两者之间为第四脑室。脑桥前方为蝶鞍区，可见垂体窝，其两侧为海绵窦。蝶骨前份为含气蝶窦，其前方为两侧筛窦及额窦。颅中窝见颞叶。

13. 经颞下颌关节层面（图 1-2-26、图 1-2-27） 颅后窝可见延髓、小脑半球及小脑扁桃体，延髓前方为鞍背。两侧颞骨乳突内见蜂房影，两侧颞下颌窝见下颌骨髁突。鼻腔中线结构为骨性鼻中隔，其两侧上颌骨内见上颌窦。

14. 经下颌头层面（图 1-2-28、图 1-2-29） 颅后窝见延髓及部分小脑半球，两侧颞骨乳突部见蜂房影。鼻腔中线结构为骨性鼻中隔，两旁见下鼻甲，其外侧可见上颌窦。蝶骨大翼翼突外侧板分隔翼内肌、翼外肌，再依次向外为下颌支、颞肌及颧骨。

15. 经枕骨大孔层面（图 1-2-30、图 1-2-31） 枕骨大孔内可见延髓末端，向下延续为脊髓，其前方可见枢椎齿状突。延髓两旁可见椎动脉断面影。鼻腔中线结构为骨性鼻中隔，两旁见下鼻甲，其外侧可见上颌窦。

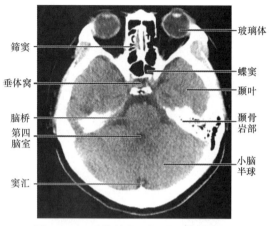

图 1-2-24　经海绵窦下部层面横断面 CT

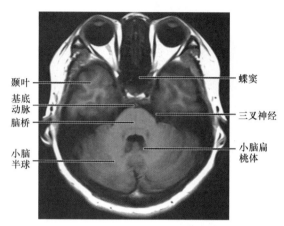

图 1-2-25　经海绵窦下部层面横断面 T₁WI

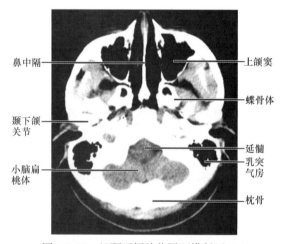

图 1-2-26　经颞下颌关节层面横断面 CT

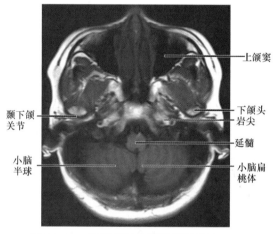

图 1-2-27　经颞下颌关节层面横断面 T₁WI

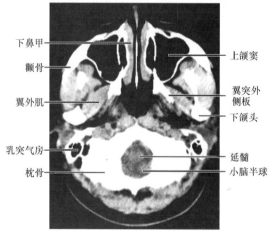

图 1-2-28　经下颌头层面横断面 CT

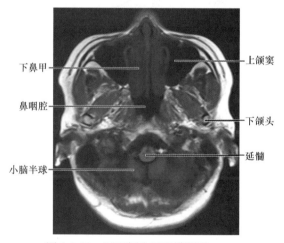

图 1-2-29　经下颌头层面横断面 T₁WI

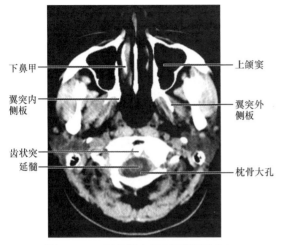

图 1-2-30 经枕骨大孔层面横断面 CT

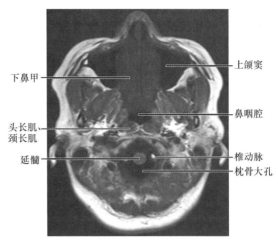

图 1-2-31 经枕骨大孔层面横断面 T₁WI

二、冠状面解剖

1. 经鸡冠层面（图 1-2-32～图 1-2-34） 中线结构为大脑镰，其向上连于上矢状窦，向下连于鸡冠，分隔左右大脑半球。此层面额叶主要为额上回，额叶底面自中线向外依次为直回、眶回。眶回与直回间为嗅沟，其内容纳嗅球与嗅束。眶回外侧为眶沟。

颅前窝构成颅底，将上方的脑组织与下方的眶腔、鼻腔分开。眶腔内可见眼球及眼外肌断面。鼻中隔位于鼻腔中线，常向一侧偏曲，鼻腔外侧壁自上而下依次为中鼻甲、下鼻甲及相应的中鼻道、下鼻道。

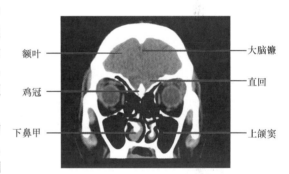

图 1-2-32 经鸡冠层面冠状面 CT

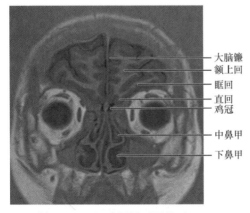

图 1-2-33 经鸡冠层面冠状面 T₁WI

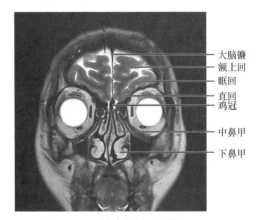

图 1-2-34 经鸡冠层面冠状面 T₂WI

2. 经筛窦后份层面（图 1-2-35～图 1-2-37） 大脑镰仍构成中线结构，上端连接上矢状窦。大脑半球凸面自上而下依次为额上回、额中回，额叶底面结构同上一层面。

眶腔内眼球结构消失，视神经位于眼眶的中央，被硬脑膜包裹，周围仍为眼外肌断面。鼻腔与眶腔内侧壁之间的含气空腔为筛窦。

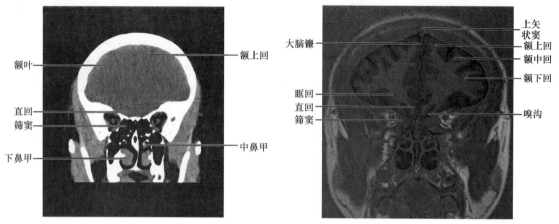

图 1-2-35　经筛窦后份层面冠状面 CT　　　　图 1-2-36　经筛窦后份层面冠状面 T₁WI

3. 经胼胝体膝部层面（图 1-2-38～图 1-2-40）　此层面出现胼胝体膝部，居于层面中央，与大脑镰共同组成中线结构。在 T₂WI 图中，于胼胝体膝部上下方均可见大脑前动脉走行断面影，由于血管流空效应而呈低信号。

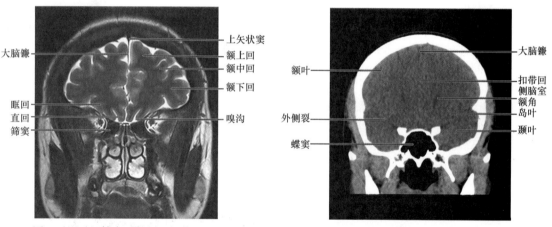

图 1-2-37　经筛窦后份层面冠状面 T₂WI　　　　图 1-2-38　经胼胝体膝部层面冠状面 CT

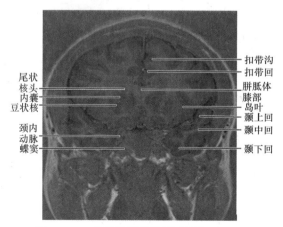

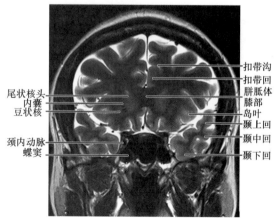

图 1-2-39　经胼胝体膝部层面冠状面 T₁WI　　　　图 1-2-40　经胼胝体膝部层面冠状面 T₂WI

此层面大脑半球除额叶外，还可见颞叶，代表颅中窝出现。额叶自上而下依次为额上回、额中回、额下回，颞叶自上而下依次为颞上回、颞中回、颞下回。额叶与颞叶间的外侧裂及外侧裂池显示清晰，池内可见大脑中动脉走行。大脑内侧面自胼胝体膝部向上依次为扣带回和扣带沟。

胼胝体膝部两侧为基底节区（basal ganglia）结构，胼胝体向外依次为尾状核头、内囊前肢、豆状核壳。内囊为联系大脑皮质和脑干、脊髓的脑白质纤维束，其前肢自内下向外上走行于尾状核与豆状核核壳之间。基底节区外侧为岛叶。

两侧颞叶之间的颅中窝部分为蝶骨体，其中的含气空腔为蝶窦。海绵窦位于蝶窦两侧，其内可见颈内动脉海绵窦段走行断面。颈内动脉继续向上走行为前床突上段，与海绵窦段合称虹吸部。海绵窦外侧壁自上而下依次有动眼神经、滑车神经、眼神经和上颌神经穿行。展神经位于颈内动脉海绵窦段外侧下方。

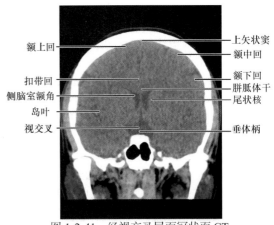

图 1-2-41　经视交叉层面冠状面 CT

4. 经视交叉层面（图 1-2-41～图 1-2-43）　胼胝体膝部在该层面向后上方延续为胼胝体干。中线结构自上向下依次为上矢状窦、大脑镰、胼胝体干、透明隔、乳头体、视交叉等。大脑纵裂内的胼胝体上方可见大脑前动脉断面。脑半球内侧面及额叶、颞叶结构同前一层面。

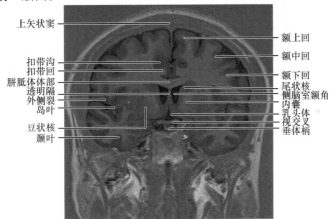

图 1-2-42　经视交叉层面冠状面 T₁WI

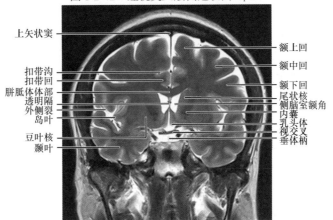

图 1-2-43　经视交叉层面冠状面 T₂WI

透明隔两侧为三角形的侧脑室前角。该层面侧脑室顶为胼胝体干，内侧壁为透明隔及穹窿，外侧壁及下壁由尾状核头及小部分丘脑共同构成。侧脑室向外依次为尾状核头、内囊前肢、豆状核、外囊、屏状核、最外囊、岛叶。

视神经自上一层面向后走行并于直回下方形成视交叉，其下方依次为鞍上池、蝶鞍和蝶窦。垂体位于蝶鞍的垂体窝内，通过上方的垂体柄与下丘脑连接。垂体上缘平坦，少数凹陷或轻度隆起，垂体柄居中或略偏移。海绵窦位于蝶鞍和蝶窦的两侧，颈内动脉及多对脑神经从海绵窦内穿行，其结构位置与上一层面相同。

此层面颈内动脉前床突上段向后走行至末端并分成大脑前动脉和大脑中动脉，分别走行于大脑纵裂及外侧裂内，其中大脑中动脉为颈内动脉的直接延续。

5. 经前连合层面（图 1-2-44～图 1-2-46） 中线结构自上而下依次为上矢状窦、大脑镰、胼胝体干、透明隔、穹窿柱、前连合、第三脑室。胼胝体上方的大脑纵裂内可见大脑前动脉横断面影。

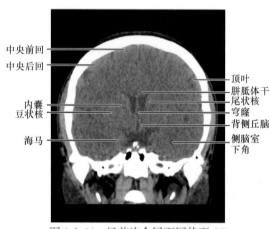

脑凸面从上到下依次为中央前回、中央后回。大脑内侧面结构与上一层面基本相同。颞叶脑凸面自上而下依次为颞上回、颞中回、颞下回，颞叶底面自外向内依次为枕颞外侧回、侧副沟、海马旁回。海马位于颞叶最内侧，与海马旁回、侧脑室下角毗邻。

侧脑室体部延续自上一层面，其顶壁仍为胼胝体干，内侧壁为透明隔及穹窿柱，外侧壁及下壁由尾状核体部及丘脑共同组成。第三脑室位于背侧丘脑之间，通过位于穹窿柱与丘脑前端的室间孔与侧脑室相交通。两侧穹窿柱向下走行，止于乳头体，其前下可见前连合断面。前连合同胼胝体一样属于连合纤维，联络左右大脑半球皮质。

该层面尾状核为体部断面，较上一层面减小。

图 1-2-44 经前连合层面冠状面 CT

豆状核呈楔形位于丘脑及尾状核之间的外侧方，内 2/3 为苍白球，外 1/3 为壳核。内囊走行于尾状核与豆状核之间。豆状核向外依次为外囊、屏状核、最外囊及岛叶。

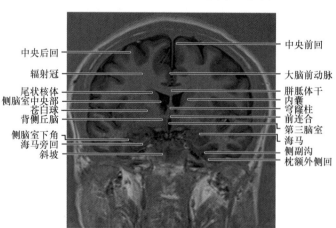

图 1-2-45 经前连合层面冠状面 T_1WI

该层面两侧颞叶间可见斜坡，代表颅后窝出现。

6. 经基底动脉层面（图 1-2-47～图 1-2-49） 中线结构自上而下依次为上矢状窦、大脑镰、胼胝体干、透明隔、穹窿柱、第三脑室。胼胝体上方的大脑纵裂内可见大脑前动脉横断面影。脑半球凸面、内侧面结构及颞叶结构与上一层面基本相同。

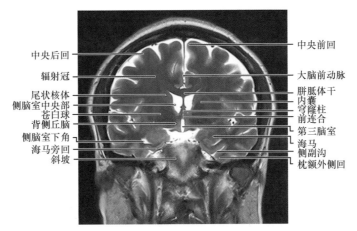

图 1-2-46 经前连合层面冠状面 T₂WI

图 1-2-46 经前连合层面冠状面 T_2WI

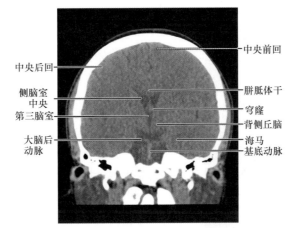

图 1-2-47 经基底动脉层面冠状面 CT

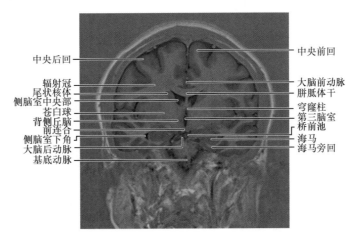

图 1-2-48 经基底动脉层面冠状面 T_1WI

尾状核体部断面较上一层面继续减小。基底节区配布与上一层面相同。

桥前池位于脑桥腹侧与枕骨斜坡之间，在图像上位于两侧颞叶之间。基底动脉沿脑桥腹侧面向上走行于桥前池内，先发出小脑上动脉，后走行至末端，发出左右侧大脑后动脉，经脚间池、环池走行至中脑后外侧面。

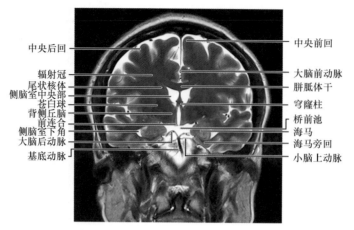

图 1-2-49　经基底动脉层面冠状面 T₂WI

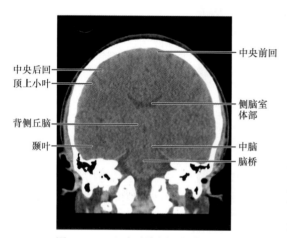

图 1-2-50　经大脑脚层面冠状面 CT

7. 经大脑脚层面（图 1-2-50～图 1-2-52）　此层面中线结构为上矢状窦、大脑镰、胼胝体干、侧脑室体、第三脑室、大脑脚及脑桥基底部等。层面中颞叶下方出现小脑幕，自外下斜向内上，横断面呈"八"字形。小脑幕前缘游离并向后凹陷，形成小脑幕切迹，位于脑桥基底部的两侧，两侧缘附着于颞骨岩部。

脑半球内侧面从上到下依次为中央旁小叶、扣带沟、扣带回、胼胝体沟。大脑纵裂内可见大脑前动脉横断面影。脑凸面自上而下依次为中央前回、中央后回、顶上小叶、顶下小叶的缘上回。外侧裂下方的颞叶结构基本不变，海马仍位于颞叶最内侧，与海马旁回及侧脑室下角毗邻。基底节区配布同前一层面相同，但尾状核体断面继续减小，其与豆状核之间有内囊后肢走行。透明隔连接胼胝体干与穹窿体，与穹窿体、丘脑共同构成侧脑室的内侧壁及下壁。第三脑室位于背侧丘脑之间。

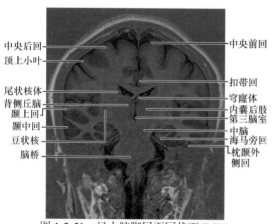

图 1-2-51　经大脑脚层面冠状面 T₁WI

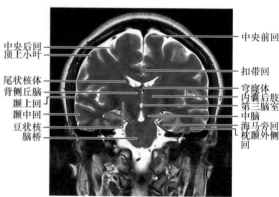

图 1-2-52　经大脑脚层面冠状面 T₂WI

丘脑下方为中脑结构，可见两侧的大脑脚及中间的脚间窝，动眼神经自脚间窝出脑向前走行。大脑脚内侧面及脚间窝共同构成脚间池的后界，大脑脚外侧为环池，其内有大脑后动脉、小脑上动脉、基底动脉、滑车神经等结构。

小脑幕下主要为脑桥基底部，其与海马之间有大脑后动脉断面，与小脑中脚（middle cerebellar peduncle）连接处可见三叉神经断面，在该神经的外后方有面神经与听神经走行。脑桥继续向下延续为延髓。

8. 经小脑中脚层面（图 1-2-53～图 1-2-55）中线结构自上而下依次为上矢状窦、大脑镰、胼胝体干、穹窿体、第三脑室、中脑、脑桥、延髓。小脑幕自上一层面继续延长，分隔幕上、幕下结构。

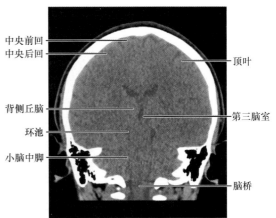

图 1-2-53　经小脑中脚层面冠状面 CT

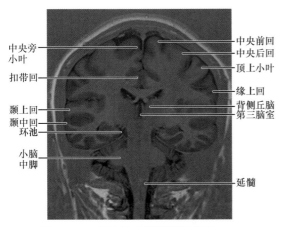

图 1-2-54　经小脑中脚层面冠状面 T₁WI

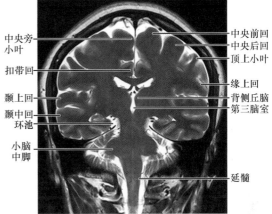

图 1-2-55　经小脑中脚层面冠状面 T₂WI

幕上结构中，大脑半球凸面、内侧面、颞叶底面结构同前一层面基本相同。该层面穹窿体向两侧分开，其下方为第三脑室，位于背侧丘脑之间。

幕下结构主要为中脑、脑桥、延髓。中脑外侧面与海马旁回之间为环池断面，其内可见延续自上一层面的大脑后动脉断面，脑桥两侧与小脑幕切迹之间可见小脑上动脉及其分支断面。小脑中脚位于脑桥的两侧，连于小脑和脑桥之间，向外向后延伸至小脑半球。

9. 经第四脑室层面（图 1-2-56～图 1-2-58）中线结构自上而下为上矢状窦、大脑镰、胼胝体压部、大脑内静脉（internal cerebral vein）、四叠体、第四脑室。大脑内侧面自上而下依次为中央旁小叶、扣带沟、扣带回。大脑凸面自上而下依次为中央后回、顶上小叶、顶下小叶的缘上回、外侧沟、颞上回、颞中回、颞下回。脑半球底侧自外向内依次为枕颞外侧回、海马旁。胼胝体压部两侧为侧脑室三角区（trigone of lateral

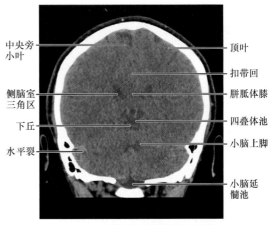

图 1-2-56　经第四脑室层面冠状面 CT

ventricle），向后延伸为侧脑室后角，向外侧、下方延伸为侧脑室下角。胼胝体压部下方为大脑内静脉断面，向后走行汇入大脑大静脉（great cerebral vein）。

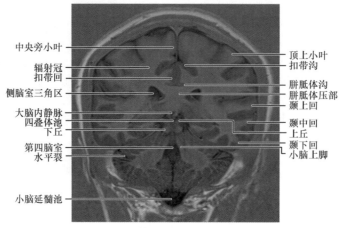

左侧标注（自上而下）：中央旁小叶、辐射冠、扣带回、侧脑室三角区、大脑内静脉、四叠体池、下丘、第四脑室、水平裂、小脑延髓池

右侧标注（自上而下）：顶上小叶、扣带沟、胼胝体沟、胼胝体压部、颞上回、颞中回、上丘、颞下回、小脑上脚

图 1-2-57　经第四脑室层面冠状面 T_1WI

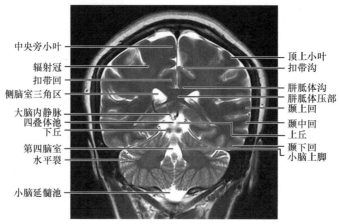

左侧标注（自上而下）：中央旁小叶、辐射冠、扣带回、侧脑室三角区、大脑内静脉、四叠体池、下丘、第四脑室、水平裂、小脑延髓池

右侧标注（自上而下）：顶上小叶、扣带沟、胼胝体沟、胼胝体压部、颞上回、颞中回、上丘、颞下回、小脑上脚

图 1-2-58　经第四脑室层面冠状面 T_2WI

　　大脑内静脉向下为四叠体结构，由一对上丘和一对下丘构成。四叠体后方为四叠体池。四叠体外侧与海马旁回之间为环池的断面，其向后延伸与四叠体池相交通。

　　第四脑室位于两侧小脑半球之间，其背外侧为小脑上脚，与上、下髓帆及第四脑室脉络丛等共同构成第四脑室的顶。小脑半球外侧面可见水平裂。第四脑室向下可见小脑延髓池（cerebellomedullary cistern），通过正中孔与第四脑室相交通。

　　10. 经小脑齿状核层面（图 1-2-59～图 1-2-61）中线结构自上而下依次为上矢状窦、大脑镰、大脑大静脉、小脑蚓、小脑扁桃体等。脑半球内侧面自上而下依次为楔前叶、扣带沟、扣带回。脑半球凸面可见颞上回消失，颞叶底面海马旁回消失，自中线向外依次为枕颞内侧回、侧副沟、枕颞外侧回。侧脑室自侧脑室三角区向外向下走行，可见位于侧脑室后角内侧壁的禽距（calcar avis），是由距状沟突向侧脑室腔形成的局部隆起。大脑镰下端向下为大脑大静脉横断面，该静脉向后走行汇入直窦。大脑大静脉与小脑之

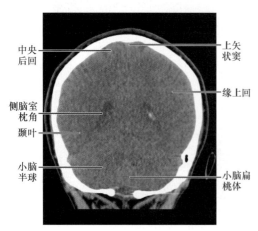

左侧标注（自上而下）：中央后回、侧脑室枕角、颞叶、小脑半球

右侧标注（自上而下）：上矢状窦、缘上回、小脑扁桃体

图 1-2-59　经小脑齿状核层面冠状面 CT

间可见小脑上池。

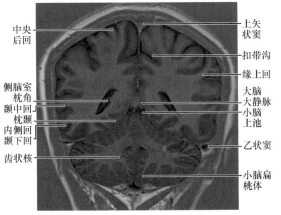

图 1-2-60 经小脑齿状核层面冠状面 T_1WI

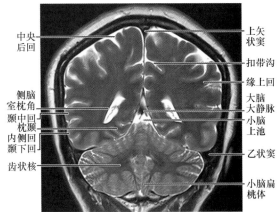

图 1-2-61 经小脑齿状核层面冠状面 T_2WI

小脑幕内侧缘向上、向中间呈"人"字形汇合并与大脑镰下端连接，两侧缘连接于乙状窦。幕下全部为小脑结构，主要包括两侧的小脑半球及中间的小脑蚓部。小脑蚓两侧的小脑白质内可见似口袋状的齿状核，袋口朝向内前方。小脑扁桃体位于小脑中线最低点的两侧。

11. 经松果体层面（图 1-2-62～图 1-2-64） 中线结构自上而下依次为上矢状窦、大脑镰、直窦、松果体、小脑蚓等。大脑镰及小脑幕同上一层面。大脑镰两侧的脑半球内侧面自上而下依次为楔前叶、顶枕沟、楔叶、距状沟。脑凸面自上而下依次为顶上小叶、角回、颞中回、颞下回。颞叶底面从外向内为枕颞外侧回、枕颞内侧回。舌回位于枕颞内侧回与距状沟之间。两侧舌回之间可见松果体。

幕下全部为小脑结构，中间为小脑蚓部，下端为蚓锥体。两侧小脑半球借水平裂分为上半月小叶与下半月小叶。

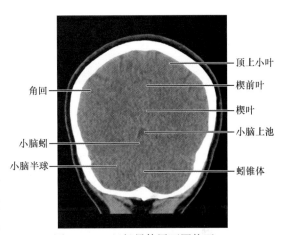

图 1-2-62 经松果体层面冠状面 CT

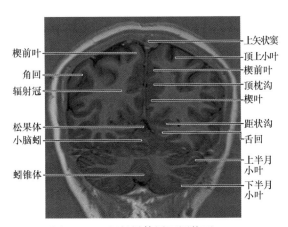

图 1-2-63 经松果体层面冠状面 T_1WI

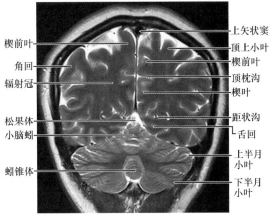

图 1-2-64 经松果体层面冠状面 T_2WI

12. 经距状沟中份层面（图 1-2-65～图 1-2-67）　中线结构自上而下依次为上矢状窦、大脑镰、直窦、小脑蚓等。大脑镰及小脑幕同上一层面。脑半球内侧面自上而下依次为楔前叶、顶枕沟、楔叶、距状沟。脑凸面自上而下依次为顶上小叶、角回、外侧裂、颞中回、颞下回。颞叶底面从外向内为枕颞外侧回、枕颞内侧回。舌回位于枕颞内侧回与距状沟之间。

小脑幕内侧连接大脑镰，外侧附着于横窦（transverse sinus），幕下主要为小脑半球断面。小脑半球间可见小脑镰（cerebellar falx）结构，其上端连接至窦汇（confluence of sinuses），向后附着于枕内嵴。

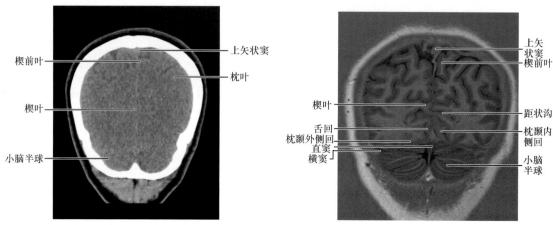

图 1-2-65　经距状沟中份层面冠状面 CT　　　　图 1-2-66　经距状沟中份层面冠状面 T_1WI

13. 经窦汇层面（图 1-2-68～图 1-2-70）　直窦向后下方延伸，在枕内隆凸附近与上矢状窦汇合成为窦汇，继而向两侧走行为横窦。大脑镰连接于上矢状窦与窦汇之间。脑半球内侧面自上而下依次为楔叶、距状沟、舌回，脑半球凸面颞中回、颞下回消失，以枕叶为主，脑半球底面自中线向外依次为枕颞内侧回、枕颞外侧回。

窦汇下方可见少许小脑幕断面。

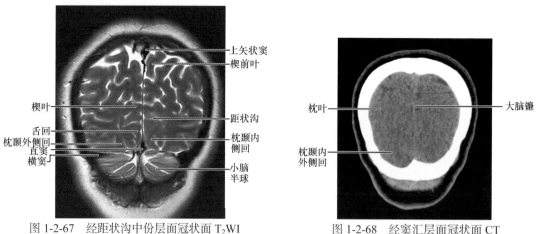

图 1-2-67　经距状沟中份层面冠状面 T_2WI　　　　图 1-2-68　经窦汇层面冠状面 CT

三、矢状面解剖

CT 矢状面不作为常规扫描断面，图像一般是通过重建得到。只需掌握大体结构即可。颅脑 MRI 矢状面检查通常使用 T_1WI 作为常规扫描序列，T_2WI 只在某些特殊部位，如嗅球检查时使用。

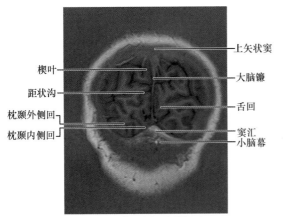

图 1-2-69 经窦汇层面冠状面 T_1WI

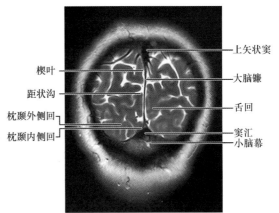

图 1-2-70 经窦汇层面冠状面 T_2WI

1. 正中矢状面（图 1-2-71～图 1-2-73） 小脑幕上方为端脑，下方为小脑。胼胝体位于层面中央，连接两侧大脑半球，胼胝体下方为透明隔和穹窿，穹窿前方为侧脑室，后方为第三脑室，第三脑室下方为背侧丘脑，第三脑室经中脑导水管通第四脑室。脑干由中脑、脑桥、延髓组成，其腹侧由上向下依次为脚间池、桥前池、延髓池，背侧有四叠体池和小脑延髓池。蝶鞍内可见垂体，其上方可见垂体柄和视交叉，下方为蝶窦，再向下为鼻咽腔。鼻咽前方为鼻甲，上方有额窦。颅底可见枕骨斜坡、寰椎、枢椎。

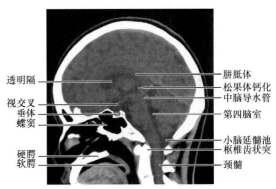

图 1-2-71 经正中层面矢状面 CT

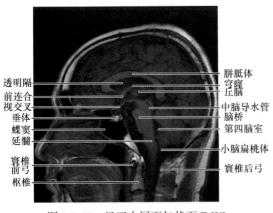

图 1-2-72 经正中层面矢状面 T_1WI

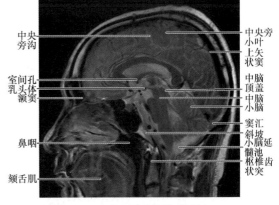

图 1-2-73 经正中层面矢状面 T_2WI

2. 经丘脑层面（图 1-2-74～图 1-2-76） 胼胝体上方为扣带回、扣带沟、中央沟、顶枕沟，中央沟前方为额叶，中央沟和顶枕沟之间为顶叶，顶枕沟后方为枕叶。小脑中脚将脑桥与小脑相连。

3. 经苍白球层面（图 1-2-77～图 1-2-79） CT 无法辨别苍白球和壳核，侧脑室下前方为豆状核，下后方为丘脑，内囊走行于其间。T_1WI 侧脑室下方稍高信号为内囊，分为内囊前肢、膝部、后肢，分隔前方的尾状核、后方的背侧丘脑及下方的苍白球。中央沟、顶枕沟、距状沟依然可以显示。颞骨岩部可见颈内动脉，呈流空低信号影。小脑幕下方为小脑半球、横窦。

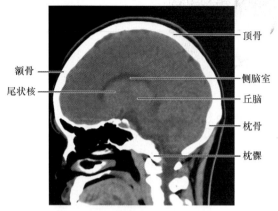

图 1-2-74　经丘脑层面矢状面 CT

顶骨
额骨
尾状核
侧脑室
丘脑
枕骨
枕髁

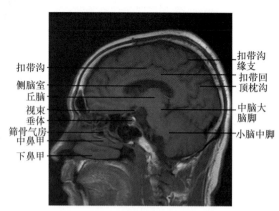

图 1-2-75　经丘脑层面矢状面 T₁WI

扣带沟
侧脑室
丘脑
视束
垂体
筛骨气房
中鼻甲
下鼻甲
扣带沟缘支
扣带回
顶枕沟
中脑大脑脚
小脑中脚

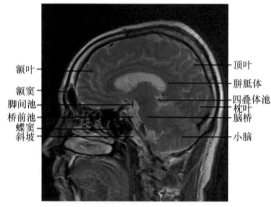

图 1-2-76　经丘脑层面矢状面 T₂WI

额叶
额窦
脚间池
桥前池
蝶窦
斜坡
顶叶
胼胝体
四叠体池
枕叶
脑桥
小脑

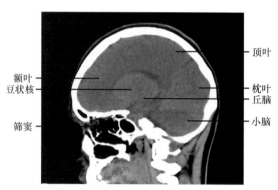

图 1-2-77　经苍白球层面矢状面 CT

额叶
豆状核
筛窦
顶叶
枕叶
丘脑
小脑

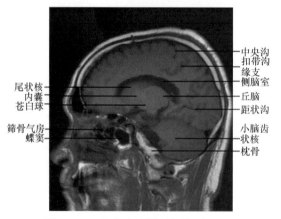

图 1-2-78　经苍白球层面矢状面 T₁WI

尾状核
内囊
苍白球
筛骨气房
蝶窦
中央沟
扣带沟缘支
侧脑室
丘脑
距状沟
小脑齿状核
枕骨

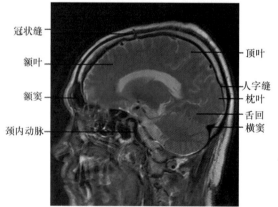

图 1-2-79　经苍白球层面矢状面 T₂WI

冠状缝
额叶
额窦
颈内动脉
顶叶
人字缝
枕叶
舌回
横窦

4. 经侧脑室三角区层面（图 1-2-80～图 1-2-82）　此层面可见海马和钩，钩为海马旁回前端弯曲形成。沟的前方为外侧沟，将大脑半球分为前方的额叶与后方的颞叶。侧脑室三角区前方为豆状核和背侧丘脑。眼眶上斜肌、内直肌、下直肌可见，上方为额窦，下方为上颌窦。

5. 经侧脑室下角层面（图 1-2-83～图 1-2-85）　该层面可见海马、海马旁回、枕颞内侧回。外侧沟前方为额叶、后方为颞叶。眼眶内可见视神经、上直肌、下直肌、玻璃体。眼眶上方为额窦，下方为上颌窦。

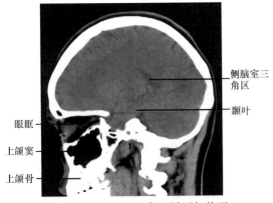

图 1-2-80 经侧脑室三角区层面矢状面 CT

眼眶
上颌窦
上颌骨
侧脑室三角区
颞叶

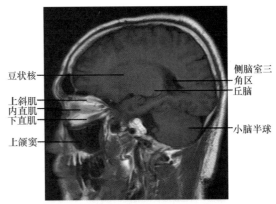

图 1-2-81 经侧脑室三角区层面矢状面 T_1WI

豆状核
上斜肌
内直肌
下直肌
上颌窦
侧脑室三角区
丘脑
小脑半球

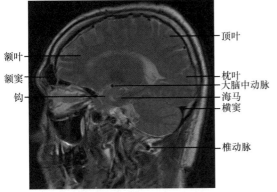

图 1-2-82 经侧脑室三角区层面矢状面 T_2WI

额叶
额窦
钩
顶叶
枕叶
大脑中动脉
海马
横窦
椎动脉

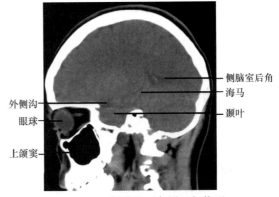

图 1-2-83 经侧脑室下角层面矢状面 CT

外侧沟
眼球
上颌窦
侧脑室后角
海马
颞叶

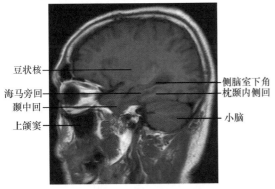

图 1-2-84 经侧脑室下角层面矢状面 T_1WI

豆状核
海马旁回
颞中回
上颌窦
侧脑室下角
枕颞内侧回
小脑

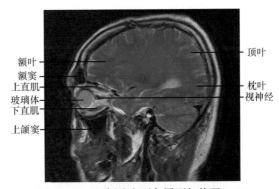

图 1-2-85 经侧脑室下角层面矢状面 T_2WI

额叶
额窦
上直肌
玻璃体
下直肌
上颌窦
顶叶
枕叶
视神经

6. 经岛叶层面（图 1-2-86～图 1-2-88） 岛叶位于外侧沟下方，下方可见裂隙状侧脑室下角。眼眶内可见晶状体、玻璃体、上直肌、下斜肌、外直肌。颌面部可见颞肌、咬肌、翼内肌、翼外肌。

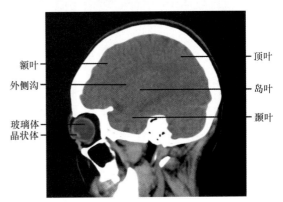

图 1-2-86 经岛叶层面矢状面 CT

额叶
外侧沟
玻璃体
晶状体
顶叶
岛叶
颞叶

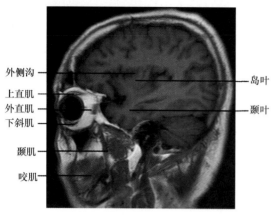

外侧沟　　　　　　　　　　　　　岛叶
上直肌
外直肌　　　　　　　　　　　　　颞叶
下斜肌

颞肌

咬肌

图 1-2-87　经岛叶层面矢状面 T_1WI

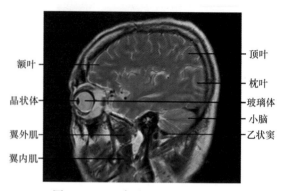

额叶　　　　　　　　　　　　　顶叶

晶状体　　　　　　　　　　　　枕叶
　　　　　　　　　　　　　　　玻璃体
翼外肌　　　　　　　　　　　　小脑
翼内肌　　　　　　　　　　　　乙状窦

图 1-2-88　经岛叶层面矢状面 T_2WI

案例 1-2-1 分析讨论：

1. 病变累及左侧尾状核头、豆状核（苍白球和壳核）、内囊（前肢、膝部和后肢）、屏状核、外囊、最外囊、岛叶、额叶、顶叶、枕叶及颞叶。

2. 血管梗死点位于左侧大脑中动脉主干，导致相应远端供血脑组织发生缺血坏死。脑梗死区域的形态与血管分布相关，大脑中动脉供血区为楔形。

3. 大脑前动脉皮质支供应大脑半球内侧面顶枕裂以前的皮质和胼胝体；在背外侧面达额中回上缘、额上回、中央前后回上 1/4、顶上小叶及眶部内侧区。中央支供应部分额叶眶面皮质，外囊，尾状核和豆状核前部，内囊前肢、膝部和后肢前边部分。大脑中动脉皮质支供应大脑半球外侧面（额中回以下、中央前后回下 3/4、顶下小叶、枕叶枕外侧沟以前、颞下回上缘）、岛叶、颞极内外侧和额叶眶面一部分。中央支供应豆状核壳，尾状核头与体及内囊前肢、后肢的上 2/3。大脑后动脉中央支供应丘脑内侧部、大脑脚内侧部及红核嘴侧部。皮质支主要供应颞叶下面前部、枕颞内侧回前部、枕颞内侧回下半中部、枕颞内侧回中后部、舌回中前部、枕颞外侧回下缘及枕极、楔叶下部及舌回后部、楔前叶、顶上小叶后缘、枕叶上部、楔叶上部和枕外侧回后缘。

第三节　常见解剖变异和典型病变

案例 1-3-1

患者，女，66 岁，以颅内感染就诊。经头颅 MRI 检查显示鞍区占位，正常垂体结构消失，增强扫描呈中等不均匀强化（图 1-3-1）。病理诊断：垂体腺瘤。

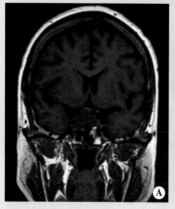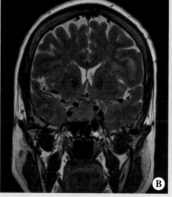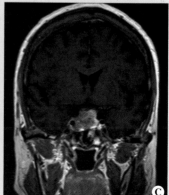

图 1-3-1　头颅 MRI 图像

A. 冠状面 T_1WI；B. 冠状面 T_2WI；C. 冠状面增强后 T_1WI

问题：
  1. 垂体腺瘤的影像诊断与鉴别诊断分别是什么？
  2. 该病灶侵犯了哪些解剖结构？
  3. 海绵窦（cavernous sinus）区包含了哪些血管及神经组织？

一、常见解剖变异

1. 大枕大池（图 1-3-2） 枕大池，位于颅后窝的后下部，小脑下面、延髓背侧面与枕鳞下部三者之间，向上通第四脑室。若通过 CT 或 MRI 检查，发现枕大池在小脑皮质或小脑蚓部距离枕骨内板超过 10mm 以上，即可认为是大枕大池（cisterna magna）。

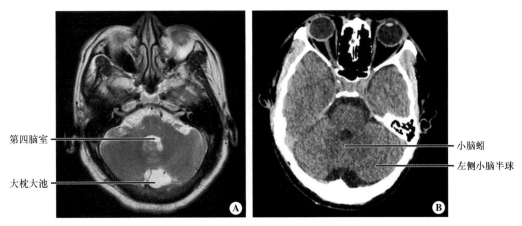

图 1-3-2　大枕大池
A. 横断面 T_2WI；B. 横断面 CT

2. 血管周围间隙（Virchow-Robin space，VRS） 是正常解剖结构，具有一定的生理和免疫功能（图 1-3-3）。

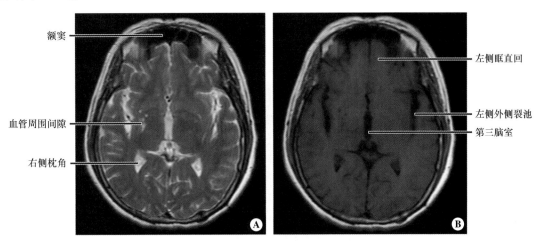

图 1-3-3　右侧基底节区血管周围间隙
A. 横断面 T_2WI；B. 横断面 T_1WI

3. 透明隔腔（图 1-3-4） 透明隔有两层三角形薄胶质膜组成，将两侧侧脑室额角分开，两层薄膜之间有一潜在腔隙，称透明隔腔，在婴儿期开始退化，但 15% 永存于成年。如积液过多膨隆，则形成透明隔囊肿。

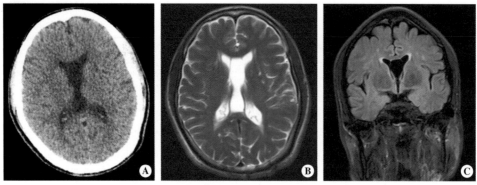

图 1-3-4 透明隔间隙增宽，形成扩大的透明隔腔

A. 横断面 CT；B. 横断面 T₂WI；C. 冠状面 T₂ FLAIR

4. 脉络丛囊肿（choroidal fissure cyst） 属于神经上皮性囊肿，是在胎儿发育时期沿脉络膜裂形成原始脉络膜丛时发生障碍而形成的（图 1-3-5）。

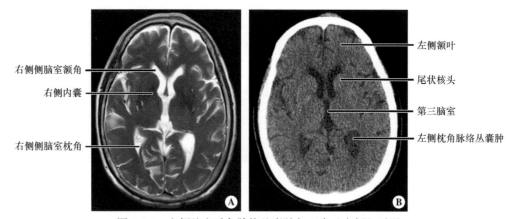

图 1-3-5 左侧脑室后角脉络丛囊肿与正常（右侧）对照

A. 横断面 T₂WI；B. 横断面 CT

图 A、图 B 均显示左侧侧脑室枕角脉络丛囊肿与右侧正常侧脑室枕角对照

5. 松果体囊肿（图 1-3-6） 松果体（pineal body）位于间脑前丘和丘脑之间，为一红褐色的豆状小体。其长 5～8mm，宽 3～5mm，位于第三脑室顶，其一端借细柄与第三脑室顶相连，第三脑室凸向柄内形成松果体隐窝，可局部形成囊肿。

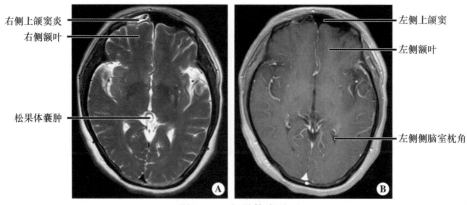

图 1-3-6 松果体囊肿

A. 横断面 T₂WI；B. 横断面增强后 T₁WI

6. 蛛网膜颗粒压迹（图 1-3-7） 蛛网膜粒（arachnoid granulations）是脑蛛网膜在硬脑膜构成

的上矢状窦附近形成许多绒毛状突起，突入硬脑膜窦内，称蛛网膜粒。蛛网膜颗粒压迹是蛛网膜粒在颅骨内板上引起的压迹。

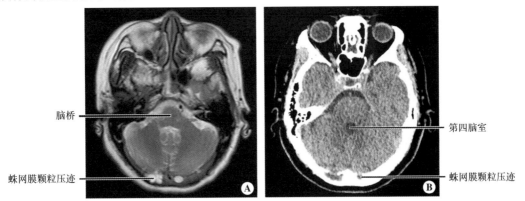

图 1-3-7　枕部蛛网膜粒突入枕骨
A. 横断面 T_2WI；B. 横断面 CT

7. 脉络膜裂囊肿（图 1-3-8）　是发生于脉络膜裂内的蛛网膜囊肿，其成因尚不清楚，可能与神经外胚层及血管软脑膜的残留有关。一般无临床症状，多发生于颞叶内深部脉络膜裂处，CT 及 MRI 均可诊断。

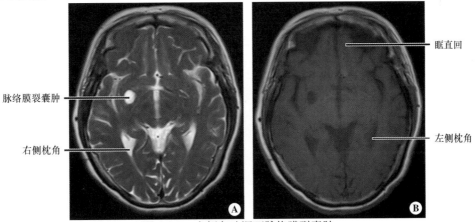

图 1-3-8　右侧岛叶深面脉络膜裂囊肿
A. 横断面 T_2WI；B. 横断面 T_1WI

8. 透明隔缺如（图 1-3-9）　是指透明隔的缺失，并导致两侧脑室融合为一个脑室，常伴有其他脑部畸形。

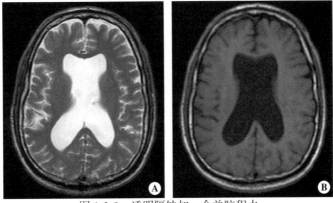

图 1-3-9　透明隔缺如，合并脑积水
A. 横断面 T_2WI；B. 横断面 T_1WI

二、典 型 病 变

1. 颅脑先天性畸形及发育异常

（1）脑膜膨出和脑膜脑膨出（meningocele and meningoencephalocele）：是颅内结构经过颅骨缺损处膨出颅外的一种先天性发育异常（图 1-3-10、图 1-3-11）。

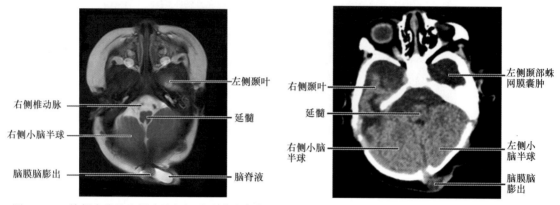

图 1-3-10　枕部中线处右侧小脑组织及脑膜脑膨出（横断面 T₂WI）

图 1-3-11　枕部中线处右侧小脑组织及脑膜脑膨出（横断面 CT）

（2）先天性脑积水（congenital hydrocephalus）：原因不明，有学者认为是胚胎时期颈内动脉发育不良，使其供血的幕上半球发育异常所致（图 1-3-12）。

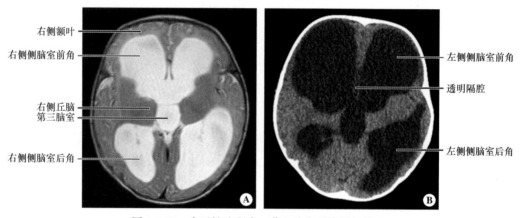

图 1-3-12　先天性脑积水，幕上脑室系统明显扩大
A. 横断面 T₂WI；B. 横断面 CT

（3）Chiari 畸形（Chiari malformation）：又称小脑扁桃体下疝畸形，为小脑先天性发育异常，扁桃体延长经枕骨大孔疝入上颈段椎管内，部分延髓和第四脑室同时向下延伸，常伴脊髓空洞症、脊髓纵裂、脑积水和颅颈部畸形等（图 1-3-13）。

（4）脑灰质异位（cerebral heterotopic gray matter）：是神经母细胞在胚胎发育过程中未能移至皮质表面，病灶较大时，患者常有癫痫和精神呆滞（图 1-3-14）。

（5）胼胝体发育不全（hypoplasia of corpus callosum）：包括胼胝体缺如或部分缺如，可合并脂肪瘤形成，病变可为遗传或于胚胎发育期受代谢及机械因素影响所致（图 1-3-15）。

（6）蛛网膜囊肿（arachnoid cyst）：是脑脊液在脑外异常的局限性聚集。原发性系蛛网膜先天发育所致；继发性多由外伤、手术、感染等因素所致，可发生于任何年龄，中青年多见（图 1-3-16）。

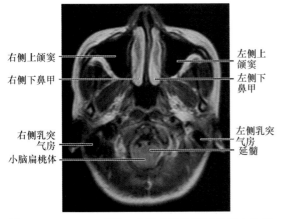

图 1-3-13 Chiari 畸形，小脑扁桃体通过枕骨大孔疝入上颈段椎管内（横断面 T₂WI）

右侧上颌窦
右侧下鼻甲
右侧乳突气房
小脑扁桃体
左侧上颌窦
左侧下鼻甲
左侧乳突气房
延髓

图 1-3-14 左侧侧脑室旁脑灰质异位（横断面 T₁WI）

右侧额上回
右侧额中回
右侧胼胝体体部
右侧距状沟
上矢状窦
左侧额上回
左侧额中回
左侧侧脑室旁脑灰质异位
左侧枕外侧回

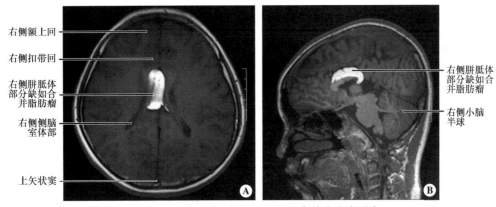

图 1-3-15 右侧胼胝体部分缺如，合并脂肪瘤形成
A. 横断面 T₁WI；B. 矢状面 T₁WI

右侧额上回
右侧扣带回
右侧胼胝体部分缺如合并脂肪瘤
右侧侧脑室体部
上矢状窦
右侧胼胝体部分缺如合并脂肪瘤
右侧小脑半球

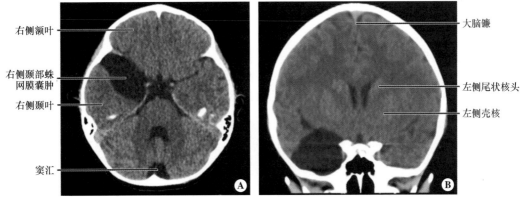

图 1-3-16 右侧颞部蛛网膜囊肿，病灶呈脑脊液密度
A. 横断面 CT；B. 冠状面 CT

右侧额叶
右侧颞部蛛网膜囊肿
右侧颞叶
窦汇
大脑镰
左侧尾状核头
左侧壳核

（7）神经纤维瘤病（neurofibromatosis）：分为Ⅰ型和Ⅱ型，两者发生病变的部位和性质有所不同（图 1-3-17）。

（8）结节性硬化（tuberous sclerosis）：又称 Bourneville 病，为常染色体显性遗传病，是以不同器官错构瘤为特点的疾病（图 1-3-18）。男性发病率较女性高 2～3 倍。

（9）脑颜面血管瘤病：即脑颜面三叉神经区血管瘤病（encephalotrigeminal angiomatosis），又称软脑膜血管瘤或 Sturge-Weber 综合征，是先天性神经皮肤血管发育异常（图 1-3-19）。

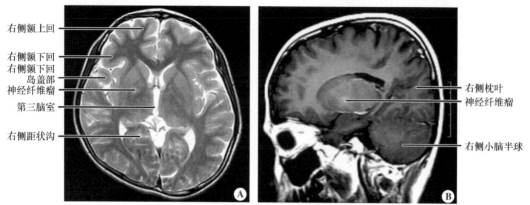

图 1-3-17　右侧内囊后肢神经纤维瘤病
A. 横断面 T$_2$WI；B. 矢状面增强后 T$_1$WI

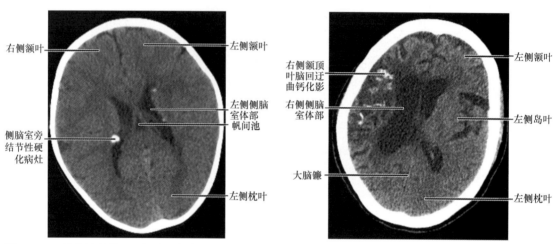

图 1-3-18　结节性硬化，双侧脑室旁多发错构瘤，呈结节状高密度灶（横断面 CT）

图 1-3-19　右侧脑颜面血管瘤病（横断面 CT）

2. 颅内感染性疾病

（1）脑脓肿（brain abscess）：多见于幕上，常见的致病菌为金黄色葡萄球菌。感染途径包括邻近感染向颅内蔓延、血源性感染、外伤中手术后直接感染（图 1-3-20）。

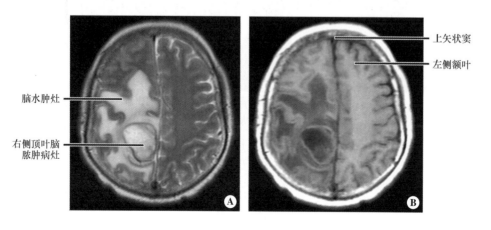

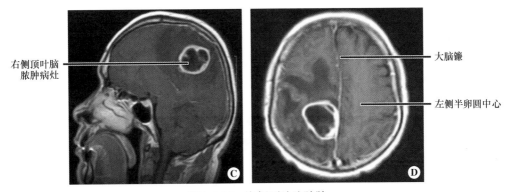

图 1-3-20 右侧顶叶脑脓肿
A. 横断面 T_2WI；B. 横断面 T_1WI；C.矢状面增强 T_1WI；D. 横断面增强 T_1WI

（2）脑囊虫病（cerebral cysticercosis）：又称囊尾蚴病，系猪肉绦虫幼虫寄生于脑部所致，是最常见的脑寄生虫病，发病率约占囊虫病的 90%（图 1-3-21）。

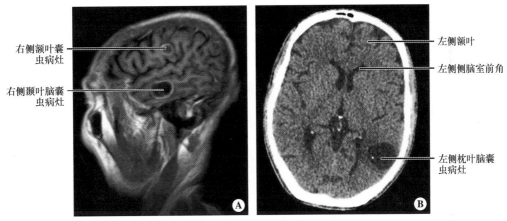

图 1-3-21 脑囊虫病
A. 矢状面 T_1WI；B. 横断面 CT

（3）病毒性脑炎（viral encephalitis）：是由病毒引起的以精神和意识障碍为临床表现的中枢神经系统感染性疾病。因儿童免疫系统和血-脑屏障发育尚未成熟，故病毒性脑炎好发于儿童，亦可见于成人（图 1-3-22）。

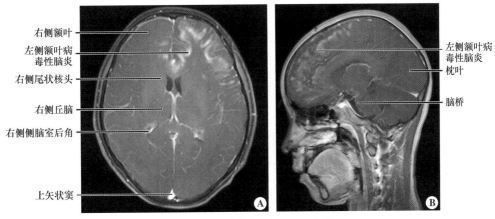

图 1-3-22 左侧额叶病毒性脑炎
A. 横断面增强后 T_1WI；B. 矢状面增强后 T_1WI

3. 颅内肿瘤

（1）弥漫性星形细胞肿瘤（diffuse astrocytic tumor）：是最常见的原发性脑内肿瘤，约占 60%。成人多见于幕上，儿童多见于幕下。肿瘤分为 Ⅱ～Ⅳ 级：Ⅱ 级为弥漫性星形细胞瘤（diffuse astrocytoma）；Ⅲ 级为间变性星形细胞瘤（anaplastic astrocytoma）；Ⅳ 级为多形性胶质母细胞瘤（glioblastoma multiforme）（图 1-3-23、图 1-3-24）。

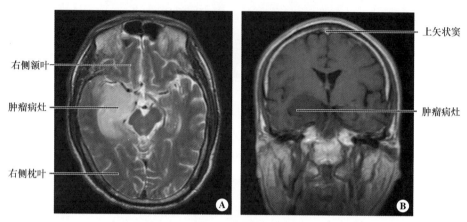

图 1-3-23 右侧颞叶弥漫性星形细胞瘤
A. 横断面 T₂WI；B. 冠状面 T₁WI

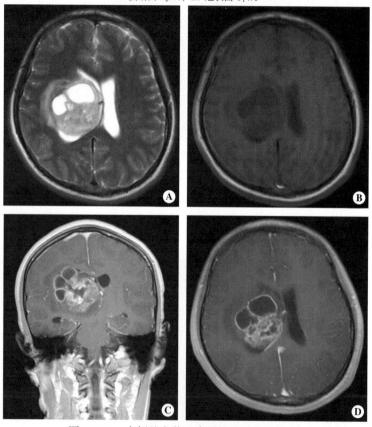

图 1-3-24 右侧基底节区多形性胶质母细胞瘤
A. 横断面 T₂WI；B. 横断面 T₁WI；C. 冠状面增强后 T₁WI；D. 横断面增强后 T₁WI

（2）少突胶质细胞肿瘤：占颅内神经上皮肿瘤的 5%～10%，男女比例为 2.13∶1，绝大多数发生于幕上（图 1-3-25）。

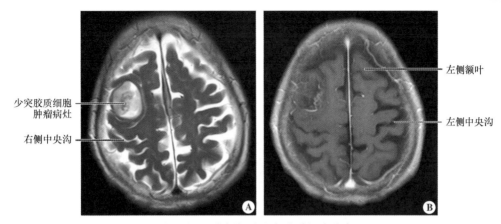

图 1-3-25　右侧额叶少突胶质细胞肿瘤
A. 横断面 T_2WI；B. 横断面增强后 T_1WI

（3）室管膜瘤（ependymoma）：即起源是室管膜细胞的肿瘤，发病高峰年龄为 1～5 岁，可发生于脑室任何位置，以第四脑室最为多见（图 1-3-26）。

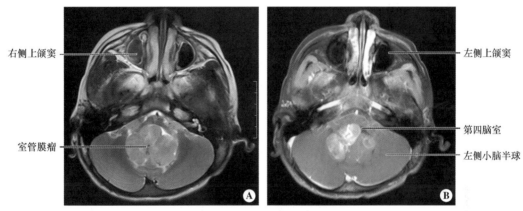

图 1-3-26　第四脑室室管膜瘤
A. 横断面 T_2WI；B. 横断面增强后 T_1WI

（4）髓母细胞瘤（medulloblastoma）：属于胚胎性肿瘤，占颅内神经上皮肿瘤的 4%～8%，可发生于任何年龄，其中 4～8 岁为发病高峰（图 1-3-27）。

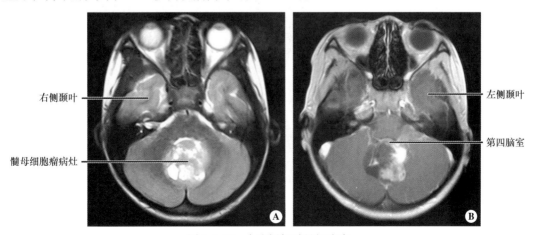

图 1-3-27　小脑蚓部髓母细胞瘤
A. 横断面 T_2WI；B. 横断面增强后 T_1WI

（5）脑膜瘤（meningioma）：为最常见脑膜起源肿瘤，占原发颅内肿瘤的 15%～20%，其源于蛛网膜粒帽细胞，与硬脑膜相连，多见于成人（图 1-3-28）。

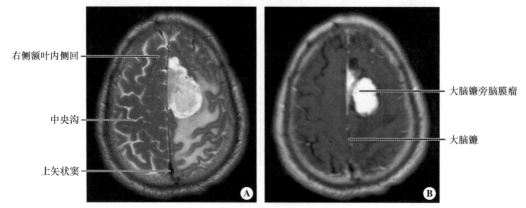

右侧额叶内侧回
中央沟
上矢状窦
大脑镰旁脑膜瘤
大脑镰

图 1-3-28　左侧额部大脑镰旁脑膜瘤
A. 横断面 T_2WI；B. 横断面增强后 T_1WI

（6）颅咽管瘤（craniopharyngioma）：是颅内较常见肿瘤，占原发颅内肿瘤的 3%～6%，常见于儿童，亦可见于成人，20 岁以前发病者接近半数，以鞍上多见。临床表现为颅内压增高、精神障碍、垂体功能低下。肿瘤多为囊性或部分囊性，CT 上可见囊壁壳状钙化，MRI 肿瘤信号强度复杂，增强扫描实性成分均匀或不均匀强化，囊壁呈壳状强化（图 1-3-29）。

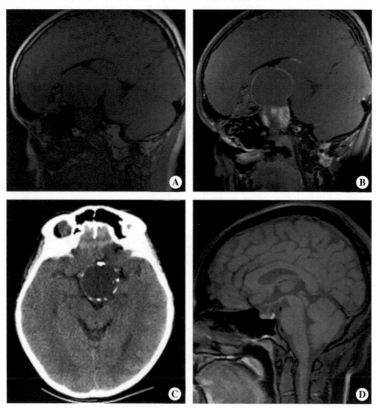

图 1-3-29　颅咽管瘤（A～C）与正常颅脑（D）对照
A. 颅咽管瘤正中矢状面 T_1WI；B. 颅咽管瘤正中矢状面增强后 T_1WI；C. 颅咽管瘤横断面 CT；D. 正常颅脑正中矢状面 T_1WI

（7）生殖细胞瘤（germinoma）：占原发颅内肿瘤的 0.5%～2%，好发于松果体区，其次为鞍上池，多见于儿童和青少年（图 1-3-30）。

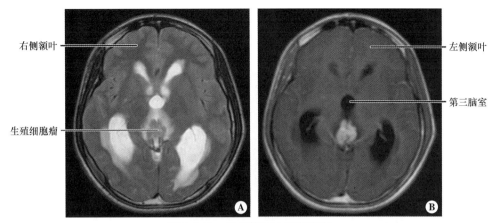

图 1-3-30　松果体区生殖细胞瘤

A. 横断面 T_2WI；B.横断面增强后 T_1WI

（8）听神经瘤（acoustic neurinoma）：是脑神经肿瘤中最常见者，占原发颅内肿瘤的 8%～10%，占桥小脑角区肿瘤的 80%，好发于中年人（图 1-3-31）。

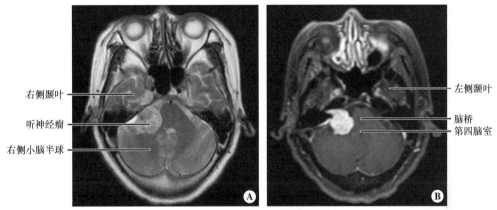

图 1-3-31　右侧桥小脑角区听神经瘤

A. 横断面 T_2WI；B. 横断面增强后 T_1WI

（9）脑转移瘤（metastatic tumor of brain）：较常见，可发生于任何年龄，发病高峰年龄 40～60 岁（图 1-3-32）。

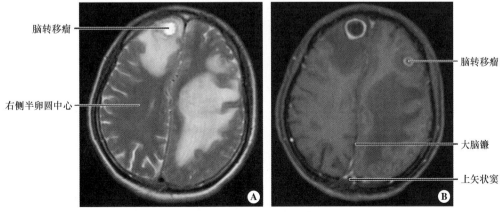

图 1-3-32　额叶脑转移瘤

A. 横断面 T_2WI；B. 横断面增强后 T_1WI

4. 颅脑损伤

（1）脑挫裂伤（contusion and laceration of brain）：是指颅脑外伤所致的脑组织器质性损伤。常由于旋转力作用所致，多发生于着力点及附近，也可发生于对冲部位（图 1-3-33）。

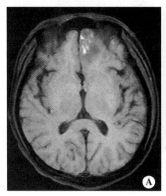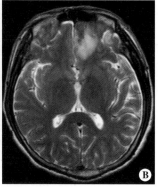

图 1-3-33　左侧额叶脑挫裂伤（横断面 MRI）

A. 横断面脂肪抑制 T_1WI；B. 横断面 T_2WI

（2）脑硬膜外血肿（epidural hematoma）：是由于颅内出血积聚于颅骨与硬膜之间，大多是脑膜中动脉及其分支损伤出血所致。其于颅腔内形成梭形占位性病变，脑组织受压内移，引起颅内高压症状。其发生率约占颅脑损伤的 2%～3%（图 1-3-34）。

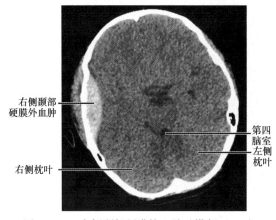

图 1-3-34　右侧颞部硬膜外血肿（横断面 CT）

右侧颞部硬膜外血肿

右侧枕叶

第四脑室
左侧枕叶

5. 脑血管疾病

（1）脑梗死（cerebral infarction）：是一种缺血性脑血管疾病，其发病率在脑血管病中占首位（图 1-3-35）。

（2）颅内出血（intracranial hemorrhage）：主要包括高血压性脑出血、动脉瘤破裂出血、脑血管畸形出血和脑梗死或脑血管栓塞后再灌注所致的出血性脑梗死。年龄较大的儿童和青壮年以脑血管畸形出血多见，中年人以动脉瘤破裂出血多见，而老年人以高血压性脑出血最常见（图 1-3-36）。

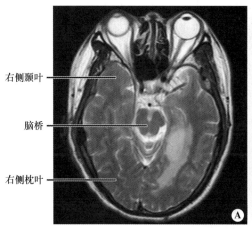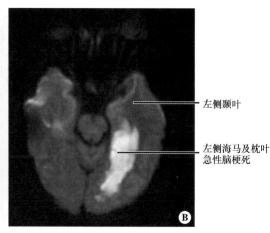

右侧颞叶

脑桥

右侧枕叶

左侧颞叶

左侧海马及枕叶急性脑梗死

图 1-3-35　左侧海马区及枕叶急性脑梗死

A. 横断面 T_2WI；B. 横断面 DWI

6. 脱髓鞘疾病

（1）肾上腺脑白质营养不良（adrenoleuko-dystrophy）：属性连锁隐性遗传疾病，多见于男性。由于缺乏酰基辅酶 A 合成酶导致脂肪代谢紊乱，长链脂肪酸在细胞内异常堆积，以脑和肾上腺皮质为著（图 1-3-37）。

（2）多发性硬化（multiple sclerosis，MS）：是最常见的中枢神经系统脱髓鞘疾病，好发于中青年女性（图 1-3-38）。

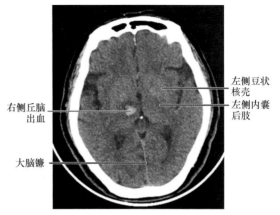

右侧丘脑出血

左侧豆状核壳

左侧内囊后肢

大脑镰

图 1-3-36　右侧丘脑出血（横断面 CT）

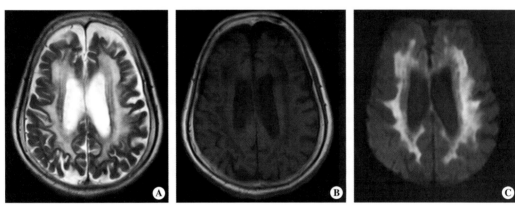

图 1-3-37　肾上腺脑白质营养不良（MRI 图像）

A. 横断面 T_2WI；B. 横断面 T_1WI；C. 横断面 DWI

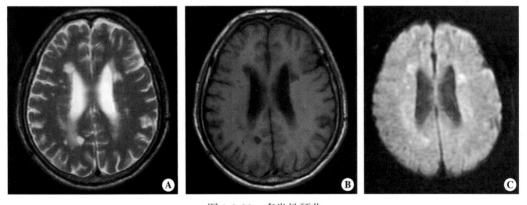

图 1-3-38　多发性硬化

A. 横断面 T_2WI；B. 横断面 T_1WI；C. 横断面 DWI

案例 1-3-1 分析讨论：

1. 垂体大腺瘤的影像诊断与鉴别诊断

（1）影像诊断：蝶鞍扩大，鞍内正常垂体结构失常，瘤体直径＞10mm，CT 上肿块呈等或略高密度影，内常有低密度灶，MRI 肿瘤呈等 T_1、等 T_2 信号；囊变、坏死区呈长 T_1、长 T_2 信号；瘤内出血可见 T_1、T_2 高信号改变。鞍内肿块向上突入鞍上池，压迫视交叉，部分肿瘤在鞍膈平面肿瘤呈"束腰征"；向两侧可侵犯一侧或者两侧海绵窦，见海绵窦内颈内动脉移位、受压或包绕。增强扫描呈均匀或不均匀环形强化。

（2）鉴别诊断：

1）鞍结节脑膜瘤：CT、MRI 显示位于鞍区偏前圆形或类圆形肿块，亦向鞍内延伸；CT 平扫为均匀稍高密度区，均匀增强；MRI T_1WI 图像为等或混杂信号，T_2WI 图像呈混杂或等信号，均匀增强，边缘光滑；由于肿瘤多位于鞍上向额部生长，CT、MRI 诊断不难。

2）鞍旁颅中窝脑膜瘤：CT、MRI 见椭圆形或不规则形肿块；CT 平扫为均匀或略不均匀稍高密度区，显著增强；MRI T_1WI 图像呈等或混杂信号，T_2WI 图像呈混杂或高信号，肿块明显增强，边缘清楚，结合肿瘤邻近骨质增生、破坏，硬脑膜增厚，亦称"硬膜尾"征。

3）颅咽管瘤：CT、MRI 见肿瘤位于鞍上并向第三脑室生长的类圆形或不规则形肿瘤。典型者CT 显示囊性低密度区，囊壁伴蛋壳样钙化或瘤内斑状钙化；MRI T_1WI 图像呈略低信号或混杂信号，T_2WI 图像呈混杂或高信号；CT、MRI 结合颅咽管瘤好发于青少年等临床资料诊断不难。

4）生殖细胞瘤：多发生于儿童及青春期，尿崩为首发及长期唯一的症状，蝶鞍形态大多正常。CT 显示鞍区类圆形高密度影，边缘清楚，内有散在钙化点，增强后均匀强化。MRI T_1WI 图像呈等或稍低信号，T_2WI 图像呈高信号。

2. 该病灶侵犯了右侧海绵窦、视交叉、垂体柄。

3. 海绵窦是一团围绕颈内动脉的粗细不等的静脉丛，相邻的静脉管互相粘着形成小梁样结构；海绵窦并非单纯的静脉通道，它由小梁结构组成，外被硬脑膜所包围；主要接受大脑中静脉、大脑半球额叶眶面的静脉、蝶顶窦和眼的静脉的回流血液。海绵窦内有颈内动脉和一些脑神经通过。在前床突以前的海绵窦外侧壁中通过的结构，自上而下有滑车神经、动眼神经和眼神经，上颌神经则离开了外侧壁斜向外走行；颈内动脉在海绵窦内折转向上。在前床突和后床突之间的海绵窦外侧壁的内层中，由上而下依次排列着动眼神经、滑车神经、眼神经和上颌神经。窦腔内有颈内动脉和展神经通过，展神经位于颈内动脉和眼神经之间，或在窦的外侧壁内。在后床突之后，外侧壁内只有滑车神经（居上）和眼神经（居下）。颈内动脉在窦内上升并折转向前。

本 章 小 结

1. 脑位于颅腔内，包括大脑半球、间脑、脑干（中脑、脑桥和延髓）与小脑。熟悉颅脑的大体解剖、脑室系统与蛛网膜下腔的构成、脑血管的走行及分段，将为进一步学习断层影像解剖奠定基础。

2. 颅脑部的横断面分为上、中、下三部。上部为胼胝体干和尾状核体出现以上的断面，大脑半球被大脑镰分隔为左、右侧两部分，以中央沟和顶枕沟将端脑分为额叶、顶叶和枕叶；中部为基底核区和脑室等所在的断面，由胼胝体将左、右大脑半球连成一整体，不同断面的中央区之间的差异主要为基底核区、侧脑室和第三脑室等的位置、形态变化；下部是自鞍上池以下的断面，不同断面中央区之间的差异主要为脑池、脑干及第四脑室等的位置、形态变化。

3. 颅脑部的冠状面分为前、中、后三部。前部为胼胝体膝出现以前的断面，以纵行的大脑镰将大脑半球分为左、右侧两部分；中部主要为胼胝体、基底核区和脑室等所在的层面，不同断面的中央区之间的差异主要为基底核区和脑室系统的位置、形态变化，断面周边以中央沟和外侧沟将端脑分为额叶、顶叶和颞叶；后部为胼胝体压部以后的断面，大脑镰和小脑幕将脑组织分隔为三部分，以顶枕沟将幕上结构分为顶叶和枕叶。

4. 颅脑部的矢状面分为左、中、右侧三部分。左侧为基底核出现以前的断面，以较深的外侧沟和中央沟将端脑分为额叶、顶叶和颞叶；中部为基底核区和脑室所在的断面，以正中矢状面形成对称关系，不同断面的中央区之间的差异主要为基底核区和脑室系统等的位置、形态变化，断面周边以中央沟和顶枕沟将端脑分为额叶、顶叶和枕叶；右侧部的结构与左侧部基本相同。

5. 颅脑常见解剖变异包括大枕大池、血管周围间隙、透明隔腔、脉络丛囊肿、松果体囊肿、蛛网膜颗粒压迹、脉络膜裂囊肿、透明隔缺如。

6. 颅脑常见典型病变包括：①颅脑先天性畸形及发育异常（脑膜膨出和脑膜脑膨出、先天性脑积水、Chiari 畸形、脑灰质异位、胼胝体发育不全、蛛网膜囊肿、神经纤维瘤病、结节性硬化、脑颜面血管瘤病）；②颅内感染性疾病（脑脓肿、脑囊虫病、病毒性脑炎）；③颅内肿瘤（弥漫性星形细胞肿瘤、少突胶质细胞肿瘤、室管膜瘤、髓母细胞瘤、脑膜瘤、颅咽管瘤、生殖细胞瘤、听神经瘤、脑转移瘤）；④颅脑损伤（脑挫裂伤、脑硬膜外血肿）；⑤脑血管疾病（脑梗死、颅内出血）；⑥脱髓鞘疾病（肾上腺脑白质营养不良、多发性硬化）。

思考题：

1. 什么是威利斯环？

2. 基底节区由哪些组织结构组成？

3. 中脑 MRI 横断面图像能显示哪些解剖结构？

4. 简述中央沟在影像断面图像上的识辨方法。

5. 如何在影像断面解剖图上定位大脑皮质的重要中枢？

解析要点：

1. 大脑动脉环，又称威利斯环，位于脑底、蝶鞍上方围绕视交叉、灰结节及乳头体。它由大脑前、中、后动脉起始段借前、后交通动脉相连接组成。其中前交通动脉为沟通左、右颈内动脉系的血管，后交通动脉则为沟通颈内动脉系和椎-基底动脉系的血管。

2. 基底节区位于大脑半球基底部，包括基底核及内囊。基底核包括尾状核、豆状核、屏状核和杏仁体。①尾状核呈弓形灰质团块，分为头、体、尾三部分。头部膨大并突入侧脑室，形成侧脑室前角外侧壁；头部向后逐渐变细移行为尾状核体、尾；尾部沿背侧丘脑的外侧缘向后，再弯向下，沿侧脑室下角的顶壁向前终于杏仁体。②豆状核位于背侧丘脑的外侧，横断面上呈尖向内侧的楔形。③屏状核位于豆状核的外侧，其内侧面平坦，与豆状核之间的髓质成为外囊；屏状核外侧面呈波纹状突起，与岛叶皮质之间的髓质成为最外囊。④杏仁体与尾状核尾相连，位于侧脑室下角尖端的前方，其表明有海马旁回的钩皮质覆盖。

3. 中脑 MRI 横断面图像能清晰显示中脑四部分，自前向后依次为：①大脑脚底，位于黑质的前方，其中间 3/5 有锥体束经过，内、外侧 1/5 分别有额桥束和顶枕颞桥束经过；②黑质，纵贯中脑全长，其背侧致密呈黑色；腹侧呈淡红棕色，含有大量铁；③中脑被盖，在中脑上份的横断面上，中脑被盖内有红核；④顶盖，在中脑上、下份断层分别为上丘、下丘，前者参与视觉反射，后者与听觉反射和听觉传导有关。

4. 在颅脑部影像断面图像上，可依据以下特征辨认中央沟：①沟的深度，中央沟较深，自外侧向内侧延伸，并可有一条（中央后沟）或两条（中央前沟、后沟）与之伴行；②中央前、后回的厚度，中央前回较中央后回宽厚，其二者之间的沟为中央沟；③沟的位置，以听眦线为基线的横断面上，中央沟均位于大脑半球上外侧面的前 2/5 与后 3/5 交界处。

5. 躯体运动中枢位于中央前回和中央旁小叶前部，横断面显示较佳；躯体感觉中枢位于中央后回和中央旁小叶后部，矢状面显示较好；视觉中枢位于枕叶内侧面距状沟两侧的皮质，横断面与矢状面显示较好；听觉中枢位于大脑外侧沟下壁的颞横回上，冠状面与矢状面显示较好；视觉性语言中枢位于角回；听觉性语言中枢位于缘上回；运动性语言中枢在额下回后部；书写中枢在额中回的后部。

（邓德茂，潘　初，张　静，戴景兴）

第二章 头 颈 部

学习要求

记忆：眼部、耳部、鼻部及颈部器官的组成结构，常见解剖变异。

理解：眼部、耳部、鼻部及颈部的供血动脉、引流静脉及支配神经，颈部筋膜与筋膜间隙解剖特点及临床意义。

运用：掌握眼部、耳部、鼻部及颈部各种影像学表现（包括横断面、冠状面、矢状面等），并能够运用于影像图片的判读。

第一节 大 体 解 剖

（一）眼部大体解剖

眼是人体结构中最重要的器官，它是用来接受外来光的刺激，通过视觉传导，将光的冲动传至大脑半球的视觉中枢而引起视觉。眼主要由眼球及眼附属器两部分组成。眼附属器主要包括眼睑、结膜、泪器、眼外肌和眶筋膜和眶脂体等，对眼球有保护、支持和运动等作用。

1. 眼球 并不是真正的球形体，而是由大小不等的两个半球相接而成。眼球前面的顶点为前极，后面的顶点为后极，两极的连线为眼轴。眼轴又分为眼内轴和眼外轴。从角膜外表正中心到巩膜后面正中心的连线为眼外轴。从角膜内面正中心到视网膜内面正中心的连线为眼内轴。从角膜（或瞳孔）之中点至视网膜中央凹之连线为视轴。

眼球壁可以分为外膜（纤维膜）、中膜（血管膜）和内膜（视网膜）。外膜由强韧的纤维结缔组织组成，具有保护作用，分为角膜和巩膜。中膜含有丰富的血管、神经和色素，自前向后分为虹膜、睫状体和脉络膜。内膜分为内外两层，外层为色素上皮层，由含大量色素的单层细胞组成，内层含有感光细胞等多种神经细胞。内膜从前向后可分为虹膜部、睫状体部和视部。眼球内容物包括房水、晶状体和玻璃体，这些结构和角膜一起构成眼的屈光系统。

2. 眼附属器（ocular adnexal）

（1）眼睑（eyelid）：是能活动的皮肤皱襞，分为上、下眼睑，位于眼球前方保护眼球的屏障。眼睑的游离缘称睑缘，上下睑缘之间的裂缝称睑裂，睑裂的内侧称内眦，外侧为外眦。

（2）结膜（conjunctiva）：为一薄层透明的黏膜，覆盖在眼睑内面与眼球前面，止于角膜缘，因其连接眼睑和眼球，故得名结膜。按照部位，结膜分为 3 部分，包括睑结膜、球结膜和结膜穹窿。

（3）泪器（lacrimal apparatus）：主要分为泪液分泌部和泪液导流部。泪液分泌部是产生泪液的结构，包括泪腺和结膜内的副泪腺。分泌泪液进入结膜囊，湿润眼球，减少眼睑与眼球的摩擦。泪液导流部及泪道系统，包括泪点、泪小管、泪囊和鼻泪管（nasolacrimal duct），其作用是将结膜囊内过剩的泪液导流至鼻腔。

（4）眼外肌（extraocular muscle）：包括 6 条运动眼球的肌肉（上直肌、下直肌、外直肌、内直肌、上斜肌和下斜肌）和 1 条提上睑的肌肉（上睑提肌），都是骨骼肌。

（5）眶脂体（adipose body of orbit）：眼球、眼肌和泪器仍没有充满眼眶，其间隙充填大量的脂肪组织为眶脂体，起到固定眶内各种结构的作用。

3. 眼的动静脉和神经 所有的眼眶组织，包括眼球在内的动脉血液供应有两个来源：主要来自颈内动脉的分支，即眼动脉（ophthalmic artery）；其次来自颈外动脉的上颌动脉的分支，即眶下动脉（infraorbital artery）。眼动脉的主要分支包括泪腺动脉、视网膜中央动脉、筛动脉、眶上动脉和睫状动脉。

眼眶内的静脉有眼上静脉（superior ophthalmic vein）和眼下静脉（inferior ophthalmic vein），收集包括眼球在内的全部眶内组织的静脉血液，并常在眶尖部汇合成总干（眼静脉窦），通过眶上裂，向后流入海绵窦。

眼眶的神经支配来源较为复杂，其感觉神经来自三叉神经的眼神经（ophthalmic nerve）及其分支，如鼻睫神经和泪腺神经。眼外肌主要由动眼、滑车和展神经支配。睫状肌和瞳孔括约肌受副交感神经支配，而瞳孔开大肌受交感神经支配。

（二）耳部大体解剖

耳位于头部两侧，左右各一，结构对称，包括感受头部位置变动的前庭器（位觉器）和感受声波刺激的蜗器（听觉器），由外耳、中耳和内耳三部分组成。外耳包括耳郭、外耳道和鼓膜三部分。中耳位于外耳与内耳之间，由鼓室、咽鼓管、乳突窦和乳突气房组成。内耳位于鼓室与内耳道底之间，埋藏于颞骨岩部的骨质内，由弯曲管道样构造复杂的迷路组成。迷路是位觉和听觉感受器所在部位，分为骨迷路和膜迷路。骨迷路由骨密质围成；膜迷路是套在骨迷路内密闭的膜性管腔或囊。膜迷路内充满内淋巴液，膜迷路与骨迷路之间的腔隙内充满外淋巴液。经内耳道底，有面神经、前庭蜗神经通过，穿行于内耳道。

1. 外耳

（1）耳郭（auricle）：大部分以弹性软骨作为支架，外覆皮肤，内含丰富的血管神经。下 1/3 部无软骨，皮下仅含结缔组织和脂肪，为耳垂。

（2）外耳道（external auditory canal）：是从外耳门到鼓膜的管道，呈"S"形弯曲（先趋向前内，继而转向后内上方，最后向前内下方），成人长约 2.5cm。外 1/3 为软骨部，为耳郭软骨延续，内 2/3 为骨部，由颞骨鳞部和鼓部围成。

（3）鼓膜（tympanic membrane）：位于外耳道底与中耳鼓室之间，为凹向内侧的浅漏斗形半透明薄膜。成人呈倾斜位，外侧面朝向前下外方，与外耳道下壁倾斜角 45°～50°。边缘附着于颞骨鼓部和鳞部，中心内凹为鼓膜脐，内面为锤骨柄末端附着处。上 1/4 的三角形区为松弛部，薄而松弛；下 3/4 为紧张部，坚实紧张。

2. 中耳

（1）鼓室（cavum tympani）：是颞骨岩部内一个不规则含气小腔，位于鼓膜与内耳之间，在冠状切面上呈双凹透镜状，向后外上方经乳突窦通乳突气房，向前内下方经咽鼓管通鼻咽部。分上下前后内外侧 6 个壁，分别为盖壁、颈静脉壁、颈动脉壁、乳突壁、迷路壁和鼓膜壁。其内容物包括听小骨、韧带、肌、血管和神经等。听小骨有 3 块，即锤骨、砧骨和镫骨，以关节相连组成听骨链，一端以锤骨柄连于鼓膜，另一端以镫骨底封于前庭窗连至内耳。鼓膜上方的部分称鼓室上隐窝。

（2）咽鼓管（eustachian tube）：是连通鼻咽部与鼓室的一条管道，长 3.5～4.0cm。其分两部：前内下 2/3 为软骨部，向下开放开口于鼻咽部侧壁；后外上 1/3 为骨部，即咽鼓管半管，以咽鼓管鼓室口开口于鼓室前壁。

（3）乳突窦和乳突气房：乳突窦是鼓室上隐窝后方的腔隙，向前以乳突窦口开口于鼓室后壁上部，向后下与乳突气房相通。乳突气房是颞骨乳突内的许多含气小腔，大小不等，形态不一，互相连通。

3. 内耳

（1）骨迷路：自前向后包括耳蜗、前庭、骨半规管三部分，互相连通，沿颞骨岩部长轴排列。

1）前庭（vestibular apparatus）：位于骨迷路中部，为一不规则、近似椭圆形的腔隙，向前以一大孔通耳蜗，向后以 5 个小孔通 3 个骨半规管。外侧壁即鼓室内侧壁，有前庭窗和蜗窗。内侧壁即内耳道底后部，有神经穿行的小孔。前庭导水管向后走行，开口于颞骨岩部后面、内耳门下方。

2）骨半规管（osseous semicircular canals）：位于骨迷路后部、前庭后外方，是 3 个互相垂直的半环形小管。按位置可分为前（或上）骨半规管、后骨半规管和外（或水平）骨半规管。

3）耳蜗（cochlea）：位于骨迷路前部、前庭前内方，尖朝向前外，底朝向后内、对向内耳道底。蜗螺旋管起于前庭，环绕蜗轴旋转约两圈半，以盲端终于蜗顶；内含 3 条管道，上方的前庭阶、中间的膜性蜗管和下方的鼓阶，充满外淋巴液。

（2）膜迷路：是套在骨迷路内密闭的膜性管腔或囊，借纤维束固定于骨迷路壁。由前向后包括蜗管、球囊、椭圆囊和膜半规管，相互连通，充满内淋巴液。

1）椭圆囊（alveus communis）和球囊（saccule）：位于前庭内，椭圆囊在后上方，球囊在前下方，两者经椭圆球囊管交通，并由此发出内淋巴管通向内淋巴囊。椭圆囊后壁有 5 个孔，通向 3 个膜半规管，球囊下端借连合管连于蜗管。两者均有位觉感受器分布。

2）膜半规管（membranous semicircular canals）：套于同名骨半规管内，形状与骨半规管相似，管径仅为骨半规管的 1/4～1/3，壶腹嵴处为位觉感受器。

3）蜗管（cochlear duct）：位于蜗螺旋管内，一端起自前庭，借连合管与球囊相连；另一端为细小的盲端，终于蜗顶。蜗管在横切面上呈三角形，有 3 个壁：上壁为前庭膜，分隔前庭阶与蜗管；外侧壁为蜗螺旋管内骨膜增厚部，与内淋巴液产生有关；下壁为基底膜，分隔鼓阶与蜗管。基底膜上的螺旋器（又称 Corti 器），是听觉感受器。

4. 耳部的血管及神经　外耳的神经主要包括来自下颌神经和迷走神经的分支。动脉主要来自颈外动脉的颞浅动脉、耳后动脉和上颌动脉。耳郭血供丰富。与动脉同名的静脉回流至颈外静脉，部分血液回流至颈内静脉和乙状窦。

中耳的神经主要包括鼓室神经丛、鼓索神经和面神经。动脉主要来自颈外动脉，包括上颌动脉、耳后动脉、脑膜中动脉、咽升动脉和颈内动脉分支。静脉回流入翼丛和岩上窦。

内耳的神经为第Ⅷ颅神经，即听神经，于内耳道内分成蜗神经和前庭神经，二者合成一束，经内耳门入颅。动脉主要来自迷路动脉，间有耳后动脉分支供应半规管。静脉由迷路静脉、蜗水管静脉和前庭水管静脉汇合，入岩上窦，回流至颈内静脉。

（三）鼻部大体解剖

鼻分为外鼻、鼻腔、鼻窦三部分，其中外鼻和鼻腔常统称鼻，故可将鼻部分为鼻及鼻窦两部分。在鼻腔的上方、上后方及两旁，有四对鼻窦环绕，鼻腔与鼻窦，各鼻窦间，鼻窦与眼眶、颅前窝和颅中窝间，仅由一层菲薄的骨板相隔，故鼻腔鼻窦病变可波及眼眶或颅内，反之亦然。

1. 鼻腔　为一顶窄底宽、前后径大于左右径的不规则狭长间隙，位于两眶与上颌骨之间，前起自前鼻孔，后止于后鼻孔并通鼻咽，由鼻中隔分为左右侧。每侧鼻腔分为前部的鼻前庭和后部的固有鼻腔。

（1）鼻前庭（nasal vestibule）：为前鼻孔和固有鼻腔之间的一个小空腔，位于鼻腔最前段，起于鼻缘，止于内孔区。其上后方有弧形隆起部，即鼻阈，是皮肤与黏膜的交界处，也是与固有鼻腔的分界处。与鼻阈相对应的内侧之鼻中隔和外下方的鼻腔底部共同围成内孔区，内孔区较前鼻孔小，为鼻前庭的内界和最狭窄处。鼻前庭内面衬以皮肤，生有鼻毛，有过滤尘埃、净化吸入空气的作用；鼻前庭富有皮脂腺和汗腺，是疖肿好发部位之一。

（2）固有鼻腔：简称鼻腔（nasal cavity），起于内孔区，经后鼻孔通鼻咽，有内、外、顶、底四壁。

1）鼻腔边界：内壁即鼻中隔，由软骨及骨构成，前部为鼻中隔软骨，后上部为筛骨垂直板和蝶骨嘴，后下部由犁骨、上颌骨和腭骨鼻嵴组成。外壁主要由筛窦和上颌窦内壁及呈阶梯状排列的下、中、上鼻甲组成。顶壁前部由鼻骨和额骨鼻突构成；中间部为筛骨的筛板，内有嗅丝和嗅神经通过；后部由蝶骨、犁骨翼和腭骨蝶突构成，是鼻腔与颅前窝的分界。

2）鼻甲（turbinate）与鼻道（nasal meatus）：上鼻甲属于筛骨的一部分，位于侧壁后上方；上鼻道内有后组筛窦的开口，蝶窦通过蝶筛隐窝引流至上鼻道。中鼻甲属于筛骨的一部分，前端位置高于后端；中鼻道位于中鼻甲外下方，外侧壁上有两个隆起，属筛窦结构，前下者呈弧形嵴状隆起为钩突，后上方为筛泡；钩突与筛泡之间的裂隙为半月裂孔，其外侧有一沟称筛漏斗，前上部呈漏斗状称额隐窝，额窦经额鼻管开口于此。下鼻甲为一块独立骨，附着于上颌骨、腭骨、筛骨钩突及泪骨；下鼻道前上方有鼻泪管开口。

3）窦口鼻道复合体（ostiomeatal complex）：指以筛漏斗为中心的附近区域，包括筛漏斗、钩突、筛泡、半月裂孔、中鼻甲、中鼻道、前组及中组筛窦、额窦开口和上颌窦自然开口等结构。功能性内镜鼻窦外科将其作为一个整体对待，但不是一个独立的解剖学结构。易受鼻及鼻窦炎症的侵犯而阻塞，引起单个或前组鼻窦炎（rhinosinusitis）。

2. 鼻窦（paranasal sinus）　是鼻腔周围颅骨中一些含气空腔，开口于鼻腔，以前曾称为鼻旁窦或副鼻窦，包括额窦、蝶窦、筛窦及上颌窦。临床上，因上颌窦、前组筛窦和额窦均开口于中鼻道，故称前组鼻窦；后组筛窦和蝶窦合称后组鼻窦，前者开口于上鼻道，后者开口于蝶筛隐窝。

（1）额窦（frontal sinus）：位于额骨眉弓后方的内外两层骨板之间、筛窦的前上方，呈三棱锥形，左右各一，多不对称，常有骨性分隔，多偏于一侧。额窦开口于额窦底部的后内方，通常在最低点，通向中鼻道。额窦的前壁为额骨鳞部外板，相当于前额部，最坚厚，含有骨髓；后壁为额骨鳞部内板，与颅前窝相邻，有导静脉通硬脑膜下腔，也常有骨裂隙与颅前窝相通，为鼻源性颅内感染的途径之一；下壁即眶上壁，此壁最薄；内壁为分隔两侧额窦的骨性间隔，上部常偏曲，骨性间隔可缺损。

（2）蝶窦（sphenoid sinus）：位于蝶骨体内，居于鼻腔最后上方，左右各一，两侧多不对称，窦腔大小及骨壁的厚薄，个体差异较大；窦腔越大，骨壁越薄，大者常将垂体包于窦内，或窦腔延伸至枕骨底部与蝶骨大翼等处。蝶窦顶壁构成蝶鞍底部，前有视交叉沟，视神经管位于上壁和外壁交界处；外壁为颅中窝一部分，海绵窦位于其外侧，蝶窦内有小静脉穿过此壁与海绵窦相通，因此蝶窦炎症可由此向颅内蔓延；后壁为蝶骨体的骨质，较厚，与脑桥及基底动脉相邻；前壁形成鼻腔顶的后段及筛窦后壁，在前壁上方近鼻中隔处有蝶窦开口；下壁为鼻后孔及鼻咽部的顶；内壁即骨性蝶窦间隔，常偏向一侧，骨性蝶窦间隔可缺损。

（3）筛窦（ethmoid sinus）：又称筛迷路，位于鼻腔外上方筛骨内，为鼻腔外侧壁上部与眼眶之间、蝶窦之前、前颅底之下的蜂窝状气房结构。每侧气房数量、大小、排列方式、伸展范围极不规则，双侧常不对称。筛窦以中鼻甲附着缘分为前后组筛窦，前组开口于中鼻道，后组开口于上鼻道。筛窦外侧壁主要由筛骨纸板构成，前接泪骨，后接蝶骨，上接额骨眶板，下接上颌骨眶突；内侧壁为鼻腔外侧壁的一部分，附有上中鼻甲；顶壁为筛泡，位于中鼻道；前壁与上颌骨额突和额窦相连；后壁为后组筛窦的壁，可达蝶窦前壁外侧部，外上方为视神经管。

（4）上颌窦（maxillary sinus）：居于上颌骨体内，为鼻窦中最大者，呈锥体形腔隙，因窦口高于窦底，直立位时窦腔内积液不易引流。上颌窦前壁中央部最薄，略凹陷处称尖牙窝，其上有眶下孔；后壁一般呈"S"形，其后外方为颞下窝，后方为翼腭窝；上壁即眼眶下壁，壁薄，有从后向前的眶下管，内有眶下神经、血管由此出眶下孔至尖牙窝；下壁与上牙槽的尖牙、磨牙关系密切，牙根可突入到窦腔内，与上颌窦腔仅隔薄的骨板或黏膜；内壁下部为骨性壁，上部为囟门部，由黏膜组成，有上颌窦开口。

3. 鼻腔、鼻窦的血管及神经　鼻腔、鼻窦的动脉主要来自颈内动脉的眼动脉和颈外动脉的上颌动脉。眼动脉由视神经入眶后，有分支经筛前孔及筛后孔入鼻腔，主要分支为筛前动脉、筛后动脉；上颌动脉是颈外动脉较粗的终支，主要分支为蝶腭动脉、上颌牙槽后动脉、眶下动脉、腭大动脉。

鼻腔、鼻窦的静脉大致与动脉伴行而同名，由于鼻腔和鼻窦的静脉均可直接或间接与颅内大静脉相交通，故为炎症向颅内传播的途径。

鼻腔、鼻窦的神经包括嗅神经、感觉神经和自主神经三部分。其中感觉神经主要来自眼神经和上颌神经，眼神经的分支主要包括鼻睫神经及额神经，上颌神经的分支主要包括蝶腭神经、上颌牙槽后支及眶下神经；自主神经（交感及副交感神经）的纤维，均经蝶腭神经节入鼻腔。

（四）颈部大体解剖

颈部介于头与胸和上肢之间，与头部的分界是下颌骨下缘、下颌角、乳突尖、上项线及枕外隆凸的连线，与胸部和上肢的分界是胸骨颈静脉切迹、锁骨上缘、锁骨肩峰端到第7颈椎棘突的连线。

颈部以通过颈椎横突的冠状面为界，分为前方的固有颈部和后方的项部；从体表看，二者以斜方肌前缘为界。颈部浅层结构中除一般结构外，尚有皮肤、浅筋膜、颈阔肌。深部结构中有消化、呼吸管道、大的神经血管、颈部固有肌肉和重要的内分泌腺，胸锁乳突肌（sternocleidomastoid muscle）将颈部两侧各分为颈前三角、颈后三角和胸锁乳突肌区；颈前区包括颈动脉三角、肌三角、下颌下三角和颏下三角；颈外侧区包括枕三角和锁骨上三角。此外，胸廓上口以上至锁骨上面以下的部分，称颈根部；位于椎前筋膜深面的部分称椎前区。

颈部器官的配布具有一定的规律性。喉、咽、食管、气管及甲状腺由颈深筋膜中层包裹，位于前部的内脏格；颈深肌群、椎体及臂丛根部和交感干等藏于椎前筋膜之内，位于后部的支持格；在这两格之间的左右侧，由颈动脉鞘围绕的颈总动脉、颈内静脉和迷走神经是血管格。斜方肌、胸锁乳突肌和舌骨下肌群共同包被于颈深筋膜浅层内，即颈部的套状结构（封套筋膜）。

1. 咽（pharynx）

（1）位置与毗邻：咽既属于消化道，又属于呼吸道部分，是食团与呼吸气流的交叉通道。咽位于颈椎前方，上起颅底，下达第6颈椎平面，在环状软骨（cricoid cartilage）下缘续食管。其上壁（顶）以纤维膜紧密附着于颅底；后壁借疏松结缔组织连于椎前筋膜；两侧为茎突和附着于茎突的肌及颈内动、静脉和迷走神经；前壁自上而下与鼻后孔、咽峡及喉口相通，所以此壁不存在，仅在其下份借喉的后壁构成咽的前界。

（2）分部：咽是一前后扁平、上宽下窄漏斗形的由横纹肌及黏膜等构成的管腔，咽部自上而下可分成三部：

1）鼻咽部：位于鼻腔后方、蝶窦下方、软腭（soft palate）与寰椎连线的上方，此部又称上咽部，上壁呈拱顶状称咽穹，软腭与咽后壁之间的通道称鼻咽峡；两侧壁在下鼻甲后端之后有咽鼓管咽口，其前、上、后之黏膜隆起为咽鼓管圆枕，圆枕后方为咽隐窝。

2）口咽部：又称中咽部，位于软腭水平以下，舌骨、会厌软骨平面以上，后部平第2~3颈椎之间。该部向前经咽峡与口腔相通。

3）喉咽部：即下咽部，在会厌软骨、杓会厌襞以下，到环状软骨下缘，范围在第4~6颈椎之间。该部向前经喉口与喉腔相通。

2. 喉（larynx）**与喉内间隙**　喉既是呼吸道的一部分，又是发音器官。

（1）喉的位置及毗邻：喉位于颈前正中，在舌骨下方，上通咽的喉部，下接气管，其上界为会厌上缘，下界为环状软骨下缘。喉前方由浅至深为皮肤、颈筋膜及舌骨下肌群；借甲状舌骨膜及甲状舌骨肌与舌骨相连，以胸骨甲状肌连于胸骨；两侧为胸锁乳突肌及其深面的颈部大血管；后方紧邻喉咽部。

（2）喉的组成与喉腔分部

1）喉的组成：喉是由肌肉、关节、韧带和膜连接喉软骨而构成的支架，内衬喉黏膜而构成的器官。喉软骨主要有：甲状软骨、环状软骨、会厌软骨、杓状软骨、小角软骨及楔状软骨。

2）喉腔分部：喉腔自上而下依次分为三部分。①喉口与前庭襞平面之间为喉前庭（声门上区）；②前庭襞（vestibular fold）与声襞（vocal fold）平面间为喉中间腔（声门区），该部向两侧经前庭襞与声襞之间的裂隙即喉室；③声带与环状软骨下缘平面之间为喉下腔（声门下区）。

（3）喉内间隙：喉内有以下潜在性间隙，对肿瘤的扩散具有重要意义。

1）声门旁间隙（paraglottic space）：前方及两侧为甲状软骨，内侧为方形膜和弹性圆锥，后方为梨状隐窝；包绕在喉室和喉小囊之外。

2）会厌前间隙（preepiglottic space）：上方为舌骨会厌韧带，前方为甲状舌骨膜，侧方为方形膜，后方为会厌前面，此间隙通常由脂肪组织填充。

3. 食管（esophagus）　既是颈部器官，又是胸部和腹部器官。

（1）食管的行程：食管为纵行肌性管道，上端于环状软骨下缘水平起自咽下缘；下端于第11胸椎水平终于胃贲门部。

（2）食管的毗邻：颈段食管的前方为气管及气管食管沟内的喉返神经；后方隔椎前筋膜、颈长肌和脊柱相邻；两侧为甲状腺侧叶、颈动脉鞘及其内容物；后外侧邻接颈交感干。

胸段食管的前方由上而下依次为气管、气管杈、左喉返神经、左主支气管、右肺动脉、心包、左心房和膈；后方有脊柱胸段、奇静脉、半奇静脉、副半奇静脉、胸导管、右肋间后动脉等；左侧有左锁骨下动脉、主动脉弓、主动脉胸段、胸导管上段、左纵隔胸膜等。在肺根上方食管两侧有迷走神经，下方则形成食管前丛和后丛。

腹段食管仅 1～2cm 长，邻接肝左叶的后缘。

4. 气管与主支气管

（1）气管的行程、分部：气管上端平第 7 颈椎椎体上缘与喉相连，向下至胸骨角平面、第 4 胸椎椎体下缘分为左、右主支气管，气管分叉处名气管杈，其内面有向上凸的半月状纵嵴，叫气管隆嵴。

（2）气管的毗邻

1）气管颈部：前面由浅入深依次为皮肤、浅筋膜、封套筋膜、胸骨上间隙及颈静脉弓、舌骨下肌群及气管前筋膜等，第 2～4 气管软骨前方有甲状腺峡，峡下有甲状腺下静脉、甲状腺奇静脉丛；两侧为甲状腺侧叶、喉返神经、颈动脉鞘及其内容和颈交感干等；后方为食管。

2）气管胸部：前方有主动脉弓、头臂干、左头臂静脉、左颈总动脉起始部、心深丛和胸腺等；后方有食管；左侧有主动脉弓、左颈总动脉、左锁骨下动脉、左迷走神经和左后方的左喉返神经；右侧有奇静脉弓、右迷走神经和右前方的右头臂静脉与上腔静脉等。

（3）左、右主支气管的形态与毗邻

1）右主支气管：短而粗，较为陡直，其下缘与气管中线的交角约为 23°。右主支气管前方有主动脉升部、右肺动脉和上腔静脉；后上方有奇静脉弓勾绕。

2）左主支气管：细而长，较为水平，其下缘与气管中线的交角约 38°。左主支气管前方有左肺动脉和胸膜，后方有胸主动脉，上方有主动脉弓跨过。

主支气管出纵隔进入肺门分出叶支气管（左肺分上叶上干、上叶下干、下叶支气管；右肺分上叶、中间、中叶、下叶支气管）、段支气管、亚段支气管等，构成支气管树。

5. 甲状腺（thyroid）　位于颈前三角内，是体内重要的内分泌腺之一。

（1）甲状腺的形态：一般甲状腺形如"H"形，由两侧叶连以峡部构成，有时可见由峡部或侧叶向上突起的锥状叶。

（2）甲状腺的位置与毗邻：甲状腺侧叶上极可达甲状软骨中部，下极至第 5 或 6 气管软骨环，峡部贴覆于第 1～3 或第 2～3 气管软骨环前面。甲状腺前面为舌骨下肌群，后外侧为颈动脉鞘及其内容物，内侧紧贴喉、气管、咽、食管与喉返神经。

（3）甲状腺被膜与固定装置：甲状腺外包被两层被膜。内层为直接紧贴腺体表面的纤维囊（即固有囊，也称真被膜）；外层为由气管前后形成的筋膜鞘，即假被膜（也叫外科囊）。两层被膜间（甲状腺间隙）有血管、神经和少量疏松结缔组织。

侧叶上端有由筋膜鞘增厚形成的甲状腺悬韧带，连于甲状软骨板侧面；侧叶内侧面中央有由纤维囊增厚形成的甲状腺外侧韧带，连于环状软骨侧面下缘和第 1、第 2 气管软骨环的侧面；峡部深面纤维囊增厚形成峡部固定带，连于气管上端前面。

6. 颈根部　是颈前外侧部最下方部位，结构复杂，两侧不完全相同，颈深部有两群肌肉。内侧群为椎前肌（头长肌、颈长肌、头前直肌和头侧直肌等），是屈头颈的小肌；外侧群为斜角肌（前、中、后三块）。

（1）范围：颈根部是胸颈区和腋颈区结构的统称，故又名胸颈区。其周界是前界为胸骨柄，后方为第 1 胸椎体，两侧为第 1 肋。其中心标志是前斜角肌，以细腱起自第 3～6 颈椎横突前结节，肌纤维斜向下外止于第 1 肋上面的斜角肌结节。前斜角肌的前内侧是胸颈区间的纵行结构及胸膜顶；其前、后方及外侧是胸、颈与上肢间的横行血管及神经等。

（2）结构配布

1）纵行结构：主要是颈动脉鞘及其下部的内容，位于胸骨甲状肌与胸骨舌骨肌之后，前斜角肌前内方和胸锁乳突肌下份的深面，内有颈内静脉及头臂静脉，颈总动脉及头臂干，迷走神经、交感干与膈神经等。

2）横行结构：主要是颈、胸与上肢间的血管和神经。锁骨下静脉及其属支等走行于锁骨后方和前斜角肌之间；锁骨下动脉与臂丛穿斜角肌间隙后，在前斜角肌的外侧，经锁骨中份的后方进入腋腔。

3）椎动脉三角：外侧界为斜角肌；内侧界为颈长肌；下界为锁骨下动脉第1段；尖为第6颈椎横突前（颈动脉）结节；后界有第7颈椎横突、第8颈神经前支、第1肋颈及胸膜顶；前方为颈动脉鞘与膈神经、甲状腺下动脉及胸导管弓（左侧）。其主要内容有：①椎动脉，沿颈长肌上升入第6颈椎横突孔；②椎静脉，伴动脉在其前方下行，汇入头臂静脉；③甲状腺下动脉，沿前斜角肌内缘上行；④交感干及颈胸神经节，位于椎动脉起始部的后方。

（3）主要结构与毗邻

1）胸膜顶：覆盖在肺尖上方，胸膜顶外盖有一层筋膜为胸膜上膜，上起第7颈椎横突；向下呈扇形附于第1肋内侧；前邻锁骨下动脉及其分支、前斜角肌、锁骨下动脉、胸导管（左侧）；后邻交感干、第1胸神经及最上肋间动脉；外邻中斜角肌。右侧胸膜顶内侧毗邻头臂干、右头臂静脉和气管；左侧胸膜顶内侧毗邻锁骨下动脉及左头臂静脉；其上方有臂丛经过。

2）锁骨下动脉：第1段经胸膜顶前上方，在胸锁乳突肌、胸骨甲状肌、颈内静脉、椎静脉、迷走神经、膈神经或胸导管（左侧）后方，右侧喉返神经的前方，左侧喉返神经的外侧；第2段在前斜角肌之后、胸膜顶之前；第3段位于第1肋上面，在第1肋外缘续腋动脉。

3）胸导管：在食管颈部左缘上升、平第7颈椎形成胸导管弓，经颈动脉鞘之后、椎动静脉和交感干前方，向外经左锁骨下动脉与膈神经浅面注入左静脉角。

4）膈神经：在椎前筋膜覆盖下经前斜角肌前面向下内方斜行，在迷走神经外侧穿锁骨下动静脉之间入胸腔。在颈根部膈神经被胸锁乳突肌及颈内静脉遮蔽，并有肩胛舌骨肌中间腱、颈横神经及肩上动脉横过其浅面（左侧还有胸导管），前内侧与迷走神经和颈交感干邻接。后两者位椎前筋膜浅面，这是手术辨认膈神经的重要标志。

7. 颈部筋膜与筋膜间隙 填充于颈部各器官间的结缔组织统称深筋膜，由于颈部器官较多，分布于器官间的筋膜也较复杂。各层筋膜之间可以形成筋膜鞘（囊）或筋膜间隙，颈部器官、血管、神经、淋巴管和淋巴结等均被筋膜包裹并沿筋膜间隙走行。

（1）颈深筋膜

1）颈深筋膜浅层：又称封套筋膜或包被筋膜，像一个圆筒形的皮套环绕颈部。此筋膜上方附着于枕外隆凸、上项线、乳突、颧弓和下颌骨下缘；下方除与背部深筋膜延续外，还附着于肩峰、锁骨和胸骨柄。在后方，筋膜附着于项韧带和第7颈椎棘突，向两侧延伸至斜方肌后缘处，分为两层包裹斜方肌形成斜方肌鞘；至斜方肌前缘处两层融合成一层向前覆盖颈外侧部，形成颈后三角的外侧壁；达胸锁乳突肌后缘处，又分成两层包裹胸锁乳突肌形成胸锁乳突肌鞘；到胸锁乳突肌前缘再融合成一层，至颈前正中线处，与对侧交织融合成颈白线。

封套筋膜在舌骨上方覆盖口底，并在下颌下腺处分为浅、深两层包裹下颌下腺，构成下颌下腺筋膜鞘；筋膜到腮腺处也分浅、深两层形成腮腺鞘。浅层与腮腺紧密相连，并形成腮腺咬肌筋膜，附着于颧弓；深层与颊咽筋膜相延续，附着于颅底。

封套筋膜在舌骨下方又分为浅、深两层。浅层向下附着于胸骨柄和锁骨前缘；深层又称肩胛锁骨筋膜，包绕舌骨下肌群形成舌骨下肌群筋膜鞘，向下附着于胸骨柄和锁骨的后缘。在胸骨柄上方，封套筋膜浅、深层气管前间隙之间形成胸骨上间隙和锁骨上间隙。

2）颈深筋膜中层：又称内脏筋膜或颈内筋膜，包绕颈部脏器（喉、气管、咽、食管、甲状腺和甲状旁腺等）。筋膜在气管和甲状腺前方形成气管前筋膜和甲状腺假被膜，两侧形成颈动脉鞘，后上部形成颊咽筋膜。①气管前筋膜，上方附着于舌骨、甲状软骨斜线和环状软骨弓，向下越过气管的前面和两侧进入胸腔，至上纵隔与纤维心包融合。②甲状腺假被膜，虽然有些文献称之为甲状腺前筋膜，事实上它包绕整个甲状腺，只不过前部筋膜较为致密坚实，后部较为薄弱而已。③颈动脉鞘，包绕颈总动脉（或颈内动脉）、颈内静脉和迷走神经，上起颅底，下达纵隔。鞘内有纵行的纤维隔，把动、静脉分开。迷走神经在动、静脉之间的后部。纤维鞘包绕动脉的部分较厚，包绕静脉的部分较薄。颈动脉鞘后面与椎前筋膜之间有少量蜂窝组织，其中含有颈交感神经干。④颊咽筋膜，为咽壁侧面及后面的一层结缔组织，在咽壁的后外面，覆盖咽上缩肌向前延伸到颊肌外面，上方附着于颅底，向下在咽及食管后方随食管延伸到后纵隔，在侧面与血管及气管前筋膜相延续。在咽后壁正中线上，颊咽筋膜与椎前筋膜紧密相连，在正中线的两侧两层膜间含有淋巴结。

3）颈深筋膜深层：又称椎前筋膜，覆盖在椎前肌和椎体的前面。上方附着于颅底，下方在第3胸椎平面与前纵韧带相融合。两侧覆盖前、中斜角肌和肩胛提肌等构成颈后三角的底，向后与颈后部肌膜相续，臂丛神经干和锁骨下动脉穿出斜角肌间隙时，携带这层筋膜延伸至腋窝，形成腋鞘。在此筋膜的深面还有膈神经。

椎前筋膜覆盖斜角肌的部分又称斜角肌筋膜。在斜角肌附着于颈椎横突处，椎前筋膜也附着于横突。椎前筋膜在两侧横突之间的部分，可以分为两层，其间含有蜂窝组织，前层称翼状筋膜，后层仍然称椎前筋膜。臂丛及锁骨下动脉通过颈后三角时位于椎前筋膜的后方，走向腋窝的途中穿过颈后三角的下部，椎前筋膜即随之延伸到腋窝内而形成腋鞘。

（2）筋膜间隙：颈深筋膜各层相互连接，构成若干筋膜间隙，在手术中及炎症积脓的扩散方面皆具有一定的重要性。下颌下腺囊、甲状腺假被膜、胸骨上间隙、胸锁乳突肌鞘及颈后三角内包围封套筋膜与椎前筋膜之间的间隙，皆为封闭的间隙，不与其他间隙交通，其中有积脓时皆为局限性，不太容易向他处扩散。其他颈部间隙与相邻的间隙之间存在着明显通道，有炎症积脓时常易相互扩散。

1）胸骨上间隙（suprasternal space）：封套筋膜在胸骨柄上方分裂为两层所形成的间隙，内有颈浅静脉弓、淋巴结和脂肪组织。因含有淋巴结而可能发生炎症积脓。脓液可能向后穿破胸骨甲状肌与胸骨舌骨肌在胸骨柄后面的附着处，聚集在肌肉中，或者再穿过肌肉进入气管前筋膜前间隙，在胸骨后面下降，出现于上部肋间隙的内侧端。

2）锁骨上间隙（supraclavicular space）：是封套筋膜在锁骨上方分为两层所构成的筋膜间隙，经胸锁乳突肌后方与胸骨上间隙相通，内有颈前静脉、颈外静脉末段及蜂窝组织等。

3）气管前间隙（pretracheal space）：位于气管前筋膜与气管之间，向下通上纵隔，含有丰富的淋巴管和一些小淋巴结。间隙下部还有甲状腺奇静脉丛、甲状腺最下静脉，偶有甲状腺最下动脉和头臂干通过。气管切开时也必须经过此间隙。气管前间隙内的感染，可沿此蔓延到上纵隔；前纵隔的气肿也可沿此间隙上延至颈部。

4）舌骨上间隙（suprahyoid space）：在舌骨上部包围层筋膜与覆盖下颌舌骨肌的筋膜之间的间隙称舌骨上间隙。舌骨上间隙在后方绕下颌舌骨肌后缘与舌下间隙相通。

5）椎前间隙（prevertebral space）：椎前筋膜在附着于颈椎横突之间的部分，可分为前、后两层。前层称翼状筋膜，它向两侧续于颈动脉鞘，向上附着于颅底，向下达第7颈椎平面，有时向下达胸腔，与颈筋膜中层融合，后层仍称椎前筋膜，是椎前肌和椎体前方的结缔组织；而后层与椎体之间称椎前间隙。

6）咽后间隙（retropharyngeal space）：此间隙为内脏后间隙上份，位于咽后，介于颊咽筋膜与翼状筋膜之间。咽后间隙前方与咽黏膜间隙相邻或与脏层间隙（即位于肌三角内，由颈深筋膜中层包绕气管、食管、甲状腺等所形成的封闭间隙）相邻，侧方与颈动脉鞘间隙相邻，后方隔椎前筋膜与椎前间隙相邻。向上延伸达颅底，向下止于气管分叉平面。

第二节 眼 部

案例 2-2-1

患者，男，60岁，因右眼渐进性突出1年余就诊。经眼眶MRI检查显示右侧眼眶内软组织肿块影，边界清晰，呈膨胀性生长，眼球及眼外肌稍受压，影像学诊断为右侧眼眶淋巴瘤，见图2-2-1。

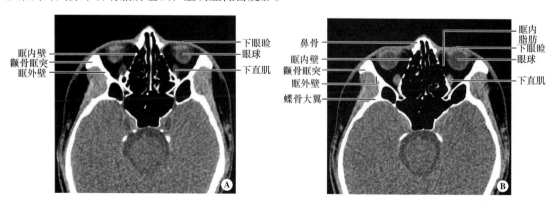

图 2-2-1　眼眶 MRI 平扫及增强扫描
A. T_1WI；B. 脂肪抑制后 T_2WI；C. DWI；D. 脂肪抑制增强后 T_1WI

问题：

1. 病变位于眼眶肌锥内间隙还是肌锥外间隙？位于肌锥内间隙常见的眼眶肿瘤有哪些？
2. 诊断眼眶肿瘤首选哪种影像学检查方法？
3. MR DWI 在眼眶肿瘤的鉴别诊断中的作用有哪些？

一、CT 和 MRI 解剖

（一）CT 解剖

1. 横断面解剖

（1）眼下部层面（图 2-2-2）：眼眶呈锥形，底朝前，尖朝后。外壁为颧骨眶突，内壁为筛骨纸板。此层面显示眼球的下份，后方可见下直肌的一部分。内直肌、外直肌紧贴眼眶内外侧壁走行。肌锥内外间隙中含有脂肪组织，呈明显低密度影。

眶内壁
颧骨眶突
眶外壁
下眼睑
眼球
下直肌

鼻骨
眶内壁
颧骨眶突
眶外壁
蝶骨大翼
眶内脂肪
下眼睑
眼球
下直肌

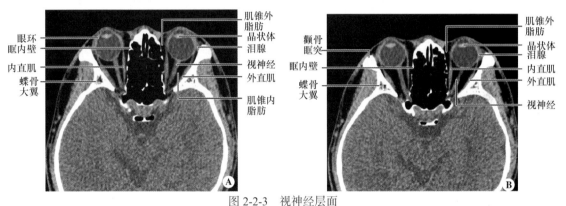

图 2-2-2　眼下部层面

（2）视神经层面（图 2-2-3）：自眼球后极向眶尖走行的长条状软组织影为视神经，正常时粗细均匀。内、外直肌紧贴眼眶内外侧壁呈条状软组织影。眼球前份可见椭圆形的高密度影，为晶状体。眼环和眼眶外壁之间的软组织影为泪腺。眼眶外壁为颧骨眶突和蝶骨大翼，内壁为筛骨纸板。

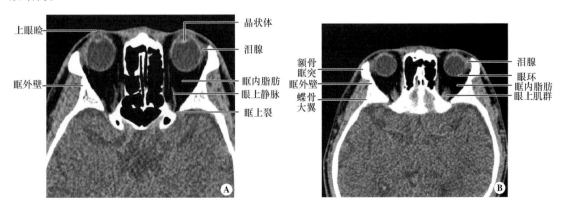

图 2-2-3　视神经层面

（3）眼上部层面（图 2-2-4）：眼上部层面可见眼上静脉，为眶内血管最粗的一支，呈弯曲走行，向内、上外，并向后至眼球后入肌锥内间隙，在上直肌与视神经之间，向后经眶上裂进入海绵窦。肌锥后份可见软组织密度影的上直肌。眼环内前方与眶内壁之间小带状软组织密度影为滑车。

2. 斜矢状面解剖（图 2-2-5）　正中斜矢状面图像上主要显示眼球、晶状体、玻璃体，后方的视神经及上、下直肌。

3. 冠状面解剖

（1）眼球后部层面（图 2-2-6）：此层面主要显示眼球后部的视神经断面及眼外肌断面。位于中央的是视神经断面，内、外、上、下直肌分别位于紧贴眼眶的内、外、上、下壁。

（2）眼球中部层面（图 2-2-7）：此层面可见眼球及其外上方的泪腺，亦可见内、外、上、下直肌结构。

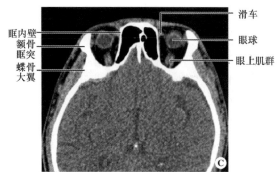

图 2-2-4　眼上部层面

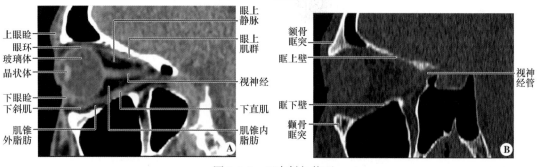

图 2-2-5　正中斜矢状面

A. 软组织窗；B. 骨窗

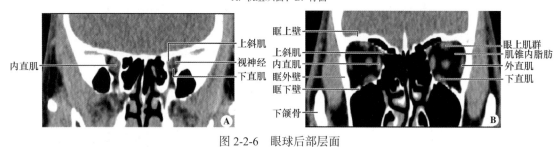

图 2-2-6　眼球后部层面

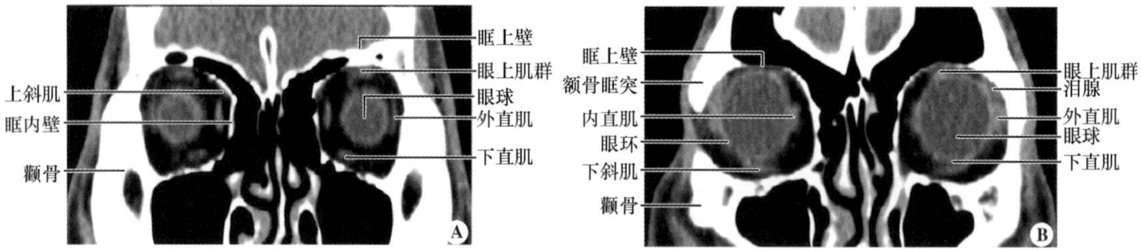

图 2-2-7　眼球中部层面

（3）视神经管层面（骨窗）（图 2-2-8）：此层面可见视神经管、圆孔及翼管的骨性结构。

（二）MRI 解剖

1. T₁WI 横断面解剖

（1）眼上部层面（图 2-2-9）：MRI 对骨性结构的显示不及 CT，所显示的解剖结构与 CT 相同。此层面显示上直肌呈等信号，泪腺为等信号，眼上静脉为流空低信号影。

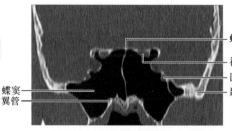

图 2-2-8　视神经管层面（骨窗）

（2）视神经层面（图 2-2-10）：眼环呈中等信号，玻璃体为液性低信号，视神经及内、外直肌呈等信号。晶状体为中等偏高信号。肌锥内、外脂肪呈高信号。

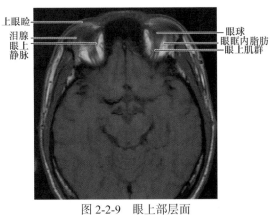

上眼睑
泪腺
眼上静脉

眼球
眼眶内脂肪
眼上肌群

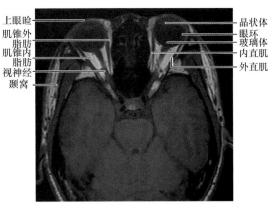

上眼睑
肌锥外脂肪
肌锥内脂肪
视神经
颞窝

晶状体
眼环
玻璃体
内直肌
外直肌

图 2-2-9　眼上部层面　　　　　　　　　　图 2-2-10　视神经层面

（3）眼下部层面（图 2-2-11）：下直肌为等信号，眼眶内脂肪为高信号。

2. 斜矢状面解剖（图 2-2-12）　正中斜矢状面显示眼球玻璃体为液性低信号，晶状体呈中等偏高信号，视神经及上、下直肌呈等信号。

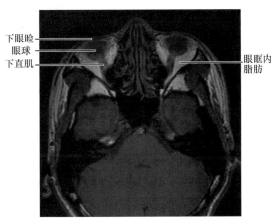

下眼睑
眼球
下直肌

眼眶内脂肪

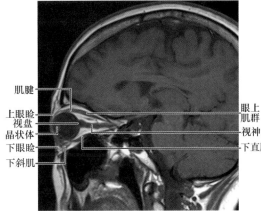

肌腱
上眼睑
视盘
晶状体
下眼睑
下斜肌

眼上肌群
视神经
下直肌

图 2-2-11　眼下部层面　　　　　　　　　　图 2-2-12　正中斜矢状面

3. 冠状面解剖（图 2-2-13）　MRI 所显示解剖结构与 CT 相同。视神经及内、外、上、下直肌呈等信号，眼球内玻璃体呈低信号，肌锥内外脂肪呈高信号。

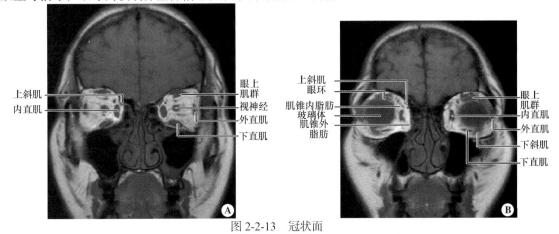

上斜肌
内直肌

眼上肌群
视神经
外直肌
下直肌

上斜肌
眼环
肌锥内脂肪
玻璃体
肌锥外脂肪

眼上肌群
内直肌
外直肌
下斜肌
下直肌

图 2-2-13　冠状面

4. STIR 冠状面（图 2-2-14）　STIR 序列显示眼球内玻璃体呈液性高信号，视神经及内、外、上、下直肌呈等信号。肌锥内、外脂肪信号被抑制呈低信号。

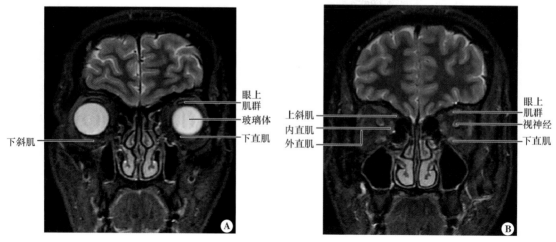

图 2-2-14　冠状面 STIR

二、常见解剖变异和典型病变

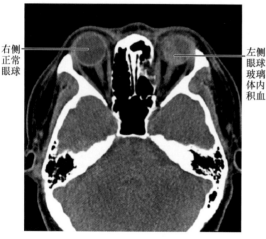

图 2-2-15　左侧眼球外伤伴玻璃体积血

化或轻度强化（图 2-2-16）。

（一）CT 典型病变与正常对照

左侧眼外伤致眼球玻璃体积血，表现为：左侧眼球形态稍变小，眼环边缘毛糙、厚薄不均，玻璃体内见片状高密度影（图 2-2-15）；同时伴有左侧眼眶内侧壁骨折，眶脂体向筛窦内突入，左侧内直肌局部增粗。

（二）MRI 典型病变与正常对照

眼眶内神经鞘瘤（schwannoma）：常起源于三叉神经眼支，镜下由 Antoni A 区构成实性细胞区，Antoni B 区构成疏松黏液样组织区，MRI 显示实性细胞区 T_1WI、T_2WI 均呈等信号，疏松黏液样组织区呈 T_1WI 低信号 T_2WI 高信号，增强扫描实性细胞区明显强化，疏松黏液样组织区不强

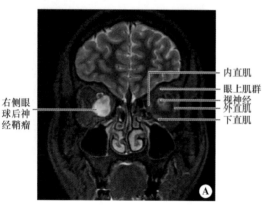

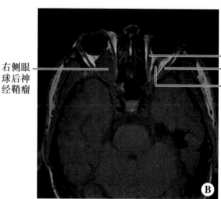

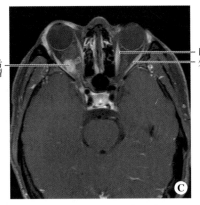
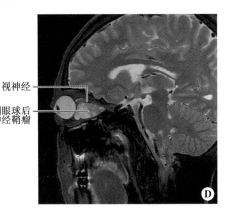

右侧眼球后神经鞘瘤

内直肌
外直肌

视神经

右侧眼球后神经鞘瘤

图 2-2-16 右侧眼球后神经鞘瘤

A. 冠状面 STIR；B. 横断面 T₁WI；C. 横断面脂肪抑制增强后 T₁WI；D.斜矢状面 STIR

案例 2-2-1 分析讨论：

1. 本案例中，病变位于眼眶肌锥内间隙，邻近眼外肌呈受压外移表现。眼眶的肌锥内肿瘤常见有：脉管来源的良性肿瘤海绵状血管瘤；神经来源的视神经鞘瘤。

2. 诊断眼眶肿瘤首选的影像学检查是眼眶 MRI。因为眼眶内结构以眼球、眼外肌、脂肪等软组织成分组成，MRI 相比于 CT 有更好的软组织分辨率，可以更准确地显示出肿瘤的边界范围，是否有出血、坏死、囊变等，判断肿瘤成分，并提示眼外肌、视神经是否受侵犯。除此以外，MRI 的对比剂增强序列还可以帮助评估肿瘤的血供特点，某些功能序列帮助评估肿瘤本身的病理生理学特征。

3. MR DWI 可以评估活体组织的细胞密度，因而可以反映肿瘤的病理生理学特点。眼眶淋巴瘤往往细胞密度较高，细胞外间隙较小，自由水弥散受限，表现为 DWI 高信号，表观弥散系数（ADC）值低；而眼眶其他良性肿瘤包括炎性假瘤 DWI 常表现为等低信号，表观弥散系数（ADC）值较淋巴瘤高。

第三节 耳 部

案例 2-3-1

患者，男，56 岁，因右耳听力下降 2 月余就诊。经耳部 HRCT 检查显示右侧中耳乳突腔及邻近外耳道软组织肿块影，呈膨胀性生长，周围颞骨骨质可见硬化边缘，右侧听小骨、鼓室顶壁骨质破坏，影像学诊断为右侧中耳乳突胆脂瘤，见图 2-3-1。

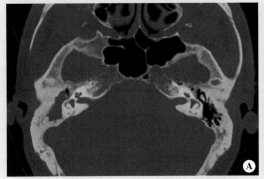
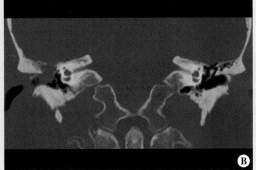

图 2-3-1 耳部 HRCT 扫描多平面重组图像

A. 横断面骨窗；B. 冠状面骨窗

问题：
1. 病变累及哪些组织结构？为什么累及耳部多个结构？
2. 诊断中耳乳突胆脂瘤首选哪种影像学检查方法？何种情况下选用 MRI 检查？
3. 观察内耳结构可选择哪些影像检查方法？

一、CT 和 MRI 解剖

（一）CT 解剖

1. 横断面解剖

（1）颈动脉管层面（图 2-3-2）：颞骨岩部由后外斜向前内的粗管状结构即颈动脉管，其后方圆形低密度影为颈静脉球，二者之间喇叭口样结构为耳蜗导水管开口。颈动脉管外侧斜行含气管道结构为咽鼓管，咽鼓管开口为鼓室，外侧管状含气结构为外耳道，后方含气的气房样结构为乳突气房。

（2）耳蜗层面（图 2-3-3～图 2-3-5）：耳蜗可呈 2.50～2.75 圈结构，呈螺旋状。耳蜗底圈向鼓室突出之骨性结构为鼓岬，与耳蜗底圈相接之后方骨质缺如区为蜗窗。鼓室中部可见两骨性结构，前点状结构为锤骨颈，线状结构为砧骨长脚。鼓室后壁中间骨性隆起为锥隆起，锥隆起内侧隐窝为鼓室窦，又称锥隐窝，锥隆起外侧隐窝为面神经隐窝，其后方为面神经后膝部。锥隐窝后内方线状低密度影为后半规管下脚，在后方可见前庭导水管及其开口。

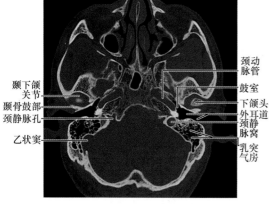

图 2-3-2　颈动脉管层面

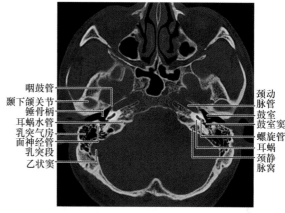

图 2-3-3　鼓室窦层面

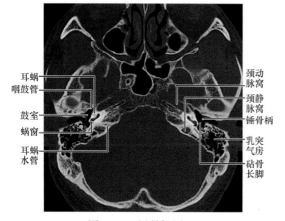

图 2-3-4　锤骨柄层面

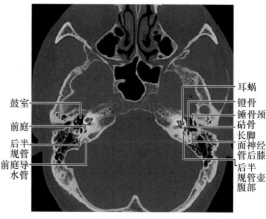

图 2-3-5　前庭导水管层面

（3）前庭窗层面（图2-3-6）：中间椭圆形低密度影为前庭，其外侧通向鼓室骨质缺如区即前庭窗，由镫骨底板封闭。鼓室内可见两个骨性结构，前方圆形骨结构为锤骨头，后方三角形结构为砧骨体及砧骨短脚，锤骨头与砧骨体形成锤砧关节。鼓室内侧缘线状结构为面神经管鼓室段。前庭内侧为内耳道，前为耳蜗底圈和中圈。前庭后外侧可见后半规管点状断面影，后内侧线状低密度影为前庭导水管，其宽度正常应小于1.5mm。

（4）前庭层面、外半规管层面及面神经管迷路段层面（图2-3-7～图2-3-9）：外半规管显示为环状结构，内接前庭，其后方圆形点状影为后半规管弓断面。前庭内上方与耳蜗底圈之间斜向前外之管状结构为面神经管迷路段，内侧较粗的管状结构为内耳道，其内径为4～6mm，正常则两侧对称。

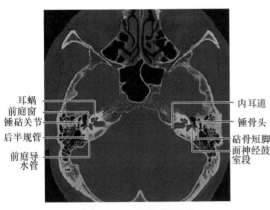

图2-3-6　前庭窗层面

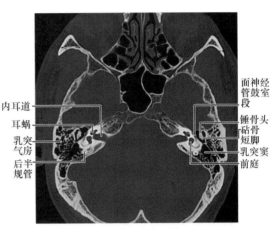

图2-3-7　前庭层面

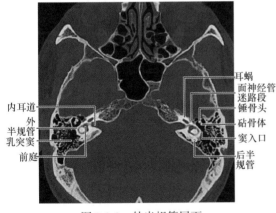

图2-3-8　外半规管层面

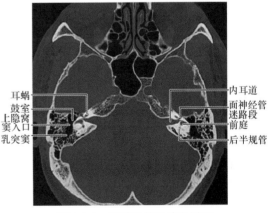

图2-3-9　面神经管迷路段层面

（5）前半规管层面（图2-3-10）：该层面显示三点状管道断面，从前向后依次为前半规管前脚、总脚和后半规管弓部。

2. 矢状面解剖

（1）内耳道与耳蜗层面（图2-3-11、图2-3-12）：前部密质骨内条状低密度影为耳蜗底圈，其后方略圆形结构为内耳道断面，其前方为乳突气房，后下方为颈静脉球。

（2）前庭层面（图2-3-13）：密质骨中间较大低密度影为前庭，可见半规管与之相连。前庭前面上下两点状低密度影分别为面神经管迷路段及鼓膜张肌断面。前下为鼓室，后下可见乳突气房。

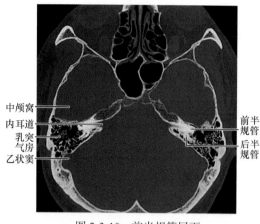

中颅窝
内耳道
乳突气房
乙状窦
前半规管
后半规管

图 2-3-10　前半规管层面

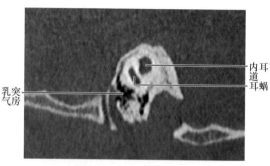

乳突气房
内耳道
耳蜗

图 2-3-11　内耳道层面

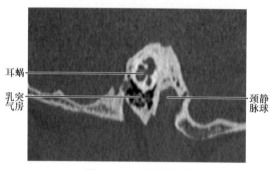

耳蜗
乳突气房
颈静脉球

图 2-3-12　耳蜗层面

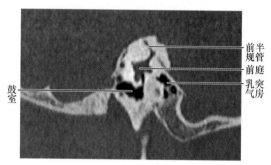

前半规管
前庭
乳突气房
鼓室

图 2-3-13　前庭层面

（3）面神经管乳突段与迷路段层面（图 2-3-14、图 2-3-15）：面神经管乳突段层面中间垂直走行的管状结构即面神经管乳突段，其上方水平管状影为外半规管，鼓室内点条状骨质结构分别为锤骨与砧骨。面神经管迷路段层面可显示面神经管迷路段走行。

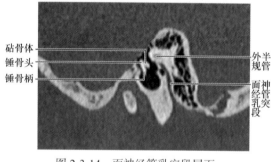

砧骨体
锤骨头
锤骨柄
外半规管
面神经管乳突段

图 2-3-14　面神经管乳突段层面

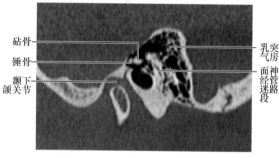

砧骨
锤骨
颞下颌关节
乳突气房
面神经管迷路段

图 2-3-15　面神经管迷路段层面

3. 冠状面解剖

（1）耳蜗层面、Prussak 间隙层面、鼓膜层面与前半规管层面（图 2-3-16～图 2-3-19）：颞骨岩部致密骨质内螺旋形结构即耳蜗，耳蜗前外侧分别可见两点状结构，分别为面神经管迷路段及鼓室段，鼓室内可见锤骨，可显示锤骨头、锤骨颈及锤骨柄。上鼓室外侧壁向内下延伸变尖，为鼓室盾板，其与锤骨头及锤骨颈形成的间隙为 Prussak 间隙。

（2）前庭窗层面（图 2-3-20）：颞骨岩部致密骨质内中间低密度区为前庭，外侧骨质结构缺如区，呈小窗样结构为前庭窗。前庭上方接前半规管前脚，外侧接外半规管，下方接耳蜗底圈。外半规管下方点状低密度影为面神经管鼓室段断面。前庭内侧管状结构为内耳道。

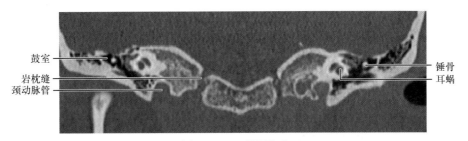

鼓室
岩枕缝
颈动脉管
锤骨
耳蜗

图 2-3-16 耳蜗层面

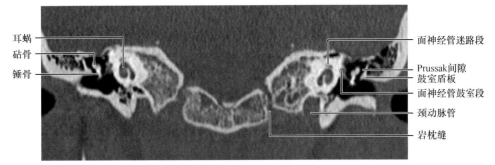

耳蜗
砧骨
锤骨
面神经管迷路段
Prussak间隙
鼓室盾板
面神经管鼓室段
颈动脉管
岩枕缝

图 2-3-17 Prussak 间隙层面

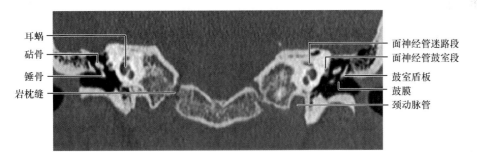

耳蜗
砧骨
锤骨
岩枕缝
面神经管迷路段
面神经管鼓室段
鼓室盾板
鼓膜
颈动脉管

图 2-3-18 鼓膜层面

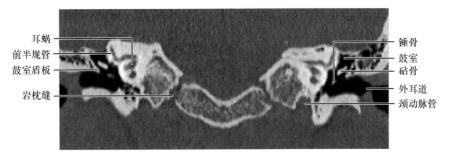

耳蜗
前半规管
鼓室盾板
岩枕缝
锤骨
鼓室
砧骨
外耳道
颈动脉管

图 2-3-19 前半规管层面

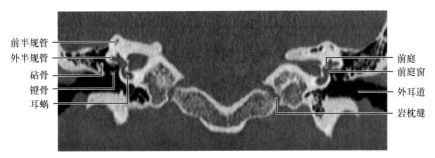

前半规管
外半规管
砧骨
镫骨
耳蜗
前庭
前庭窗
外耳道
岩枕缝

图 2-3-20 前庭窗层面

（3）蜗窗层面（图 2-3-21）：前庭下方骨质缺如区即蜗窗，前庭上方密质骨内点状结构为前半规管弓部，外侧接外半规管，外上方含气结构为乳突窦入口，前庭内侧为内耳道。

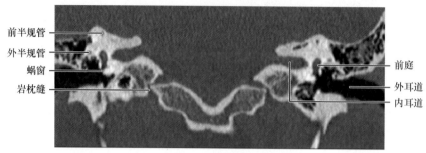

图 2-3-21　蜗窗层面

（4）总脚层面（图 2-3-22）：密质骨中间垂直管状结构即总脚，外侧水平管状结构为外半规管，上方为前半规管。

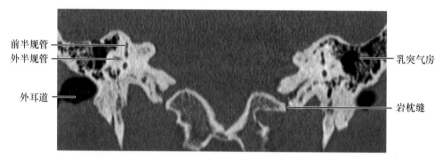

图 2-3-22　总脚层面

（二）MRI 解剖

耳部结构中，中耳由气体及骨质结构组成，在 T_2WI 图像上无信号，内耳迷路因充填淋巴液而显示为明显高信号，内耳道内脑脊液呈高信号，神经在脑脊液的衬托下显示清晰，呈低信号。

1. 横断面解剖（图 2-3-23～图 2-3-27）　横断面 T_2WI 上内耳道脑脊液呈高信号，面神经及蜗神经、前庭神经呈低信号，贯穿其间，并可见内耳迷路内淋巴液呈高信号。

2. 斜矢状面解剖（图 2-3-28）　MPR 斜矢状面显示脑脊液高信号内 4 个点状低信号影，前上为面神经，前下为蜗神经，后上为前庭上神经，后下为前庭下神经。

3. 冠状面解剖（图 2-3-29）　该层面可分别显示前庭、半规管、面神经、蜗神经及前庭上、下神经。

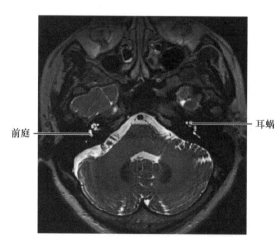

图 2-3-23　耳蜗层面

（三）内耳三维重建图像

内耳三维重建图像（图 2-3-30）可立体、直观地显示耳蜗、前庭、半规管的空间立体结构。

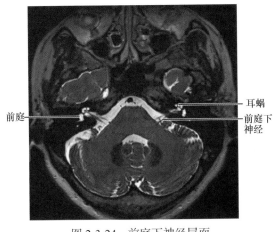

前庭
耳蜗
前庭下神经

图 2-3-24 前庭下神经层面

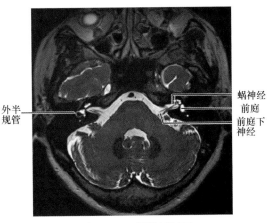

外半规管
蜗神经
前庭
前庭下神经

图 2-3-25 蜗神经层面

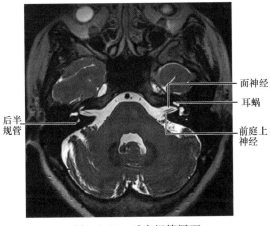

面神经
耳蜗
前庭上神经
后半规管

图 2-3-26 后半规管层面

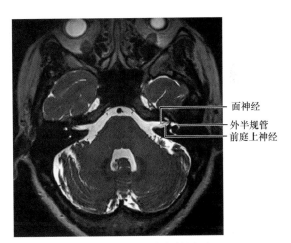

面神经
外半规管
前庭上神经

图 2-3-27 外半规管层面

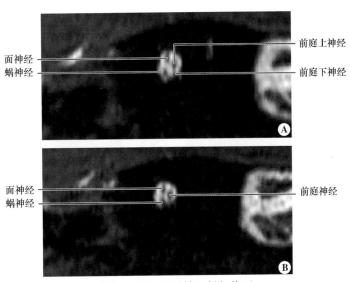

面神经
蜗神经
前庭上神经
前庭下神经

面神经
蜗神经
前庭神经

图 2-3-28 面听神经斜矢状面

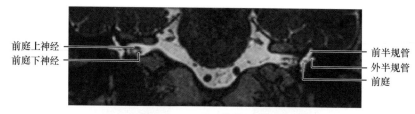

图 2-3-29　面听神经冠状面

前庭上神经
前庭下神经

前半规管
外半规管
前庭

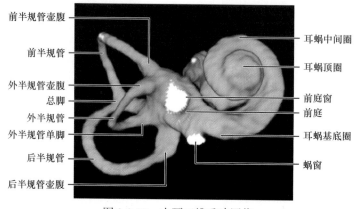

前半规管壶腹
前半规管
外半规管壶腹
总脚
外半规管
外半规管单脚
后半规管
后半规管壶腹

耳蜗中间圈
耳蜗顶圈
前庭窗
前庭
耳蜗基底圈
蜗窗

图 2-3-30　内耳三维重建图像

二、常见解剖变异和典型病变

（一）常见解剖变异

1. 颈静脉球高位（high jugular bulb）（图 2-3-31）　横断面 CT 上颈静脉球顶高度超过耳蜗底圈下缘即颈静脉球高位，是较常见的解剖变异。

2. 乙状窦前置（sigmoid sinus preposition）（图 2-3-32）　骨性外耳道后壁与乙状窦前壁间距小于 1cm 时即乙状窦前置。一般来说乙状窦前置的患者为了避免损伤乙状窦常不能进行耳后进路手术。

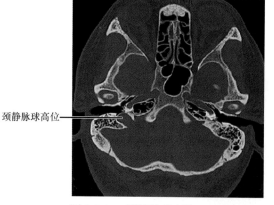

颈静脉球高位

图 2-3-31　颈静脉球高位

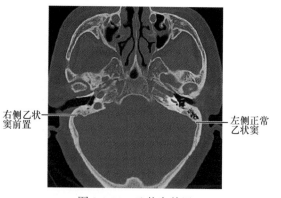

右侧乙状窦前置

左侧正常乙状窦

图 2-3-32　乙状窦前置

（二）典型病变

1. 耳蜗畸形（cochlear malformation）（图 2-3-33）　人工耳蜗植入术前需要了解耳蜗的形态是否正常，耳蜗缺如是人工耳蜗植入术的禁忌证，耳蜗形态异常会导致植入效果不佳。耳蜗畸形表现为耳蜗缺如或耳蜗形态异常。

2. 骨化性迷路炎（ossifying labyrinthitis）（图 2-3-34）　骨化性迷路炎是迷路腔内肉芽组织增生、纤维化，最终钙化或骨化。该病是由内耳各种非肿瘤性病变转归而来的。CT 可显示迷路内不同程度的骨化，迷路内腔呈高密度影。

3. 中耳乳突炎（mastoiditis）（图 2-3-35）　中耳乳突炎是常见的中耳乳突炎症。其表现为鼓室和乳突蜂房内充填软组织影，可有听小骨和鼓室及乳突蜂房的骨质破坏。

4. 听神经瘤（acoustic neuroma）（图 2-3-36）　听神经瘤起源于听神经前庭支的良性肿瘤，病理常为神经鞘瘤。MRI 显示为内耳道或桥小脑角（cerebellopontine angle，CPA）软组织肿块。

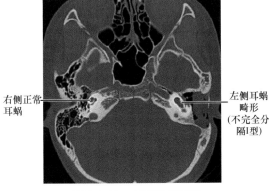

图 2-3-33　左侧耳蜗畸形

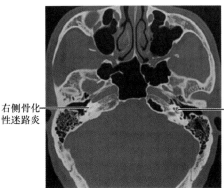

图 2-3-34　右侧骨化性迷路炎

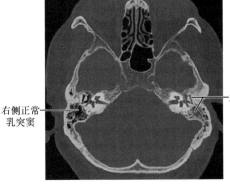

图 2-3-35　左侧中耳乳突炎

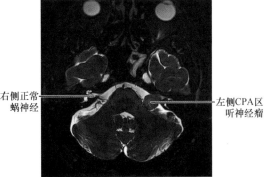

图 2-3-36　左侧听神经瘤

案例 2-3-1 分析讨论：

1. 本案例中，病变主要累及右侧中耳乳突腔，呈膨胀性生长，病变周围骨质硬化，右侧听小骨、鼓室顶壁骨质破坏，右侧面神经管及内耳结构未见明显受侵。术中见右侧鼓膜穿孔，中耳乳突腔内大量胆脂瘤样组织，面神经管完整。结合患者临床及影像资料，此例应考虑为获得性胆脂瘤，是鼓膜穿孔或退缩导致中耳内层状的鳞状上皮细胞堆积而形成的，可累及邻近多个结构。

2. 诊断中耳乳突胆脂瘤首选 HRCT，对于显示中耳的细微骨性结构，如听小骨、鼓室上隐窝、鼓室盾板等最佳，此外还可评估邻近外耳道、内耳、静脉窦及颅内等结构的受侵情况。熟悉掌握耳颞部影像解剖对判断病变受侵范围尤为重要。对于怀疑面神经受侵、静脉窦血栓形成的患者；存在颅底骨质破坏，怀疑胆脂瘤颅内蔓延扩散的患者；或是肿块密度混杂不均，伴出血、坏死等可疑恶变的患者，需要进一步行 MRI 检查。因为 MRI 的软组织分辨率更高，能更清楚地显示肿块累及范围、内部的不同成分，MRI 的某些特殊序列还可以帮助进一步区分病变的良恶性。

3. 内耳由骨迷路和膜迷路两部分组成。常用的观察内耳结构的影像学检查方法包括 CT 和 MRI。HRCT 对于内耳骨迷路病变的检测最佳。为显示内耳膜迷路，可行 MR 内耳水成像。当怀疑炎症或肿瘤侵犯内耳结构时，可行增强检查。

第四节　鼻腔、鼻窦及鼻咽

案例 2-4-1

患者，男，46 岁，因渐进性鼻塞 10 年加重 1 年就诊。经鼻窦 CT 检查显示右侧上颌窦、鼻腔内不规则软组织密度影，边界较清晰，邻近骨质未见明显破坏。影像学诊断为右侧上颌窦及鼻腔内翻性乳头状瘤，见图 2-4-1。

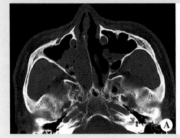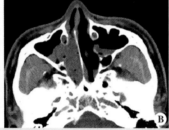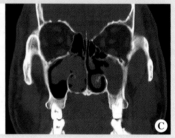

图 2-4-1　鼻窦横断面及冠状面 CT
A、B、C. 分别为横断面骨窗、横断面软组织窗、冠状面骨窗

问题：
1. 病变累及哪些组织结构？CT 多平面重组图像在鼻窦病变中有何意义？
2. 内翻性乳头状瘤的 MRI 表现有何特点？
3. CT、MRI 检查在鼻窦病变诊疗中的作用有哪些？

一、CT 和 MRI 解剖

（一）CT 解剖

1. 横断面解剖

（1）鼻窦层面（图 2-4-2～图 2-4-5）：鼻窦是鼻腔周围颅骨内含气的腔，开口于鼻腔，自上至下依次为额窦、筛窦、蝶窦和上颌窦。其中筛窦分为前、中、后三组，筛窦气房位于鼻中隔两侧，鼻骨位于鼻腔前方。蝶窦被其中的骨性中隔一分为二，蝶窦后方致密影为斜坡。

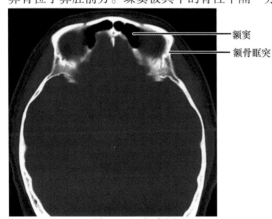

图 2-4-2　额窦层面

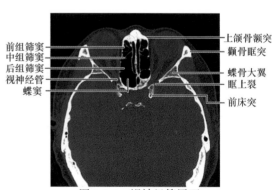

图 2-4-3　视神经管层面

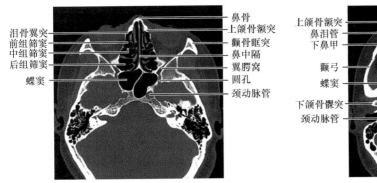

图 2-4-4　圆孔层面

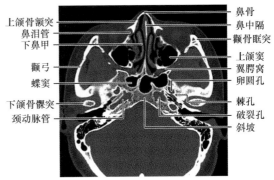

图 2-4-5　卵圆孔层面

（2）鼻咽层面（图 2-4-6～图 2-4-9）：鼻咽位于鼻腔后方，鼻咽侧壁前份的裂口为咽鼓管咽口，后方的隆起为咽鼓管圆枕，圆枕后方与咽后壁之间有一凹陷，为咽隐窝。咽隐窝外侧后方的脂肪间隙称咽旁间隙。鼻中隔两侧为下鼻甲，上颌窦后壁内侧后方为翼突内、外侧板。

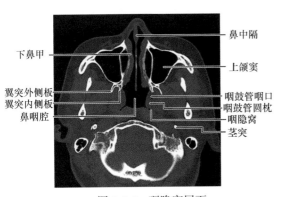

图 2-4-6　咽隐窝层面

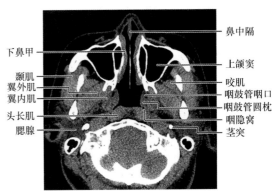

图 2-4-7　咽隐窝层面（软组织窗）

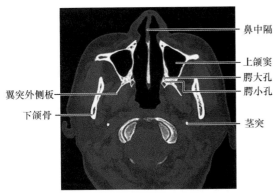

图 2-4-8　腭大小孔层面

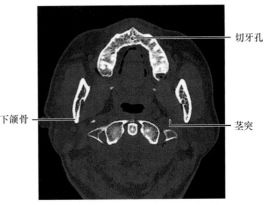

图 2-4-9　上牙槽层面

2. 矢状面解剖（图 2-4-10～图 2-4-14）　主要显示额窦、筛窦、蝶窦、上颌窦和中、下鼻甲等结构，额隐窝在矢状面 CT 上显示最佳。

3. 冠状面解剖

（1）鼻泪管层面（图 2-4-15）：此层面中间的低密度气腔上部是额窦，下部为前组筛窦，中、下鼻甲可见。鼻泪管连接眼眶和下鼻道。上颌窦开始出现。

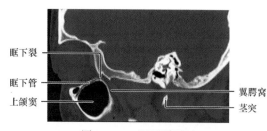

眶下裂
眶下管
上颌窦
翼腭窝
茎突

图 2-4-10　眶下裂层面

（2）额窦开口层面（图 2-4-16）：此层面见额窦开口于中鼻道前部，其余结构与上一层面大致相同。

（3）上颌窦开口层面（图 2-4-17）：此层面见上颌窦开口于中鼻道后部。中央上部向颅内的骨性突起称鸡冠，中鼻道外壁上的气腔是筛泡，筛片下方与上颌窦相连的腔隙是筛漏斗。

（4）蝶窦层面（图 2-4-18～图 2-4-20）：蝶窦开口于蝶筛隐窝。翼腭窝向下移行于腭大管，经腭大孔与口腔相通。

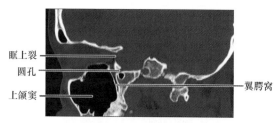

眶上裂
圆孔
上颌窦
翼腭窝

图 2-4-11　圆孔层面

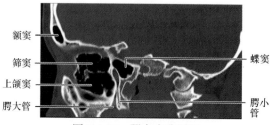

额窦
筛窦
上颌窦
腭大管
蝶窦
腭小管

图 2-4-12　腭大小孔层面

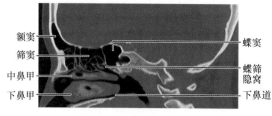

额窦
筛窦
中鼻甲
下鼻甲
蝶窦
蝶筛隐窝
下鼻道

图 2-4-13　蝶筛隐窝层面

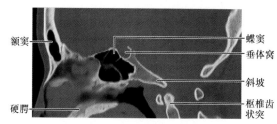

额窦
硬腭
蝶窦
垂体窝
斜坡
枢椎齿状突

图 2-4-14　正中矢状层面

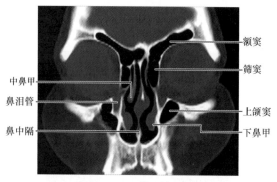

中鼻甲
鼻泪管
鼻中隔
额窦
筛窦
上颌窦
下鼻甲

图 2-4-15　鼻泪管层面

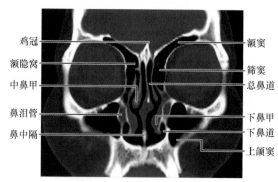

鸡冠
额隐窝
中鼻甲
鼻泪管
鼻中隔
额窦
筛窦
总鼻道
下鼻甲
下鼻道
上颌窦

图 2-4-16　额窦开口层面

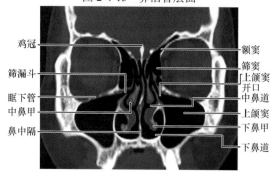

鸡冠
筛漏斗
眶下管
中鼻甲
鼻中隔
额窦
筛窦
上颌窦开口
中鼻道
上颌窦
下鼻道

图 2-4-17　上颌窦开口层面

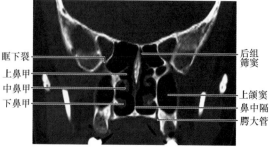

眶下裂
上鼻甲
中鼻甲
下鼻甲
后组筛窦
上颌窦
鼻中隔
腭大管

图 2-4-18　腭大管层面

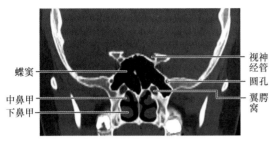

图 2-4-19　视神经管层面

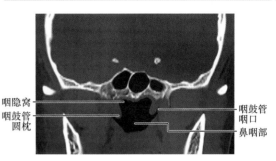

图 2-4-20　咽鼓管层面

（二）MRI 解剖

1. 横断面解剖

（1）鼻窦层面（图 2-4-21～图 2-4-23）：主要结构为鼻腔和鼻窦。MRI 所示结构与 CT 相同，鼻窦气腔在 MRI 上无信号，鼻窦黏膜及鼻甲在 T_1WI 呈中等信号。

（2）鼻咽层面（图 2-4-24～图 2-4-26）：主要显示鼻咽、咽鼓管咽口、咽鼓管圆枕、咽隐窝等结构。鼻咽壁的黏膜在 T_2WI 上呈稍高信号。

2. 矢状面解剖（图 2-4-27～图 2-4-29）　主要显示鼻窦、鼻甲、鼻咽等结构。

3. 冠状面解剖（图 2-4-30～图 2-4-33）　主要显示鼻窦、鼻甲、鼻咽、咽鼓管咽口、咽鼓管圆枕、咽隐窝等结构。鼻甲黏膜在 T_2WI 上呈稍高信号。

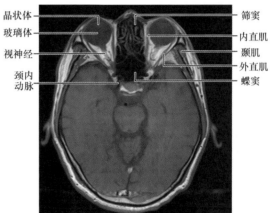

图 2-4-21　视神经层面 T_1WI

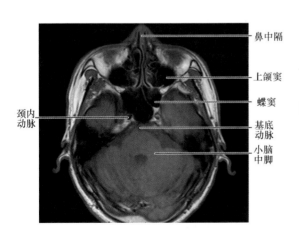

图 2-4-22　小脑中脚层面 T_1WI

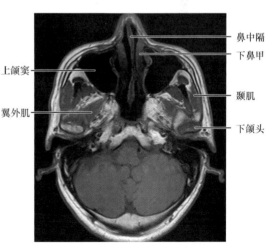

图 2-4-23　下颌头层面 T_1WI

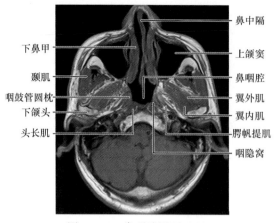

图 2-4-24　鼻咽腔层面 T₁WI

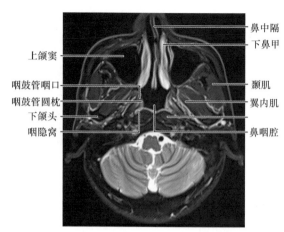

图 2-4-25　鼻咽腔层面脂肪抑制 T₂WI

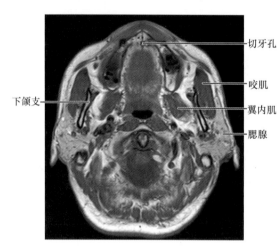

图 2-4-26　上牙槽层面 T₁WI

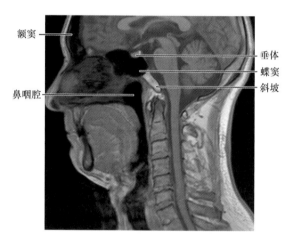

图 2-4-27　正中矢状层面 T₁WI

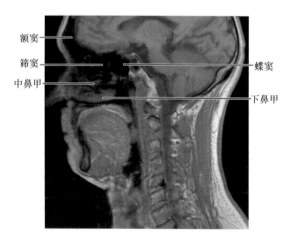

图 2-4-28　中鼻甲层面 T₁WI

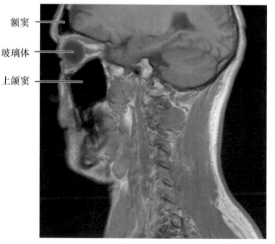

图 2-4-29　上颌窦正中层面 T₁WI

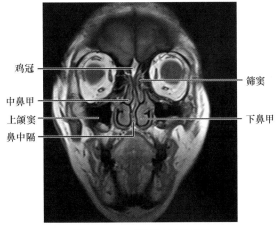

图 2-4-30　鸡冠层面 T$_1$WI

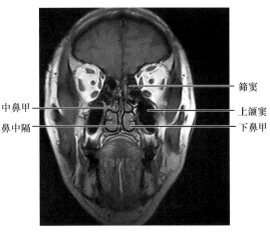

图 2-4-31　上颌窦层面 T$_1$WI

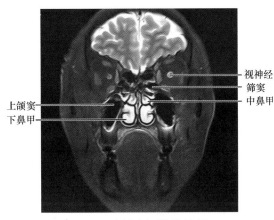

图 2-4-32　上颌窦层面脂肪抑制 T$_2$WI

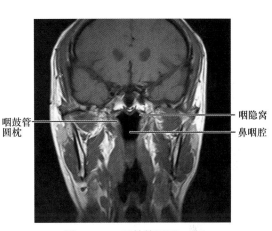

图 2-4-33　咽鼓管层面 T$_1$WI

二、常见解剖变异和典型病变

（一）常见解剖变异

鼻甲气化（concha bullosa）：是鼻甲最常见的解剖变异，鼻甲骨的骨质内有气化空泡形成（图 2-4-34）。气化的鼻甲较正常鼻甲大，易出现肥厚性鼻炎。

（二）典型病变

1. 鼻咽癌（nasopharyngeal carcinoma）（图 2-4-35、图 2-4-36）　是指发生于鼻咽腔顶部和侧壁的恶性肿瘤，早期表现为咽隐窝变浅或闭塞，中晚期表现为鼻咽腔内软组织肿物。此外可有周围结构受累和颈部淋巴结转移。图 2-4-35鼻咽顶后壁异常软组织信号灶，两侧咽隐窝消失。

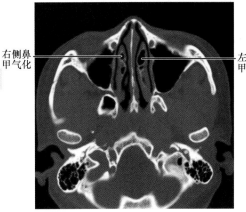

图 2-4-34　鼻甲气化

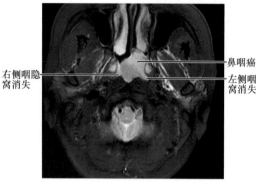

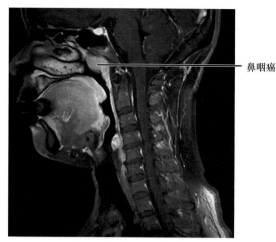

图 2-4-35　鼻咽癌（横断面脂肪抑制 T_2WI）　　　　图 2-4-36　鼻咽癌（矢状面脂肪抑制增强 T_1WI）

2. 鼻窦炎（图 2-4-37、图 2-4-38）　是鼻窦黏膜的炎症，其中上颌窦炎最多见，可以单发，亦可以多发。CT 表现为鼻窦内密度增高影充填，鼻甲肥大，鼻窦黏膜增厚。

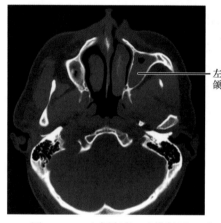

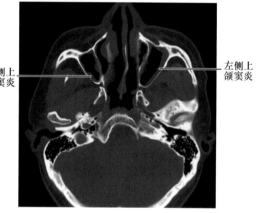

图 2-4-37　上颌窦炎 1（横断面 CT）　　　　图 2-4-38　上颌窦炎 2（横断面 CT）

案例 2-4-1 分析讨论：

1. 本案例中，病变主要累及右侧上颌窦及鼻腔，呈不规则软组织密度影，病变周围骨质硬化，未侵犯邻近结构。鼻内镜示右侧中鼻道见"荔枝肉样"新生物，表面分叶状改变，触之易出血。冠状面 CT 图像可直观地观察肿块的范围，与窦口鼻道复合体的关系，为手术提供准确的定位。结合患者临床及影像资料，此例应考虑为内翻性乳头状瘤。

2. 内翻性乳头状瘤多见于中鼻道鼻腔外侧壁，沿中鼻甲长轴生长，呈分叶状；常累及筛窦、上颌窦。在 MRI 上表现为 T_1WI 呈等或低信号，T_2WI 呈混杂等或高信号，增强后呈明显不均匀强化，MRI 的特征性表现为病变呈卷曲的"脑回样"强化。

3. 由于鼻内镜能够直观地观察鼻部病变及容易进行活检并得到病理学结果，因此 CT 的主要作用是显示每个患者鼻腔和鼻窦的窦腔及引流通道等结构的个体化特点，同时显示病变的范围及邻近骨质改变。而 MRI 软组织对比度好，能显示软组织及软组织病变累及颅内、眼眶、翼腭窝与颅底骨质髓腔内改变等，其主要作用也是显示病变的范围及累及的结构，对于区别肿瘤与积液优于 CT。

第五节 颈 部

案例 2-5-1

患者，男，50 岁，因声嘶半年，呼吸困难 2 周就诊。查喉镜示：声门区新生物，声门裂变小。经喉部 CT 检查显示声门上腔、声门腔及声门下腔软组织影，喉腔变窄，甲状软骨板局部受侵骨质破坏，影像学诊断为喉癌（跨声门型），见图 2-5-1。

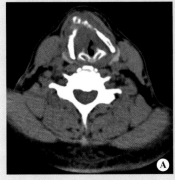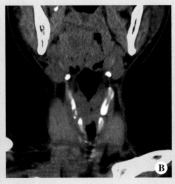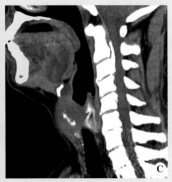

图 2-5-1 喉部 CT 平扫多平面重组图像

A、B、C. 分别为横断面、冠状面、矢状面 CT 软组织窗图像

问题：

1. 病变发生于何位置？喉癌的好发部位有哪些？
2. 真假声带的辨别及其影像学表现是什么？
3. 评估喉癌软骨侵犯的影像检查方法及影像学表现。

一、CT 和 MRI 解剖

（一）CT 解剖

1. 横断面解剖

（1）软腭层面（图 2-5-2）：该层面口咽腔呈不规则四边形，其前部主要为下颌骨和舌，下颌骨的下颌支前外侧可见粗大的咬肌，下颌支后侧可见腮腺，腮腺内含大量脂肪成分（CT 上呈低密度），由内向外依次有颈外动脉分支、下颌后静脉、面神经主干（显示不清）穿过。软腭后部斜向下为腭帆，腭帆垂向下的突出称悬雍垂或腭垂，位于口咽腔前部中央。

（2）口咽层面（图 2-5-3）：该层面口咽断面近似方形，向前可经咽峡通向口腔，后方为咽后壁。下颌骨断面呈弓形位于前部，构成口咽的前界，其正后方可见颏舌肌、舌下腺，后内方为颌下间隙及位于其中的下颌下腺。下颌角与胸锁乳突肌间隙为鳃裂囊肿的好发部位。口咽腔位于层面的中心，咽侧壁与胸锁乳突肌之间有颈动脉鞘。

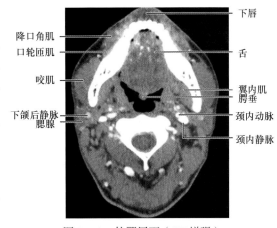

图 2-5-2 软腭层面（CT 增强）

下唇
降口角肌
口轮匝肌
舌
咬肌
翼内肌
腭垂
下颌后静脉
颈内动脉
腮腺
颈内静脉

（3）会厌层面（图 2-5-4）：该层面下颌骨体部呈倒"V"形。下颌下腺位于舌骨两侧，呈卵圆

形,位于下颌体下缘及二腹肌前后腹所围成的下颌下三角内,大小为腮腺的一半,密度较腮腺高(CT值 30～40Hu)。会厌位于舌骨后方,呈新月形,为喉口前方弧形稍高密度影。会厌为弹性软骨,钙化少见;会厌两侧为杓会厌皱襞(aryepiglottic fold),前方为会厌谷(异物易停留处)。会厌后方相当于喉前庭上部。

(4)舌骨体层面(图 2-5-5):舌骨位于喉前部,呈弓形。舌骨中间称体部,向后延伸的长突为大角,向上的短突为小角。舌骨体位置略低于舌骨大角,故舌骨不能全部同时出现在一个层面。舌骨与下颌骨之间可见颏舌骨肌和下颌舌骨肌,舌骨后外侧为颌下间隙及下颌下腺。舌和下颌骨之间有细长的舌下腺,位于下颌舌骨肌与舌之间的舌下间隙内,CT上显示欠清。咽后壁后外侧为颈动脉鞘及胸锁乳突肌。舌骨标记喉的开始;舌骨大角后外侧标记颈总动脉的分叉。

(5)杓会厌皱襞层面(图 2-5-6):该层面双侧的甲状软骨板呈倒置的"V"形,构成喉的侧壁。两侧斜行的杓会厌皱襞分隔喉腔及其外侧的梨状隐窝。杓会厌皱襞起自会咽侧壁,向喉至杓状软骨尖部构成喉前庭两侧壁。甲状软骨后内侧的脂肪间隙为喉旁间隙。

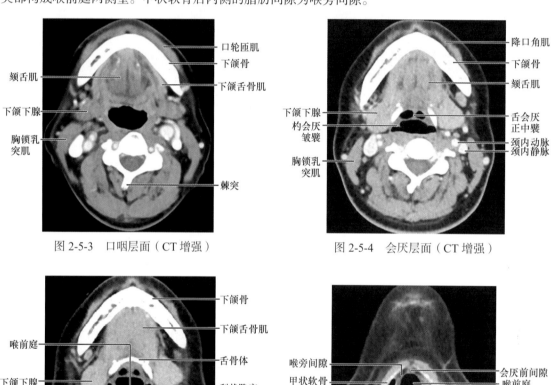

图 2-5-3　口咽层面(CT 增强)

图 2-5-4　会厌层面(CT 增强)

图 2-5-5　舌骨体层面(CT 增强)

图 2-5-6　杓会厌皱襞层面(CT 增强)

(6)前庭襞层面(图 2-5-7):该层面喉腔侧壁上部有一对突入喉腔的黏膜皱襞,即前庭襞(假声带),位于真声带上方。双侧前庭襞基本对称,前端不能直达甲状软骨板内面,有稍厚的软组织相隔,后端止于杓状软骨上突;内侧缘光滑平直,外侧缘较模糊。两侧前庭襞之间的裂隙为前庭裂,较声门宽大。胸锁乳突肌深面为颈动脉鞘。

（7）声襞层面（图 2-5-8）：该层面甲状软骨呈倒"V"形，环状软骨板呈弓向后的弧形，其后方是环杓后肌。声襞（真声带）呈带状，位于咽腔侧壁，为声带癌的好发部位。两侧声襞前端融合称前连合。其内侧缘光滑整齐，外侧缘与声韧带及声带肌混为一体，紧贴甲状软骨板内缘；两侧声襞之间为声门裂，即声门，为喉腔最狭窄的部分。颈动脉鞘内：颈内静脉位于后外侧，颈总动脉位于前内侧，迷走神经位于两者之间的后方。

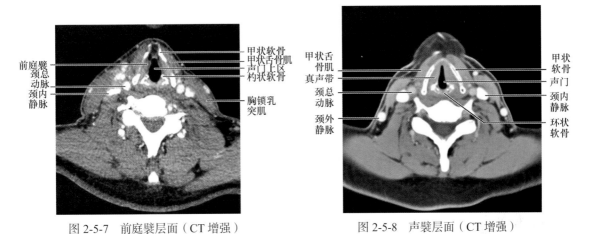

图 2-5-7　前庭襞层面（CT 增强）　　　　图 2-5-8　声襞层面（CT 增强）

（8）环状软骨层面（图 2-5-9）：环状软骨居前部中央，为呼吸道唯一完整的软骨环；由前部的环状软骨弓（5～7mm）及后部的环状软骨板（2～3cm）构成，前窄后宽，前低后高。环状软骨所围成的区域为喉下腔（声门下腔），下通气管。环状软骨弓的前方软组织为舌骨下肌群，后外方为甲状腺两侧叶。环状软骨后方为咽与食管移行部。甲状腺的后外侧为颈总动脉及颈内静脉，胸锁乳突肌位于它们的外侧。

（9）甲状腺峡部层面（图 2-5-10）：甲状腺由左、右两侧叶及峡部构成，位于环状软骨下缘、气管两侧，平扫时密度较高（CT 值约 120Hu），其内血供丰富，增强后强化显著。

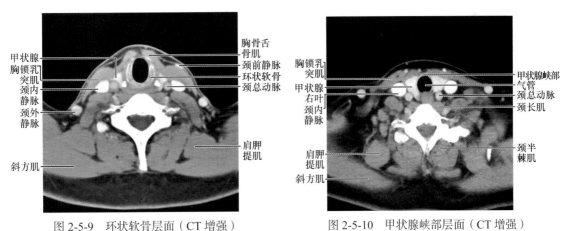

图 2-5-9　环状软骨层面（CT 增强）　　　　图 2-5-10　甲状腺峡部层面（CT 增强）

2. 矢状面解剖

（1）正中矢状面（图 2-5-11）：颈部正中矢状面可显示咽腔各部分界及其与周围结构的毗邻关系。咽上达颅底，下缘在环状软骨下缘与食管相通。以软腭游离缘及会厌上缘分为鼻咽、口咽及喉咽三部分。

（2）经颈总动脉分叉矢状面（图 2-5-12）：该层面可清晰显示颈总动脉分成前方的颈外动脉及后方的颈内动脉，下颌下腺位于下颌体下缘及二腹肌前后腹围成的下颌下三角内，其密度等于或稍低于肌肉组织。

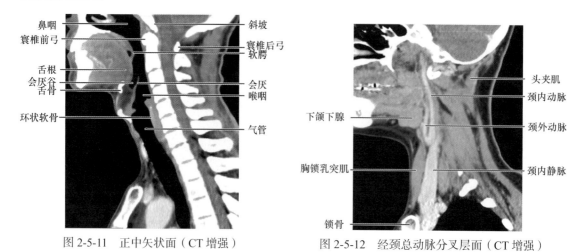

图 2-5-11　正中矢状面（CT 增强）　　　　图 2-5-12　经颈总动脉分叉层面（CT 增强）

（3）经胸锁乳突肌矢状面（图 2-5-13）：该层面靠颈部外侧，前上部可见咬肌、下颌支及颞下颌关节，上部可见含气的乳突气房，其下方可见低密度腮腺，后方可见头下斜肌；胸锁乳突肌呈条状由前下斜行走向后上方。

3. 冠状面解剖

（1）经声门层面（图 2-5-14）：该层面可清晰显示喉腔偏前部层面，两侧声带构成喉腔中最狭窄的部分；其上方的突起为前庭襞，两对突起之间向外延伸的隐窝为喉室；其下方为声门下区。甲状腺两侧叶及峡部在该层面亦可清晰显示。

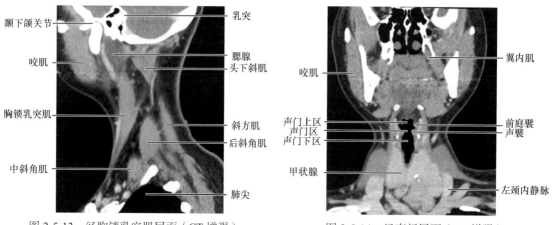

图 2-5-13　经胸锁乳突肌层面（CT 增强）　　　图 2-5-14　经声门层面（CT 增强）

（2）经会厌层面（图 2-5-15）：该层面上，会厌软骨位于气腔内，呈"八"字拱形突入口咽，其下为喉咽。会厌软骨外侧与喉咽侧壁间的腔隙即会厌谷。与会厌软骨下部相连的是杓会厌皱襞，皱襞外与喉侧壁间的三角形腔隙为梨状隐窝。前庭襞、杓会厌皱襞和会厌软骨所围成的腔隙为喉前庭。

（3）经腮腺内下颌后静脉层面（图 2-5-16）：该层面上，腮腺位于外上方，下颌后静脉垂直穿过其内将其分为深浅两部；下方层面显示居外侧的胸锁乳突肌，居内侧的颈总动脉，两者之间可见粗大的颈内静脉，双侧可不等大。

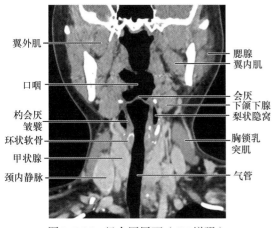

图 2-5-15 经会厌层面（CT 增强）

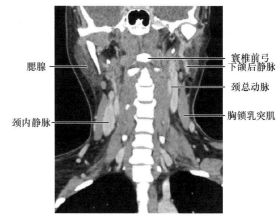

图 2-5-16 经腮腺内下颌后静脉层面（CT 增强）

（二）MRI 解剖

1. 横断面解剖

（1）软腭层面（图 2-5-17）：软腭位于口咽腔前部中央。口咽两侧壁为腭扁桃体，淋巴组织丰富。腮腺位于下颌骨后方两侧，富含脂肪，T_1WI 呈高信号，以下颌后静脉划分腮腺深、浅叶。

（2）口咽层面（图 2-5-18）：口咽的前壁主要为舌根部，舌根的后下方有会厌，局部层面可显示两者之间偏正中的杓会厌皱襞及两侧的杓会厌外侧襞，两侧外侧襞与正中襞之间的凹陷为会厌谷。口咽侧壁为腭扁桃体。

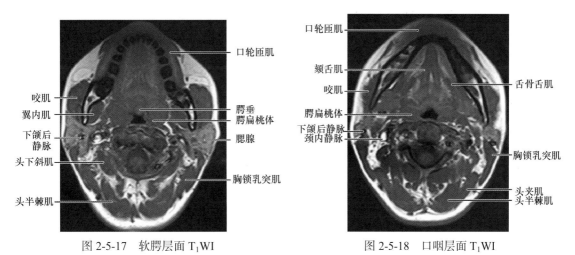

图 2-5-17 软腭层面 T_1WI

图 2-5-18 口咽层面 T_1WI

（3）会厌层面（图 2-5-19）：下颌下腺在 T_1WI 信号稍高于肌肉，位于下颌骨体部下缘及二腹肌后腹围成的下颌下间隙内。会厌两侧为杓会厌皱襞，前方为会厌谷，后方为喉咽腔。

（4）舌骨体层面（图 2-5-20）：该层面舌骨呈弧形，中间为体部，向后外延伸的长突称大角，向上的短突为小角。其前方为颏舌骨肌，两侧为下颌舌骨肌。

（5）杓会厌皱襞层面（图 2-5-21）：连接杓状软骨尖和会厌软骨的黏膜皱襞称杓会厌皱襞，其外侧为梨状隐窝。

（6）前庭襞层面（图 2-5-22）：前庭襞为假声带，位于喉腔侧壁并向上突入腔内的黏膜皱襞，它连接于甲状软骨前角和杓状软骨声带突之间，内含室韧带、肌纤维和黏膜。两侧前庭襞之间的裂隙为前庭裂，位于声门裂上方并较声门裂宽。

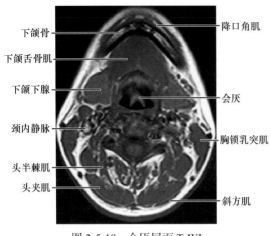

图 2-5-19 会厌层面 T₁WI

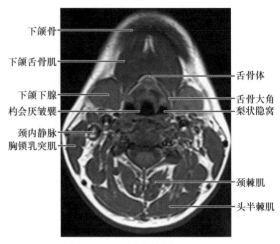

图 2-5-20 舌骨体层面 T₁WI

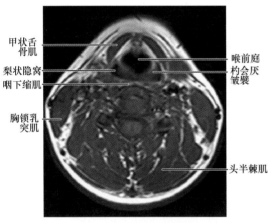

图 2-5-21 杓会厌皱襞层面 T₁WI

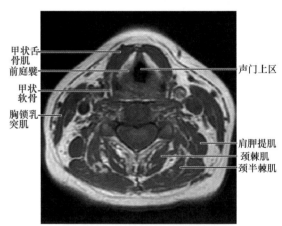

图 2-5-22 前庭襞层面 T₁WI

（7）声襞层面（图 2-5-23）：声门为两侧声襞（真声带）和杓状软骨之间的裂隙，是喉腔最狭窄的部分，呈带状，两侧声襞前端融合成前连合。甲状软骨、环状软骨和杓状软骨均为透明软骨，含胶原蛋白和较高密度质子，T₁WI 呈中等至高信号，若软骨发生钙化，显示为极低信号。

（8）环状软骨层面（图 2-5-24）：环状软骨呈卵圆形，为透明软骨。环状软骨弓的上缘与甲状软骨下缘之间为环甲膜，环状软骨下缘与第一气管环相连。声门裂平面以下至环状软骨下缘的喉腔称声门下腔。

（9）经甲状腺峡部层面（图 2-5-25）：该层面上甲状腺两侧叶在气管前方通过峡部相连。

2. 矢状面解剖

（1）颈部正中矢状面（图 2-5-26）：该层面可显示咽全长，上达颅底，下至环状软骨下缘。腭呈穹窿状，前 2/3 为硬腭，后 1/3 为软腭；软腭信号与肌肉类似，硬腭为骨质信号。舌肌呈低信号，肌间为高信号的脂肪间隙。该层面显示舌较清晰。

（2）经颈动脉分叉层面（图 2-5-27）：该层面上显示颈动脉分成前部的颈外动脉和后部的颈内动脉；下颌下腺位于下颌体下缘及二腹肌前后腹围成的下颌下三角内，其信号在 T₁WI 上高于肌肉组织。

（3）经胸锁乳突肌层面（图 2-5-28）：该层面颈部外侧，可见下颌支及颞下颌关节，上部充气的乳突气房在 T_1WI 上呈极低信号，其下方可见腮腺。

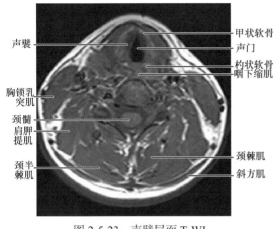

图 2-5-23　声襞层面 T_1WI

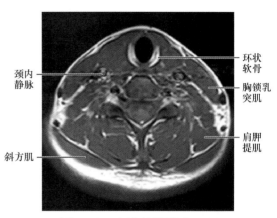

图 2-5-24　环状软骨层面 T_1WI

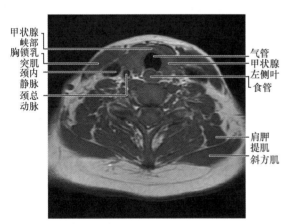

图 2-5-25　经甲状腺峡部层面 T_1WI

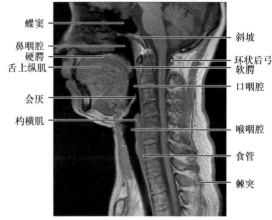

图 2-5-26　颈部正中矢状面 T_1WI

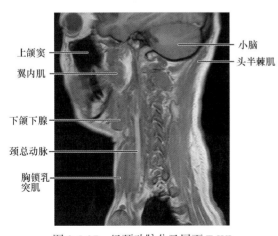

图 2-5-27　经颈动脉分叉层面 T_1WI

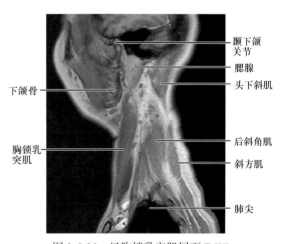

图 2-5-28　经胸锁乳突肌层面 T_1WI

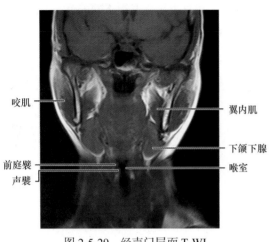

咬肌
翼内肌
下颌下腺
前庭襞
声襞
喉室

图 2-5-29　经声门层面 T₁WI

3. 冠状面解剖

（1）经声门层面（图 2-5-29）：该层面可清晰显示前庭襞、声襞及两者之间向外延伸的喉室。

（2）经会厌层面（图 2-5-30）：该层面上会厌软骨位于气腔内，呈"八"字拱形突入口咽，其下为喉咽。与会厌软骨下部相连的是杓会厌皱襞，皱襞外与喉侧壁间的腔隙为梨状隐窝。

（3）经腮腺内下颌后静脉层面（图 2-5-31）：该层面显示较高信号的腮腺位于外上方，下颌后静脉较垂直穿过其内将其分为深、浅两部分；下方显示居外侧的胸锁乳突肌，居内侧的颈总动脉，两者之间可见粗大的颈内静脉。

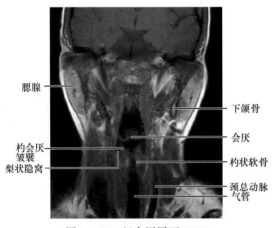

腮腺
下颌骨
会厌
杓会厌皱襞
梨状隐窝
杓状软骨
颈总动脉
气管

图 2-5-30　经会厌层面 T₁WI

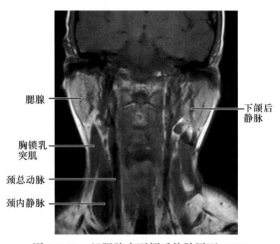

腮腺
下颌后静脉
胸锁乳突肌
颈总动脉
颈内静脉

图 2-5-31　经腮腺内下颌后静脉层面 T₁WI

二、常见解剖变异和典型病变

（一）常见解剖变异

甲状舌管囊肿（thyroglossal duct cyst）（图 2-5-32、图 2-5-33）：是甲状腺在胚胎发育过程中，甲状舌管退化吸收不全、残留所致的先天性囊肿。可发生于舌根部盲孔至胸骨切迹之间，多见于舌骨下水平中线位置，CT 表现为囊样密度，继发感染后囊内密度增高，囊壁可增厚。

（二）典型病变

1. 淋巴管瘤（图 2-5-34、图 2-5-35）　又称囊状水瘤，是一种先天性淋巴管残留，75%～80%的淋巴管瘤出现于颈部或颅面部。CT 常表现为单侧颈部囊状、边界清晰的低密度影，感染后内部密度可增高，邻近组织呈受压推移表现。

2. 颈部淋巴结转移（图 2-5-36、图 2-5-37）　多来自咽部上皮恶性肿瘤、甲状腺癌等的转移，也可见于其他部位恶性肿瘤的远处转移。MRI 常表现为内部信号混杂，增强后可见坏死囊变。

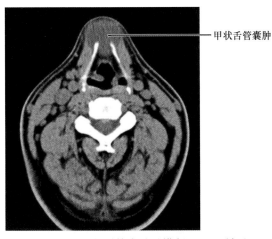

图 2-5-32　甲状舌管囊肿（横断面 CT 平扫）

甲状舌管囊肿

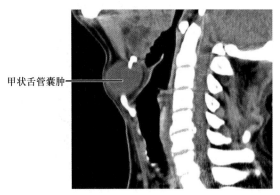

图 2-5-33　甲状舌管囊肿（矢状面 CT 平扫）

甲状舌管囊肿

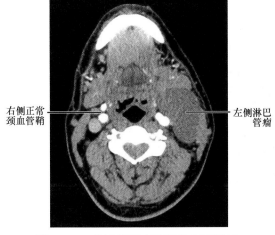

右侧正常颈血管鞘　　左侧淋巴管瘤

图 2-5-34　淋巴管瘤（横断面 CT 增强）

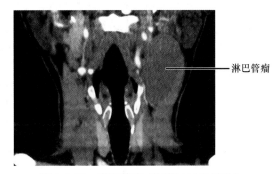

淋巴管瘤

图 2-5-35　淋巴管瘤（冠状面 CT 增强）

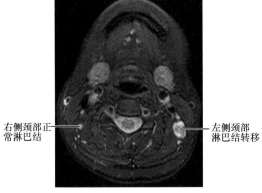

右侧颈部正常淋巴结　　左侧颈部淋巴结转移

图 2-5-36　颈部淋巴结转移（喉癌，横断面脂肪抑制 T_2WI）

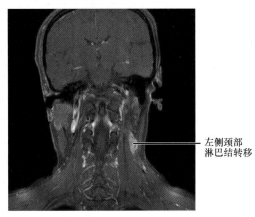

左侧颈部淋巴结转移

图 2-5-37　颈部淋巴结转移（喉癌，冠状面脂肪抑制增强 T_1WI）

案例 **2-5-1** 分析讨论：

1. 本案例中，病变累及声门上区、声门区及声门下区，伴甲状软骨骨质破坏。结合患者临床及影像资料，此例应考虑为喉癌伴甲状软骨侵犯。喉腔以声带为界分为声门上区、声门区及声门下区，喉癌依据喉腔的分界可分为声门上型、声门型、声门下型及跨声门型，其中声门型最常见，好发于声带前、中 1/3 处。

2. 真声带即声带，由声襞、声韧带及声带肌等构成；假声带即室带，由前庭襞等构成。两者鉴别点：假声带位置较真声带高，假声带位于杓状软骨顶端层面，而真声带位于杓状软骨声带突层面；两侧假声带相连处较圆钝，而真声带前连合较尖锐；假声带层面有时可见喉室小囊。MRI 图像上，假声带信号较真声带高。

3. CT 及 MRI 检查均可用于喉癌喉软骨侵犯的评估。甲状软骨是喉癌最常见的受累软骨，其次为环状软骨和杓状软骨；CT 上不规则或不均匀骨化的软骨与肿瘤相似；环状软骨和杓状软骨的骨化程度多对称，若发现一侧软骨密度减低且邻近伴软组织肿块时，应考虑软骨侵犯。MRI 显示软骨侵犯的敏感性及特异性均高于 CT。已骨化的软骨皮质在 T_1WI、T_2WI 上呈低信号，骨髓腔内的脂肪在 T_1WI 呈明显高信号，肿瘤侵犯时上述高信号与低信号被中等信号的肿瘤组织替代。对于未骨化的软骨，在 T_2WI 上呈中等信号或低信号，肿瘤侵犯时呈相对高信号。对于微小软骨浸润，CT 或 MRI 价值均有限。

（吴飞云，马　辉，徐　怡）

本 章 小 结

1. 眼主要由眼球及眼附属器两部分组成，眼附属器主要包括眼睑、结膜、泪器、眼外肌及眶筋膜和眶脂体等。眼的动脉血液供应主要来自眼动脉和眶下动脉，眼眶内的静脉有眼上静脉和眼下静脉。眼眶的神经支配来源于眼神经，眼外肌主要由动眼、滑车和展神经支配。

2. 耳包括感受头部位置变动的前庭器（位觉器）和感受声波刺激的蜗器（听觉器），由外耳、中耳和内耳三部分组成。外耳包括耳郭、外耳道和鼓膜三部分；中耳由鼓室、咽鼓管、乳突窦和乳突气房组成；内耳由弯曲管道样构造复杂的迷路组成。经内耳道底，有面神经、前庭蜗神经通过，穿行于内耳道。

3. 鼻分为外鼻、鼻腔、鼻窦三部分，鼻腔分为前部的鼻前庭和后部的固有鼻腔，鼻窦包括额窦、蝶窦、筛窦及上颌窦。鼻腔鼻窦的动脉主要来自颈内动脉的眼动脉和颈外动脉的上颌动脉，鼻腔鼻窦的静脉大致与动脉伴行而同名，鼻腔鼻窦的神经包括嗅神经、感觉神经和自主神经三部分。

4. 颈部以斜方肌前缘为界，分为前方的固有颈部和后方的项部。颈部器官的配布具有一定的规律性，喉、咽、食管、气管及甲状腺由颈深筋膜中层包裹，位于前部的内脏格；颈深肌群、椎体及臂丛根部和交感干等藏于椎前筋膜之内，位于后部的支持格；在这两格之间的左右侧，由颈动脉鞘围绕的颈总动脉、颈内静脉和迷走神经是血管格。斜方肌、胸锁乳突肌和舌骨下肌群共同包被于颈深筋膜浅层内，即颈部的套状结构（封套筋膜）。

5. 眼、耳、鼻和颈部的影像检查以 CT 及 MRI 为主，熟悉掌握其断层解剖是诊断头颈部疾病及鉴别诊断的基础。学习眼的影像解剖应注意眼球、视神经、眼外肌和泪腺等关键结构，学习耳的影像解剖应注意耳蜗、前庭和半规管等的观察，学习鼻的影像解剖后应能正确识别鼻腔和鼻窦，学习颈部的影像解剖后应能识别喉、咽、食管、气管及甲状腺等重要脏器及周围的重要血管。

思考题：

1. 眼球壁由哪几层组成，MRI 图像上能否显示各层结构？

2. 简述骨迷路的组成及膜迷路在 T_2WI 图像上呈明显高信号的原因。

3. 简述窦口鼻道复合体的定义及临床意义，在哪个位置对其显示最好？

4. 简述喉腔的分区及各区的主要结构。

5. 思考头颈部影像学检查规范化的意义。

解析要点：

1. 眼球壁由 3 层膜构成。外膜：纤维膜，前 1/6 为角膜，后 5/6 为巩膜；中膜：葡萄膜，从前向后依次为虹膜、睫状体和脉络膜；内膜：视网膜，分为外层的色素部和内层的神经部。MRI 图像上脉络膜和视网膜紧密结合，T_1WI 和 T_2WI 信号相似，难以区分，合称视网膜脉络膜复合体；而巩膜在 T_1WI 和 T_2WI 均为低信号，因而巩膜与视网膜及脉络膜在 MRI 图像上容易区分。

2. 骨迷路自前向后包括耳蜗、前庭、半规管三部分，相互连通，沿颞骨岩部长轴排列。膜迷路是套在骨迷路内的密闭的膜性管腔或囊，由前向后包括蜗管、球囊、椭圆囊和膜半规管，相互连通。膜迷路充满内淋巴液，因而在 T_2WI 呈高信号。

3. 窦口鼻道复合体指以筛漏斗为中心的附近区域，包括筛漏斗、钩突、筛泡、半月裂孔、中鼻甲、中鼻道、前组及中组筛窦、额窦开口和上颌窦自然开口等结构。其易受鼻及鼻窦炎症的侵犯而阻塞，引起单个或前组鼻窦炎。冠状面 CT 显示其最好。

4. 喉腔分为三部分：①声门上区：喉口至声带之间的区域；②声门区：两侧声带之间的区域；③声门下区：声带至环状软骨下缘之间的区域。声门上区主要结构包括喉前庭、假声带及喉室等；声门区主要结构包括真声带、声门裂、前连合及后连合等；声门下区主要结构为疏松结缔组织。

5. 开放题。

第三章　胸　　部

学习要求

记忆：纵隔（大血管、主动脉及肺动脉、心脏）的连续横断面 CT 及 MRI 图像；肺门连续横断面解剖及其 CT 与 MRI 图像。肺的大体解剖形态，肺内支气管、肺的分段。冠状动脉的主要分支。

理解：纵隔分区、间隙及其内容物；胸部横断面上肺段、气管、食管、胸膜隐窝的形态、位置和毗邻关系。

运用：胸部 X 线和 CT、MRI 断面的主要结构正常表现，并运用于影像图片的判读。

第一节　大 体 解 剖

胸部位于颈部与腹部之间，其上界为颈静脉切迹、胸锁关节、锁骨上缘、肩峰至第 7 颈椎棘突的连线，下界为胸廓下口、为膈肌封闭。两侧以三角肌前、后缘上份和腋前、后襞下缘与胸壁相交处的连线与上肢为分界。胸部的一些标志性解剖结构包括有颈静脉切迹、胸骨角、剑突、肋弓及乳头等。

胸部由骨性支架和附于它的肌与膜等共同构成胸廓，胸廓围成胸腔，胸腔分为两个侧部和一个中间部，侧部容纳左、右胸膜腔和肺，中间部由纵隔占据。

（一）胸壁与膈

胸壁与膈围界胸腔，对脏器具有保护作用。

胸壁由骨性胸廓及软组织组成，胸廓是胸部的支架。软组织由皮肤、浅筋膜、深筋膜、肌层、肋间组织及胸内筋膜等组成。骨性胸廓由脊柱胸段、12 对肋和肋软骨、胸骨构成。肋与肋间隙中有肌、筋膜、血管和神经等软组织填充。

（二）纵隔与纵隔间隙

纵隔是两侧纵隔胸膜之间的全部器官结构的总称。

1. 纵隔分区　纵隔的四分法将纵隔划分为上、下两部，下部又分为前、中、后三区：

（1）上纵隔：胸骨角平面以上为上纵隔。胸骨角平面以下为下纵隔，下纵隔又借心包前层、后层分为前、中、后纵隔。上纵隔由前向后分为五层，第一层是胸腺（或胸腺遗迹），胸腺形状变化较大；第二层是左、右头臂静脉和上腔静脉的上半；第三层是主动脉弓及其三大分支、膈神经与迷走神经；第四层是气管及其周围的气管旁淋巴结和气管支气管淋巴结；第五层是食管及位于其左侧的胸导管和气管食管之间的左喉返神经，最后是左右交感干。

（2）前纵隔：心包之前，两侧的胸膜较为接近。前纵隔内只包含胸腺或胸腺遗迹、2~3 个淋巴结及少量疏松结缔组织。此外还有上、下胸骨心包韧带自心包延向胸骨上端和剑突。

（3）中纵隔：是下纵隔中最大的一个部分，含有心及出入心的大血管。也有人把气管分权和主支气管归入中纵隔。

（4）后纵隔：由前向后分为四层，第一层是气管分权及左、右主支气管，仅占据后纵隔上份；第二层是食管及包绕其周围的食管神经丛和食管周围淋巴结，自气管分权以下，食管位居后纵隔的最前部；第三层是胸主动脉及其周围淋巴结、奇静脉与半奇静脉和胸导管；第四层是位于脊柱两侧的交感干胸段及穿经交感节的内脏大、小神经（包括内脏最小神经）。

2. 纵隔间隙　为非筋膜间隙，它是指脂肪、淋巴结等所在区域的间隙。纵隔各器官之间的间隙内充满疏松结缔组织。纵隔内结缔组织向上经胸廓上口与颈部结缔组织及间隙相续；向下通过食管裂孔、主动脉裂孔及膈的胸肋三角与腹腔结缔组织及间隙相联系。

（1）胸骨后间隙（retrosternal space）：上纵隔前部及前纵隔借胸内筋膜分为前后两部，前部为胸骨后间隙，后部上方为血管前间隙。胸骨后间隙前界是胸骨后面的胸横肌，后通血管前间隙，两侧为纵隔胸膜两前缘，其界线可超出胸骨外缘一定范围。胸骨后间隙内含有脂肪、结缔组织。

（2）血管前间隙（prevascular space）：位于前纵隔，在胸骨后间隙后上部，在大血管、前方、胸骨柄后方，两肺前胸膜反折线之间。血管前间隙的两侧为肺，血管前间隙内有左头臂静脉和胸腺。

（3）气管前间隙：又称气管前腔静脉后间隙，其上界为胸廓入口，下达气管隆嵴，是气管、上腔静脉和主动脉弓及其三大分支围成的三角形间隙。气管前间隙内除脂肪组织外，还有纤维结缔组织，在气管周围有大量淋巴结。

（4）主-肺动脉窗（aorticopulmonary window）：位于主动脉弓下方，左肺动脉上方，右侧为下段气管和食管的左侧，左侧则为左肺。它的右侧和下部气管前间隙相通，左侧与主动脉升部前外方的血管前间隙相通。此区内含有淋巴结（包括动脉韧带组淋巴结）、动脉韧带和喉返神经。

（5）隆突下间隙：又称气管杈下间隙，从气管前间隙延伸向下是隆突下间隙，从气管杈开始向下至右肺动脉下缘。隆突下区的上部，前为右肺动脉，左侧是左肺动脉和左主支气管，右侧为右主支气管和右上叶支气管，后方是食管和奇静脉。此区含密度略不均匀纵隔脂肪和结缔组织、3～5个淋巴结。

（6）气管后间隙（retrotracheal space）：是指气管杈以上，位于气管后壁与脊柱之间的区域，右为右肺，左为左肺和主动脉弓。内有食管，胸导管和左、右最上肋间静脉。

（7）左心房后间隙（后下纵隔）：是指在心脏后方的纵隔，即气管杈以下的后纵隔，与隆突下间隙通连。前为左心房，后为脊柱，右为右肺，左为胸主动脉。

成人奇静脉弓向外撑开右纵隔胸膜而形成纵隔胸膜反折，状如隐窝称奇静脉窝，其中弓上方位于气管与椎体之间者为气管后窝，弓下方食管与奇静脉之间者为奇静脉食管隐窝（azygoesophageal recess），简称奇食窝。

（8）膈脚后间隙（posterior space of diaphragmatic crura）：位于左右膈肌脚之间，脊柱前方，两侧纵隔胸膜所围成的区域。奇静脉和胸导管在胸主动脉右侧，半奇静脉在左侧，一起穿过膈脚后间隙。其他如食管、内脏神经、肋间动脉也经过此区。

（三）心、心包与心包窦

心位于中纵隔，被心包所包绕，心脏外形近似圆锥体，前后略扁，尖向左前下方，底向右后上方，长轴自右肩斜向左肋下区，与身体正中线成45°角。

心包腔在大血管和心脏周围形成了许多窦、隐窝或间隙，它们是横窦、斜窦、前下窦、心包上隐窝（又分为主动脉前隐窝与主动脉后隐窝）、上腔静脉后隐窝、下腔静脉后隐窝、左肺动脉隐窝、肺静脉隐窝（又分为左肺静脉隐窝与右肺静脉隐窝）、心包前间隙、心包下间隙和心包后间隙等。

心包窦

（1）心包横窦（transverse sinus of pericardium）：脏层心包将主动脉升部和肺动脉干共同包绕，使其后方与左心房前壁和上腔静脉之间留有一空隙，称心包横窦。整个心包横窦呈哑铃形，可分为左、右扩大部与中间的狭窄部：①左侧扩大部位于肺动脉主干与左肺动脉、左心房之间；②中间狭窄部位于主动脉升部后方与右肺动脉、左心房之间；③右侧扩大部位于主动脉升部与上腔静脉、右心房与右肺动脉之间。

（2）心包斜窦（oblique sinus of pericardium）：心包腔在左心房后壁与后部心包壁层之间留有空

隙，其两侧界为左肺静脉、右肺静脉和下腔静脉，称心包斜窦。心包斜窦的形态、大小与肺静脉隐窝的发育程度有密切关系，两者有时仅隔系膜。

（3）心包前下窦（anteroinferior sinus of pericardium）：为心包壁层前部与下部移行处所夹的心包腔，心包积液常首先积聚在此。

（四）肺与肺段

肺门区结构众多，局部解剖关系复杂，又是疾病的多发部位。在解剖学上，肺门是指肺纵隔面主支气管、肺血管、神经和淋巴管出入肺的三角形凹陷；肺叶支气管与肺叶血管等出入肺叶的部位叫肺叶门（第二肺门）；肺段支气管与肺段血管出入肺段的部位为肺段门（第三肺门）。

肺根组成的主要成分是支气管、肺动脉和肺静脉，它们在肺根内的位置排列由前至后两侧相同，都是上肺静脉在前，肺动脉居中，主支气管在后，由上而下则两侧不同，右侧自上而下依次是上叶支气管、肺动脉、右主支气管、下肺静脉，左侧自上而下则是肺动脉、左主支气管、下肺静脉。肺血管是构成肺门和肺纹理的主要结构。

1. 肺段 每一肺段支气管及其分支和它所属的肺组织构成一个支气管肺段（bronchopulmonary segment）简称肺段，肺段整体呈尖向肺门的圆锥体，底在肺的表面。肺动脉的分支与肺段支气管的分支一致且并行，两肺段之间为肺静脉的段间支，故肺静脉段间支是段间裂的标志，但是肺静脉的变异较多，且不与支气管伴行，故辨认起来相对困难。依肺段支气管的分支分布，分右肺为 10 段，左肺为 8 段、9 段或 10 段（表 3-1-1，图 3-1-1）。

表 3-1-1 左、右肺的肺叶、肺段支气管和肺段

肺叶		肺叶支气管	肺段支气管	支气管肺段	备注
右肺	上叶	上叶支气管	尖段支气管 B_I	尖段 S_I	中间支气管为介于上叶支气管口和中叶支气管口间的一段支气管，无分支
			后段支气管 B_{II}	后段 S_{II}	
			前段支气管 B_{III}	前段 S_{III}	
	中叶	中叶支气管	外侧段支气管 B_{IV}	外侧段 S_{IV}	
			内侧段支气管 B_V	内侧段 S_V	
	下叶	下叶支气管	上段支气管 B_{VI}	上段 S_{VI}	基底干支气管为下叶支气管分出上段支气管以后的支气管
			内侧底段支气管 B_{VII}	内侧底段 S_{VII}	
			前底段支气管 B_{VIII}	前底段 S_{VIII}	
			外侧底段支气管 B_{IX}	外侧底段 S_{IX}	
			后底段支气管 B_X	后底段 S_X	
左肺	上叶	上叶支气管上干	尖后段支气管 B_{I+II}	尖后段 S_{I+II}	上叶支气管下干又称舌叶支气管
		上叶支气管下干	前段支气管 B_{III}	前段 S_{III}	
			上舌段支气管 B_{IV}	上舌段 S_{IV}	
			下舌段支气管 B_V	下舌段 S_V	
	下叶	下叶支气管	上段支气管 B_{VI}	上段 S_{VI}	下叶支气管分出上段支气管以后改称基底干支气管
			内侧底段支气管 B_{VII}	内侧底段 S_{VII}	
			前底段支气管 B_{VIII}	前底段 S_{VIII}	
			外侧底段支气管 B_{IX}	外侧底段 S_{IX}	
			后底段支气管 B_X	后底段 S_X	

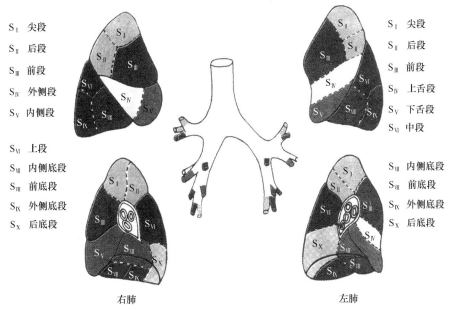

S_I　尖段
S_{II}　后段
S_{III}　前段
S_{IV}　外侧段
S_V　内侧段

S_{VI}　上段
S_{VII}　内侧底段
S_{VIII}　前底段
S_{IX}　外侧底段
S_X　后底段

S_I　尖段
S_{II}　后段
S_{III}　前段
S_{IV}　上舌段
S_V　下舌段
S_{VI}　中段

S_{VII}　内侧底段
S_{VIII}　前底段
S_{IX}　外侧底段
S_X　后底段

右肺　　　　　　　　　　左肺

图 3-1-1　肺段模式图

2. 肺叶与面　肺被肺裂分为肺叶，右肺通常被一个斜裂和一个水平裂分为上、中、下 3 叶，左肺则被一个斜裂分为上、下两叶。右肺上叶有斜裂面、水平裂面、肋面、前纵隔面和后纵隔面 5 个面；右肺中叶有水平裂面、纵隔面、斜裂面、膈面和肋面 5 个面；右肺下叶有斜裂面、后纵隔面、肋面和膈面共 4 个面；左肺上叶有肋面、前纵隔面、后纵隔面和斜裂面，有的还有膈面；左肺下叶有斜裂面、肋面、后纵隔面和膈面共 4 个面。肺叶各面的名称标志了它所邻接或对向的部位。面与面之间为缘，缘的相交点为角。

案例 3-1-1

　　患者，男，38 岁，于 20 余天前无明显诱因自觉低热、出汗，自服退热药后出现反复咳嗽，咳嗽为干咳、无痰，右侧胸部出现疼痛。查体，胸部 CT 诊断为大叶性肺炎，见图 3-1-2。

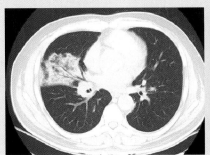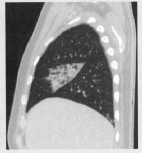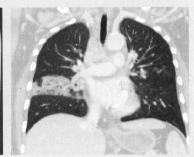

图 3-1-2　大叶性肺炎

　　从左至右分别为胸部横断面、矢状面及冠状面 CT 肺窗图像。可见肺内的大片状密度增高影，内部密度不均，可见残留肺组织及充气支气管征

问题：

　　1. 该患者的大叶性肺炎累及了右肺的哪个叶？该叶可以分为哪两段？与右肺其他叶的解剖分界是什么？

　　2. 怀疑肺炎首选的影像学检查方法是什么？哪些情况下需要做 CT 及进一步检查？

第二节　X 线 解 剖

胸部 X 线图像是胸部各种组织和器官重叠的影像，胸部 X 线片常规体位为正位（后前位）和侧位（图 3-2-1、图 3-2-2），可以显示胸廓的骨骼、部分软组织、气管支气管、双侧的肺组织、纵隔和横膈等结构，是胸部疾病 X 线诊断的基础。

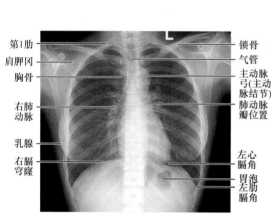

图 3-2-1　胸部 X 线正位片

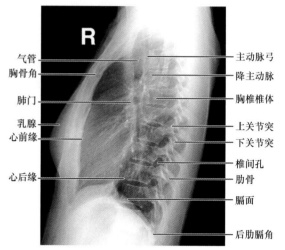

图 3-2-2　胸部 X 线侧位片

1. 胸廓　由骨骼及软组织构成，正常可在胸部 X 线片上显示的结构包括以下几个部分：

（1）肋骨：起于胸椎的两侧，左右对称共 12 对。在胸部 X 线片上多能见到 10 对，第 11、12 肋骨常常不易显示。肋骨后段呈水平向外走行，前段自外上向内下斜行走行形成肋弓。肋骨后端以肋头关节与肋横突关节及胸椎相连。肋骨前端借软骨与胸骨相连。肋软骨在胸部 X 线片上多不成影，年龄较大时肋软骨呈条状钙化，可在 X 线上显示。

（2）肩胛骨：标准胸片上，肩胛骨的大部分不重叠于肺野内，位于上肺野的两侧，可清楚地观察到关节盂、肩胛冈、肩缝及肩锁关节等结构。

（3）锁骨：在胸部 X 线片上为一横置的略呈 "S" 形的弯形骨。内侧端与胸骨柄形成胸锁关节，外侧端与肩峰形成肩锁关节。边缘光滑整齐，部分锁骨内侧端的下缘可见一半圆形的凹陷区，边缘可规则或不规则，为菱形窝。

（4）胸椎：正位上胸椎与纵隔影重叠。照片条件合适时，透过纵隔可以清楚地显示胸椎及肋间隙，胸椎的两侧横突也可清晰显示，横突与肋骨结节构成肋横突关节。侧位片上，体型较胖的人上部 2～3 个椎体及椎间隙多显示不清，其余椎体及附加结构均可以清晰显示。

（5）软组织结构：正常 X 线胸片可以显示部分软组织的投影。位于两肺尖内侧呈条带状均匀致密的影像为胸锁乳突肌。女性的乳房和乳头影多位于中下肺野，乳头成影时多位于第 5 前肋间隙，通常两侧对称。

2. 纵隔及膈肌　纵隔为两侧胸腔之间的闭合区域，而膈肌位于胸腹腔之间。

（1）纵隔前方为胸骨，后方为胸椎。内有心脏、大血管、气管、支气管和食管、淋巴结、神经及脂肪组织等。除气管和支气管可以清晰辨识外，其余结构间无明显对比，显示欠佳。气管在胸部 X 线正位片上，为纵行低密度气柱状阴影，与脊柱重叠，侧位片上由前上方斜向后下走行、前后壁平行。气管于胸骨角水平（平第 4 胸椎椎体下缘）分为左右主支气管。

（2）膈肌：膈肌两侧常不等高，右侧常较左侧高 1～2cm，右侧膈肌常位于第 6 前肋与第 10 后肋水平，受吸气或呼气状态影响较大。膈肌的两侧与侧胸壁形成的锐角称肋膈角（costophrenic angle），与心脏边缘形成的锐角称心膈角。

3. 肺

（1）肺野：两肺在胸部 X 线片上表现为均匀一致的透明区域，为肺野。两肺的透明度基本相同，通常将第 1 肋圈内的部分称肺尖，接近膈肌的部分称肺底。两肺以第 2 前肋与第 4 前肋画一横线，分为上、中、下 3 个肺野，以一侧肺野纵行分为三等份，由外向内分为外、中、内带。

（2）肺门：胸部 X 线上肺门结构是由肺动、静脉，支气管和淋巴组织共同构成，其中的肺动、静脉的大分支为主要组成成分。肺门位于两侧肺野内带第 2～4 前肋间处。右下肺动脉内侧因有含气的中间支气管而轮廓显示清楚，左下肺动脉由于心脏影遮挡不能显示全貌。

（3）肺纹理：自肺门向外呈放射分布的树枝状影称肺纹理。肺纹理由肺动脉、肺静脉组成，主要是肺动脉分支，少量间质和支气管、淋巴管也参与肺纹理的组成。胸部 X 线正位片上肺纹理自肺门向中外带延伸、逐渐变细，至外周胸膜下几乎不能辨识。

第三节　CT 和 MRI 解剖

一、横断面解剖

1. 经第 1 胸椎椎体层面　该层面中央为第 1 胸椎，两侧为肩关节，分为椎体前区、椎体区及肩胛区 3 个部分（图 3-3-1）。

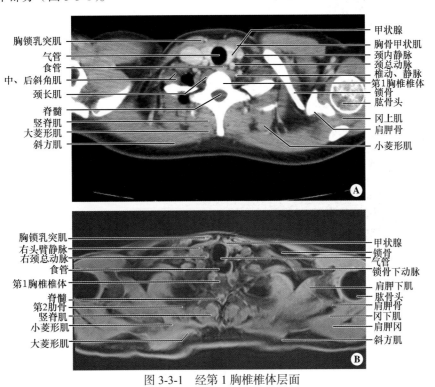

图 3-3-1　经第 1 胸椎椎体层面
A. 增强 CT 纵隔窗；B. 脂肪抑制后 T_1WI

（1）椎体前区：以气管为中心，两侧有甲状腺的左右叶的断面。甲状腺的外侧有颈动脉鞘，包绕颈总动脉、颈内静脉及迷走神经。甲状腺外前方有胸骨甲状肌、胸骨舌骨肌和胸锁乳突肌。食管位于气管的后方。

（2）椎体区：椎体的两侧有第 1 肋骨头与椎体形成的肋头关节，前外侧有颈长肌和椎动、静脉，椎动脉与第 1 肋骨颈之间有颈胸神经节。第 1 肋前外方有前、中斜角肌，内有臂丛神经。椎管结构内有脊髓，脊髓后外侧有关节突关节，横突外侧有肋横突关节。棘突两侧有竖脊肌，后方有大、小菱形肌及斜方肌。

（3）肩胛区：该层面可见两侧的肩关节解剖，外侧为半球形的肱骨头，内侧有月牙状的关节盂和长头状的肩胛骨。

2. 经肺尖层面　此层面经过肺尖，以第 1、2 胸椎椎间盘为中心（图 3-3-2）。

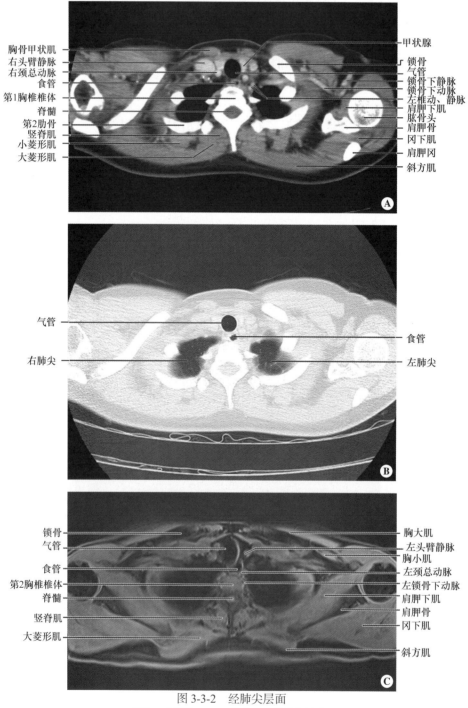

图 3-3-2　经肺尖层面

A. 增强 CT 纵隔窗；B. CT 肺窗；C. 脂肪抑制后 T_1WI

　　此层面已可见胸腔结构，可见肺尖的断面，左右分别为左肺尖后段和右肺尖段。胸腔外侧壁有第1肋断面，后方有第2肋断面。椎体区结构与上一层面相似，椎体后方见第2胸椎椎弓板和棘突。

3. 经第2胸椎椎体层面　　该层面以第2胸椎为中心（图3-3-3）。

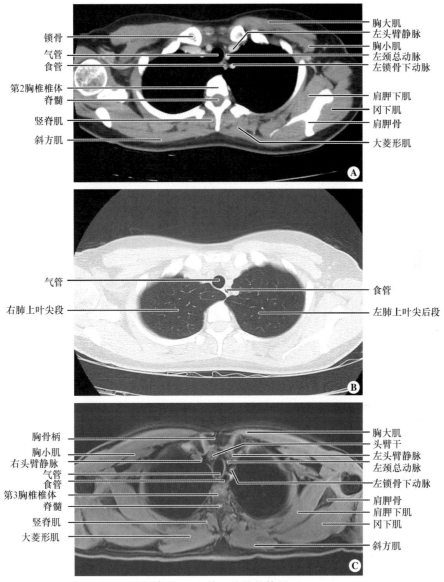

图 3-3-3　经第2胸椎椎体层面
A. 增强 CT 纵隔窗；B. CT 肺窗；C. 脂肪抑制后 T$_1$WI

　　肺窗上右侧有右肺上叶的尖段，左侧有左肺上叶的尖后段断面。胸腔的两侧有第1~3肋骨的断面，肋骨外侧有前锯肌包绕。第1肋骨的外侧有臂丛和腋动脉等断面。纵隔窗以气管为中心，气管的前方有胸骨柄结构，两侧可见胸锁关节。左侧的颈总动脉与锁骨下动脉的断面位于气管左侧，其前方可见左侧头臂静脉。气管后方有食管的断面。右侧的颈总动脉位于气管右前方。

4. 经颈静脉切迹层面　　该层面以第3胸椎椎体及第2、3胸椎椎间盘为中心（图3-3-4）。

　　气管后方有食管，气管左前方有左侧锁骨下动脉、左颈总动脉与头臂静脉的断面，右前方有右侧的头臂静脉和头臂干。肺窗可见右肺及左肺上叶的断面，右肺的尖段位于右肺断面的中央，前段及后段较小，分别位于尖段的前、后方。左肺的尖后段位于左肺断面的中央后部，前方有较小的前段。

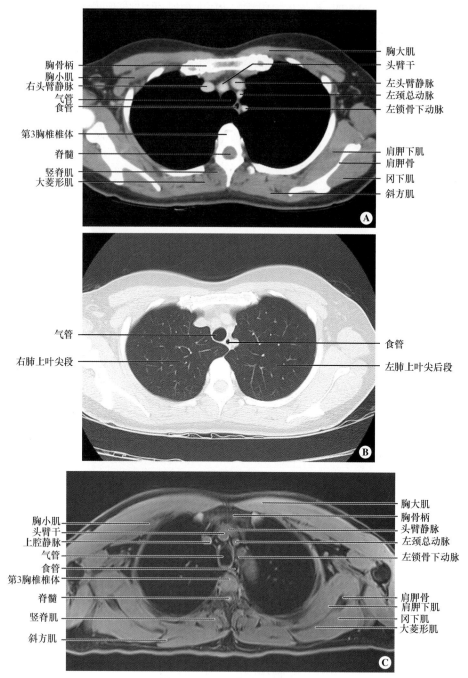

图 3-3-4　经颈静脉切迹层面
A. 增强 CT 纵隔窗；B. CT 肺窗；C. 脂肪抑制后 T_1WI

5. 经胸肋结合上缘层面　该层面以第 3 胸椎椎体为中心（图 3-3-5）。

气管位于纵隔的中间，从气管的前方至气管和食管的左侧，从前至后依次有头臂干、左颈总动脉和左锁骨下动脉。头臂干的前方有左头臂静脉，气管右前方有上腔静脉的断面。

此层面胸壁由胸骨柄、两侧胸肋关节、第 2～4 肋及肋间肌组成。右肺断面主要为上叶尖段，后部分为后段，前部分为前段。左肺的断面后部分为尖后段，前部分为前段。

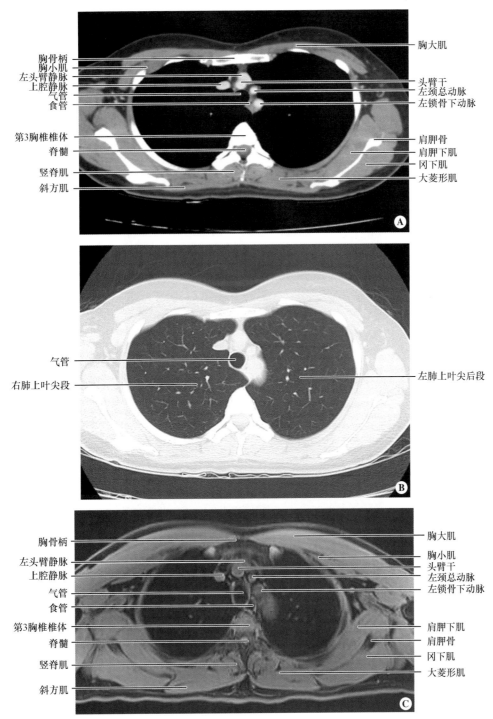

图 3-3-5　经胸肋结合上缘层面
A. 增强 CT 纵隔窗；B. CT 肺窗；C. 脂肪抑制后 T₁WI

6. 经主动脉弓层面　此层面经过第 4 胸椎椎体的下部，恰好经过主动脉弓（图 3-3-6）。

纵隔窗见气管位于中心位置，其前方右侧有上腔静脉断面，主动脉弓断面呈弧形位于气管的左侧，气管后方有食管断面。气管前间隙位于气管与主动脉弓、上腔静脉之间。气管后间隙位于气管与第 4 胸椎椎体之间。

　　肺的断面中央是右肺的尖段和左肺的尖后段的支气管，血管由中心向四周走行，前方为前段，后方为后段或尖后段。肺下叶的上段即将出现。

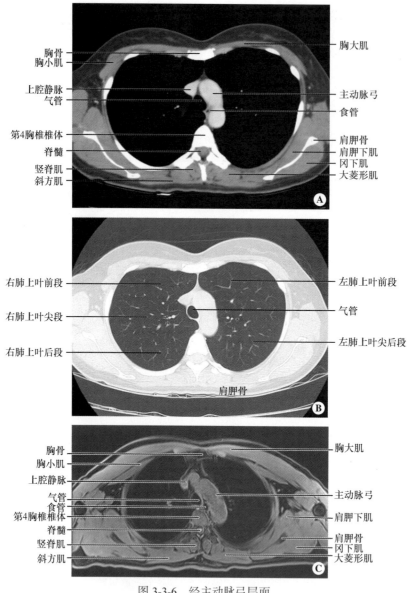

图 3-3-6　经主动脉弓层面
A. 增强 CT 纵隔窗；B. CT 肺窗；C. 脂肪抑制后 T_1WI

　　7. 经主-肺动脉窗层面　该层面经过第 5 胸椎椎体上部，前缘有部分第 4、5 椎间盘断面，恰好经过主-肺动脉窗（图 3-3-7）。

　　纵隔胸骨的后方有胸腺的断面，成人胸腺退化后呈脂肪密度。胸腺的后方主动脉弓已分为靠前的升主动脉和靠后的胸主动脉断面，上腔静脉位于胸腺的右后方。胸骨后方与血管之间的间隙为血管前间隙。大血管后方与气管之间的间隙为气管前间隙，内有淋巴组织；气管后方与胸椎间为气管后间隙，内有食管的断面。此层面以下的升主动脉与胸主动脉间至纵隔的左缘，CT 图像为低密度区域，为主-肺动脉窗，内有动脉韧带、主-肺动脉窗淋巴组织和左侧的喉返神经等。

　　此层面胸壁由胸骨、两侧第 3～6 肋骨及肋间肌组成。肺窗见肺的尖段已消失，肺的断面前部为上叶的前段，后部为上叶后段与尖后段。双肺下叶的上段已显示一部分，与上叶间的斜裂胸膜清晰可见，呈缺乏肺纹理的条带影。食管的右侧有一扁平的血管为奇静脉，位于纵隔的右侧缘，其后方有一凹窝为奇静脉食管隐窝，右肺局部向该隐窝突入形成肺嵴。

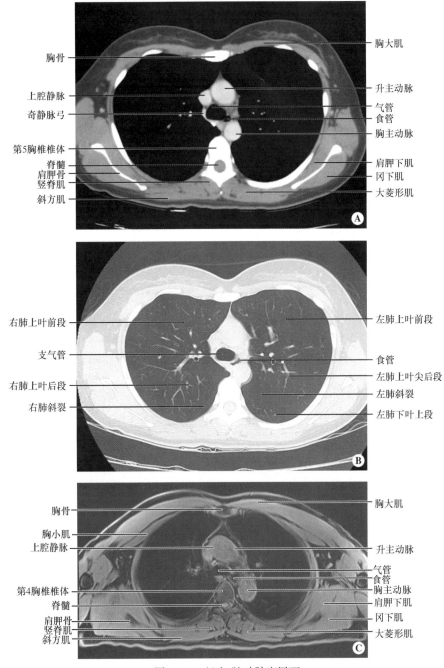

图 3-3-7 经主-肺动脉窗层面
A. 增强 CT 纵隔窗；B. CT 肺窗；C. 脂肪抑制后 T$_1$WI

8. 经气管杈层面 该层面经第 5 胸椎椎体下部及其下方椎间盘，恰好经过气管杈（图 3-3-8）。

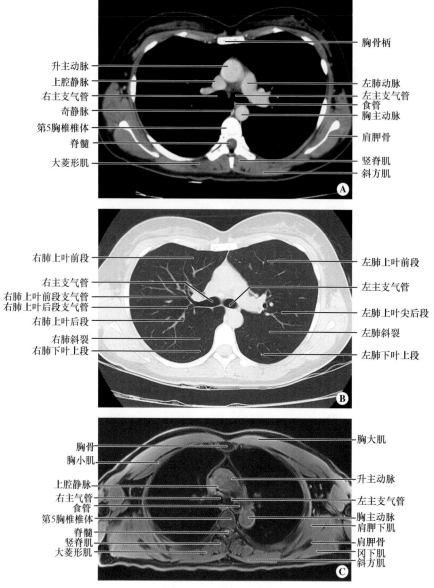

升主动脉
上腔静脉
右主支气管
奇静脉
第5胸椎椎体
脊髓
大菱形肌

胸骨柄
左肺动脉
左主支气管
食管
胸主动脉
肩胛骨
竖脊肌
斜方肌

右肺上叶前段
右主支气管
右肺上叶前段支气管
右肺上叶后段支气管
右肺上叶后段
右肺斜裂
右肺下叶上段

左肺上叶前段
左主支气管
左肺上叶尖后段
左肺斜裂
左肺下叶上段

胸骨
胸小肌
上腔静脉
右主气管
食管
第5胸椎椎体
脊髓
竖脊肌
大菱形肌

胸大肌
升主动脉
左主支气管
胸主动脉
肩胛下肌
肩胛骨
冈下肌
斜方肌

图 3-3-8 经气管杈层面
A. 增强 CT 纵隔窗；B. CT 肺窗；C. 脂肪抑制后 T_1WI

　　气管由此层面分为左、右主支气管，分叉处可见气管的隆突。左主支气管前方有升主动脉的断面，左侧有左肺动脉呈弧形走行，后方有胸主动脉。气管杈的左后方有食管的断面。奇静脉食管隐窝内有肺嵴。奇静脉、胸主动脉、食管与椎体间有胸导管结构走行。胸壁前方有胸大肌与胸小肌，肌肉前方有乳腺组织出现。

　　肺窗见左右斜裂位置较上一层面前移，斜裂由前内向外后走行，其内后方有下叶上段的断面，较上一层面扩大，前外侧为上叶的后段或尖后段，两肺上叶的前部分为前段，右肺上叶的支气管断面呈长条走行。

　　9. 经肺动脉杈层面　　层面经过第 6 胸椎椎体上缘及上方的椎间盘，恰好经过肺动脉杈（图 3-3-9）。

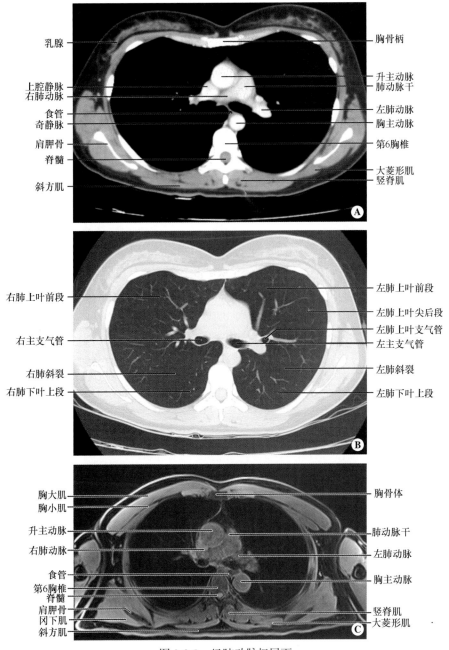

乳腺

上腔静脉
右肺动脉

食管
奇静脉

肩胛骨
脊髓

斜方肌

胸骨柄

升主动脉
肺动脉干

左肺动脉
胸主动脉

第6胸椎

大菱形肌
竖脊肌

右肺上叶前段

右主支气管

右肺斜裂
右肺下叶上段

左肺上叶前段

左肺上叶尖后段
左肺上叶支气管
左主支气管

左肺斜裂

左肺下叶上段

胸大肌
胸小肌

升主动脉
右肺动脉

食管
第6胸椎
脊髓
肩胛骨
冈下肌
斜方肌

胸骨体

肺动脉干
左肺动脉

胸主动脉

竖脊肌
大菱形肌

图 3-3-9　经肺动脉权层面

A. 增强 CT 纵隔窗；B. CT 肺窗；C. 脂肪抑制后 T_1WI

　　升主动脉呈圆形位于纵隔前部，其右后方为上腔静脉。左旁刚好可见肺动脉干分为左右肺动脉向外后方走行，右肺动脉的后方可见左右主支气管。左右主支气管与胸主动脉间可见扁平的食管腔和奇静脉。

　　肺窗见左右肺的中心区域为上叶的后段或尖后段，前部为上叶的前段，左肺上叶的支气管断面呈圆形。双侧肺区的后部为下叶的上段，可见乏血管区的左右斜裂位于其前方。

　　10. 经左肺上叶支气管层面　该层面经过第 6 胸椎椎体，恰好经过右肺动脉及左肺上叶支气管（图 3-3-10）。

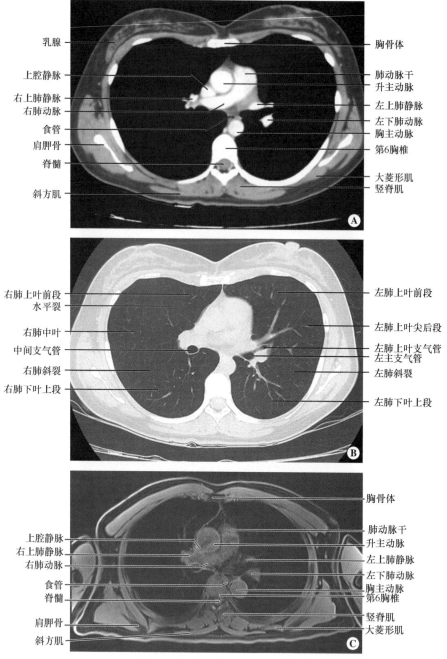

乳腺
上腔静脉
右上肺静脉
右肺动脉
食管
肩胛骨
脊髓
斜方肌

胸骨体
肺动脉干
升主动脉
左上肺静脉
左下肺动脉
胸主动脉
第6胸椎
大菱形肌
竖脊肌

右肺上叶前段
水平裂
右肺中叶
中间支气管
右肺斜裂
右肺下叶上段

左肺上叶前段
左肺上叶尖后段
左肺上叶支气管
左主支气管
左肺斜裂
左肺下叶上段

上腔静脉
右上肺静脉
右肺动脉
食管
脊髓
肩胛骨
斜方肌

胸骨体
肺动脉干
升主动脉
左上肺静脉
左下肺动脉
胸主动脉
第6胸椎
竖脊肌
大菱形肌

图 3-3-10　经左肺上叶支气管层面
A. 增强 CT 纵隔窗；B. CT 肺窗；C. 脂肪抑制后 T₁WI

　　肺动脉干与右肺动脉呈弧形走行于升主动脉的后方，部分包绕升主动脉，右侧间隙有上腔静脉，其外侧可见右上肺静脉。左上肺静脉与左下肺动脉分别位于左肺上叶支气管前后方。右肺动脉与胸主动脉间可见食管。

　　肺窗示右肺从前至后有上叶前段、中叶和下叶的上段，上叶前段与中叶之间有一个乏血管区，为右肺的水平裂。左肺从前至后有上叶前段、尖后段与下叶的上段，尖后段与下叶上段间有乏血管区的斜裂走行，肺门区可见左主支气管和上叶支气管断面。

　　11. 经主动脉窦层面　此层面经过第 7 胸椎椎体与主动脉窦，两侧肩胛骨已很小（图 3-3-11）。

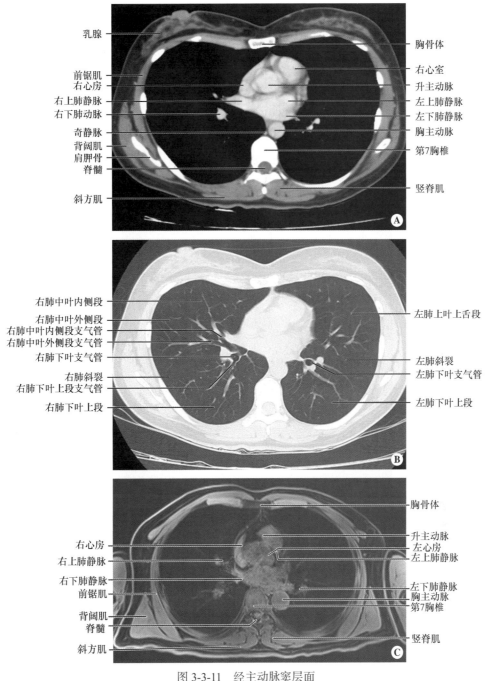

乳腺

前锯肌
右心房

右上肺静脉
右下肺动脉

奇静脉
背阔肌
肩胛骨
脊髓

斜方肌

胸骨体
右心室
升主动脉

左上肺静脉
左下肺静脉
胸主动脉

第7胸椎

竖脊肌

右肺中叶内侧段
右肺中叶外侧段
右肺中叶内侧段支气管
右肺中叶外侧段支气管
右肺下叶支气管

右肺斜裂
右肺下叶上段支气管

右肺下叶上段

左肺上叶上舌段

左肺斜裂
左肺下叶支气管

左肺下叶上段

右心房
右上肺静脉

右下肺静脉
前锯肌

背阔肌
脊髓

斜方肌

胸骨体

升主动脉
左心房
左上肺静脉

左下肺静脉
胸主动脉
第7胸椎

竖脊肌

图 3-3-11　经主动脉窦层面

A. 增强 CT 纵隔窗；B. CT 肺窗；C. 脂肪抑制后 T_1WI

该层面以心包为界，分为前、中、后纵隔，前纵隔位于心包与胸骨体之间，心包与心为中纵隔，后纵隔位于左心房与胸椎椎体之间。心脏前部为右心室的动脉圆锥部，后方的横行腔隙为左心房，两者之间的右侧为升主动脉的根部。左心房两侧分别可见右上肺静脉和左上肺静脉、左下肺静脉与之相连。

右肺有前部的中叶与后部的下叶上段，中叶内有一横行肺静脉、将中叶分为内侧段与外侧段，可见肺门区对应的支气管断面走行；左肺上叶的上舌段与下叶的上段之间有斜裂胸膜走行，肺门区见下叶各段支气管的根部。

12. 经左、右下肺静脉层面　该层面经过第 8 胸椎椎体，显示四腔心的上份断面（图 3-3-12）。

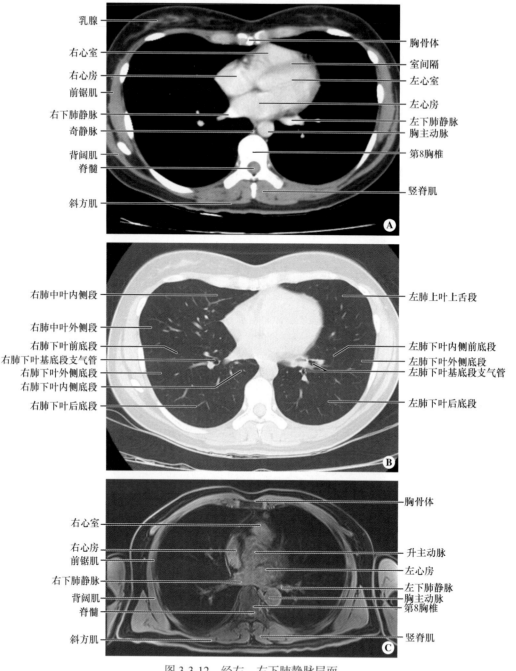

乳腺
右心室
右心房
前锯肌
右下肺静脉
奇静脉
背阔肌
脊髓
斜方肌

胸骨体
室间隔
左心室
左心房
左下肺静脉
胸主动脉
第8胸椎
竖脊肌

右肺中叶内侧段
右肺中叶外侧段
右肺下叶前底段
右肺下叶基底段支气管
右肺下叶外侧底段
右肺下叶内侧底段
右肺下叶后底段

左肺上叶上舌段
左肺下叶内侧前底段
左肺下叶外侧底段
左肺下叶基底段支气管
左肺下叶后底段

右心室
右心房
前锯肌
右下肺静脉
背阔肌
脊髓
斜方肌

胸骨体
升主动脉
左心房
左下肺静脉
胸主动脉
第8胸椎
竖脊肌

图 3-3-12　经左、右下肺静脉层面
A. 增强 CT 纵隔窗；B. CT 肺窗；C. 脂肪抑制后 T_1WI

　　中纵隔内心包包绕四腔心。右心室位于前方，其后方两侧的腔隙分别为右心房和左心室，左、右心室之间可见室间隔结构的断面。左心房位于四腔心的后部，其两侧可见左、右下肺静脉与之相连。

　　右肺断面的前部为中叶的内侧段和外侧段，后部为右肺下叶的基底段，依据前后内外的位置不同分为前底段、后底段、内侧底段和外侧底段，近肺门侧可见下叶的基底段支气管。左肺断面前部为上叶的上舌段，后部为下叶的基底段，可分为内侧前底段、外侧底段和后底段，前底段位于心旁、斜裂的后方，后底段位于支气管断面后方，外侧底段位于后底段的外侧。

13. 经四腔心层面　该层面经过第 8 胸椎的下缘、四腔心的下份（图 3-3-13）。

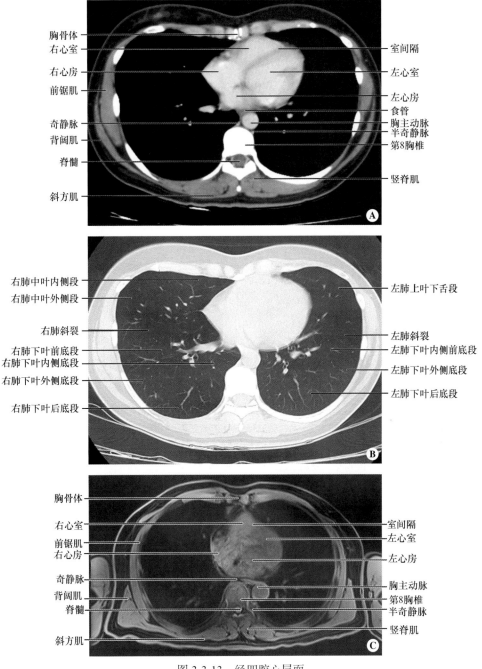

图 3-3-13　经四腔心层面
A. 增强 CT 纵隔窗；B. CT 肺窗；C. 脂肪抑制后 T_1WI

前纵隔内有淋巴组织，中纵隔的四腔心更为明显，结构及位置与上一层面相似。右肺断面斜裂较上一层面逐渐前移，下叶面积逐渐扩大。双肺下叶的分段及位置与上一层面基本相似。右肺中叶及左肺上叶下舌段位于双肺野的前部，较上一层面缩小。

14. 经三腔心层面　此层面经过第 9 胸椎椎体中部（图 3-3-14）。

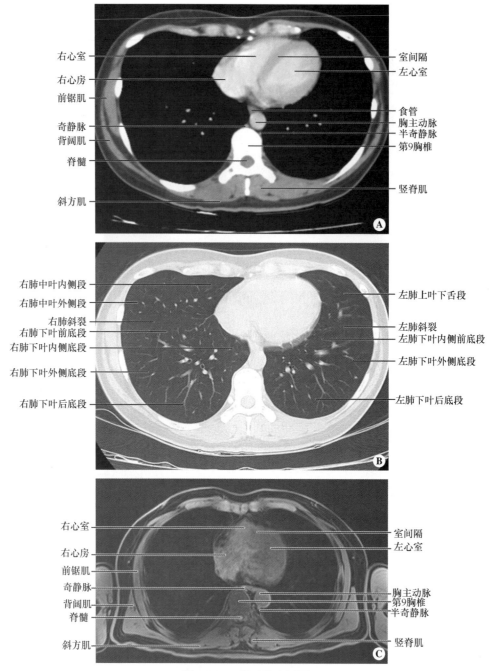

图 3-3-14 经三腔心层面
A. 增强 CT 纵隔窗；B. CT 肺窗；C. 脂肪抑制后 T_1WI

　　中纵隔内心脏为三腔心，可见右心房位于右后方，右前方为右心室，左侧大部分为左心室腔隙，左右心室之间可见较厚的室间隔断面。右肺中叶及左肺上叶下舌段断面体积进一步缩小，后方下叶的基底段进一步扩大，下叶各底段位置同上一层面。

　　15. 经膈腔静脉孔层面　此层面经第 10 胸椎椎体上缘及部分上方椎间盘，恰好经过膈的腔静脉孔（图 3-3-15）。

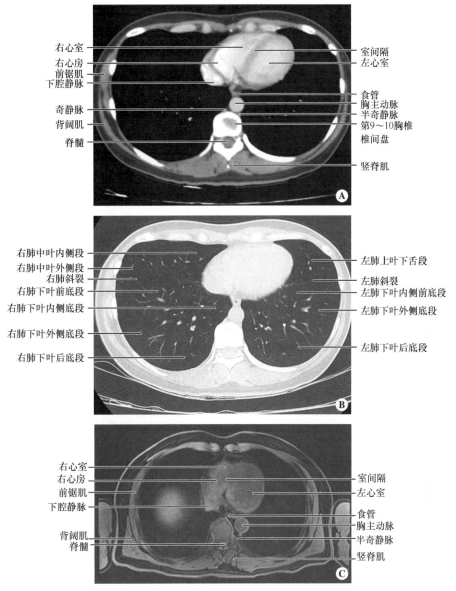

图 3-3-15 经膈腔静脉孔层面
A. 增强 CT 纵隔窗；B. CT 肺窗；C. 脂肪抑制后 T₁WI

　　中纵隔仍为三腔心结构，右心房较上一层面变小，左、右心室占据大部分，右心房的后方为下腔静脉的入口。后纵隔的结构同上一层面，但食管与胸主动脉的位置变为前后关系。此层面左右肺的断面解剖结构位置与上一层面相同，右肺的中叶及左肺的上叶下舌段体积进一步缩小。

16. 经膈食管裂孔层面　此层面经第 11 胸椎椎体下缘（图 3-3-16）。

　　此层面纵隔结构已消失，前方可见腹腔肝组织断面，食管与胸主动脉呈前后关系，位于椎体左前方，胸主动脉右侧有奇静脉、左后方有半奇静脉断面。食管周围有膈环绕，即膈的食管裂孔。

　　右肺断面的中央大部分为膈和肝的右叶，下腔静脉已接近第二肝门区。自前向后右肺中叶内侧段、下叶前底段、外底段及后底段包绕肝右叶分布，中叶内侧段体积已很小。左肺断面中央区为肝左叶断面，周围自前向后有下叶内侧前底段、外侧底段和后底段。

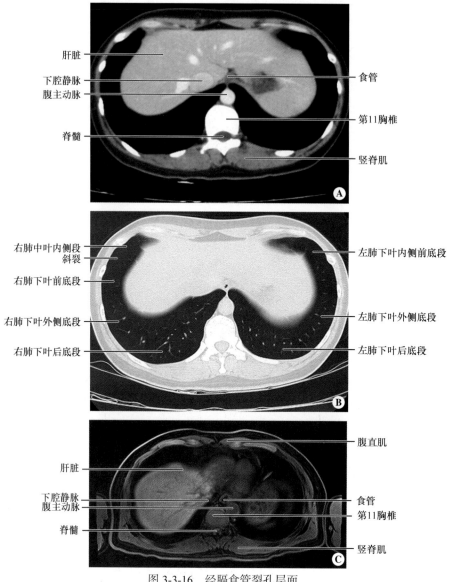

图 3-3-16　经膈食管裂孔层面
A. 增强 CT 纵隔窗；B. CT 肺窗；C. 脂肪抑制后 T_1WI

二、冠状面解剖

　　胸部的冠状面以腋中线为标准平面，自前向后观察其前表面。每个冠状面的断面包括纵隔区、胸壁及胸膜肺区。

　　1. 经胸骨柄的冠状面（图 3-3-17）　纵隔主要为中纵隔的结构，包括有左心室的小部分断面和右心室的断面，与膈下的肝左叶相对应。

　　两侧的胸壁由第 2～8 肋、第 9 肋软骨及各肋间肌组成，前胸壁正中可见胸骨柄、两侧可见第 2 肋软骨部分。右肺可见横行的水平裂，上部分为上叶前段、下部分为中叶；左肺可见左肺上叶，从上至下依次为上叶前段、上舌段和下舌段。两肺上叶在中线处相邻，中间仅以纵隔胸膜相隔。

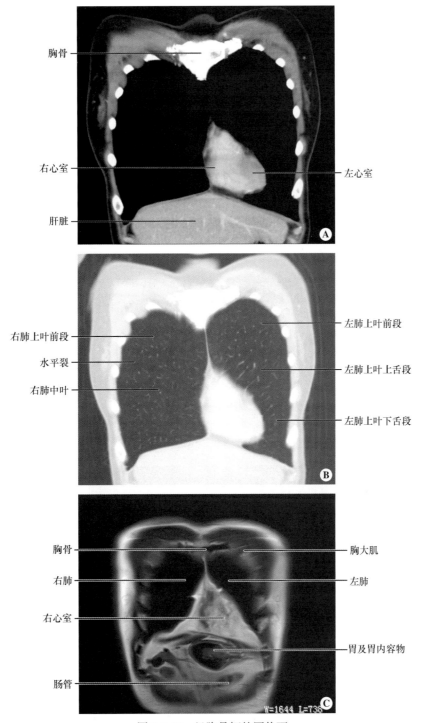

图 3-3-17　经胸骨柄的冠状面
A. 增强 CT 纵隔窗；B. CT 肺窗；C. T$_2$WI 序列

2. 经升主动脉前壁的冠状面（图 3-3-18）　上纵隔内主要有左头臂静脉斜行穿过，断面上端与左侧锁骨胸骨端相邻。升主动脉位于此层面中纵隔的上部中央，升主动脉起始部的左侧有肺动脉干的开口，断面呈圆形。心腔为三腔心结构，左心室和右心室断面最大，位于此层面心脏的底部，右心室的上方有部分右心房的断面、上方有右心耳结构。左右心室间可见较厚的室间隔。

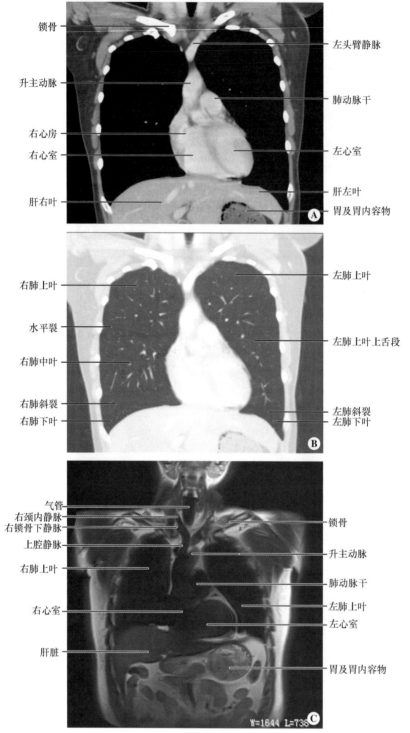

锁骨
升主动脉
右心房
右心室
肝右叶

左头臂静脉
肺动脉干
左心室
肝左叶
胃及胃内容物

右肺上叶
水平裂
右肺中叶
右肺斜裂
右肺下叶

左肺上叶
左肺上叶上舌段
左肺斜裂
左肺下叶

气管
右颈内静脉
右锁骨下静脉
上腔静脉
右肺上叶
右心室
肝脏

锁骨
升主动脉
肺动脉干
左肺上叶
左心室
胃及胃内容物

W=1644 L=738

图 3-3-18　经升主动脉前壁的冠状面
A. 增强 CT 纵隔窗；B. CT 肺窗；C. T$_2$WI 序列

　　右肺可见近似水平走行的水平裂，分隔上叶和中叶肺组织，右肺的下缘可见少量下叶肺组织，其与中叶之间可见部分斜裂胸膜结构。左肺的大部分为上叶、下缘亦可见到少量下叶肺组织，左肺斜裂胸膜清晰可见。

3. 经主动脉口的冠状面（图 3-3-19） 上纵隔内可见粗大的上腔静脉位于最右侧，其左侧可见头臂干于主动脉弓部发出，最左侧可见左颈总动脉向上走行。此层面显示整个升主动脉管腔结构，下端开口处可见主动脉瓣影，与左心室相连。升主动脉的左旁为肺动脉干的断面。升主动脉根部右侧右心房和右心室上下排列。头臂干的上方有气管断面，气管两侧可见少量甲状腺组织。

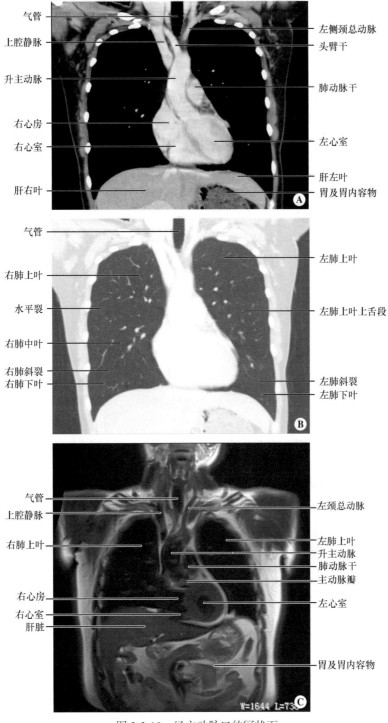

图 3-3-19 经主动脉口的冠状面
A. 增强 CT 纵隔窗；B. CT 肺窗；C. T$_2$WI 序列

水平裂和斜裂将右肺分为上、中、下叶，此层面下叶呈扁平形，中叶呈长方形，上叶呈三角形。左肺也可见斜裂胸膜，其下方可见少量三角形的下叶肺组织，上方的上叶占据左侧胸腔大部分。

4. 经肺动脉权的冠状面（图 3-3-20） 上纵隔内主要为气管结构，其左旁见含气的食管断面。主动脉弓位于气管下段左侧旁。心腔为三腔心结构，左心房和左心室位于左侧、占据大部分心腔结构。主动脉弓与左心房之间可见肺动脉结构，此层面恰好经过肺动脉干分为左右肺动脉。

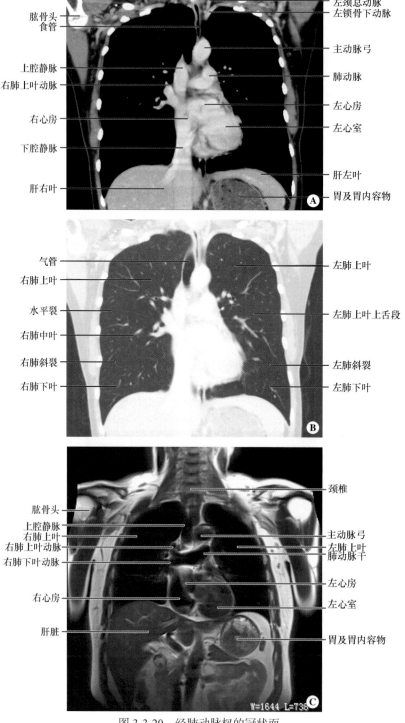

图 3-3-20 经肺动脉权的冠状面
A. 增强 CT 纵隔窗；B. CT 肺窗；C. T_2WI 序列

　　右肺的斜裂和水平裂分隔右肺为上叶、中叶及下叶，上叶的下部可见前段支气管断面，中叶的肺门区可见中叶内外侧的支气管。左肺斜裂分隔左肺为上、下叶，下叶体积仍较小，上叶体积较大，中部可见前段的支气管断面。

　　5. 经气管杈的冠状面（图 3-3-21）　此层面可见典型的气管杈和两侧肺门的结构。纵隔的中央有气管、气管杈和两侧的左右支气管，气管杈水平的左侧可见食管断面，其旁见圆形的主动脉弓。左主支气管较长，入肺门后分为上叶支气管和下叶支气管，左肺上叶支气管的上方有左肺动脉。右主支气管较短，进入肺门后立即分出右肺上叶支气管和中间支气管，右肺中间支气管旁有右肺下叶动脉。心腔结构已较小，主要为左心房。

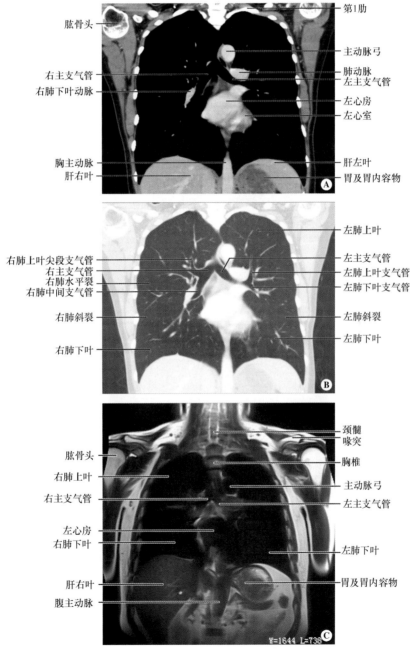

图 3-3-21　经气管杈的冠状面
A. 增强 CT 纵隔窗；B. CT 肺窗；C. T$_2$WI 序列

右肺中叶肺组织已变小，仅见外侧段的一部分，位于中部；上叶主要为尖段的肺组织，近肺门区可见上叶尖段的支气管。左肺被斜裂分为上叶和下叶，与上一层面相似。

6. 经胸主动脉的冠状面（图 3-3-22）　此层面纵隔只剩下后纵隔的胸主动脉，右侧可见脊柱，由椎体及椎间盘组成。右肺的水平裂在斜裂的中下部与之相交，中叶较上一层面进一步缩小。左肺的斜裂分隔上、下叶，下叶的中间可见底段的支气管走行。

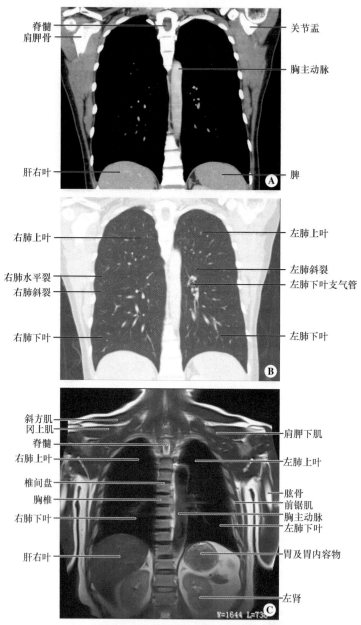

图 3-3-22　经胸主动脉的冠状面
A. 增强 CT 纵隔窗；B. CT 肺窗；C. T$_2$WI 序列

三、矢状面解剖

胸部矢状面是以正中矢状面的标准层面，向左右两侧断层，自左向右描述每一层面的结构。

1. 经左侧第 3 肋中份的矢状面（图 3-3-23）　胸腔内左肺斜裂自后上向前下斜行穿过肺野，上方为左肺上叶、前方为上叶的舌段，下方为左肺下叶，呈三角形。

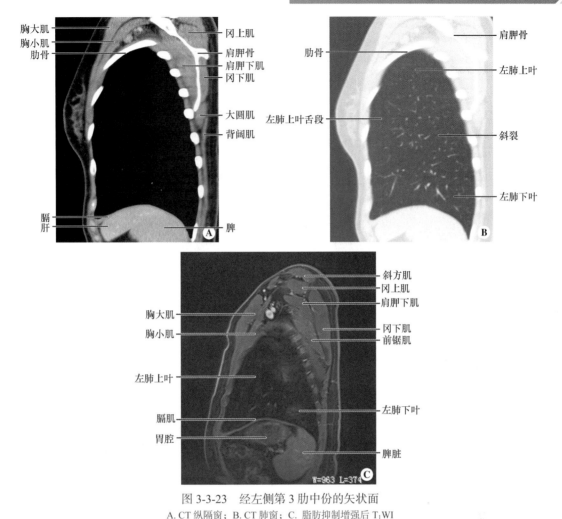

图 3-3-23 经左侧第 3 肋中份的矢状面
A. CT 纵隔窗；B. CT 肺窗；C. 脂肪抑制增强后 T_1WI

　　肩胛骨的前方为肩胛下肌，肩胛冈的上方为冈上肌、下方为冈下肌。冈下肌的下方有大圆肌。腋窝位于胸大肌、胸小肌与肩胛下肌之间，内有腋动脉、腋静脉和臂丛神经走行。

　　2. 经左侧第 2 肋中份的矢状面（图 3-3-24）　胸腔前壁由肋骨、肋软骨及肋间肌、前方的胸大肌和胸小肌组成，胸大肌的浅层可见乳腺腺体结构。左肺斜裂分隔左肺为上、下叶。上叶位于前上方、下叶位于后下方。下叶呈三角形，尖端朝向后上，底位于膈面，与下方的肝、脾相对。

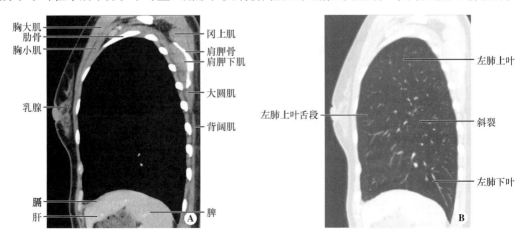

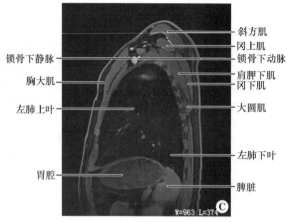

图 3-3-24　经左侧第 2 肋中份的矢状面
A. CT 纵隔窗；B. CT 肺窗；C. 脂肪抑制增强后 T_1WI

3. 经左侧第 1 肋外侧的矢状面（图 3-3-25）　胸腔内出现了左心室的结构，位于前下方，周围有心包腔和心包。上叶肺门区有上叶及尖后段的支气管断面，下叶肺门区有下叶及后基底段的支气管断面，可见左肺下叶动脉自肺门向下走行。

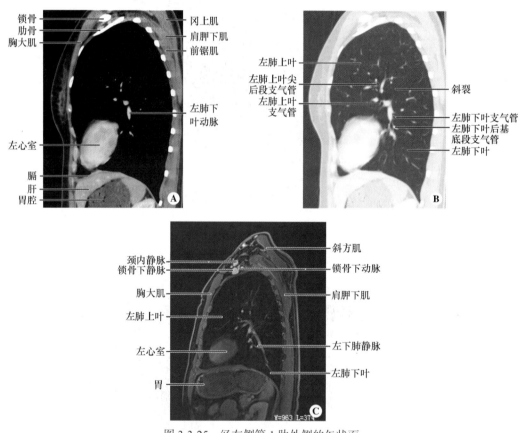

图 3-3-25　经左侧第 1 肋外侧的矢状面
A. CT 纵隔窗；B. CT 肺窗；C. 脂肪抑制增强后 T_1WI

4. 经左肺门的矢状面（图 3-3-26）　胸腔肺门区可见条状走行的左肺动脉断面，其下方可见左下肺静脉，两者之间有分别向上下走行的上叶支气管和下叶支气管断面。前上部为左肺上叶，舌叶位于心脏前方；左肺下叶位于斜裂、肺门及心脏后方。左下肺静脉的前方有左、右心室及心包、心包腔结构。

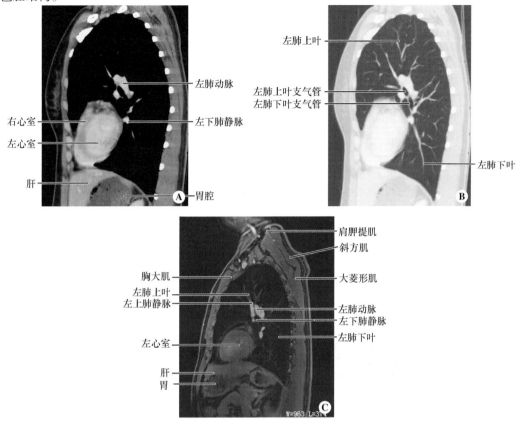

图 3-3-26　经左肺门的矢状面
A. CT 纵隔窗；B. CT 肺窗；C. 脂肪抑制增强后 T_1WI

5. 经肺动脉干的矢状面（图 3-3-27）　胸腔被心脏及大血管占据大部分，左肺结构分为前后两个小部分，前部分为左肺的舌叶，后部分为上叶，位于降主动脉及胸主动脉的后方，呈长条形。此层面胸腔中的心腔最大，主动弓呈弓形位于纵隔最上方，向下延续为胸主动脉；胸主动脉上段前方的椭圆形空气腔隙为左主支气管结构，其水平前方有肺动脉干及部分左肺动脉的断面。左心房位于后部、紧贴胸主动脉前方，两者之间有较扁平的食管腔走行；左心房的前方为升主动脉的主动脉瓣断面，右心室位于前下部，贴近前胸壁。

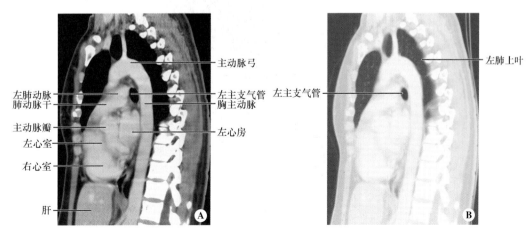

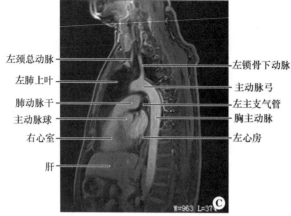

图 3-3-27 经肺动脉干的矢状面

A. CT 纵隔窗；B. CT 肺窗；C. 脂肪抑制增强后 T_1WI

6. 经胸部正中的矢状面（图 3-3-28） 气管自前上向后下走行，上段气管的前方有甲状腺峡部组织，气管的下端有气管隆嵴。气管的下方、升主动脉的后方有圆形的血管为右肺动脉，其下方有类椭圆形的左心房。升主动脉的上方左头臂静脉与头臂干前后排列，下方有右心房结构。位于心及大血管的前方、胸骨后方的肺组织为右肺上叶、中叶的前缘，脊柱前方的条状肺组织为右肺的上、下叶的后缘。

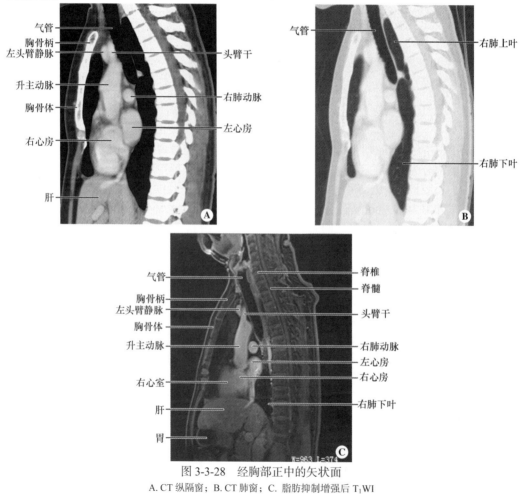

图 3-3-28 经胸部正中的矢状面

A. CT 纵隔窗；B. CT 肺窗；C. 脂肪抑制增强后 T_1WI

7. 经上腔静脉的矢状面（图 3-3-29） 胸腔中央为纵隔结构，最下方的心脏腔隙为右心房，其上方有升主动脉的部分断面，上腔静脉自前上向后下走行汇入右心房内。上腔静脉后方类圆形的血管腔隙为右肺动脉断面，其下方分别为右上肺静脉、右下肺静脉。右主支气管位于上腔静脉的后方，其后侧紧贴的小血管断面为奇静脉。胸腔纵隔前方为右肺上叶前段及中叶的内缘部分，后方与脊柱之间有上、下叶的内缘部分。

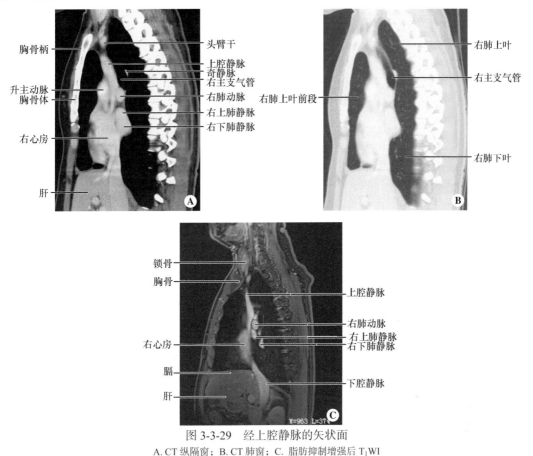

图 3-3-29 经上腔静脉的矢状面
A. CT 纵隔窗；B. CT 肺窗；C. 脂肪抑制增强后 T_1WI

8. 经右肺门的矢状面（图 3-3-30） 纵隔结构明显缩小，可见右心房位于前下部，右肺门区自上而下分别有右肺上叶动脉、右肺动脉及右上肺静脉，后方有右肺上叶尖段支气管、上叶支气管的断面上下排列。右肺斜裂分隔上叶及中、下叶，水平裂显示不明显。上叶尖段与前段之间可见右头臂静脉的断面。

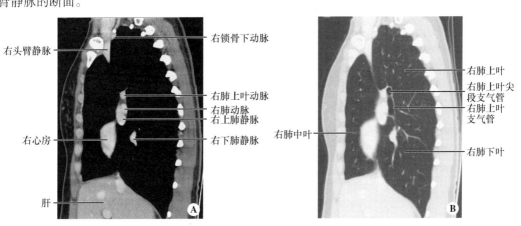

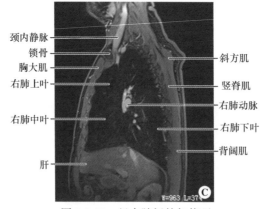

图 3-3-30　经右肺门的矢状面

A. CT 纵隔窗；B. CT 肺窗；C. 脂肪抑制增强后 T_1WI

9. 经右侧第 1 肋外侧的矢状面（图 3-3-31）　胸腔内右肺斜裂和水平裂清晰可见，将右肺分为上部分的上叶、后下部分的下叶及前下部分的中叶，各叶均可见相对应的支气管与肺段动脉走行。

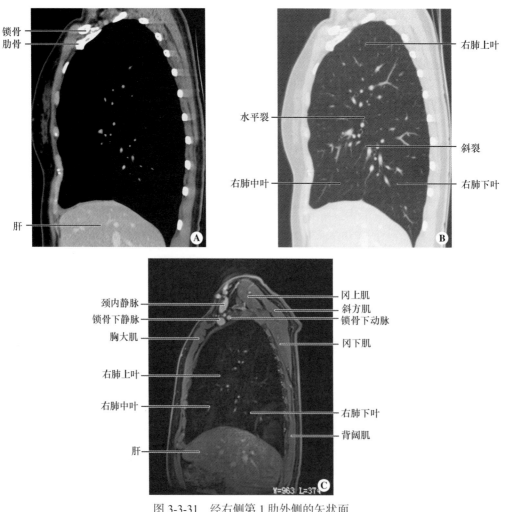

图 3-3-31　经右侧第 1 肋外侧的矢状面

A. CT 纵隔窗；B. CT 肺窗；C. 脂肪抑制增强后 T_1WI

10. 经右侧第 2 肋中份的矢状面（图 3-3-32）　胸腔内右肺水平裂和斜裂分隔上、中、下叶，结构与上一层面相似。开始出现肩胛骨结构，肩胛骨呈长条状，其前方有肩胛下肌，后方上部有冈上肌、下部有冈下肌，冈上肌的上方有斜方肌。锁骨的前下方有胸大肌、下方有胸小肌和锁骨下肌，锁骨下肌的下方有腋动脉、静脉和臂丛神经走行。

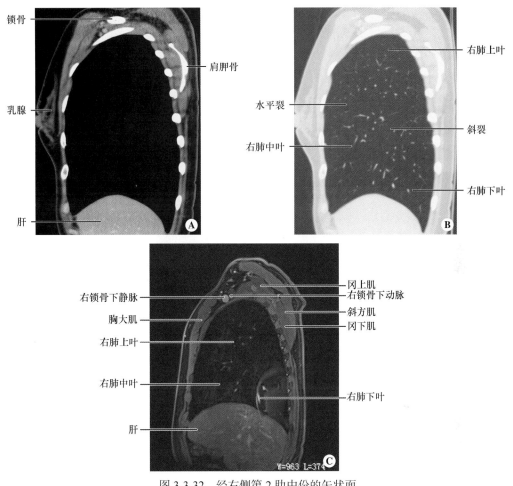

图 3-3-32　经右侧第 2 肋中份的矢状面
A. CT 纵隔窗；B. CT 肺窗；C. 脂肪抑制增强后 T_1WI

四、常见解剖变异和典型病变

（一）常见解剖变异

1. 奇静脉裂　是常见的肺解剖变异，为奇静脉弓发育异常，随同周围的胸膜在右肺上叶形成一条较深切迹（图 3-3-33）。

2. 肺动静脉瘘（pulmonary arterio-venous fistula）　又称肺动静脉畸形，是肺部的动脉和静脉直接相通而引起的血流短路，多为先天性，少数可由于胸部创伤累及肺血管而形成（图 3-3-34）。

3. 肺隔离症（pulmonary sequestration）　又称支气管肺隔离症，为胚胎时期一部分肺组织与正常肺分离而单独发育而成（图 3-3-35）。

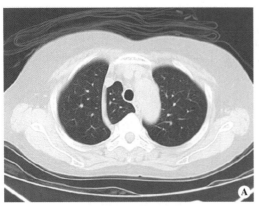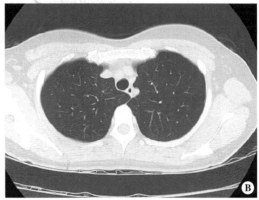

图 3-3-33　奇静脉裂与正常对照

A. 右肺上叶奇静脉裂；B. 同层面正常对照

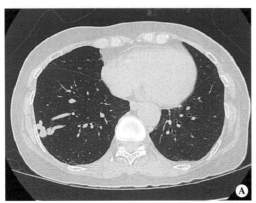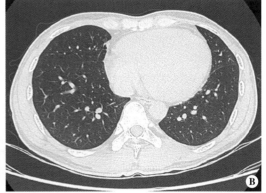

图 3-3-34　肺动静脉瘘与正常对照

A.右肺下叶外底段迂曲扩张异常血管影与肺动脉及静脉的分支均相连；B. 同层面正常对照

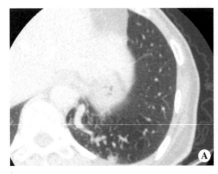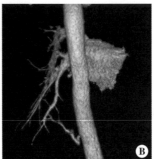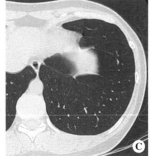

图 3-3-35　肺隔离症与正常对照

A. 左肺下叶内底段肺隔离症，可见肺内迂曲异常血管影；B.CT 血管造影显示供血动脉直接从腹主动脉发出；C. 同层正常对照

（二）典型病变

1. 支气管扩张（bronchiectasis）　是指支气管内径的异常增宽，为较常见的一种慢性支气管疾病，可为先天性，但大多为后天性（图 3-3-36）。

2. 周围型肺癌　肺癌是原发于支气管的上皮、腺上皮或肺泡上皮的恶性肿瘤，周围型肺癌是指发生于肺段以下支气管的肺癌（图 3-3-37）。

3. 气胸　胸壁外伤时累及胸膜，或胸膜下肺大疱破裂时，气体进入胸膜腔称气胸（图 3-3-38）。

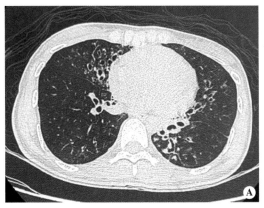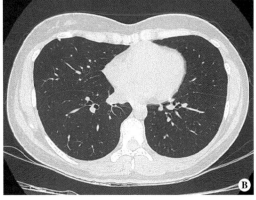

图 3-3-36 支气管扩张与正常对照
A. 典型的肺支气管扩张，显示双肺的支气管呈柱状或囊状明显扩张，管壁增厚；B. 同层面正常对照

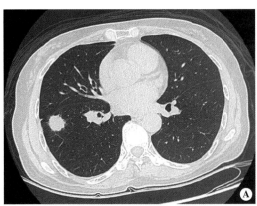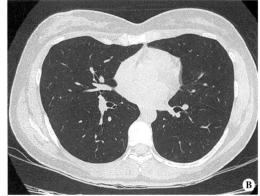

图 3-3-37 周围型肺癌与正常对照
A. 右肺下叶外底段周围型肺癌，呈软组织密度结节，边缘有浅分叶和短毛刺；B. 同层面正常对照

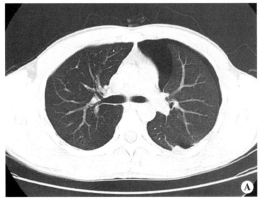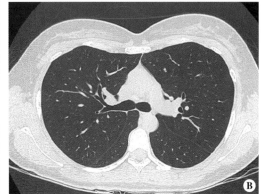

图 3-3-38 气胸与正常对照
A. 左侧气胸，表现为左侧胸腔内气体影，左肺上叶肺组织轻度压缩；B. 同层面正常对照

案例 3-1-1 分析讨论

1. 本案例中患者的大叶性肺炎累及了右肺的中叶。右肺中叶可以分为内侧段和外侧段，病变内可见残留的充气支气管影像，可以清楚地辨识出内侧段和外侧段的支气管从肺门发出。右肺中叶上方及前方通过水平裂胸膜与上叶相隔，下方及后方通过斜裂胸膜与下叶相隔。右肺中叶的定位最为直观和准确的方法是观察右肺矢状面的断面，可以清楚显示右肺中叶呈三角形位于水平裂和斜裂胸膜之间。

　　2. 胸部 X 线片是怀疑肺炎的首选影像学检查方法，因胸部 X 线片价格便宜、方便快捷，并且患者所受放射剂量远小于胸部 CT 检查。常规胸部 X 线片对于诊断肺炎具有很高的价值，并能初步定位、进行治疗后的复查对比。当发现大叶性肺炎并需要与肺不张、肺肿块等相鉴别的时候，或者治疗后复查肺炎无好转的情况下，需要进一步行胸部 CT 平扫或增强检查明确诊断。

第四节　心脏大血管解剖

案例 3-4-1

　　患者，男，10 岁，因发现心脏杂音 4 年入院。心率 118 次/分。胸骨左缘第 3 肋间可闻及 3/6 级收缩期杂音，P₂ 增强。行心脏大血管 CTA 检查（图 3-4-1）。

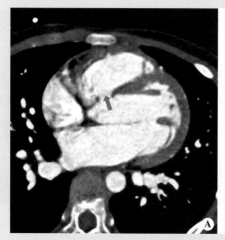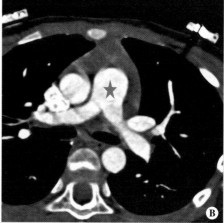

图 3-4-1　心脏大血管 CTA 检查
A. 显示室间隔连续性中断（↑）；B. 显示肺动脉干增宽（☆），直径大于同层面升主动脉

问题：
　　1. 以上病例的影像学诊断是什么，血流动力学发生了何种变化？
　　2. 先天性心脏病应首选何种影像学检查方法？CT 检查在哪方面具有优势？

一、横轴位断面解剖

　　横轴位是最常应用的标准体位，它能清楚地显示心脏及大血管的结构关系，了解各房室间的解剖位置。

　　1. 头臂干层面　可见 5 个血管断面，从右向左依次为上腔静脉、左头臂静脉、头臂干、左颈总动脉、左锁骨下动脉，排列于气管侧前方及前方（图 3-4-2）。

　　2. 主动脉弓层面　可见主动脉弓及右侧的上腔静脉，后方可见气管及食管位于椎体前方（图 3-4-3）。

　　3. 主-肺动脉窗层面　上界为主动脉弓下缘，下界为左肺动脉，前方为升主动脉，后方为气管及降主动脉，此间隙即主-肺动脉窗。上腔静脉位于升主动脉右后方，奇静脉由脊柱前方，绕过气管右缘汇入上腔静脉（图 3-4-4）。

　　4. 左肺动脉层面　又称气管隆嵴层面。该层面可见左、右主支气管，升主动脉位于前方，其左后方、左主支气管左侧弧形走行的为左肺动脉。上腔静脉位于升主动脉右后方，奇静脉位于降主动脉右侧（图 3-4-5）。

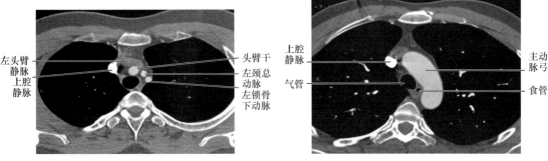

图 3-4-2　头臂干层面 CT 图像　　　　图 3-4-3　主动脉弓层面 CT 图像

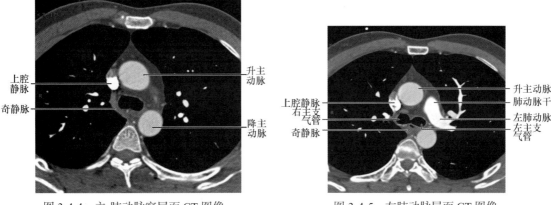

图 3-4-4　主-肺动脉窗层面 CT 图像　　　图 3-4-5　左肺动脉层面 CT 图像

5. 肺动脉干及左右肺动脉层面　可见肺动脉干分出左右肺动脉。降主动脉及奇静脉位置同前（图 3-4-6）。

6. 右肺动脉层面　升主动脉位于前方，其左侧为肺动脉干，向右后走行分出右肺动脉，呈弧形绕过升主动脉后方入右肺门。升主动脉与右肺动脉间为上腔静脉。左上肺静脉位于左主支气管左前方，后方为左肺动脉（图 3-4-7）。

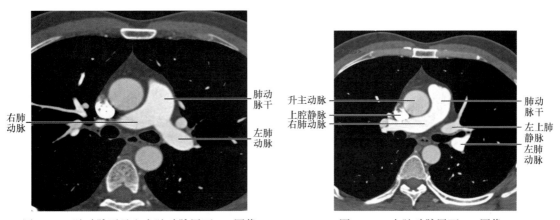

图 3-4-6　肺动脉干及左右肺动脉层面 CT 图像　　　图 3-4-7　右肺动脉层面 CT 图像

7. 主动脉根部层面　见主动脉窦，前部为右冠状动脉窦，左后为左冠状动脉窦，右后为无冠状动脉窦。左冠状动脉窦位置略高于另两窦。此层面开始可以观察到冠状动脉主干及其分支，相关内容将在后面单独详述。①左冠状动脉层面：升主动脉根部居中，前方为肺动脉干或右室流出道，后方为左心房及左心耳，右侧为右心耳，右后方为上腔静脉。左心房两侧可见双侧上肺静脉连接心房（图 3-4-8）。②右冠状动脉层面：升主动脉根部居中，前方为右室流出道，左侧为左心室顶部，右侧为右心房（可见上腔静脉汇入右心房），后方为左心房及肺静脉（多为下肺静脉）。此层面可见右冠状动脉窦发出的右冠状动脉近段（图 3-4-9）。

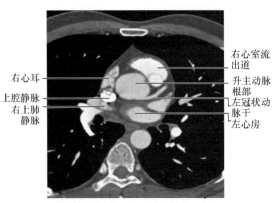

图 3-4-8　左冠状动脉层面 CT 图像

8. 左心室流出道层面　可见位于左后侧的左心房、左前侧的左心室、右后侧的右心房、右前侧的右心室及主动脉窦、左心室流出道。此层面可观察到左房室间的二尖瓣和右房室间的三尖瓣。三尖瓣位置较二尖瓣略低。心室间可见室间隔，心房间可见房间隔。左心室壁较右心室壁厚，腔内可见乳头肌影。右心室腔内在扫描清晰的情况下可观察到腔内前部横形的调节束。前室间沟、左房室沟及右房室沟内分别可见前降支、回旋支及右冠状动脉走行（图 3-4-10）。

9. 左心室体部层面　可见左右心房及心室 4 个心腔（图 3-4-11）。

10. 左心室膈面层面　可见左右心室、右冠状动脉远段及右后方的下腔静脉（图 3-4-12）。

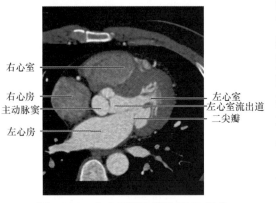

图 3-4-10　左心室流出道层面 CT 图像

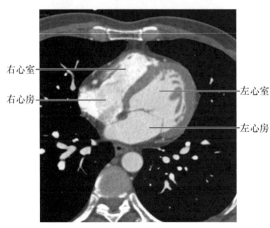

图 3-4-11　左心室体部层面 CT 图像

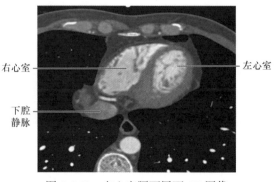

图 3-4-12　左心室膈面层面 CT 图像

二、长轴位断面解剖

心脏的长轴断面主要包括左心室流入道和流出道断面、右心室流出道断面。

1. 左心室流入道长轴断面 通过二尖瓣-心尖连线的层面，相当于左心房和左心室的中部，可显示左心室腔内各乳头肌及二尖瓣（图 3-4-13）。

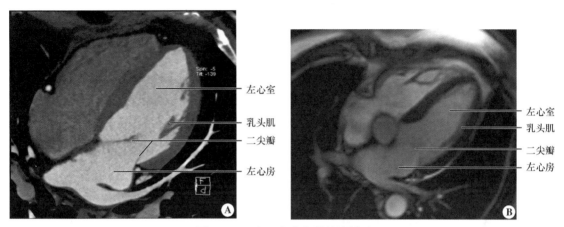

图 3-4-13 左心室流入道长轴断面
A. CT 图像；B. MRI 图像

2. 左心室流出道长轴断面 可以清楚地显示左心室流出道、主动脉瓣及升主动脉根部（图 3-4-14）。

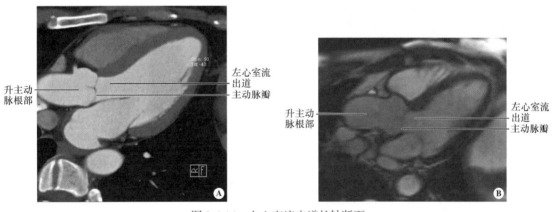

图 3-4-14 左心室流出道长轴断面
A. CT 图像；B. MRI 图像

3. 右心室流出道长轴断面 通过肺动脉干长轴的矢状切面，可显示右室流出道、肺动脉瓣、肺动脉干。肺动脉高压时，右心室流出道扩张，前后径增大；法洛四联症或右室流出道发育不良时前后径变小（图 3-4-15）。

三、短轴位断面解剖

垂直于二尖瓣-心尖的连线。短轴位可以清晰地显示左心室各壁心肌情况，结合影像观察可以了解心肌收缩和心肌壁增厚或变薄情况。

1. 主动脉根部层面 主动脉根部位于中央，可见 3 个主动脉窦，前方为右冠状动脉窦、左后侧为左冠状动脉窦、右后为无冠状动脉窦。右冠状动脉窦发出右冠状动脉，左冠状动脉窦发出左冠状动脉（图 3-4-16）。

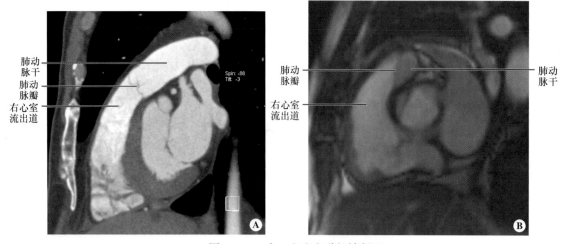

图 3-4-15　右心室流出道长轴断面

A. CT 图像；B. MRI 图像

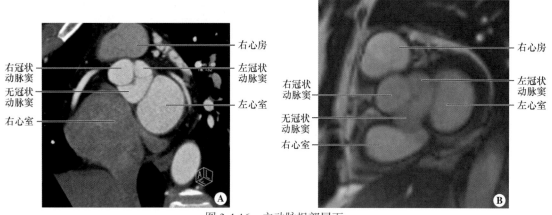

图 3-4-16　主动脉根部层面

A. CT 图像；B. MRI 图像

2. 二尖瓣层面　可见左心室及二尖瓣，右前方为右心室（图 3-4-17）。

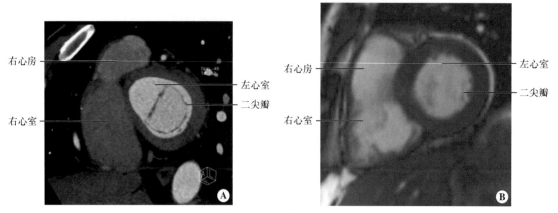

图 3-4-17　二尖瓣层面

A. CT 图像；B. MRI 图像

3. 左心室体部层面　左心室呈卵圆形，可以显示左心室前间隔壁、侧壁、侧后壁、后壁及室间隔。左心室腔内类圆形充盈缺损为前、后乳头肌影（图 3-4-18，3-4-19）。

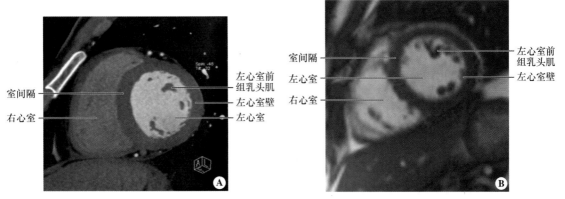

图 3-4-18 左心室体部层面
A. CT 图像；B. MRI 图像

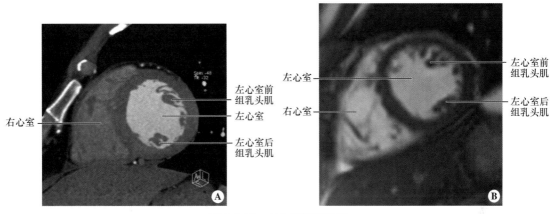

图 3-4-19 左心室体部层面
A. CT 图像；B. MRI 图像

案例 3-4-2

患者，女，72 岁，发作性胸闷、胸痛 3 个月，活动时明显，每次 3～5 分钟，休息后缓解。伴头痛、头晕、乏力。无高血压、糖尿病等病史。体格检查：BP 130/70mmHg，双肺听诊无异常，心率 70 次/分，心律齐，无杂音。行冠状动脉 CTA 检查，见图 3-4-20。

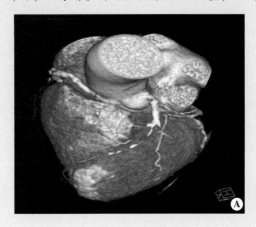

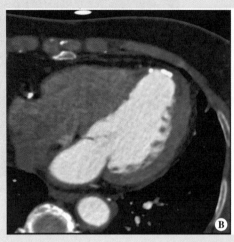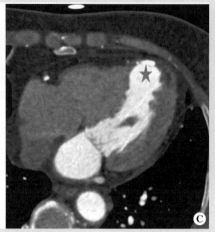

图 3-4-20　冠状动脉 CTA 图像

A～C.分别为 VR 图像、舒张期横轴位、收缩期横轴位，显示前降支管腔狭窄-闭塞、心尖部室壁瘤（收缩期正常室壁增厚，心腔缩小，室壁瘤瘤壁无增厚，瘤腔相对扩大☆）

问题：

1. 室壁瘤产生的原因是什么？

2. 观察冠状动脉病变可选用哪些影像学检查方法？各种影像学检查方法分别有何优势？

四、冠状动脉

冠状动脉为分布在心外膜下和心肌壁内、外的血管，将血液运输到心脏毛细血管床。

冠状动脉主要分支：左、右冠状动脉，两者分别发自于主动脉根部的左、右冠状动脉窦。

1. 左冠状动脉　起于左冠状动脉窦，主干很短，0.5～2.0cm，走行于左心耳与肺动脉干之间，行至左冠状沟时分为前降支和回旋支（图 3-4-21）。前降支向前下沿前室间沟走行，与其分支（对角支、右心室前支、左圆锥支、前间隔支）分布于左室前壁、前乳头肌、心尖、右室前壁一小部分、室间隔的前 2/3 及心传导系统的右束支和左束支的前半，其末梢多数绕过心尖切迹止于后室间沟下 1/3，部分止于中 1/3 或心尖切迹，可与后室间支末梢吻合。回旋支沿左房室沟环状向后至左心室膈面，与其分支分布于左心房、左心室前壁一小部分、左室侧壁、左室后壁的大部，甚至可达左心室后乳头。两者间也可发出中间支。

2. 右冠状动脉　起于右冠状动脉窦，行于右心耳与肺动脉干之间，再沿右房室沟右行，绕心锐缘至膈面的冠状沟内，沿途发出右圆锥支、锐缘支、后降支、左室后支分布于右心房、右心室前壁大部分、右心室侧壁和后壁的全部、左心室后壁的一部分和室间隔后 1/3（图 3-4-22）。

左、右冠状动脉在心胸肋面的分布变异不大，而在心膈面的分布范围有较大变异。按 Schlesinger 分型原则，以后室间沟为标准，根据后降支来源分为右冠优势型、均衡型及左冠优势型 3 型，分别来源于右冠状动脉、左右冠状动脉及左冠状动脉。

五、冠状静脉

冠状静脉多伴行于相邻的冠状动脉，最后大多汇总入冠状静脉窦，注入右心房，亦可有部分直接注入右心房。其主要属支有心大静脉、心中静脉及心小静脉。

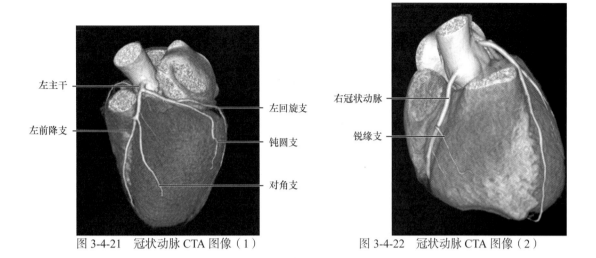

图 3-4-21　冠状动脉 CTA 图像（1）　　　　　图 3-4-22　冠状动脉 CTA 图像（2）

（左主干、左前降支、左回旋支、钝圆支、对角支）　　（右冠状动脉、锐缘支）

心大静脉与心小静脉走行于房室沟内，故其显影处可作为房室交界的标志。前室间静脉（心大静脉于前室间沟走行部分）与后室间静脉（即心中静脉）走行于室间沟内，故其显影处可作为心室分界的标志（图 3-4-23）。

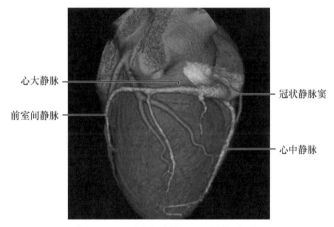

图 3-4-23　冠状动脉 CTA 图像（3）

（心大静脉、前室间静脉、冠状静脉窦、心中静脉）

六、常见解剖变异和典型病变

（一）迷走右锁骨下动脉

迷走右锁骨下动脉是最常见的主动脉弓畸形，发病率约为 1/200，常起始于主动脉弓和降主动脉的连接部，成为主动脉弓的第 4 支头臂动脉分支，走行于食管的后方并向右上方斜行，极少数在气管与食管之间穿过。CT 表现为气管右侧或右后侧的类圆形结节，走行于食管后方，沿气管右侧向腋窝方向延伸（图 3-4-24）。

（二）主动脉夹层动脉瘤

主动脉夹层动脉瘤，为主动脉壁中膜血肿或出血，病因尚不清楚，主要因素为高血压，主动脉腔内的高压血流灌入中膜形成血肿，并使血肿在动脉壁内扩展延伸。多数在主动脉壁内可见两个破口，分别为入口和出口，也可为多处破口，形成双腔主动脉；少数没有破口，为主动脉壁内出血。

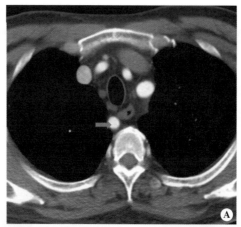

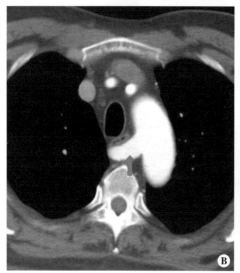
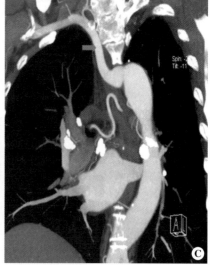

图 3-4-24　迷走右锁骨下动脉

A、B. 横断面 CT 显示右锁骨动脉走行于食管后方（→）；C.冠状面显示右锁骨下动脉直接发自主动脉弓

　　按 DeBakey 分型：Ⅰ型破口位于升主动脉，累及升主动脉、主动脉弓，甚至降主动脉；Ⅱ型破口位于升主动脉，局限于升主动脉；Ⅲ型破口位于降主动脉，以左锁骨下动脉开口为常见，累及范围可局限或广泛。Stanford 分型分为 A、B 两型：A 型包括 DeBakey 中的Ⅰ型和Ⅱ型，B 型相当于 DeBakey 中的Ⅲ型。主动脉夹层 CTA 检查见图 3-4-25。

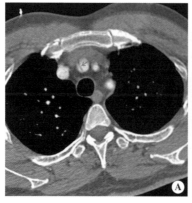
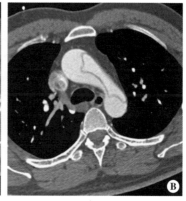

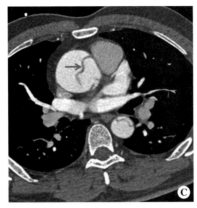
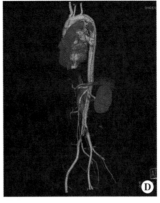

图 3-4-25　主动脉夹层动脉瘤

A～C. 横断面 CT 显示升主动脉、主动脉弓及降主动脉呈双腔，累及头臂干，可见内膜片（→）；D.VR 示主动脉全程至髂动脉水平
呈双腔结构

（三）肺静脉异位引流

肺静脉完全性异位引流时，四支肺静脉汇合后连接至某一体循环，分心上型和心下型。心上型连接至左上腔静脉、冠状窦、右上腔静脉、右心房或奇静脉（图 3-4-26）；心下型则从汇合部有一血管经食管裂孔进入腹腔，止于门静脉或其分支。完全畸形连接必有房间交通，如房间隔缺损或卵圆孔未闭，肺静脉血才能进入左心。

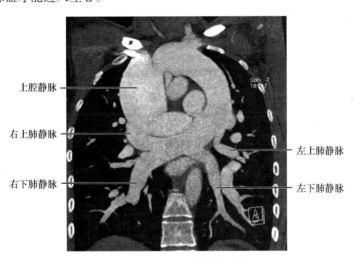

图 3-4-26　肺静脉异位引流

> **案例 3-4-1 分析讨论：**
>
> 1. 诊断为室间隔缺损。正常生理状态下，右心室压力约为左心室压力的 1/4，室间隔缺损时，由于存在左、右心室间巨大的压力差，产生心室水平左向右分流，致使左、右心室容量负荷增大，心腔扩大。分流造成肺循环血量增加使肺血管内阻力升高，血管内膜及中层增厚，使肺动脉及右心室压力逐渐升高，造成肺动脉高压。当右心室压力接近左心室时，心室水平出现以右向左分流为主的双向分离，患者表现为发绀，即艾森门格综合征（Eisenmenger syndrome）。
>
> 2. 心脏超声是诊断先天性心脏病的首选影像学检查方法，无辐射，时间分辨率较高，能准确显示心内畸形，且可同时测量心功能及估测肺动脉压力。但对操作者依赖性大，空间分辨率低，且因超声不能穿透肺组织，对心外大血管结构显示不佳。多层螺旋 CT 时间及空间分辨率高，可任意层面重组图像，可显示心内、心外畸形的直接及间接征象，并可同时评估肺组织，对冠状动脉等细微结构的显示亦有帮助。

案例 3-4-2 分析讨论：

1. 大面积透壁的心肌梗死，形成一个界线相对清楚的瘢痕，这个区域由纤维结缔组织构成，心室壁变薄，心室收缩时运动消失或反向运动，形成室壁瘤。

2. 常用影像学检查方法有 CTA、MRI、核医学、冠状动脉造影。CTA 用于冠心病中高危患者的筛查及术后随访，对冠心病的阴性预测值达 95%。MRI 主要用于评估心肌情况及心功能。核医学检查可评价心肌缺血及心肌活性。冠状动脉造影是冠心病诊断的"金标准"，可明确有无冠状动脉病变，狭窄部位、程度，同时可以观察管腔血流速度。在诊断的同时可行介入治疗。

（邱士军，陈月芹，王宏琛）

本 章 小 结

本章第一节回顾了胸部大体解剖的知识，包括纵隔的分区方法，纵隔内主要的间隙、心包主要间隙，主-肺动脉窗、心包窦和心包隐窝等的位置；肺的大体解剖、肺门和肺根部结构及其排列。肺段的名称、位置和肺血管的大体解剖。

第二节介绍了正常胸部 X 线的影像解剖表现。

第三节主要讲述了胸部的连续横断面解剖，包括纵隔内结构心脏、大血管、食管等的形态特点和位置；肺门的连续层面横断面的形态和位置，肺段在横断面上的具体划分，划分的标志性结构。介绍了胸部冠状面和矢状面的断面影像解剖，主要包括纵隔结构和肺段影像解剖。简单介绍了胸部的一些典型先天变异和典型病变的影像学表现。

第四节主要讲述了心脏横断面、长轴和短轴的 CT 影像学解剖表现，介绍了心脏的冠状动脉和冠状静脉解剖结构。简单讲述了一些心脏大血管的先天变异和临床典型病变的影像学表现。

思考题：

1. 胸部的连续横断层解剖中，在主动脉弓上缘以上层面，上纵隔内管道结构排列的特点有哪些？

2. 简述胸部经肺动脉权横断层面的主要结构。

3. 简述主-肺动脉窗的位置、内容与临床意义。

4. 纵隔有哪些分区、内有哪些间隙及其内容物分别是什么？

解析要点：

1. 上纵隔内存在的主要管道结构包括有气管，食管，左、右头臂静脉，头臂干，左颈总动脉，左锁骨下动脉。在经第 2 胸椎椎体层面的断面中，掌握气管、食管、左头臂静脉、左颈总动脉和左锁骨下动脉的排列方式。在经颈静脉切迹的层面和经胸肋结合上缘的层面，头臂干、右头臂静脉出现，掌握各管道结构的相对位置的变化。

2. 胸部经肺动脉权横断面是一个重要的层面，此层面上纵隔内有升主动脉、上腔静脉、肺动脉干分为左右肺动脉及左右主支气管，掌握它们的相对位置，与胸主动脉食管和奇静脉的位置。肺窗见上叶有前段、尖后段及下叶的上段，掌握它们的相对位置，下叶与上叶之间有斜裂胸膜分隔。

3. 位于主动脉弓的下方和左肺动脉上方之间，右侧为下段气管和食管的左侧，左侧则为左肺。右侧和下部气管前间隙相通，左侧与主动脉升部前外方的血管前间隙相通。此区内含有淋巴结（包括动脉韧带组淋巴结）、动脉韧带和喉返神经等结构。此区域对于动脉导管未闭和主动脉弓等发育畸形的诊断有重要意义。

4. 纵隔的四分法，分上、前、中、后纵隔，掌握各分区的界线。其包括有气管前间隙、气管后间隙、血管前间隙、胸骨后间隙、隆突下间隙和主-肺动脉窗间隙，掌握各间隙内对应的结构，如血管前间隙内有左头臂静脉和胸腺组织。

第四章 腹 部

学习要求

记忆：腹膜腔及其脏器、腹膜后间隙及其脏器的组成，消化道、肝胆胰脾及腹膜后间隙脏器的形态特点，大血管的主要分支及属支，熟悉腹膜腔的分区、腹膜后间隙的通连关系。

理解：消化系统中消化道、实质脏器的形态特点，肾及肾上腺的形态特征，熟悉腹腔脏器的血液循环特征。

运用：掌握消化道及实质脏器、泌尿系各种影像学方法的表现（包括横断面、冠状面、矢状面等），并能够运用于影像图片的判读。

第一节 大体解剖

案例 4-1-1

患者，男，51 岁。反复腹痛 1 年余，近期进行性加重。上腹部增强 CT 提示胰腺占位性病变，胰腺癌可能性大，见图 4-1-1。后经病理学确诊为胰腺腺癌。

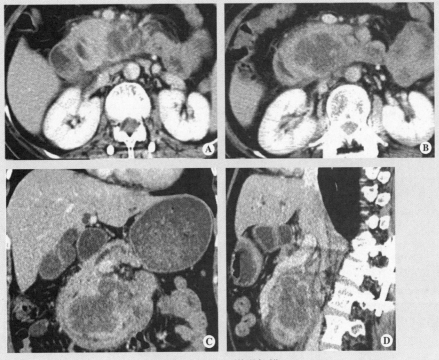

图 4-1-1 CT 增强扫描

A. 横断面动脉期；B. 横断面门脉期；C. 冠状面门脉期；D. 矢状面门脉期

问题：

1. 胰腺主要由几个部分构成？该病变主要累及胰腺哪些部位？
2. 简述胰腺的正常血供情况。
3. 简述胰腺毗邻结构。

案例 4-1-2

患者，女，54 岁，上腹胀痛、食欲减退、消瘦乏力伴黑便 1 年余，近期腹痛加剧。既往有胃溃疡病史，口服抑酸药不能缓解。胃镜提示胃小弯巨大溃疡，术前 CT 提示胃小弯胃壁明显增厚伴强化，局部软组织肿块形成，提示胃癌，见图 4-1-2。

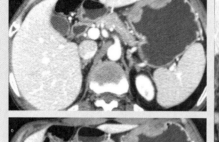
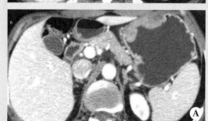
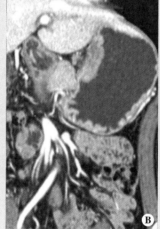
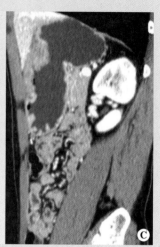

图 4-1-2　CT 增强扫描

A. 横断面动脉期与门脉期；B. 冠状面；C. 矢状面

问题：

1. 简述胃的常用影像学检查方法。
2. 简述正常胃的分区及血供。
3. 简述胃周的淋巴引流。

案例 4-1-3

患者，男，45 岁，腰背部疼痛不适伴无痛性血尿 3 月余，肾 CT 提示左肾皮质内不规则软组织肿块影，局部突入肾盂内，考虑肾癌可能性大，见图 4-1-3。

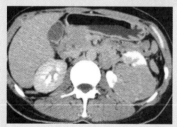
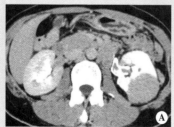
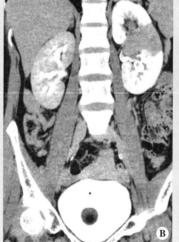
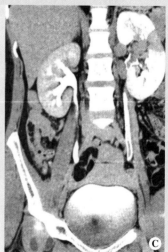

图 4-1-3　CT 增强扫描

A. 横断面皮质期与髓质期；B、C. 冠状面排泄期

> **问题：**
> 1. 简述肾常用的影像学检查方法及其适应证。
> 2. 简述正常肾实质和肾盂的结构。

（一）境界与分区

1. 境界 腹壁的上界是胸廓下口，即由剑突、肋弓、第 11 肋前端、第 12 肋下缘和第 12 胸椎围成；下界是耻骨联合上缘、耻骨嵴、耻骨结节、腹股沟韧带、髂嵴、髂后上棘至第 5 腰椎棘突的连线。腹壁在两侧以腋后线为界，分为腹前外侧壁与腹后壁。腹腔的境界与腹部的体表境界不一致，上为膈穹窿，下方通过骨盆上口突向盆腔。腹腔的实际范围要大于腹部体表境界。

2. 分区 通常用两条水平线（经过两侧肋弓最低点的连线与两侧髂前上棘或髂结节的连线）及两条垂直线（通过两侧腹直肌外缘）将腹部分为九个区（九分法）。此外，尚有"四分法"，即用通过脐的纵横两条线分为四个区。

（二）腹膜腔与腹腔脏器

腹膜分为脏、壁两层，脏、壁两层腹膜间所围成的潜在性腔隙称腹膜腔（peritoneal cavity）。以横结肠及其系膜为界，将腹膜腔分为结肠上、下两区。

（三）腹前外侧壁

1. 浅层结构（由浅入深）

（1）皮肤。

（2）浅筋膜：由脂肪及疏松结缔组织构成。脐平面以下的浅筋膜分两层：浅层即 Camper 筋膜，含有脂肪组织又称脂肪层，向下与股部的浅筋膜相连续；深层即 Scarpa 筋膜，为富有弹性纤维的膜样层，在中线处附着于白线，向下于腹股沟韧带下方约一横指处，附着于股部深筋膜；但在左、右耻骨结节间越过耻间联合继续向下至阴囊，与会阴浅筋膜（Colles 筋膜）相续。浅筋膜内有腹壁浅动、静脉，浅淋巴管和皮神经。

2. 深层结构

（1）肌肉层次：由腹前正中线两侧的腹直肌和其外侧的三层扁肌（腹外斜肌、腹内斜肌、腹横肌）组成。腹直肌（rectus abdominis）：经腹直肌切口分开腹直肌纤维时，腱划处应该注意止血。腹直肌鞘（sheath of rectus abdominis）与白线（linea alba）是由三层扁肌的腱膜融合或交织形成，见图 4-1-4。腹外斜肌（musculus obliquus externus abdominis）：此肌的腱膜在耻骨结节的外上方形成三角形裂隙，即腹股沟管浅环，其上缘部分称内侧脚，其下缘部分称外侧脚，浅环的底为耻骨嵴，环的外上方有脚间纤维，正常成人的浅环可容纳一示指尖，内有精索（男）或子宫圆韧带（女）通过，在腹股沟斜疝时，浅环明显增大，可将手指自阴囊皮肤向上伸入浅环，探测该环的大小，腹外斜肌腱膜浅面的薄层深筋膜在浅环处延续向下，被覆于精索的外面，称精索外筋膜，腹外斜肌腱膜下缘在髂前上棘至耻骨结节间向后上方反折形成腹股沟韧带，韧带内侧端的一小部分纤维向下后方，并向外侧转折成为腔隙韧带（陷窝韧带），腔隙韧带向外侧延续附着于耻骨梳上的部分，称耻骨梳韧带（Cooper 韧带）。中层为腹内斜肌（musculus obliquus internus abdominis），最内层为腹横肌（transversus abdominis）。腹内斜肌与腹横肌二者下缘均呈弓状，先越过精索的上内侧，在腹直肌外缘呈腱性融合，称腹股沟镰（inguinal falx）或联合腱。

（2）血管和神经：供应腹前外侧壁的动脉主要有下 5 对肋间后动脉、肋下动脉、腹壁上动脉、腹壁下动脉、旋髂深动脉，见图 4-1-5。腹壁下动脉、腹直肌外侧缘和腹股沟韧带内侧半所围成的三角形区域，称腹股沟三角（inguinal triangle）或 Hesselbach 三角，腹股沟直疝即由此三角区突出，腹股沟斜疝则从腹壁下动脉外侧的深环进入腹股沟管，因此，腹壁下动脉可作为手术时鉴别腹股沟斜疝与直疝的标志，腹前外侧壁的深静脉与同名动脉伴行。神经主要有第 7～12 胸神经前支、髂腹下神经、髂腹股沟神经和生殖股神经。

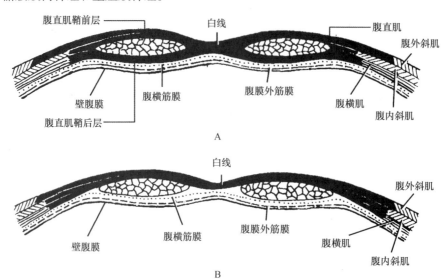

图 4-1-4 腹直肌鞘

A. 弓状线以上横断面；B. 弓状线以下横断面

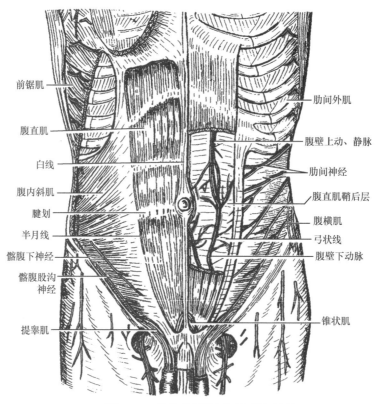

图 4-1-5 腹前外侧壁深层血管与神经

（3）腹横筋膜（transverse fascia）：衬贴于腹横肌深面。

（4）腹膜下筋膜（腹膜外脂肪）：位于腹横筋膜与壁腹之间。

（5）壁腹膜：位于腹前外侧壁最内层。

3. 腹股沟管（inguinal canal）　位于腹股沟韧带内侧半的上方，是由外上方斜向内下方的肌筋膜裂隙，长 4～5cm，内有精索（男）或子宫圆韧带（女）通过。腹股沟管有四个壁及内、外两个口。前壁：浅层为腹外斜肌腱膜，深层在管的外 1/3 处有腹内斜肌的起始部；后壁：为腹横筋膜，在管的内侧 1/3 处有联合腱；上壁：为腹内斜肌与腹横肌的弓状下缘；下壁：为腹股沟韧带；内口为深环，位于腹股沟韧带中点上方约一横指处，由精索（男）或子宫圆韧带（女）穿腹横筋模处的一个孔隙，孔的内侧为腹壁下动脉，浅层有腹内斜肌，深层为腹膜所覆盖；外口为浅环，是腹外斜肌腱膜在耻骨结节外上方的一个三角形裂隙。男性腹股沟管内有精索和髂腹股沟神经等。精索由输精管、输精管动脉、睾丸动脉、蔓状静脉丛、生殖股神经的生殖支、淋巴管及腹膜鞘突的残余部分等所组成。

（四）结肠上区

1. 胃（stomach）

（1）位置与毗邻：胃中度充盈时，大部分位于左季肋区，小部分位于腹上区。胃贲门在第 11 胸椎左侧，幽门在第 1 腰椎右侧。胃前壁右侧份邻接左半肝，左侧份上部邻接膈，下部邻接腹前壁，胃后壁隔网膜囊与胰、左肾上腺、左肾、脾、横结肠及其系膜相毗邻，这些器官共同形成胃床。

（2）网膜与韧带：大网膜（greater omentum）连于胃大弯与横结肠之间，由四层腹膜折叠而成；小网膜（lesser omentum）连于膈、肝静脉韧带、肝门与胃小弯、十二指肠上部之间的双层腹膜，左侧部称肝胃韧带，右侧部称肝十二指肠韧带，见图 4-1-6；胃脾韧带（gastrosplenic ligament）上份有胃短血管，下份含胃网膜左动、静脉；施行胃切除术时，需将胃胰韧带切开并进行钝性剥离，才能游离出幽门与十二指肠上部的近侧份；全胃切除术时，先切断胃膈韧带方可游离胃贲门部和食管，见图 4-1-7。

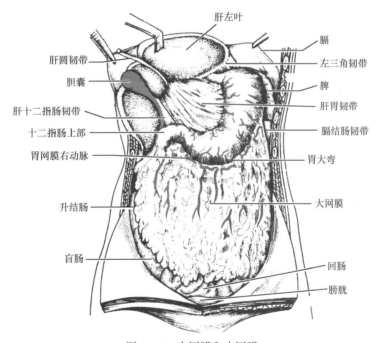

图 4-1-6　大网膜和小网膜

（3）血管与淋巴：动脉包括胃左动脉、胃右动脉、胃网膜左动脉、胃网膜右动脉、胃短动脉、胃后动脉（出现率 72%）；胃的静脉与同名动脉伴行，均汇入门静脉系统，幽门前静脉是辨认幽门的标志；淋巴结主要有胃左右淋巴结、胃网膜左右淋巴结、贲门淋巴结、幽门上下淋巴结、脾淋巴结；神经有交感神经和副交感神经，还有内脏传入神经，交感神经抑制胃的分泌和蠕动，增强幽门括约肌的张力，并使胃的血管收缩，副交感神经作用相反，见图 4-1-8。

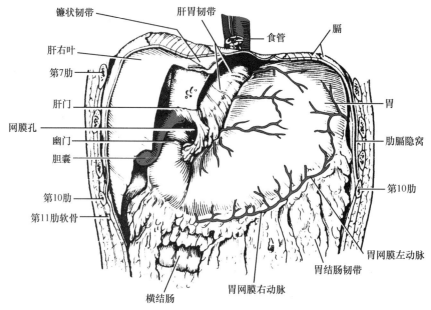

图 4-1-7　胃的韧带示意图

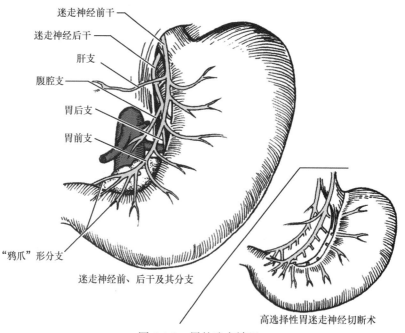

图 4-1-8　胃的迷走神经

2. 十二指肠（duodenum）

（1）分部及毗邻：十二指肠按走向分为上部、降部、水平部与升部四部。十二指肠上部前壁好发溃疡，穿孔时可累及结肠上区，后壁溃疡穿孔时可累及网膜囊或溃入腹膜后隙；降部其后内侧壁有十二指肠纵襞，降部中、下 1/3 交界处有十二指肠大乳头，是肝胰壶腹的开口处；水平部介于肠系膜上动脉与腹主动脉的夹角中，当肠系膜上动脉起点过低时，可能引起肠系膜上动脉压迫综合征（Wilkie 综合征）；升部的十二指肠上襞，手术时常据此确认空肠始部，见图 4-1-9。

（2）十二指肠悬韧带：亦称十二指肠悬肌或 Treitz 韧带，位于十二指肠上襞右上方深部，由纤维组织和肌组织构成，从十二指肠空肠曲上面向上连至膈右脚，有上提和固定十二指肠空肠曲的作用，见图 4-1-9。

（3）血管：动脉主要来自胰十二指肠上前、上后动脉及胰十二指肠下动脉；静脉多与相应动脉伴行。

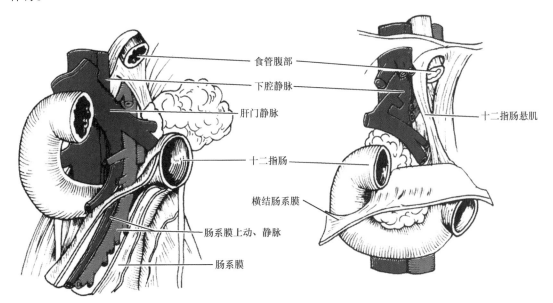

图 4-1-9 十二指肠毗邻

3. 肝（liver）

（1）位置、毗邻及投影：肝大部分位于右季肋区和腹上区，小部分位于左季肋区。肝膈面左、右肋弓间的部分与腹前壁相贴。

（2）韧带与膈下间隙：肝的韧带除前面已叙述的肝胃韧带和肝十二指肠韧带以外，由腹膜形成的韧带还有镰状韧带、冠状韧带和左、右三角韧带，见图 4-1-10；膈下间隙介于膈与横结肠及其系膜之间，被肝分为肝上、下间隙，肝上间隙借镰状韧带和左三角韧带分为右肝上间隙、左肝上前间隙和左肝上后间隙，肝下间隙以肝圆韧带分为右肝下间隙和左肝下间隙，后者又被小网膜和胃分为左肝下前间隙和左肝下后间隙。此外，还有膈下腹膜外间隙，上述任何一个间隙发生脓肿时称膈下脓肿，其中以右肝上、下间隙脓肿较为多见，见图 4-1-11。

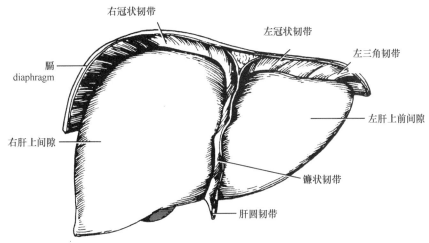

图 4-1-10 肝的韧带（前面观）

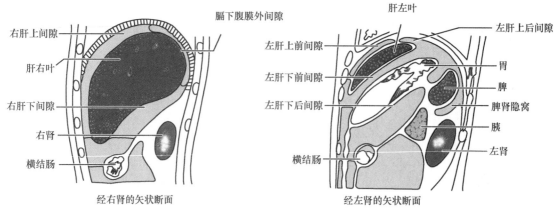

图 4-1-11　膈下间隙示意图（左侧矢状切面）

（3）肝门与肝蒂：肝的脏面有左纵沟、右纵沟和介于两者之间的横沟，三条沟呈"H"形。横沟也称肝门或第一肝门，有肝左、右管，门门静脉左右支和肝固有动脉左右支、淋巴及神经等出入，这些出入肝门的结构总称肝蒂，见图 4-1-12。在膈面腔静脉沟的上部，肝左、中、右静脉出肝处称第二肝门。在腔静脉沟下部、肝右后下静脉和尾状叶静脉出肝处称第三肝门，见图 4-1-13。

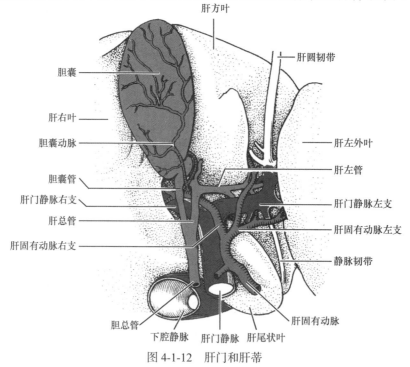

图 4-1-12　肝门和肝蒂

（4）分叶与分段：肝的脏面可分为左、右、方、尾状四个叶。肝内管道系统有两个，一是 Glisson 系统，见图 4-1-14，另一是肝静脉系统。1954 年，Couinaud 根据 Glisson 系统的分支和肝静脉的走行，把肝分为左右半肝、五叶、八段，见图 4-1-15。

（5）肝外胆道：由肝左、右管，肝总管，胆囊和胆总管组成，见图 4-1-16。胆囊（gallbladder）为呈梨形的囊状器官，可储存和浓缩胆汁，附着于肝的脏面的胆囊窝内。胆囊分底、体、颈、管四部，胆囊底体表投影相当于右锁骨中线或右腹直肌外缘与右肋弓的交点处，颈部的起始部膨大，形成 Hartmann 囊，胆囊结石多停留于此囊中。胆囊的动脉称胆囊动脉，常于胆囊三角（Calot 三角）内起自肝右动脉，该三角由胆囊管、肝总管和肝下面三者所组成，胆囊动脉常有变异，胆囊或胆总管手术时应予以注意，见图 4-1-17。肝左、右管在肝门处汇合成肝总管，肝总管前方有时有肝右动脉或胆囊动脉越过。肝总管与胆囊管汇合成胆总管，胆总管分段为四段：十二指肠上段（第一段），在肝十二指肠韧带内，自胆总管起始部至十二指肠上部上缘为止，胆总管切开探查引流术即在此段进行；十二指肠后段（第二段）；胰腺段（第三段），胰头癌或慢性胰腺炎时，此段胆总管常受累而出现梗阻性黄疸；十二指肠壁段（第四段）与胰管汇合形成肝胰壶腹，又称 Vater 壶腹。

4. 胰（Pancreas）

（1）位置、分部与毗邻（图 4-1-18、图 4-1-19）：胰位于腹上区和左季肋区，横过第 1、2 腰椎前方，形成胃床之大部分。胰分为头、颈、体、尾四部。胰头（head of pancreas）位于第 2 腰椎的右侧，被十二指肠形成的"C"形凹所环绕，紧贴十二指肠壁，因此胰头部肿瘤可压迫十二指肠而引起梗阻；胰尾（tail of pancreas）末端达脾门，行经脾肾韧带的两层腹膜之间，脾切除术游离脾蒂时，需注意防止胰尾的损伤。

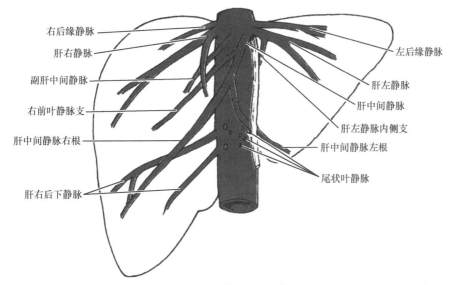

图 4-1-13　第二、三肝门

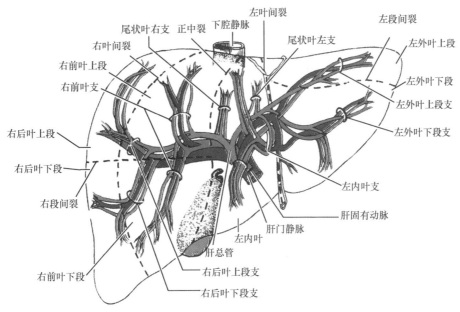

A

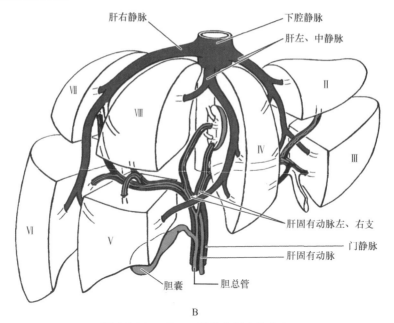

图 4-1-14 Glisson 系统在肝内的分布

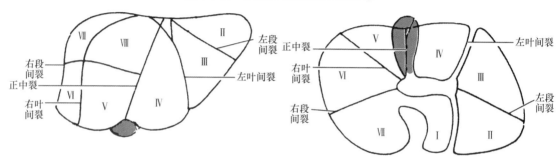

图 4-1-15 Couinaud 肝段

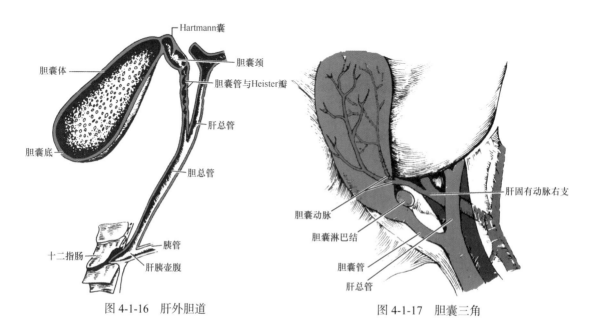

图 4-1-16 肝外胆道

图 4-1-17 胆囊三角

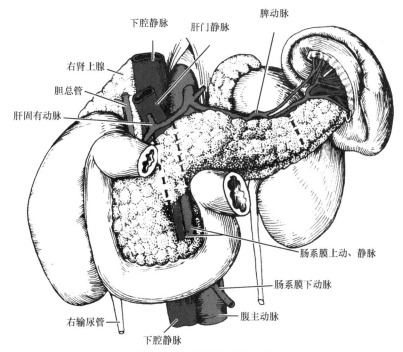

图 4-1-18 胰的分部和毗邻

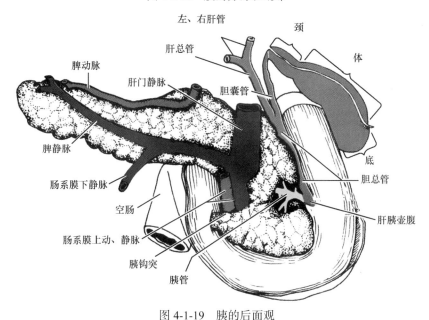

图 4-1-19 胰的后面观

（2）胰管（pancreatic duct）与副胰管：胰管通常与胆总管汇合形成肝胰壶腹，经十二指肠大乳头开口于十二指肠腔。副胰管主要引流胰头前上部的胰液，开口于十二指肠小乳头，通常与胰管相连，胰管末端发生梗阻时，胰液可经副胰管进入十二指肠腔。

5. 脾（spleen）

（1）位置及毗邻：脾位于左季肋区的肋弓深处，其长轴与左第 10 肋平行，脾的膈面与膈、膈结肠韧带接触；脏面前上份与胃底相贴，后下份与左肾、肾上腺毗邻；脾门邻近胰尾，见图 4-1-20。脾有 4 条韧带与邻近器官相连：胃脾韧带、脾肾韧带、膈脾韧带与脾结肠韧带，见图 4-1-21。

（2）血管：脾动脉与脾静脉伴行经脾门出入脾。

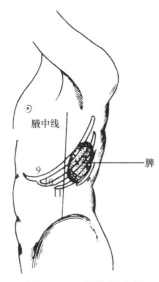

图 4-1-20 脾的侧面观

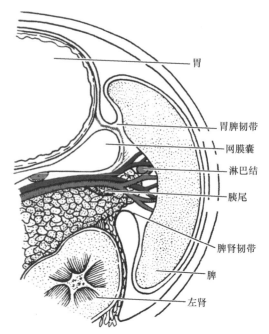

图 4-1-21 脾及毗邻

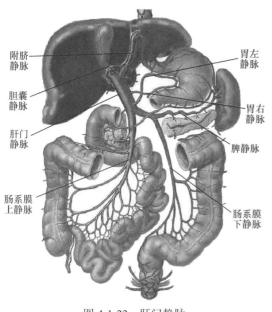

图 4-1-22 肝门静脉

6. 肝门静脉（portal vein） 由肠系膜上静脉与脾静脉汇合而成。肝门静脉行于肝十二指肠韧带内，其右前方为胆总管，左前方为肝固有动脉，后方隔网膜孔（winslow）与下腔静脉相邻。肝门静脉的属支主要有肠系膜上静脉、脾静脉、胃左静脉和肠系膜下静脉、胃右静脉、胆囊静脉和附脐静脉，肝门静脉主要收集食管腹段、胃、小肠、大肠（至直肠上部）、胰、胆囊和脾等处的血液，见图 4-1-22。

（五）结肠下区

1. 空肠及回肠

（1）位置与形态结构：结肠下区的大部被空肠（jejunum）与回肠（ileum）占据，近侧 2/5 为空肠，远侧 3/5 为回肠，空肠及回肠均属腹膜内器官。

（2）肠系膜（mesentery）：将空、回肠悬附于腹后壁，小肠系膜根从第 2 腰椎左侧斜向右下，到达右骶髂关节前方，长约 15cm，肠系膜根短而肠缘长，整体呈扇形，并随肠袢形成许多褶，见图 4-1-23。系膜缘处肠壁与两层腹膜围成系膜三角。因三角处肠壁无浆膜，不易愈合，故行小肠切除吻合术时，应妥善缝合，以免形成肠瘘和感染扩散。右肠系膜窦位于肠系膜根、升结肠、横结肠及其系膜的右 2/3 部之间，窦内感染积脓时不易扩散。左肠系膜窦介于肠系膜根、横结肠及其系膜的左 1/3 部、降结肠、乙状结肠及其系膜之间，窦内感染时脓液易蔓延入盆腔。

（3）血管、淋巴及神经：空、回肠的动脉来源于肠系膜上动脉，空、回肠动脉在肠系膜内放射状走向肠壁，途中分支吻合，形成动脉弓，肠切除吻合术时应做扇形切除，将对侧系膜缘的肠壁应稍多切除一些，以保证吻合口对侧系膜缘有充分血供，避免术后缺血坏死或愈合不良形成肠瘘，见

图 4-1-24；空、回肠静脉与动脉伴行，汇入肠系膜上静脉。小肠淋巴管伴血管走行，注入肠系膜淋巴结。空、回肠接受交感与副交感神经双重支配。

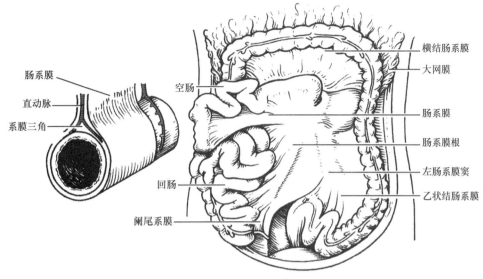

图 4-1-23 肠系膜

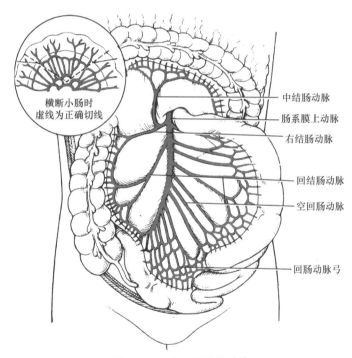

图 4-1-24 空、回肠的动脉

2. 盲肠和阑尾

（1）盲肠（cecum）：位于右髂窝内，肠壁三条结肠带下端合聚，续于阑尾根部，是手术时寻找阑尾根部的标志。

（2）阑尾（appendix）：一般位于右髂窝内，阑尾根部附于盲肠后内侧壁、三条结肠带的汇合点，其体表投影约在脐与右髂前上棘连线的中、外 1/3 交界外，称 Mcburney 点，也可用左、右髂前上棘连线的中、右 1/3 交界处 Lanz 点作为投影点，阑尾炎时投影点常有明显压痛。中国人阑尾常见的位置顺序：①回肠前位；②盆位；③盲肠后位；④回肠后位；⑤盲肠下位。阑尾动脉（appendicular artery）起于回结肠动脉或其分支盲肠前、后动脉，在回肠末段后方入阑尾系膜内，沿其游离缘行走，分支分布于阑尾。阑尾静脉与动脉伴行，化脓性阑尾炎时细菌栓子可随静脉血流入肝，引起肝脓肿。

3. 结肠

（1）分部及其位置与毗邻：结肠分为升、横、降和乙状结肠四部。升结肠（ascending colon）内侧为右肠系膜窦及回肠袢，外侧与腹壁间形成右结肠旁沟，上通右肝下间隙，下通右髂窝、盆腔，故膈下脓肿时，可沿此沟流入右髂窝与盆腔，阑尾化脓时也可向上蔓延至肝下；横结肠（transverse colon）横过腹腔中部，横结肠上方与肝、胃相邻，下方与空、回肠相邻；降结肠（descending colon）外侧为左结肠旁沟，此沟上端为膈结肠韧带所阻隔，下方与盆腔相通，沟内的积液主要向下流入盆腔；乙状结肠（sigmoid colon）呈乙状弯曲，横过左侧髂腰肌、髂外血管、睾丸（卵巢）血管及输尿管，向下续于直肠。

（2）血管：结肠的动脉包括发自肠系膜上动脉的回结肠动脉、右结肠动脉和中结肠动脉，以及发自肠系膜下动脉的左结肠动脉和乙状结肠动脉，见图 4-1-25；结肠静脉基本与动脉伴行。

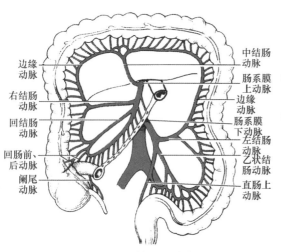

图 4-1-25　结肠的动脉

（六）腹膜后隙

1. 概述　腹膜后隙（retroperitoneal space）位于腹后壁，介于腹膜与腹内筋膜之间，见图 4-1-26。腹膜后隙内有肾、肾上腺、输尿管、腹部大血管、神经和淋巴结等重要结构，并有大量疏松结缔组织，上述器官的手术，多采用腰腹部斜切口经腹膜外入路。

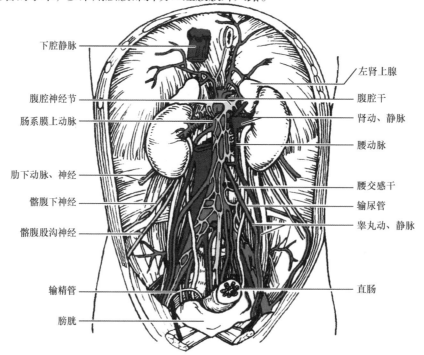

图 4-1-26　腹膜后隙的器官和结构

2. 肾 (kidney)

（1）位置与毗邻：肾位于脊柱的两侧，贴附于腹后壁，右肾低于左肾（约 1 个椎间盘）。右肾上端平第 12 胸椎上缘，下端平第 3 腰椎上缘；左肾上端平第 11 胸椎下缘，下端平第 2 腰椎下缘。左侧第 12 肋斜过左肾后面的中部，第 11 肋斜过左肾后面的上部；右侧第 12 肋斜过右肾后面的上部。第 12 肋与竖脊肌外缘的交角处称脊肋角，见图 4-1-27，肾病变时，此处常有压痛或叩击痛。肾上方与肾上腺相邻，内下方以肾盂续输尿管，左肾内侧为腹主动脉，右肾内侧为下腔静脉，两肾的内后方分别为左、右腰交感干；由于右肾邻近下腔静脉，故右肾肿瘤或炎症常侵及下腔静脉，因此在行右肾切除术

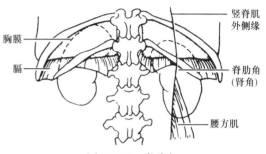

图 4-1-27 脊肋角

时，需注意保护下腔静脉，以免损伤造成难以控制的大出血；肾前方的毗邻：左肾的上部有胃后壁，中部有胰横过，下部有空肠袢及结肠左曲，右肾的上部为肝右叶，下部为结肠右曲，内侧为十二指肠降部，左肾切除术时应注意勿伤及胰体和胰尾，右肾手术时要注意保护十二指肠降部；肾后面第 12 肋以上部分与膈邻贴，并借膈与胸膜腔相邻，肾手术需切除第 12 肋时，要注意保护胸膜，以免损伤造成气胸。肾的毗邻见图 4-1-28 与图 4-1-29。

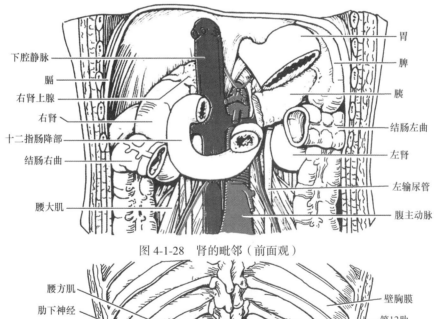

图 4-1-28 肾的毗邻（前面观）

图 4-1-29 肾的毗邻（后面观）

（2）肾门、肾窦、肾蒂：肾内缘中部凹陷处称肾门（renal hilum），是肾血管、肾盂、神经和淋巴管出入肾的部位；由肾门深入肾实质所围成的腔隙称肾窦（renal sinus），被肾血管、肾大盏、肾小盏、肾盂、神经、淋巴管和脂肪组织所占据；肾蒂（renal pedicle）由出入肾门的肾血管、肾盂、神经和淋巴管所组成，肾蒂由前向后依次为肾静脉、肾动脉和肾盂，由上向下依次为肾动脉、肾静脉和肾盂。

（3）肾血管与肾段：肾动脉（renal artery）多平第 1～2 腰椎间盘高度起自腹主动脉，横行向外，经肾门入肾，其二级分支为肾段动脉。每支肾段动脉分布的肾实质区域，为肾段（renal segment），肾段共有五个：上段、上前段、下前段、下段和后段，见图 4-1-30。两侧肾静脉（renal vein）的属支不同，右肾静脉通常无肾外属支，而左肾静脉收纳左肾上腺静脉和左睾丸（卵巢）静脉的血液，其属支与周围静脉有吻合，见图 4-1-31。

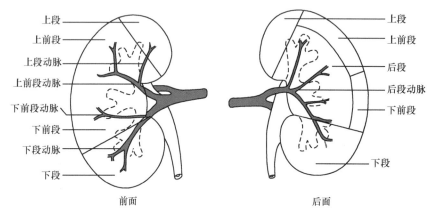

图 4-1-30　右肾的肾段动脉和肾段

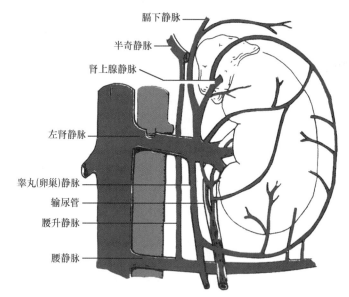

图 4-1-31　左肾静脉的属支及其与周围静脉的吻合

（4）被膜：肾的被膜有三层，由外向内依次为肾筋膜、脂肪囊和纤维囊，见图 4-1-32。肾筋膜（renal fascia）又称 Gerota 筋膜，质较坚韧，分为前、后两层，两层筋膜从前、后方共同包绕肾和肾上腺，在肾的外侧缘，前后两层筋膜相互融合，并与腹横筋膜相连接，在肾的内侧，肾前筋膜越过腹主动脉和下腔静脉的前方，与对侧的肾前筋膜相续，由于肾筋膜的下端完全开放，当腹壁肌减弱，肾移动性可增大，向下形成肾下垂或称游走肾；脂肪囊（adipose capsule）又称肾床，有支持和保护肾的作用；纤维囊（fibrous capsule）为肾的固有膜，在肾部分切除或肾外伤时，应缝合纤维膜，以防肾实质撕裂。

3. 输尿管腹部 输尿管（ureter）位于脊柱两侧，上端起自肾盂，下端终于膀胱，分为腹部、盆部与壁内部三部。输尿管腹部的上、下端分别是解剖上的第一、二狭窄部，壁内部是第三狭窄部，输尿管的狭窄部常是结石的阻塞部位，肾盂输尿管连接处的狭窄性病变，是导致肾盂积水的重要病因之一，见图4-1-33。

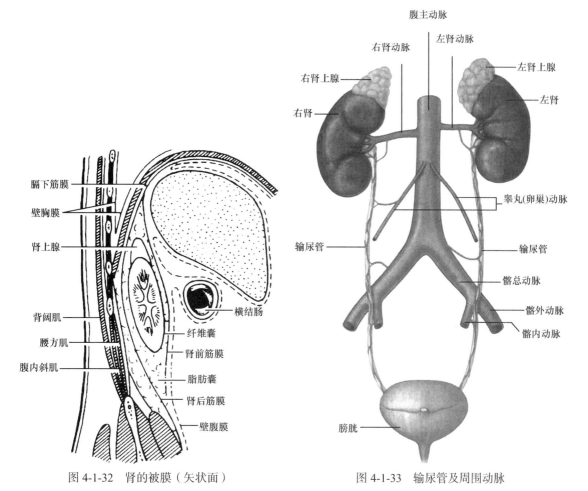

图 4-1-32 肾的被膜（矢状面）　　　　　　图 4-1-33 输尿管及周围动脉

4. 肾上腺（suprarenal gland） 为成对的内分泌器官，位于腹膜后隙内脊柱的两侧。肾上腺的动脉有上、中、下三支。

5. 腹主动脉（abdominal aorta） 可分为脏支和壁支两类，脏支又可分为不成对的和成对的，见图4-1-34。

（1）不成对的脏支：腹腔干（celiac trunk）为一短干，在膈主动脉裂孔的稍下方，起自腹主动脉前壁，分支有变异，以分出肝总动脉、脾动脉和胃左动脉者为多；肠系膜上动脉（superior mesenteric artery）在腹腔干的稍下方，起自腹主动脉前壁，起点多在第1腰椎水平；肠系膜下动脉（inferior mesenteric artery）起自腹主动脉的前壁，于第3腰椎水平。

（2）成对的脏支：肾上腺中动脉、肾动脉与睾丸（卵巢）动脉。

（3）壁支：膈下动脉、腰动脉与骶正中动脉。

6. 下腔静脉（inferior vena cava） 收集下肢、盆部和腹部的静脉血。由左、右髂总静脉汇合而成，下腔静脉位于脊柱的右前方，沿腹主动脉的右侧上行，经肝的腔静脉沟、穿膈的腔静脉裂孔，开口于右心房。

7. 腰交感干（lumbar sympathetic trunk） 由 3 或 4 个神经节和节间支构成，位于脊柱与腰大肌之间，上方连于胸交感干，下方延续为骶交感干，见图4-1-34。

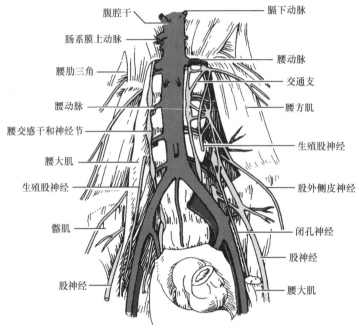

图 4-1-34　腹膜后隙的血管、神经

（七）腹腔脏器或血管常见变异或畸形

1. 胃的形状 主要有三种：钩形胃、长胃、角形胃。

2. 阑尾的位置变化 65%的阑尾位于盲肠后方，尾端向上，称盲肠后位；31%跨过骨盆界线进入小骨盆，称低位，即盆位；超过 2%的人其阑尾水平位于盲肠后方，称结肠旁位；还有 1%在回肠末端前方及不到1%在其后方。

3. 胰管 在约 77%的解剖学标本中胰管与胆总管共同开口于十二指肠大乳头，其余的则开口于附近。副胰管止于胆总管上方，3%缺如，33%表现为一侧支，但亦有 5%～8%为胰的主管道。

4. 肾的变异

（1）临床提示 2%的人生来就有肾的变异或者畸形，其中30%影响到泌尿生殖系统的功能。多囊肾是由于胚胎肾皮质的一部分没能与肾盂相连而引起的；副肾是由于输尿管过早分裂形成的；比较常见的是融合肾，其中最常见的类型是马蹄肾，位于脊柱前方中线上。

（2）异位肾：是指发育完好的肾不能达到腹膜后肾窝内的正常位置。异位肾常见于骨盆、髂窝、腹部、胸腔或双肾交叉异位。在临床上女性患者较多。主要原因是女性患者较男性有更高的尿道感染率，容易在影像学检查中发现异常，一般左侧较右侧发生率高。

（3）肾盂的变异：肾盂的形状具有个体和功能差异，通常可分为上、下主支，整个肾盂可呈壶腹样（壶腹型肾盂），或是由数个漏斗样管道组成（分支型肾盂），而且常见中间过渡型。特别巨大的壶腹型肾盂可因发育或者是疾病（肾盂积水）引起。

（4）输尿管的变异：双输尿管的发生率约为2%，有部分双输尿管和完全性双输尿管，部分双输尿管的发生率是完全性双输尿管的 3 倍或更多。完全性双输尿管是原始分化过程中的双重分化结果。输尿管的异位开口可发生于下列部位：在男性可开口于尿道、精囊、射精管、输精管和前列腺小囊；在女性可开口于尿道、阴道前庭、阴道、子宫等。

（5）肾动脉的变异：比较常见，将不经肾门而在肾上端或下端入肾的动脉，分别称上极动脉和下极动脉。

5. 胆囊动脉的变异　胆囊动脉一般来源于肝固有动脉右支，走行于肝总管深面。但胆囊动脉的分支来源与走行变异较常见：其可走行于肝总管浅面；其分支常见来源于肝固有动脉左支、肝固有动脉主干及胃十二指肠动脉等。

案例 4-1-1 分析讨论：

1. 胰腺分为头部、颈部、体部、尾部；该病主要累及胰头及钩突。

2. 胰腺为富血供器官，胰腺的血液来源比较广泛，主要由两条动脉干，即腹腔动脉干和肠系膜上动脉供血。来自腹腔动脉干的有胃十二指肠动脉和胰十二指肠上动脉和来自脾动脉的胰支；来自肠系膜上动脉的有胰十二指肠下动脉。这些动脉支吻合丰富，构成完整的动脉环，各动脉分支在胰实质内互相吻合形成梯形、节段性网。胰头由腹腔动脉干和肠系膜上动脉供血，而胰尾则仅与腹腔动脉干的供血有关。胰腺的静脉分支模式与动脉一致，当然其走向可有很多变异，各个静脉血管的形式不恒定。

3. 胰腺的前面隔网膜囊与胃相邻，后方有下腔静脉、胆总管、肝门静脉和腹主动脉等重要结构；其右端被十二指肠环抱，左端抵达脾门。

案例 4-1-2 分析讨论：

1. 胃常用的影像学检查方法有 X 线造影、CT、MRI。

2. 胃分为贲门部、胃底、胃体、幽门部（胃窦）。胃的血供主要来源于腹腔动脉的三大分支：胃左动脉、肝总动脉、脾动脉。①胃左动脉：来自腹腔干，分布于胃小弯侧上部前壁和后壁；②胃右动脉：来自肝总动脉，分布于胃小弯侧下部前壁和后壁；③胃网膜右动脉：来自胃十二指肠动脉，分布于胃大弯侧前壁和后壁；④胃网膜左动脉：来自脾动脉，分布于胃大弯侧前壁和后壁；⑤胃短动脉：来自脾动脉，分布于胃底；⑥胃后动脉：来自脾动脉，分布于胃后壁。胃的静脉是伴随胃的动脉而分布的。

3. 胃小弯侧胃壁的淋巴注入沿同名血管排列的胃左、右淋巴结，其输出管注入腹腔淋巴结。胃大弯侧胃壁淋巴注入沿同名血管排列的胃网膜左、右淋巴结，胃网膜右淋巴结的输出管大部分回流至幽门下淋巴结；胃网膜左淋巴结的输出管注入脾淋巴结。幽门部的淋巴注入幽门淋巴结。胃底的淋巴注入脾门附近的脾淋巴结。幽门淋巴结和脾淋巴结的输出管汇入腹腔淋巴结。

案例 4-1-3 分析讨论：

1. 检查方法：超声、X 线片、CT、MRI；适应证：肾先天发育异常、结石、感染、肿瘤、外伤及移植等。

2. 肾实质可分为肾皮质和肾髓质。皮质包绕髓质，并伸展进入髓质内，形成肾柱；髓质由十几个锥体构成，锥体的尖端称肾乳头，伸入肾小盏。每个乳头有许多乳头孔，为乳头管的开口，形成筛区，肾内形成的尿液由此进入肾小盏。肾小盏呈漏斗状，每个肾小盏一般包绕 1 个肾乳头，有时包绕 2~3 个。每个肾有 6~14 个肾小盏，2~3 个肾小盏组成 1 个肾大盏，2~4 个肾大盏汇合成 1 个肾盂。肾盂在肾门附近逐渐变小，出肾门移行于输尿管。

第二节　X 线 解 剖

案例 4-2-1

患者，男，59 岁，腹胀腹痛 8 小时，停止排便排气 2 天余。腹部卧位检查显示腹部肠管扩张积气，立位见多发阶梯状气液平。影像学诊断为肠梗阻，见图 4-2-1。

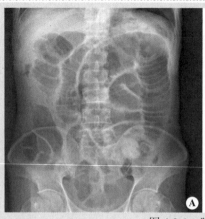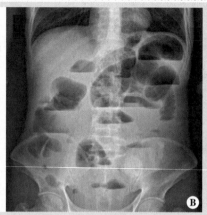

图 4-2-1 腹部 X 线片

A. 腹部卧位片，示腹部肠管广泛积气扩张；B. 腹部立位片，示梯状气液平。

问题：

1. 怀疑有肠梗阻时首选影像学检查方法是什么？

2. 腹部 X 线片立位和卧位需重点观察的征象分别是什么？

3. 结合本例分析肠梗阻的 X 线表现。

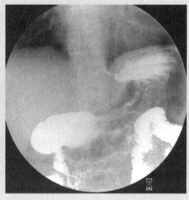

图 4-2-2 上消化道钡餐图像

气钡双重造影示胃小弯侧巨大龛影，邻近胃黏膜破坏，向溃疡口聚集，呈"火山口"样改变

案例 4-2-2

患者，女，54 岁，主诉上腹部隐痛，食欲下降 1 年余，近 2 月加重伴黑便前来就诊。上消化道造影示胃小弯侧巨大溃疡形成，后经术后病理证实为胃体腺癌，见图 4-2-2。

问题：

1. 良恶性溃疡的 X 线表现有何异同？

2. 结合案例探讨 X 线造影在胃肠道疾病中的优势及不足。

案例 4-2-3

患者，男，22 岁。体检超声提示双侧泌尿系重复畸形。X 线排泄性尿路造影可见双侧泌尿系重复肾及重复输尿管畸形，见图 4-2-3。

问题：

1. 常用的泌尿系统影像学检查方法有哪些？分别有哪些适应证？

2. 简述正常肾盂肾盏的形态及正常影像学表现。

3. 结合图像指出输尿管的 3 个生理性狭窄。

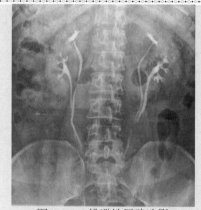

图 4-2-3 排泄性尿路造影

排泄性尿路造影示双侧泌尿系分别有两个肾盂及输尿管

（一）消化道

1. 食管　是连接下咽部与胃之间的肌性管道，分为颈、胸、腹三段。位于膈食管裂孔处的下食管括约肌具有防止胃内容物反流的重要作用，它的左侧壁与胃底形成一个锐角切迹，为食管胃角或贲门切迹。

（1）正常食管钡餐造影表现：吞钡后食管呈外壁完整的管状影，在黏膜相上食管黏膜皱襞表现为数条纵行、相互平行、连续的纤细条纹状影，且与胃小弯的黏膜皱襞相连续。右前斜位是观察食管的常用位置（图 4-2-4）。

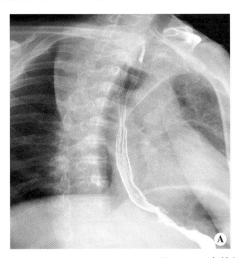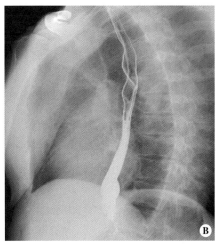

图 4-2-4　食管钡餐检查（1）

A、B. 分别为食管右前斜位及左前斜位气钡双重造影显示的纵向走行食管黏膜及黏膜沟

（2）食管的蠕动波：在透视下可观察，表现为不断向下推动的环形收缩波，其下方的食管舒张。食管的第一蠕动为原发性蠕动，由下咽动作激发，使食物迅速下行；第二蠕动为继发性蠕动，始于主动脉弓水平向下推进，是食管壁受食物内压引起。

（3）第三收缩波：多见于老年人或食管贲门失弛症患者，为食管环状肌出现不规则收缩，表现为食管下段波浪状或锯齿状边缘，见图 4-2-5。

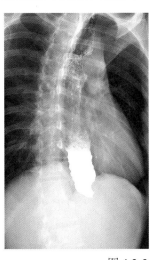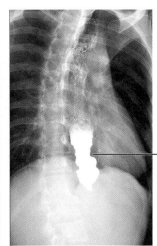

第三收缩波

图 4-2-5　食管钡餐检查（2）

贲门失弛症患者食管下端多个锯齿状收缩波（黑线），即第三收缩波

（4）膈壶腹：指深吸气时膈下降，食管裂孔收缩，常使钡剂于膈上方停顿，形成膈上 4～5cm

长的食管一过性扩张。呼气时消失，属正常表现。

（5）食管在医学影像解剖学上的 4 个生理性狭窄：钡餐造影右前斜位上呈压迹表现见图 4-2-6，它们分别为：①食管入口处狭窄，下咽部两侧梨状窝在第 5 颈椎下缘处向中心汇合成约 1cm 长的狭窄，此部为食管开口，大口吞钡时可使该部扩张；②主动脉弓压迹，平第 4～5 胸椎高度，为一半月弧形压迹，正位片位于食管左缘，侧位片位于食管前缘，并随年龄增加而压迹加深；③左主支气管压迹，为左主支气管斜行经过食管左前方而形成，在与主动脉弓压迹之间食管相对膨出；④横膈裂孔部狭窄。

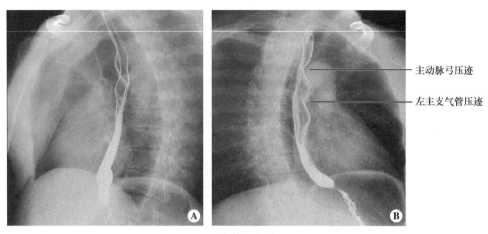

主动脉弓压迹
左主支气管压迹

图 4-2-6　食管钡餐检查（3）
A. 左前斜位；B. 右前斜位

2. 胃　X 线解剖通常将胃分为胃底、胃体、胃窦等几个区域，经常使用的名称还有胃小弯、胃大弯、角切迹、贲门、幽门等。胃底位于贲门水平线以上，内含气体，立位时可见胃泡。胃体位于贲门与角切迹间。胃窦位于角切迹与幽门管间。幽门为连接胃和十二指肠长约 5mm 的短管。

正常钡餐造影表现如下。

（1）充盈相：胃大弯与胃小弯边缘形成光滑、规则的连续性曲线，见图 4-2-7。

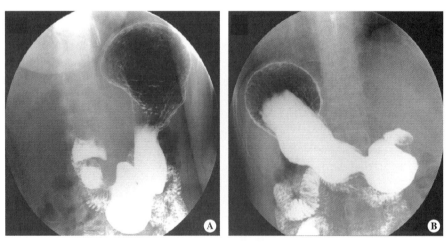

图 4-2-7　消化道钡餐造影（充盈相）
A. 胃体充盈相；B. 胃窦充盈相

（2）黏膜相：胃黏膜皱襞呈条纹状透亮影，其形态可变，胃的充盈状态、服钡多少、加压轻重等因素均可影响皱襞的粗细和走行。胃底部皱襞呈网状排列不规则，胃小弯侧皱襞一般 4～5 条，平行整齐，向胃大弯处逐渐变粗而成横行或斜行。胃窦部皱襞走向与胃舒缩状态有关，收缩时为纵行，舒张时为横行。胃大弯侧皱襞较宽，为 1cm 左右，其余部位其宽度一般不超过 5mm，见图 4-2-8。

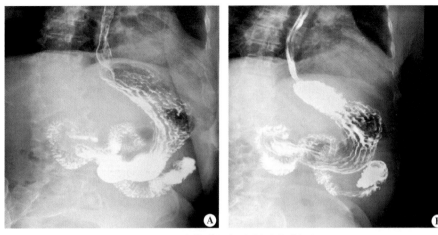

图 4-2-8　消化道钡餐造影（黏膜相）
显示的是胃底、胃体及胃窦条状分布胃黏膜

（3）在胃气钡双对比造影片上，胃皱襞消失而显示出胃小沟和胃小区。正常胃小区呈大小为 1～3mm 的网格状结构，胃小沟呈粗细和密度均匀的细线，宽约 1mm，多出现在胃窦区，见图 4-2-9。

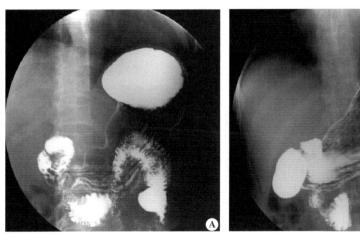

图 4-2-9　胃气钡双重造影

（4）胃蠕动：为肌肉收缩运动，由胃体上部开始，有节律地向幽门推进，同时波形逐渐加深，一般同时可见到 2～3 个蠕动波。胃窦区无蠕动波，整体向心性收缩，使胃窦呈一细管状，将钡剂排入十二指肠。片刻后胃窦又整体舒张，恢复原来状态。但不是每一次胃窦收缩都有钡剂被排入十二指肠。胃蠕动波的多少和深浅与胃的张力有关。胃的排空一般为 2～4 小时，排空时间与胃张力、蠕动、幽门功能和精神因素等有关。

（5）胃的形状：与受检者体型、张力及神经系统的功能状态有关（图 4-2-10）。①钩型胃：位置与张力中等，胃角明显，形如鱼钩，胃下极大致位于髂嵴水平；②长型胃：又称无力型胃，位置与张力均低，胃腔上窄下宽如水袋状，胃小弯角切迹在髂嵴平面以下，多见于瘦长体型；③牛角型胃：位置与张力高，呈横位，上宽下窄，胃角不明显，形如牛角，多见于肥胖体型；④瀑布型胃：胃底宽大向后返折，胃体小、张力高，造影时钡剂由贲门进入后倾的胃底，充满后再溢入胃体，犹如瀑布。

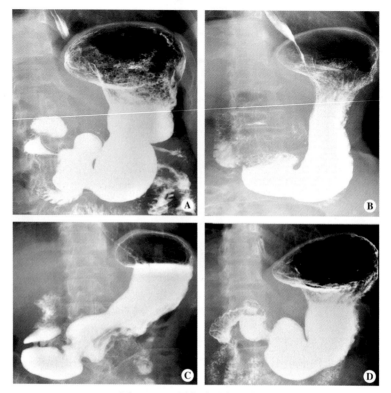

图 4-2-10　胃各种形态示意图

A. 钩型胃；B. 长型胃；C.牛角型胃；D. 瀑布型胃

3. 十二指肠　全程呈 C 形，胰头被包绕其中。通常将十二指肠全程称十二指肠肠曲或肠绊，一般分为球部、降部、水平部和升部（图 4-2-11）。

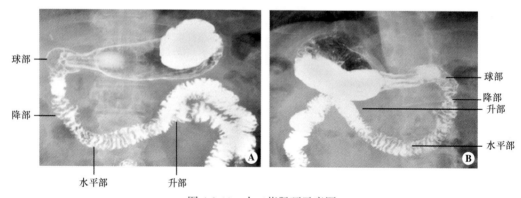

图 4-2-11　十二指肠环示意图

（1）球部呈三角形，顶部指向右后上方，基底部两侧为对称的弯隆，轮廓光滑整齐，幽门开口于基底部中央，球部收缩时黏膜皱襞为纵行的平行条纹。约在第 1 腰椎水平，肠管在球后处急转向下成为降部，降部位于第 1～3 腰椎的右缘，在第 3 腰椎高度向左上形成十二指肠升部，降部与升部间有一小段肠管横行称水平部。十二指肠球部以远肠管黏膜皱襞呈羽毛状。球部为整体性收缩，可一次性将钡剂排入降部，降部及升部蠕动，将钡剂呈波浪状推入空肠。十二指肠正常时可有逆蠕动。

（2）低张双对比造影时，球部边缘呈纤细白线，黏膜面呈毛玻璃状，弯隆圆钝。降部、水平部和升部的肠腔增宽，黏膜皱襞呈环状和龟背状花纹。降部中段内侧壁的局限性尖样突起，称岬部，乳头位于其下方，表现为圆形或椭圆形边缘光滑、直径 1.5cm 左右的隆起影，周围有横行及斜行皱襞。

4. 小肠 通过小肠系膜与后腹壁相连，活动范围很大。小肠长度约 5～7m，其中 2/5 为空肠，位于左中上腹，3/5 为回肠，位于右中下腹及盆腔，两者间无明确分界，空肠向回肠逐渐移行，肠腔逐渐变细，管壁逐渐变薄。

（1）空肠：充钡扩张时皱襞呈环形排列，蠕动活跃，当空肠腔钡剂排空后，黏膜皱襞呈羽毛状，钡涂布少时则呈雪花状，见图 4-2-12。

（2）回肠：肠腔略小于空肠，蠕动慢而弱，有时可见分节现象，其皱襞少而浅，在肠腔扩张时无明显黏膜皱襞。末端回肠在右髂窝处与盲肠相连接，为回盲部，见图 4-2-12。

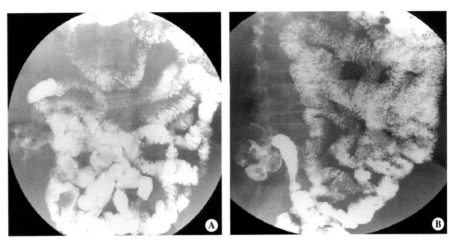

图 4-2-12 空、回肠钡餐造影检查（1）
A. 空肠；B. 回肠

（3）充钡的小肠呈连续性排列，钡剂运行自然，各部分肠管粗细均匀，边缘光整，加压时肠管柔软且活动良好。小肠蠕动呈推进性运动，空肠蠕动迅速有力，回肠蠕动慢而弱。服钡后 2～6 小时钡剂前端可达盲肠，7～9 小时小肠排空，见图 4-2-13。

5. 大肠 起于盲肠止于直肠，包括阑尾、盲肠、升结肠、横结肠、降结肠、乙状结肠和直肠。升、横结肠交界处称结肠肝曲，横、降结肠交界处称结肠脾曲。盲肠、横结肠、乙状结肠位置变化较大，降结肠和直肠位置较为固定。结肠肠管以盲肠较为粗大，以后依次逐渐变细。乙状结肠与直肠交界处是结肠最狭窄处，长度为 1.0～1.5cm，此处应与病理性狭窄相鉴别。

（1）回盲瓣：指回肠末端形成突入盲肠腔内的瓣状结构，通常位于盲肠的后内侧壁。回盲瓣的上下缘呈对称的唇状突起，在充盈相上呈透亮影，见图 4-2-14。

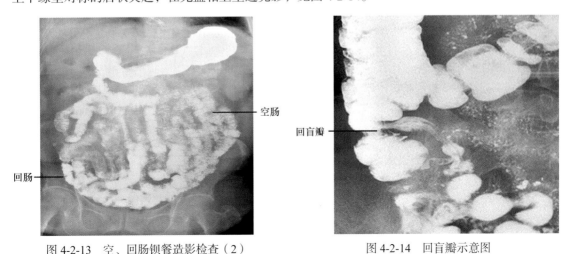

图 4-2-13 空、回肠钡餐造影检查（2）

图 4-2-14 回盲瓣示意图

（2）阑尾：在钡餐或钡灌肠时都可能显影，表现为位于盲肠内下方的长条状影，粗细均匀，边缘光滑，易于推动。

（3）结肠袋：指结肠充钡时大致对称的袋状突起，横结肠以近明显，降结肠以远逐渐变浅，至乙状结肠接近消失。其是结肠最主要的 X 线特征（图 4-2-15）。其数目、大小、深浅可因人和结肠充盈状态而异。

（4）直肠通常可见上、中、下三个直肠横襞；结肠黏膜皱襞呈纵、横、斜三种方向交错的不规则纹理，盲肠、升结肠和横结肠明显，以横行及斜行为主，降结肠以下皱襞渐稀疏，以纵行为主，皱襞的形态可随蠕动而发生改变，见图 4-2-15。

（5）结肠的无名沟和无名区：在低张双对比造影中表现为细小网络状的微皱襞影像，许多结肠病变在早期常造成微皱襞的异常。

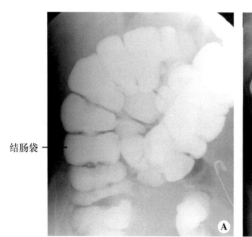
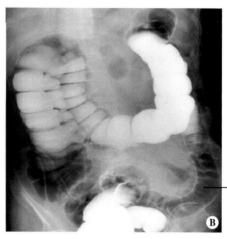

结肠袋

结肠黏膜

图 4-2-15 钡灌肠检查
A. 结肠袋；B. 结肠黏膜

（二）肝胆胰脾

肝、胰腺和脾属于腹部的实质性器官，而胆道系统则属空腔脏器。目前能用于肝、胆、胰、脾疾病影像学检查的手段较多，包括 USG、CT、血管造影、MRI 及核医学方法，X 线检查已很少用。

1. 肝 X 线检查可观察到肝的大体轮廓。

2. 胆道系统 造影检查，了解胰胆管系统的解剖变异；对于胆道系统梗阻性疾病，可了解梗阻部位及原因；对于胆石症患者，可了解有无胆管结石、胆囊结石等；胆囊或胆道术后复查。

3. 胰腺 处于位置深在的腹膜后间隙，普通平片、胃肠钡餐造影、低张十二指肠造影等只能根据胰腺周围器官位置和形态的改变来推断胰腺病变，诊断价值有限，现已少用。

4. 脾 属单核巨噬细胞系统器官，位于左上腹后外侧，X 线检查诊断价值有限，仅能观察脾轮廓及大小改变。

（三）腹壁、腹膜腔及腹膜后间隙

在解剖学上，腹部指自横膈以下、盆底以上的区域。腹膜、系膜、网膜、韧带、筋膜、血管等结构，以及由它们分隔而形成的腹膜腔和腹膜后各间隙等是腹部的重要组成部分。

正位腹部平片表现：双侧胁腹部皮下脂肪、腹膜外脂肪及腹腔内脏器周围的脂肪表现为灰黑色带状影，可以比衬、勾画邻近结构（图 4-2-16）。胁腹脂线指双侧胁腹壁腹膜外脂肪所形成的条带状影。腹肌间的脂肪线因较薄而不易显示。肾周脂肪线由肾周间隙的脂肪组织投影而成，清晰勾画出肾轮廓。腰大肌、腰方肌位于腹后壁，闭孔内肌、肛提肌等处于盆腹膜外，在肌鞘内脂的对比下，可以清晰显示它们的边缘、轮廓。

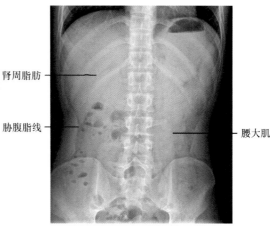

图 4-2-16　腹部立位 X 线摄影
立位 X 线片显示的是双侧腹壁腹膜外脂肪所形成的条带状影、肾周脂肪及腰大肌轮廓

（四）泌尿系统

1. 正常 X 线表现　肾周围有脂肪组织，前后位腹部平片能够显示双肾影。①双肾呈豆状，外缘光整，内缘中部稍内凹，为肾门所在。②正位片呈"八"字状位于脊柱两侧，右肾略低。肾长轴自内上斜向外下，其延长线与脊柱交角为肾脊角（renal-spine angle），正常为 150°～250°。侧位片双肾影与脊柱重叠。③成人肾长径 12～13cm，宽径 5～6cm。④密度均匀，略高于肾周脂肪密度。输尿管及膀胱通常不能显示。

2. 正常尿路造影表现

（1）方法：排泄性尿路造影与逆行尿路造影的正常影像表现相似，逆行尿路造影注射压力过大，可造成对比剂肾内反流。排泄性尿路造影的肾、输尿管和膀胱表现随摄片时间而异（图 4-2-17）。注入对比剂后 1～2 分钟摄片，对比剂集中在肾小球和肾小管内，肾实质显影，为肾实质期；15 和 30 分钟摄片，肾盏和肾盂显影最浓；解除压迫后摄片，输尿管和膀胱显影。

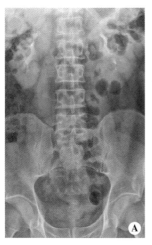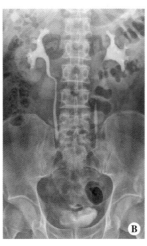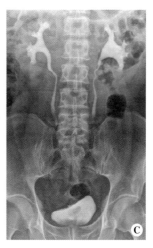

图 4-2-17　排泄性尿路造影
A、B、C. 分别为静脉肾盂造影 3 分钟、15 分钟及 30 分钟肾、输尿管及膀胱影像

（2）肾

1）肾实质：显影密度均匀，双侧一致。

2）肾盏：分为肾小盏和肾大盏。肾大盏与肾小盏的形态、数目有很大差异，每侧肾各有 2～4 个肾大盏和 6～14 个肾小盏。①肾小盏呈边缘光整的"蛋杯"状，体部（漏斗部）与肾大盏相连，穹隆部顶端的杯口样凹陷为肾乳头突入所致。②肾大盏呈边缘光整的长管状，顶端（尖部）连接一个或数个肾小盏，峡部（颈部）为长管状部分，基底部与肾盂相连。③肾盂多呈边缘光整的喇叭状，少数呈分支状或壶腹状，上缘隆突，下缘微凹。位置可有较大变异，完全位于肾门之外者称为肾外肾盂。

（3）输尿管：表现为长约 25cm，宽 3～7mm，光滑的细条状致密影，常有折曲（图 4-2-18）。

分段：腹段与肾盂相连，向下走行在腹膜后间隙脊柱两侧，在骶髂关节内侧越过骨性骨盆缘而续为盆段。盆段略向外行，再向内行入膀胱而为壁内段。壁内段由外上向内下穿越膀胱壁，进入膀胱三角区。

3个生理性狭窄区：与肾盂相连处、通过骨盆缘处（与髂总动脉交叉处）和膀胱入口处。

（4）膀胱：大小和形态取决于充盈程度。充盈较满的膀胱呈椭圆形，边缘光滑，横置在耻骨联合上方（图4-2-19）。

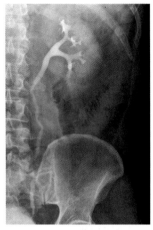

图4-2-18　左侧输尿管示意图

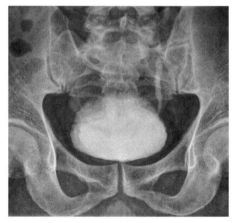

图4-2-19　膀胱示意图

案例 4-2-1 分析讨论：

1. 腹部 X 线立位和卧位片。

2. 重点观察征象：肠腔扩张积气，通常小肠居中央（空肠左上腹，回肠右下腹），结肠占据腹部外周；肠腔内积液，立位检查可见肠腔内多个液平面，高低不等，呈阶梯状排列；胃及结肠内气体减少或消失。

3. 肠梗阻的 X 线表现：肠腔广泛扩张积气，肠管壁在气体衬托下，呈鱼肋样（弹簧样）黏膜皱襞；多发大小不等、长短不一的气液平面，呈阶梯状排列；结肠空虚，其内气体减少。

案例 4-2-2 分析讨论：

1. 良性溃疡：龛影正面呈圆形或椭圆形，边缘光滑整齐，突出于胃轮廓外；黏膜水肿的表现如黏膜线、项圈征、狭颈征等，黏膜皱襞向龛影集中直达龛影口部，邻近胃壁柔软有蠕动波。恶性溃疡：龛影不规则，呈星芒状，位于胃轮廓之内，呈指压迹样充盈缺损，有不规则环堤，皱襞中断、破坏，邻近胃壁僵硬、蠕动波消失。

2. X 线造影的优势是检查费用较低，能直接观察胃肠道的功能及黏膜皱襞的情况；劣势是检查时间相对较长，X 线辐射剂量较大，需要患者提前进行肠道准备及良好的配合，不能显示胃黏膜下、浆膜及胃肠道周围情况，对医师的水平和经验依赖性较高。

案例 4-2-3 分析讨论：

1. 常用的泌尿系统影像学检查方法有泌尿系统 X 线片（kidney ureter bladder，KUB）、静脉肾盂造影、逆行尿路造影、CT 及 CT 尿路造影（CT urography，CTU）、MRI 及 MR 尿路造影（magnetic resonance urography，MRU）。适应证：泌尿系统先天发育异常、结石、感染性病变、肿瘤及外伤等。

2. 肾小盏呈漏斗形，每侧各有 6～14 个，边缘包绕肾乳头，承接排出的尿液，在肾窦内，

2～3 个肾小盏合成 1 个肾大盏，再由 2～4 个肾大盏汇合形成肾盂。通过静脉注入造影剂后 1 分钟肾实质显影，2～3 分钟肾盏显影，15～30 分钟最浓；肾小盏呈杯口状凹陷，杯上的两侧缘尖锐；肾大盏呈长管状，边缘光滑。肾盂多呈三角形，上缘隆凸，下缘微凹，边缘光滑整齐。

3. 输尿管有 3 个狭窄：第一狭窄在肾盂与输尿管连接处；第二狭窄在越过骨盆边缘即与髂血管相交处；第三狭窄在进入膀胱处。

（陈天武，邓世山，李 睿）

第三节 CT 和 MRI 解剖

案例 4-3-1

患者，男，52 岁，半年前至当地体检机构检查示肝内低回声区，两月前检查提示肝右叶后段占位，大小约 31mm×28mm，考虑肿瘤性病变，当时未引起重视。五天前再次复查示肝右叶包块大小约 39mm×35mm，较前有所增大。病程中无畏寒发热，无腹痛腹胀，一般情况尚可。实验室检查示甲胎蛋白 14.66ng/ml（正常值 0.00～10.00ng/ml）CT 图像见图 4-3-1。

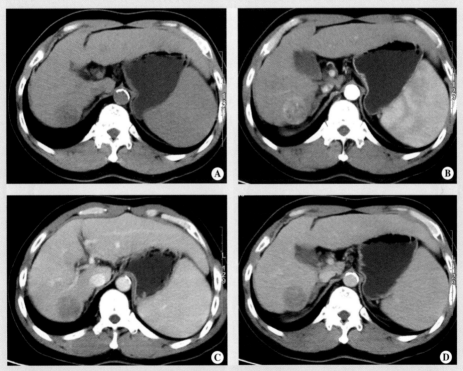

图 4-3-1 CT 平扫（A）及增强扫描动脉期（B）、门脉期（C）及延迟期（D）横断面图像

问题：

1. 结合影像学表现，该患者最可能诊断是什么？有何鉴别诊断？
2. 肝如何分叶与分段？

案例 4-3-2

患者，男，22 岁，于 10 天前始饭后常出现腹胀不适，伴嗳气，可自行缓解，就诊于校医院后口服药物后自觉症状缓解，无恶心呕吐，无腹痛。入院胃镜示：胃大弯、皱襞间见一约

20mm 规则隆起，表面光滑，蠕动扩张良好。超声胃镜示：胃体隆起部见一断面约 19mm×18mm 低回声区，边界清，与固有肌层相连，考虑胃底间叶源性肿瘤，CT 图像见图 4-3-2。

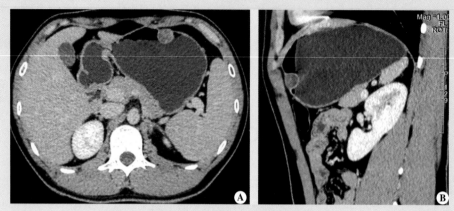

图 4-3-2　增强 CT 门脉期图像
A. 横断面；B. 矢状面

问题：

1. 结合影像学表现，该患者病灶定位在哪？最可能的诊断是什么？
2. 良恶性胃间质瘤影像上有何不同？

案例 4-3-3

患者，男，61 岁，于半月前突发阵发性左下腹痛，伴有眼黄、尿黄、腹泻，无恶心呕吐，无腹胀，至当地诊所补液治疗后腹泻缓解，眼黄、尿黄、腹痛未见明显缓解。肿瘤标志物：癌胚抗原 10.80mg/ml（正常值 0.00～10.00mg/ml）。CT 图像见图 4-3-3。

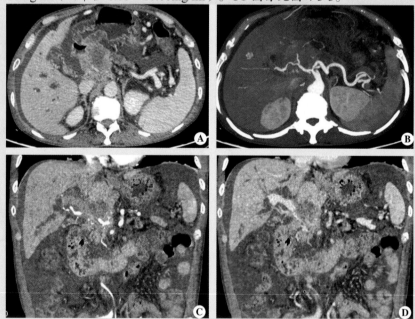

图 4-3-3　横断面增强 CT 扫描门脉期、动脉期最大密度投影（A、B）；冠状面增强 CT 动脉期及门脉期图像（C、D）

问题：

1. 结合影像学表现，患者最可能诊断是什么？病灶累及哪些血管？
2. 胰腺可分为哪几部分？区分各部分之间的解剖学标志是什么？

案例 4-3-4

  患者，女，59 岁，于 1 月前无明显诱因出现左侧下腹部阵发性绞痛，开始未予在意，5 天前症状加重遂就诊。电子结肠镜示：结肠癌伴梗阻可能。活检病理示：（横结肠）腺上皮呈乳头管状增生，伴高级别上皮内瘤变。肿瘤标志物：癌胚抗原 24.95mg/ml（正常值 0.00～10.00mg/ml）。CT 图像见图 4-3-4。

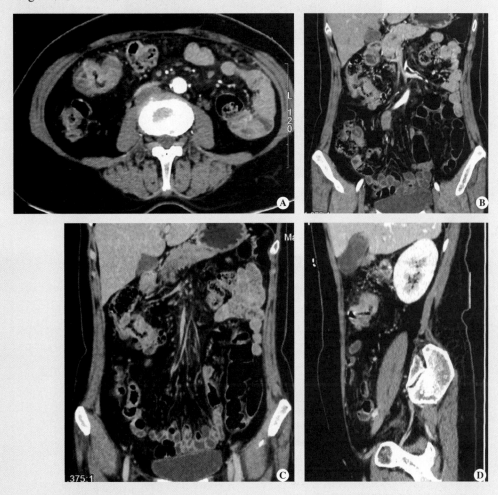

图 4-3-4 横断面（A）、冠状面（B、C）及矢状面（D）增强 CT 图像

问题：

  1. 结合增强 CT 表现，患者最可能的诊断是什么？

  2. 概述结肠分区、分部及肠系膜动脉的供血范围。

一、横断面解剖

（一）CT 横断面解剖

1. 经肝顶的横断面（图 4-3-5）

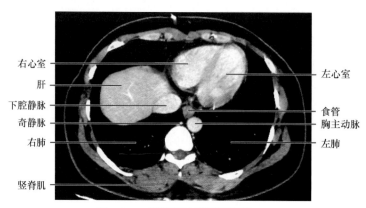

右心室
肝
下腔静脉
奇静脉
右肺

竖脊肌

左心室
食管
胸主动脉
左肺

图 4-3-5　经肝顶的横断面增强 CT

2. 经第二肝门的横断面（图 4-3-6）

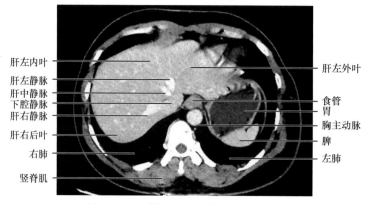

肝左内叶
肝左静脉
肝中静脉
下腔静脉
肝右静脉
肝右后叶
右肺
竖脊肌

肝左外叶
食管
胃
胸主动脉
脾
左肺

图 4-3-6　经第二肝门的横断面增强 CT

3. 经门静脉左支的横断面（图 4-3-7）

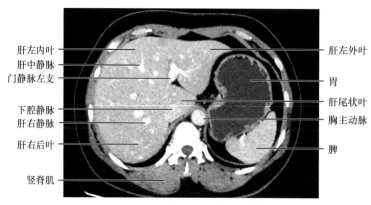

肝左内叶
肝中静脉
门静脉左支
下腔静脉
肝右静脉
肝右后叶
竖脊肌

肝左外叶
胃
肝尾状叶
胸主动脉
脾

图 4-3-7　经门静脉左支的横断面增强 CT

4. 经右肾上腺的横断面（图 4-3-8）

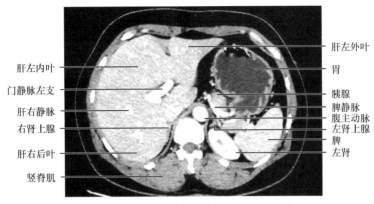

肝左内叶
门静脉左支
肝右静脉
右肾上腺
肝右后叶
竖脊肌

肝左外叶
胃
胰腺
脾静脉
腹主动脉
左肾上腺
脾
左肾

图 4-3-8 经右肾上腺的横断面增强 CT

5. 经门静脉右支的横断面（图 4-3-9）

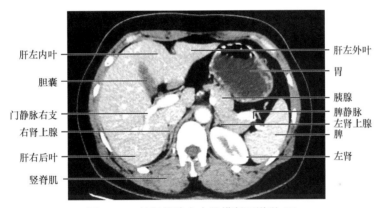

肝左内叶
胆囊
门静脉右支
右肾上腺
肝右后叶
竖脊肌

肝左外叶
胃
胰腺
脾静脉
左肾上腺
脾
左肾

图 4-3-9 经门静脉右支的横断面增强 CT

6. 经胆囊体部的横断面（图 4-3-10）

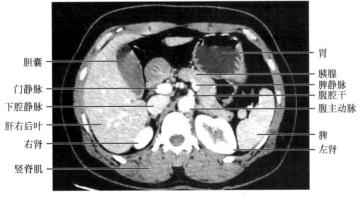

胆囊
门静脉
下腔静脉
肝右后叶
右肾
竖脊肌

胃
胰腺
脾静脉
腹腔干
腹主动脉
脾
左肾

图 4-3-10 经胆囊体部的横断面增强 CT

7. 经十二指肠降部的横断面（图 4-3-11）

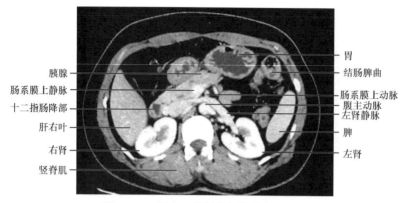

胰腺
肠系膜上静脉
十二指肠降部
肝右叶
右肾
竖脊肌

胃
结肠脾曲
肠系膜上动脉
腹主动脉
左肾静脉
脾
左肾

图 4-3-11　经十二指肠降部的横断面增强 CT

8. 经十二指肠水平部的横断面（图 4-3-12）

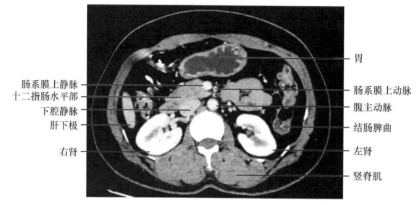

肠系膜上静脉
十二指肠水平部
下腔静脉
肝下极
右肾

胃
肠系膜上动脉
腹主动脉
结肠脾曲
左肾
竖脊肌

图 4-3-12　经十二指肠水平部的横断面增强 CT

9. 经肾门的横断面（图 4-3-13）

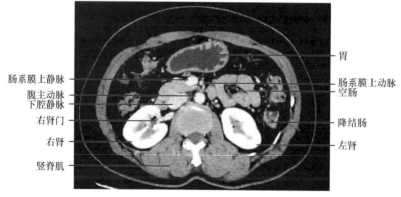

肠系膜上静脉
腹主动脉
下腔静脉
右肾门
右肾
竖脊肌

胃
肠系膜上动脉
空肠
降结肠
左肾

图 4-3-13　经肾门的横断面增强 CT

10. 经左肾下极的横断面（图 4-3-14）

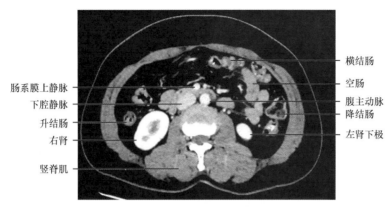

肠系膜上静脉
下腔静脉
升结肠
右肾
竖脊肌

横结肠
空肠
腹主动脉
降结肠
左肾下极

图 4-3-14　经左肾下极的横断面增强 CT

11. 经右肾下极的横断面（图 4-3-15）

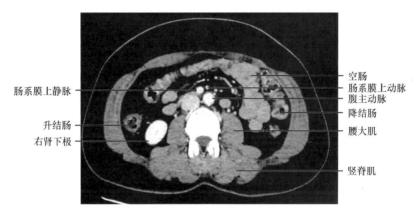

肠系膜上静脉
升结肠
右肾下极

空肠
肠系膜上动脉
腹主动脉
降结肠
腰大肌
竖脊肌

图 4-3-15　经右肾下极的横断面增强 CT

12. 经左右髂总动脉起始部的横断面（图 4-3-16）

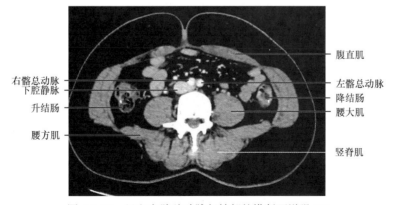

右髂总动脉
下腔静脉
升结肠
腰方肌

腹直肌
左髂总动脉
降结肠
腰大肌
竖脊肌

图 4-3-16　经左右髂总动脉起始部的横断面增强 CT

13. 经左右髂总静脉汇合处的横断面（4-3-17）

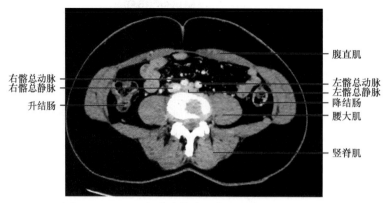

图 4-3-17　经左右髂总静脉汇合处的横断面增强 CT

14. 经第 5 腰椎椎体的横断面（图 4-3-18）

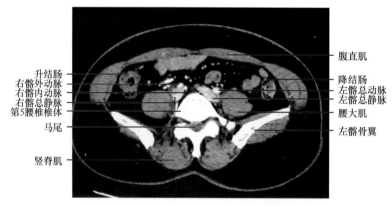

图 4-3-18　经第 5 腰椎椎体的横断面增强 CT

（二）MRI 横断面

1. 经第二肝门的横断面（图 4-3-19）

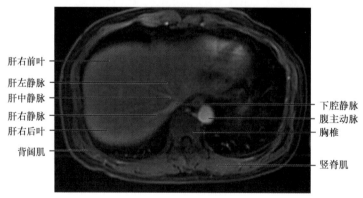

图 4-3-19　经第二肝门的横断面增强 T₁WI

2. 经门静脉左右支的横断面（图 4-3-20）

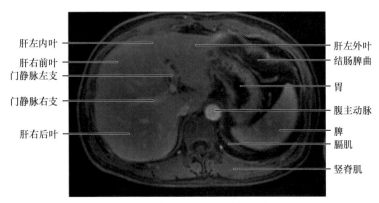

肝左内叶　肝左外叶
肝右前叶　结肠脾曲
门静脉左支　胃
门静脉右支　腹主动脉
肝右后叶　脾
　膈肌
　竖脊肌

图 4-3-20 经门静脉左右支的横断面增强 T_1WI

3. 经右侧肾上腺的横断面（图 4-3-21）

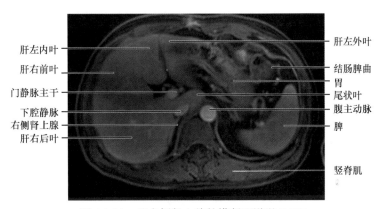

肝左内叶　肝左外叶
肝右前叶　结肠脾曲
门静脉主干　胃
下腔静脉　尾状叶
右侧肾上腺　腹主动脉
肝右后叶　脾
　竖脊肌

图 4-3-21 经右侧肾上腺的横断面增强 T_1WI

4. 经腹腔干的横断面（图 4-3-22）

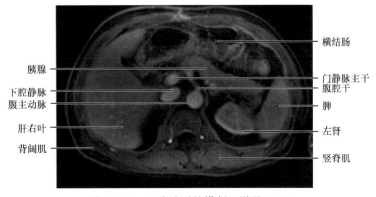

胰腺　横结肠
下腔静脉　门静脉主干
腹主动脉　腹腔干
肝右叶　脾
背阔肌　左肾
　竖脊肌

图 4-3-22 经腹腔干的横断面增强 T_1WI

5. 经双肾肾门的横断面（图 4-3-23）

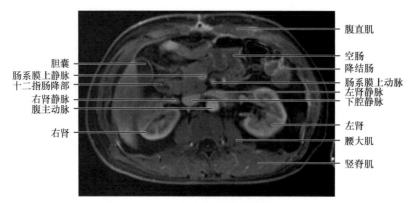

图 4-3-23　经双肾肾门的横断面增强 T₁WI

6. 经十二指肠水平部的横断面（图 4-3-24）

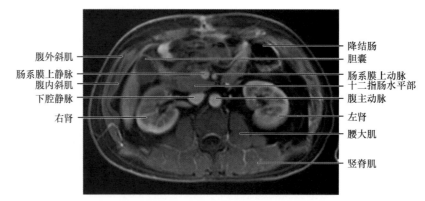

图 4-3-24　经十二指肠水平部的横断面增强 T₁WI

7. 经双肾下极的横断面（图 4-3-25）

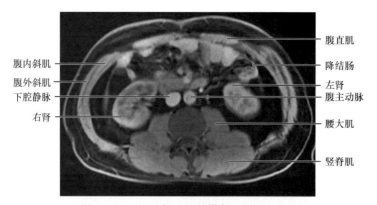

图 4-3-25　经双肾下极的横断面增强 T₁WI

二、冠状面解剖

（一）CT 冠状面解剖

1. 经胃角切迹的冠状面（图 4-3-26）

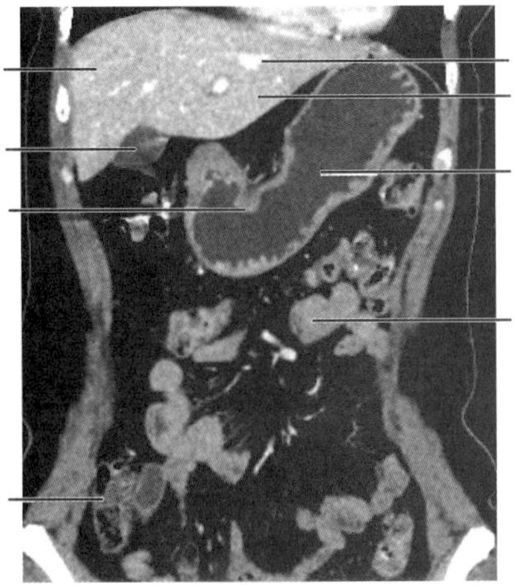
肝右叶
胆囊
角切迹
升结肠
肝左静脉
肝左叶
胃
小肠

图 4-3-26　经胃角切迹的冠状面增强 CT

2. 经门静脉左支的冠状面（图 4-3-27）

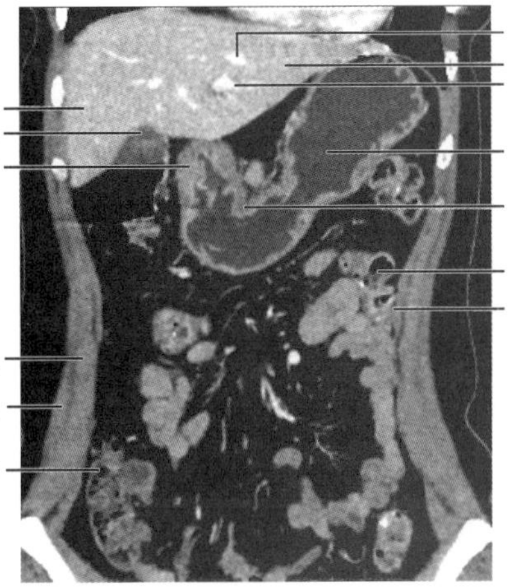
肝右前叶
胆囊
胃窦
腹内斜肌
腹外斜肌
升结肠
肝左静脉
肝左外叶
门静脉左支
胃
角切迹
降结肠
腹横肌

图 4-3-27　经门静脉左支的冠状面增强 CT

3. 经胰腺的冠状面（图 4-3-28）

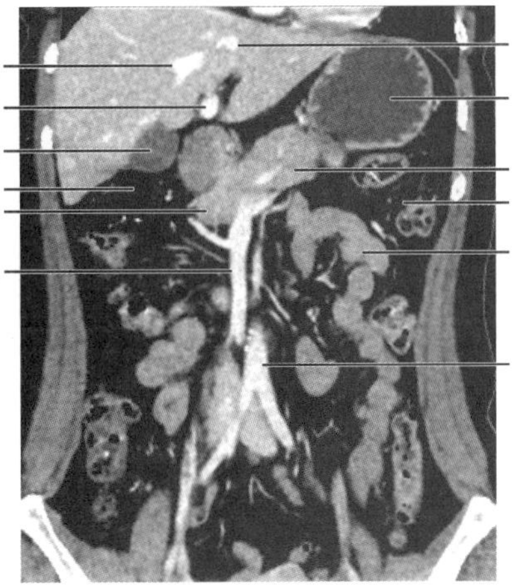
肝中静脉
门静脉主干
胆囊
结肠肝曲
胰头
肠系膜上静脉
肝左静脉
胃
胰体
结肠脾曲
空肠
腹主动脉

图 4-3-28　经胰腺的冠状面增强 CT

4. 经腹主动脉和下腔静脉的冠状面（图 4-3-29）

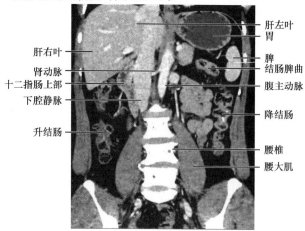

肝右叶
肾动脉
十二指肠上部
下腔静脉
升结肠

肝左叶
胃
脾
结肠脾曲
腹主动脉
降结肠
腰椎
腰大肌

图 4-3-29　经腹主动脉和下腔静脉的冠状面增强 CT

5. 经双肾肾门的冠状面（图 4-3-30）

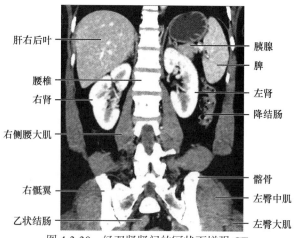

肝右后叶
腰椎
右肾
右侧腰大肌
右骶翼
乙状结肠

胰腺
脾
左肾
降结肠
髂骨
左臀中肌
左臀大肌

图 4-3-30　经双肾肾门的冠状面增强 CT

6. 经胸主动脉的冠状面（图 4-3-31）

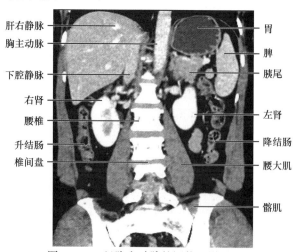

肝右静脉
胸主动脉
下腔静脉
右肾
腰椎
升结肠
椎间盘

胃
脾
胰尾
左肾
降结肠
腰大肌
髂肌

图 4-3-31　经胸主动脉的冠状面增强 CT

（二）MRI 冠状面解剖

1. 经胃角切迹的冠状面（图 4-3-32）

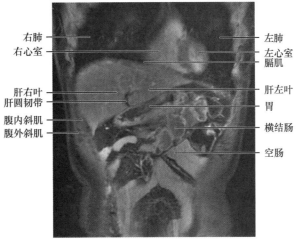

右肺
右心室
肝右叶
肝圆韧带
腹内斜肌
腹外斜肌

左肺
左心室
膈肌
肝左叶
胃
横结肠
空肠

图 4-3-32　经胃角切迹的冠状面脂肪抑制增强 T_1WI

2. 经门静脉左支矢状部的冠状面（图 4-3-33）

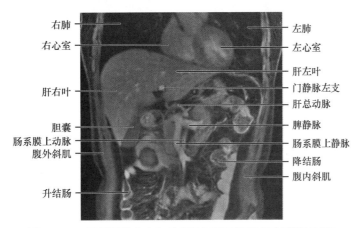

右肺
右心室
肝右叶
胆囊
肠系膜上动脉
腹外斜肌
升结肠

左肺
左心室
肝左叶
门静脉左支
肝总动脉
脾静脉
肠系膜上静脉
降结肠
腹内斜肌

图 4-3-33　经门静脉左支矢状部的冠状面脂肪抑制增强 T_1WI

3. 经门静脉主干的冠状面（图 4-3-34）

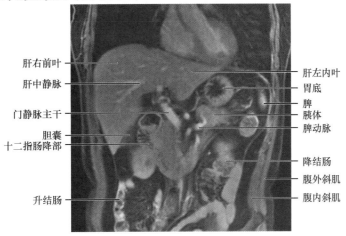

肝右前叶
肝中静脉
门静脉主干
胆囊
十二指肠降部
升结肠

肝左内叶
胃底
脾
胰体
脾动脉
降结肠
腹外斜肌
腹内斜肌

图 4-3-34　经门静脉主干的冠状面脂肪抑制增强 T_1WI

4. 经腹主动脉及下腔静脉的冠状面（图 4-3-35）

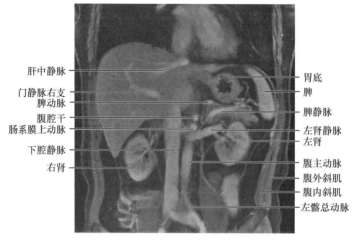

肝中静脉
门静脉右支
脾动脉
腹腔干
肠系膜上动脉
下腔静脉
右肾

胃底
脾
脾静脉
左肾静脉
左肾
腹主动脉
腹外斜肌
腹内斜肌
左髂总动脉

图 4-3-35　经腹主动脉及下腔静脉的冠状面脂肪抑制增强 T_1WI

5. 经双肾肾门的冠状面（图 4-3-36）

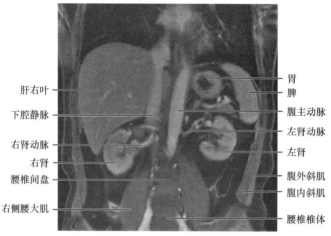

肝右叶
下腔静脉
右肾动脉
右肾
腰椎间盘
右侧腰大肌

胃
脾
腹主动脉
左肾动脉
左肾
腹外斜肌
腹内斜肌
腰椎椎体

图 4-3-36　经双肾肾门的冠状面脂肪抑制增强 T_1WI

6. 经腰椎椎体前份的冠状面（图 4-3-37）

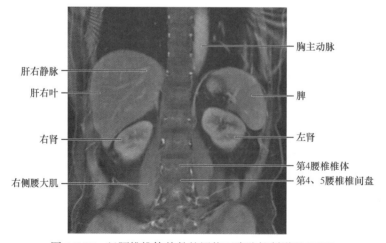

肝右静脉
肝右叶
右肾
右侧腰大肌

胸主动脉
脾
左肾
第4腰椎椎体
第4、5腰椎椎间盘

图 4-3-37　经腰椎椎体前份的冠状面脂肪抑制增强 T_1WI

7. 经腰方肌的冠状面（图 4-3-38）

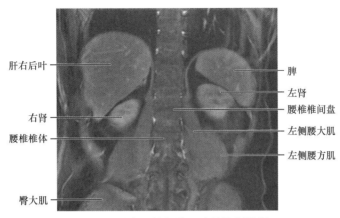

肝右后叶
脾
左肾
右肾
腰椎椎间盘
腰椎椎体
左侧腰大肌
左侧腰方肌
臀大肌

图 4-3-38 经腰方肌的冠状面脂肪抑制增强 T₁WI

三、矢状面解剖

1. 经结肠脾曲的矢状面（图 4-3-39）

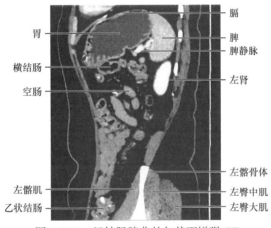

胃
膈
脾
脾静脉
横结肠
空肠
左肾
左髂肌
左髂骨体
乙状结肠
左臀中肌
左臀大肌

图 4-3-39 经结肠脾曲的矢状面增强 CT

2. 经左肾外侧部的矢状面（图 4-3-40）

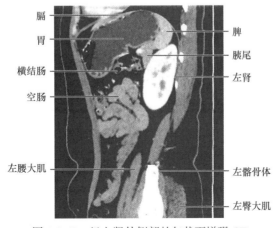

膈
胃
脾
胰尾
横结肠
左肾
空肠
左腰大肌
左髂骨体
左臀大肌

图 4-3-40 经左肾外侧部的矢状面增强 CT

3. 经左肾门的矢状面（图 4-3-41）

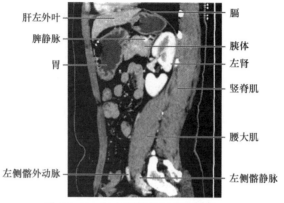

肝左外叶 — — 膈
脾静脉 — — 胰体
胃 — — 左肾
— 竖脊肌
— 腰大肌
左侧髂外动脉 — — 左侧髂静脉

图 4-3-41　经左肾门的矢状面增强 CT

4. 经食管腹段的矢状面（图 4-3-42）

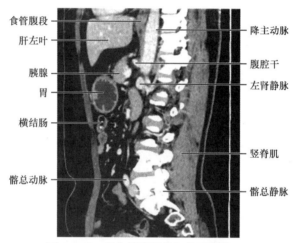

食管腹段 — — 降主动脉
肝左叶 —
胰腺 — — 腹腔干
胃 — — 左肾静脉
横结肠 —
— 竖脊肌
髂总动脉 — — 髂总静脉

图 4-3-42　经食管腹段的矢状面增强 CT

5. 经腹部正中的矢状面（图 4-3-43）

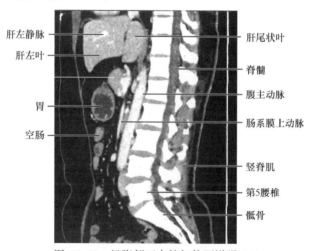

肝左静脉 — — 肝尾状叶
肝左叶 — — 脊髓
— 腹主动脉
胃 — — 肠系膜上动脉
空肠 —
— 竖脊肌
— 第5腰椎
— 骶骨

图 4-3-43　经腹部正中的矢状面增强 CT

6. 经下腔静脉矢状面（图 4-3-44）

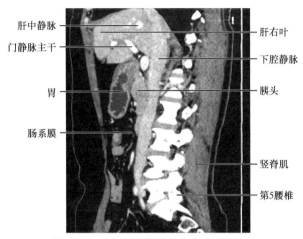

图 4-3-44　经下腔静脉的矢状面增强 CT

7. 经胰头和右肾上端的矢状面（图 4-3-45）

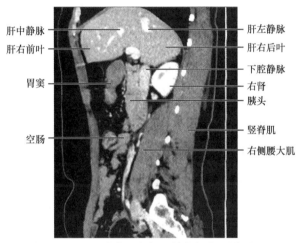

图 4-3-45　经胰头和右肾上端的矢状面增强 CT

8. 经胆囊及右肾中份的矢状面（图 4-3-46）

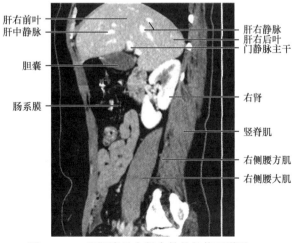

图 4-3-46　经胆囊及右肾中份的矢状面增强 CT

9. 经右肾下端外侧份的矢状面（图 4-3-47）

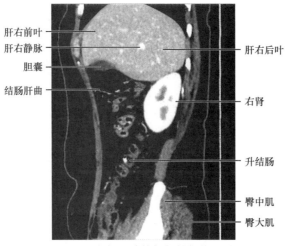

图 4-3-47 经右肾下端外侧份的矢状面增强 CT

四、常见解剖变异和典型病变

（一）环状胰腺

原始腹侧胰腺在围绕十二指肠轴旋转过程中就开始与背侧胰腺融合,形成胰腺组织环绕十二指肠，发生于十二指肠降段约占 85%，十二指肠球部占 15%（图 4-3-48）。

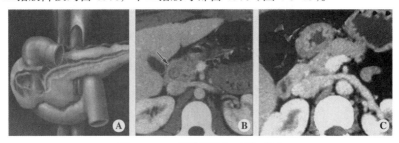

图 4-3-48 环状胰腺与正常对照

A. 解剖示意图；B. 横断面增强 CT 显示环状胰腺（箭头）；C. 正常胰腺

（二）马蹄肾

胚胎早期双肾胚基受脐动脉挤压而融合，使得肾某一极中线融合，95%发生于下极，称 "马蹄肾"，常合并肾旋转不良，由于输尿管越过融合的峡部前面下行而导致引流不畅，并发积水、感染或结石（图 4-3-49）。

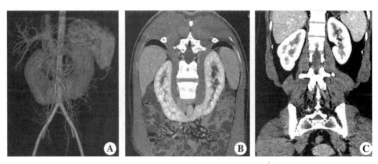

图 4-3-49 马蹄肾与正常对照

A. VR 图显示马蹄肾；B. 增强 CT 三维曲面重建图；C. 正常肾冠状面增强 CT

案例 4-3-1 分析讨论：

1. CT 图像示肝右叶后段见一类圆形稍低密度影，边界清，突出于肝轮廓外，增强扫描后动脉期明显不均匀强化，病灶周围见增粗动脉，门脉期及延迟期强化程度减低，呈相对低密度，考虑原发性肝细胞肝癌可能性大。（本例术后病理示中分化肝细胞肝癌）

鉴别诊断主要有：①肝海绵状血管瘤，平扫低密度，增强动脉期瘤灶周边结节状强化，动态扫描逐渐向中心扩展，延迟扫描呈等或稍高密度充填并保持数分钟以上。②肝胆管细胞癌，胆管细胞癌甲胎蛋白可在正常范围，CA19-9 明显升高，CT 表现特征是平扫低密度，增强动脉期病灶边缘强化，延迟 3 分钟后强化部分可达到与肝实质等密度，不强化部分仍为低密度。③肝转移瘤，平扫肝实质内小的圆形或类圆形的低密度病灶，常为多发，少数也可单发。增强扫描后典型的征象为"牛眼征"。

2. 单纯根据肝外形的沟裂，可以将肝分为左叶、右叶、尾状叶、方叶，其中左半肝分为左外叶、左内叶，右半肝分为右前叶、右后叶。Couinaud 根据肝内门静脉干和肝静脉的分布范围，将肝分为八段，其中尾状叶即肝Ⅰ段，左外叶上段即肝Ⅱ段，左外叶下段即肝Ⅲ段，左内叶即肝Ⅳ段，右前叶上下段分别为肝Ⅷ、Ⅴ段，右后叶上下段分别为肝Ⅶ、Ⅵ段。

案例 4-3-2 分析讨论：

1. CT 图像示胃大弯侧黏膜下见一类圆形低密度影突出于胃腔内，大小约 18mm×17mm，边界清，密度较均匀，增强扫描后动脉期见病灶表面强化的胃黏膜线，病灶本身强化不明显，门脉期及延迟期病灶呈渐进性轻中度不均匀强化。胃周脂肪间隙清晰，未见明显肿大淋巴结影。考虑胃间质瘤可能。

2. 良性胃间质瘤病灶直径多小于 5cm，密度均匀，边界清楚，偶见细小钙化，肿块很少坏死，多均匀强化。恶性者肿块直径多大于 5cm，边界欠清，常与周围组织粘连，可见坏死、囊变、出血，常可见周围组织、器官受压，肝、腹膜后或淋巴结转移。

案例 4-3-3 分析讨论：

1. CT 图像所示为胰头区不规则低密度影，边界欠清，胰腺远端萎缩，胰管扩张，增强扫描后动脉期及门脉期病灶边缘轻度强化，其内见低密度坏死区，延迟期强化减退，病灶与肝尾状叶分界欠清，与胃窦部、十二指肠粘连，病灶包绕肝固有动脉及脾动脉，门静脉主干及脾静脉显示欠清。考虑胰腺癌。

2. 胰腺分为头、颈、体、尾四部分，头颈部位于脊柱中线右侧，体尾部一般位于左侧，胰头和胰颈以肠系膜上静脉右缘为界，胰颈位于肠系膜上静脉前方，钩突位于其后方，胰颈和胰体以肠系膜上动脉右壁为界。胰体和胰尾没有明显分界线，一般认为腹主动脉前方为胰体，左肾前方为胰尾。

案例 4-3-4 分析讨论：

1. CT 图像所示为横结肠局限性管壁增厚，管腔狭窄，增强扫描后不均匀强化，周围见渗出影，考虑横结肠癌。

2. 结肠的排列酷似英文字母"M"，将小肠包围在内，在右髂窝内续于盲肠，在第 3 骶椎平面连接直肠。结肠分为升结肠、横结肠、降结肠和乙状结肠四部分。肠系膜上动脉的主干呈向左侧稍凸的弓状，从弓的凸侧依次发出胰十二指肠动脉和十余支空、回肠动脉，从弓的凹侧依次发出中结肠动脉、右结肠动脉和回结肠动脉。肠系膜下动脉发出的分支有左结肠动脉、乙状结肠动脉、直肠上动脉。故肠系膜上动脉主要供应右半结肠，肠系膜下动脉主要供应左半结肠。

（邓克学，叶茗珊）

第四节 三维影像解剖

案例 4-4-1

患者，女，39 岁，呕血 3 天、发热 2 天，最高体温为 38.5℃，伴乏力、活动后气紧，不伴头晕心悸、腹胀腹泻、反酸、胃灼热等。实验室检查示：肿瘤标志物、肝病组合、甲状腺功能、血氨、风湿系列未见明显异常。

血常规：白细胞 2.1×10^9/L，红细胞 4.04×10^{12}/L，血红蛋白 110.0g/L，血小板计数 32×10^9/L；C-反应蛋白>6mg/L；ANA 阳性。影像学（CT）表现见图 4-4-1。

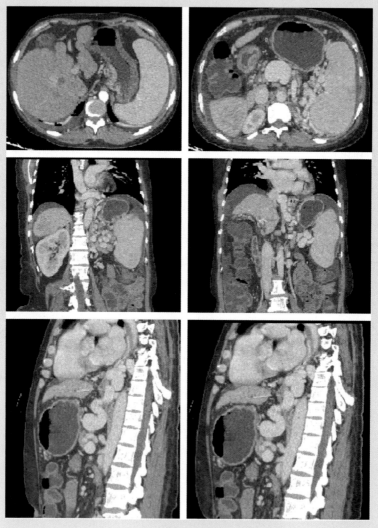

图 4-4-1

问题：

1. 结合影像学表现，该患者最可能诊断是什么？该患者上消化道出血的原因是什么？
2. 门静脉高压时，门静脉系统与腔静脉系统通过哪些侧支相通？

一、血管三维影像解剖

（一）腹主动脉

胸主动脉于 12 胸椎水平出主动脉裂孔，移行为腹主动脉，沿脊柱腰段的左前方下降，至第 4

腰椎下缘分为左、右髂总动脉。腹主动脉分为细小壁支和粗大的脏支，具体分支如下：

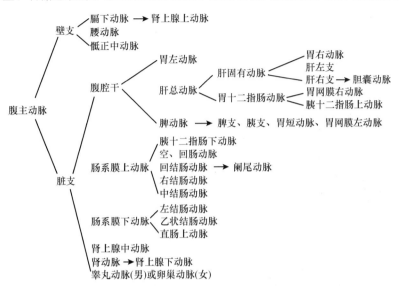

1. 壁支 膈下动脉 1 对、腰动脉 4 对、骶正中动 1 支，其中膈下动脉发出肾上腺上动脉 2～3 支，CT 上多数因太细而不能显示。腰动脉较粗大而易于显示（图 4-4-2），但起源变异较多，有时起源于腹腔干。

2. 脏支 从上向下分别是肾上腺中动脉、腹腔干、肠系膜上动脉、肾动脉、睾丸（卵巢）动脉、肠系膜下动脉，成对的有肾上腺中动脉、肾动脉和睾丸（卵巢）动脉；不成对的有腹腔干、肠系膜上动脉及肠系膜下动脉。

（1）肾上腺中动脉：于膈下动脉下方，起自腹主动脉侧壁，外行至肾上腺，多细小而难显示。

（2）肾动脉：于肠系膜上动脉下方，起自腹主动脉侧壁，横行向外，分 2～3 支入肾（图 4-4-3）。左长而高，右短而低。肾动脉发出肾上腺下动脉，常可显示。

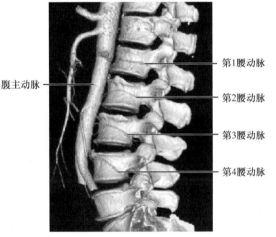

图 4-4-2 腰动脉 CT 三维图

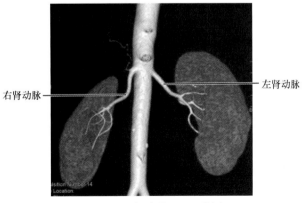

图 4-4-3 肾动脉 CT 三维图

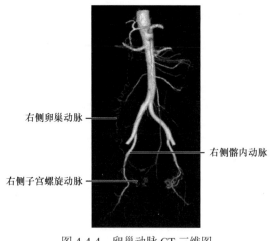

右侧卵巢动脉

右侧髂内动脉

右侧子宫螺旋动脉

图 4-4-4　卵巢动脉 CT 三维图

（3）睾丸动脉：于肾动脉下方起自腹主动脉前壁，位于腹膜后，于腰大肌及髂腰肌前或附近下行，向下经腹股沟管进入阴囊，至睾丸及附睾。女性为卵巢动脉（图 4-4-4），向下进入子宫阔韧带，分布至卵巢及输卵管。睾丸或卵巢动脉冠状或斜冠位时显示明显。

（4）腹腔干：短干起自腹主动脉前壁，分为 3 支（图 4-4-5）。其右行为肝总动脉，左行为脾动脉，上行为胃左动脉。肝总动脉分为肝固有动脉和胃十二指肠动脉。肝固有动脉于幽门上缘发出胃右动脉、沿胃小弯左行后，行至肝门分为左、右支，右支入肝门前发出胆囊动脉至胆囊，因细小在 CT 上较难显示。胃十二指肠动脉于幽门下缘分为胃网膜右动脉和胰十二指肠上动脉，分别沿胃大弯右行、分前后两支分布于胰头及十二指肠。脾动脉向左走行至脾门发出数条脾支入脾，沿途还发出胰支、胃后动脉、胃短动脉、胃网膜左动脉。

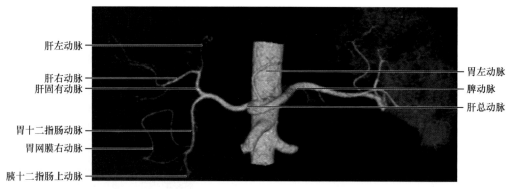

肝左动脉

肝右动脉
肝固有动脉

胃十二指肠动脉

胃网膜右动脉

胰十二指肠上动脉

胃左动脉

脾动脉

肝总动脉

图 4-4-5　腹腔干及其分支 CT 三维图

（5）肠系膜上动脉：腹主动脉前壁发出，紧邻腹腔干下部，经胰头颈交界向前下入小肠系膜，走向右髂窝方向，胰头区发出胰十二指肠下动脉，左侧壁发出空、回肠动脉 13～18 条，右侧壁从下至上分别为：回结肠动脉（分布于回肠末端、盲肠、阑尾及升结肠）、右结肠动脉（升支吻合于中结肠动脉、降支吻合于回结肠动脉）、中结肠动脉（分布于横结肠、与左右结肠动脉吻合），见图 4-4-6。

（6）肠系膜下动脉：平第 3 腰椎起自腹主动脉前壁，走向左下方乙状结肠系膜区，从上至下发出左结肠动脉（走向结肠脾曲及降结肠，升、降支）、乙状结肠动脉（2～3 条）、直肠上动脉（图 4-4-7）。

（二）髂血管

腹主动脉平第 4 腰椎下缘，分出左右髂总动脉，至骶髂关节前方分为髂内、外动脉。髂内动脉向下走行进入小骨盆，分出壁支和脏支。壁支有髂腰动脉、骶外侧动脉、臀上和臀下动脉、闭孔动脉；脏支有脐动脉、膀胱下动脉、直肠下动脉、子宫动脉和阴部内动脉。CT 上 VR 及 MIP 图像可以显示梨状肌上孔的臀上动脉、梨状肌下孔的臀下动脉，走行于臀下动脉旁、位于盆腔后部的阴部内动脉，以及沿盆壁穿出闭孔的闭孔动脉，女性子宫动脉位于盆腔中部。髂外动脉向下走行进入股三角，移行为股动脉。髂外动脉的分支有腹壁下动脉和旋髂深动脉，冠状或斜冠状位显示清楚。髂血管分支如下（图 4-4-8）。

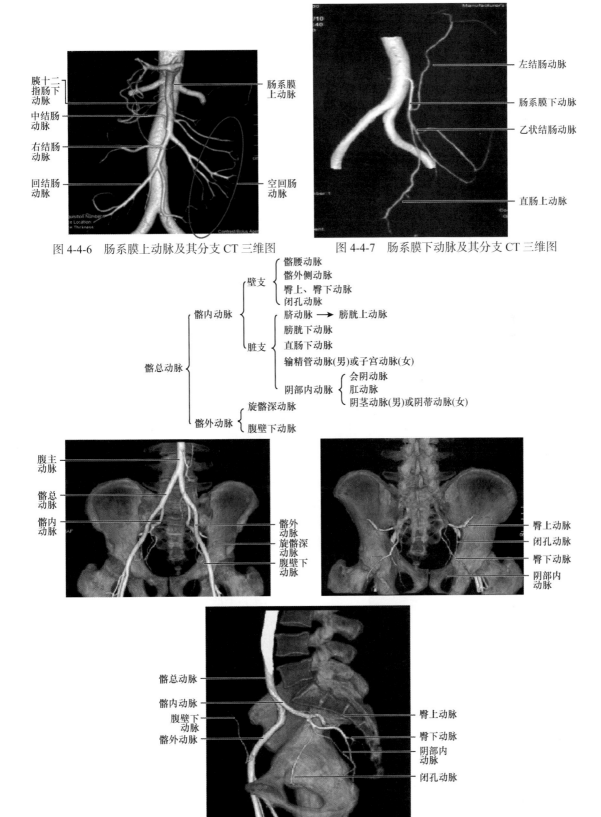

图 4-4-6 肠系膜上动脉及其分支 CT 三维图

图 4-4-7 肠系膜下动脉及其分支 CT 三维图

图 4-4-8 髂血管及其分支 CT 三维图

（三）门静脉

门静脉由肠系膜上静脉和脾静脉在胰颈的后方汇合而成，右上斜行至肝门，分为左、右支进入肝左、右叶。门静脉的属支主要有肠系膜上静脉、脾静脉、肠系膜下静脉、胃左静脉、胃右静脉、胆囊静脉及附脐静脉，其中附脐静脉沿肝圆韧带至肝，多注入门静脉左支。门静脉及其属支见图 4-4-9。

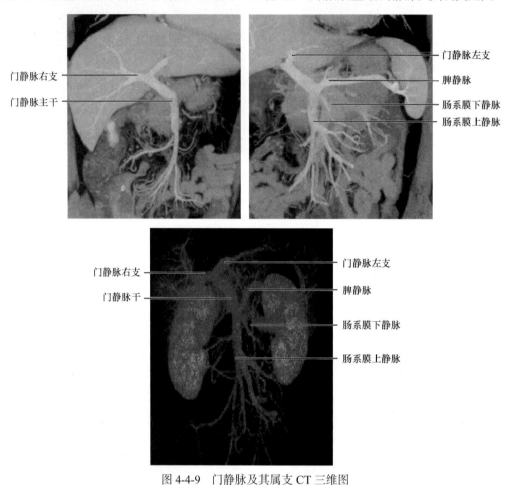

图 4-4-9　门静脉及其属支 CT 三维图

（四）下腔静脉

下腔静脉是人体最粗大的静脉干，由左、右髂总静脉在第 5 腰椎体的右前方汇合而成，而髂总静脉由同侧髂内、外静脉在骶髂关节的前方汇合而成（图 4-4-10）。其主要收集同名动脉分布区的静脉血。下腔静脉的属支包括壁支和脏支。

1. 壁支　膈下静脉（1 对）、腰静脉（4 对）和骶正中静脉（1 支），均与同名动脉伴行，其中腰静脉之间有腰升静脉相连（图 4-4-11）。

2. 脏支　成对的肾静脉、肾上腺静脉、睾丸（卵巢）静脉和不成对的肝静脉，其中，左肾上腺静脉、左睾丸（卵巢）静脉注入左肾静脉。肝静脉有肝左静脉、肝中间静脉、肝右静脉 3 条

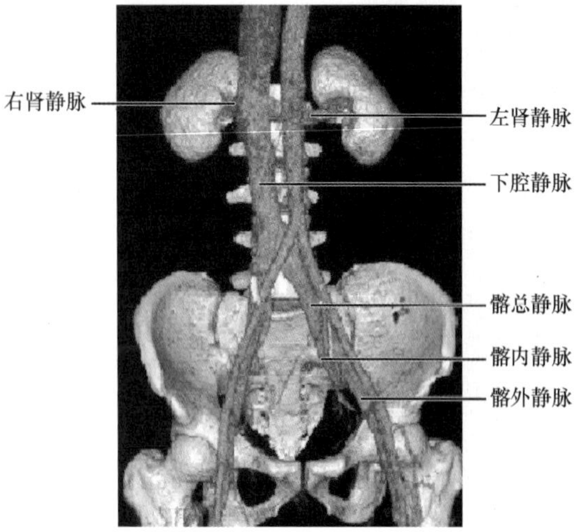

图 4-4-10　下腔静脉及其属支 CT 三维图

（图 4-4-12），于肝的脏面腔静脉沟的后上方（第二肝门）分别注入下腔静脉。

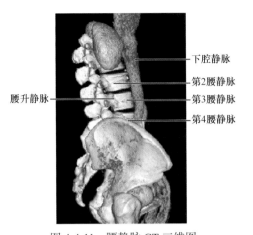

图 4-4-11　腰静脉 CT 三维图

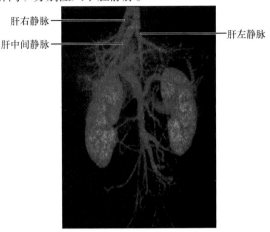

图 4-4-12　肝静脉 CT 三维图

二、胰胆管系统 MRCP 解剖

胆囊为储存和浓缩胆汁的囊状器官，位于肝下面的胆囊窝内，分为胆囊底、体、颈、管四部分。胆汁经肝左、右管出肝，在肝下面合成肝总管，走行于肝十二指肠韧带内，与胆囊管以锐角汇合成胆总管，继续下行于十二指肠降部与胰头之间，最后斜穿十二指肠降部后内侧壁中，与胰管汇合，形成略膨大的肝胰壶腹，开口于十二指肠大乳头（图 4-4-13）。有时，在胰头上部常有一小管，称副胰管，开口于十二指肠小乳头。

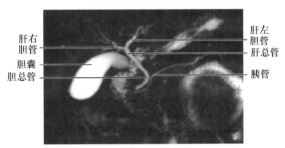

图 4-4-13　正常胰胆管系统 MRCP

三、胃肠道三维影像解剖

1. 胃　是消化道膨大成囊状的部分，上接食管，下续十二指肠。胃在完全空虚时略呈管状，高度充盈时可呈球囊形。胃的入口称贲门，位于第 11 胸椎左侧，出口称幽门，平第 1 腰椎上缘中线的右侧。胃可分前后壁、左右缘。左缘较长，称胃大弯，右缘较短，称胃小弯。胃小弯在下行途中折向右上，略呈一角，称角切迹，临床称胃角。胃分为四部分：贲门部、胃底、胃体、幽门部（图 4-4-14）。

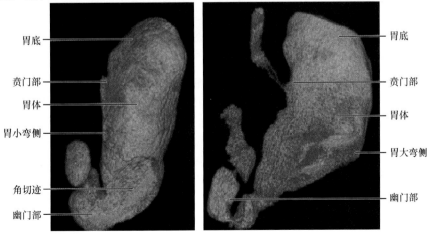

图 4-4-14　胃 CT 三维图

2. 小肠　是消化管最长的部分，上起自幽门，下接盲肠。小肠全程按顺序依次分为 3 段：十二指肠、空肠和回肠。其中，十二指肠的位置固定，空、回肠的背侧有肠系膜连于腹后壁，活动性很大。

（1）十二指肠：介于胃与空肠之间，紧贴腹后壁，位于脊柱前方偏右侧，第 12 胸椎与第 3 腰椎之间，呈 "C" 形，包绕胰头，分为四部分，即球部、降部、水平部和升部（图 4-4-15）。

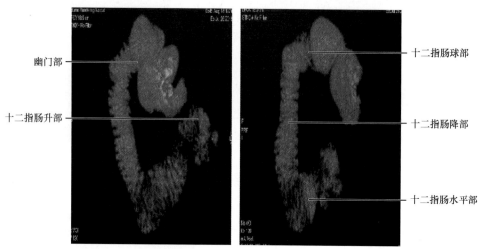

图 4-4-15　十二指肠 CT 三维图

（2）空、回肠：起自十二指肠空肠曲，下端接盲肠，且两者间没有明确的分界。空肠占空回肠全长的近侧 2/5，占据腹腔的左上部，常位于左腰区和脐区；回肠占空回肠全长的远侧 3/5，位于腹腔右下部，多位于脐区、右腹股沟区和盆腔内，在右髂窝续盲肠（图 4-4-16）。

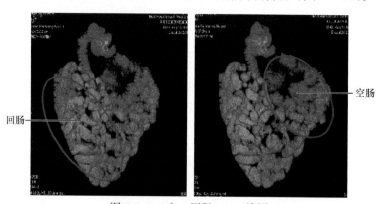

图 4-4-16　空、回肠 CT 三维图

3. 大肠　是消化管的末端，分盲肠、阑尾、结肠、直肠（图 4-4-17）。

（1）盲肠：位于右髂窝，呈盲囊状，左接回肠末端，上接升结肠。

（2）阑尾：阑尾根连于盲肠的后内侧壁，远端游离，其中根部较固定，游离端可以移动。中国人以回肠下位、盲肠后位和盲肠下位多见，少数为回盲前位和回盲后位。

（3）结肠：自右髂窝回盲口上方开始，至第 3 骶椎平面连接直肠。结肠呈 "M" 状包围于空、回肠周围，分为升结肠、横结肠、降结肠和乙状结肠。

（4）直肠：直肠位于骶骨的前方，上端于第 3 骶椎平面接乙状结肠，下端接肛管，肛管向下止于肛门。

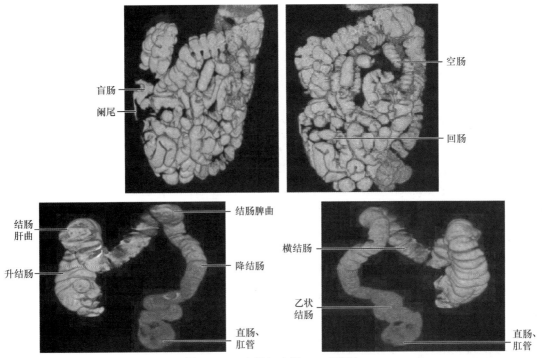

图 4-4-17 大肠与小肠 CT 三维图

四、常见解剖变异和典型病变

（一）腹部动脉常见解剖变异和典型病变

1. 常见解剖变异

（1）肝动脉变异：肝固有动脉多数分为肝左、右动脉（图 4-4-18），罕见分为肝左、中及右动脉，少数可见肝固有动脉缺如，此时肝左、右动脉直接起自肝总动脉。起自肝固有动脉以外的肝动脉为迷走肝动脉，有两种情况：①迷走替代性肝动脉，分布到某肝区的唯一动脉，不是正常起源的动脉，而是由另一支动脉代替；②迷走副肝动脉，分布到某肝区的动脉，除了有正常的动脉外，又有一支或多支附加的动脉供应。其中，迷走替代性肝左动脉和迷走副肝左动脉均以胃左动脉起源的为最多（图 4-4-19），其他起源动脉包括胃右动脉、肝右动脉、胃十二指肠动脉及腹腔干等；迷走替代性肝右动脉较迷走副肝右动脉常见，迷走替代性肝右动脉半数以上由肠系膜上动脉发出（图 4-4-19），其余的可自胃十二指肠动脉、腹腔干、胰十二指肠上动脉、腹主动脉或胆囊动脉发出。迷走副肝右动脉的起源多为肝左动脉和胃十二指肠动脉。

（2）膈下动脉变异：膈下动脉正常起自腹主动脉，变异者大部分起自腹腔干（图 4-4-20），少数起自肾动脉或胃左动脉（图 4-4-21），也可见两侧膈下动脉对称地起自同一动脉。

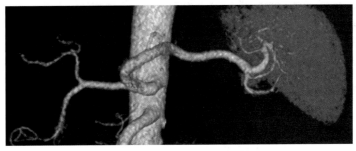

图 4-4-18 正常肝动脉 CTA

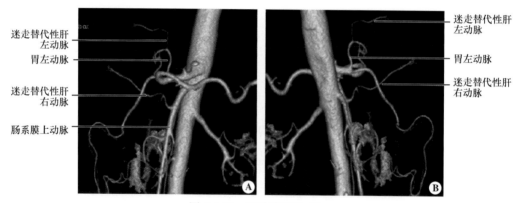

迷走替代性肝左动脉

胃左动脉

迷走替代性肝右动脉

肠系膜上动脉

迷走替代性肝左动脉

胃左动脉

迷走替代性肝右动脉

图 4-4-19　肝动脉变异 CTA

A. 迷走替代性肝左动脉起自胃左动脉；B. 迷走替代性肝右动脉起自肠系膜上动脉

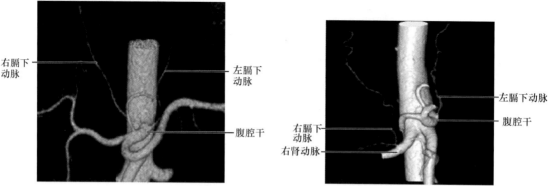

右膈下动脉

左膈下动脉

腹腔干

左膈下动脉

腹腔干

右膈下动脉

右肾动脉

图 4-4-20　双侧膈下动脉起自腹腔干 CTA

图 4-4-21　右膈下动脉起自肾动脉 CTA，左膈下动脉起自腹腔干 CTA

（3）肾动脉变异：主要是副肾动脉（图 4-4-22）。副肾动脉多数为 1 支，2 支者次之，3 支者少见，而关于其定义有两种说法。前者指不经肾门入肾的额外动脉，称副肾动脉，其可来源于肾动脉或腹主动脉及其分支。后者指来源于肾动脉以外的其他动脉，其起源范围广泛，可起自腹主动脉至髂动脉间的任何位置；副肾动脉可进入肾门或直接进入肾上、下极，通常进入肾门的分支直径与肾动脉主干相近，而进入肾上、下极的分支较纤细，而固有的肾上段或下段动脉可能缺如。

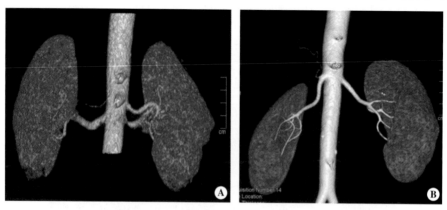

图 4-4-22　双侧副肾动脉与正常对照 CTA

A. 双侧副肾动脉；B. 正常肾动脉

2. 典型病变

（1）动脉瘤：是指动脉壁因局部病变（可因薄弱或结构破坏）而向外膨出，形成永久性的局限性扩张，一般与邻近动脉管径比较，管径扩张超过 1/2 可诊断为动脉瘤（图 4-4-23、图 4-4-24）。

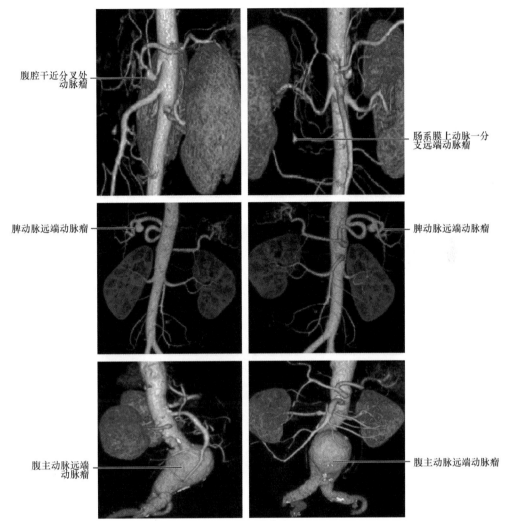

腹腔干近分叉处动脉瘤

肠系膜上动脉一分支远端动脉瘤

脾动脉远端动脉瘤

脾动脉远端动脉瘤

腹主动脉远端动脉瘤

腹主动脉远端动脉瘤

图 4-4-23 动脉瘤 CTA

（2）主动脉夹层：指主动脉腔内血液从主动脉内膜撕裂处进入主动脉中膜，使中膜分离，沿主动脉长轴方向扩展形成主动脉壁的真假两腔分离状态（图 4-4-25），CT 上常可见内膜移位。

（二）腹部静脉常见解剖变异和典型病变

1. 常见解剖变异

（1）下腔静脉变异：主要有双下腔静脉（图 4-4-26），左侧下腔静脉可汇入左肾静脉或右侧下腔静脉；左下腔静脉；下腔静脉肝段缺如，奇静脉代偿引流至上腔静脉。下腔静脉后输尿管，分为两型：Ⅰ型输尿管与下腔静脉交叉梗阻部位

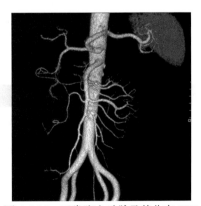

图 4-4-24 正常腹主动脉及其分支 CTA

多位于第 3～4 腰椎水平，可伴有重度或中度肾积水；Ⅱ型交叉梗阻部位多位于第 1～2 腰椎水平，肾正常或轻度积水，此型罕见。

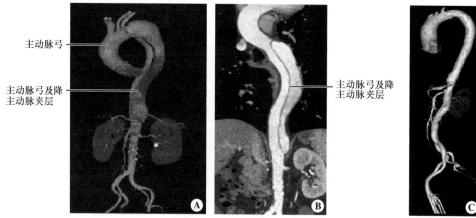

图 4-4-25　主动脉 CTA

A. 主动脉夹层三维图；B. 主动脉夹层冠状 CTA 图；C. 正常降主动脉

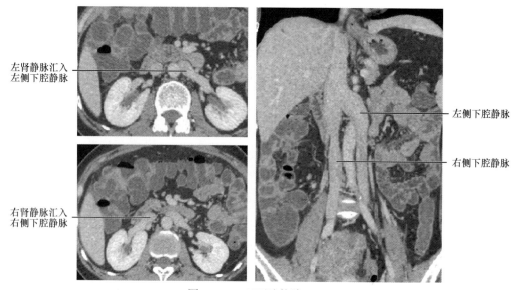

图 4-4-26　双下腔静脉 CTV

（2）肾静脉变异：正常肾静脉左、右各一支。常见肾静脉变异包括数目变异（副肾静脉）及行程变异（主要是左肾静脉）。左肾静脉行程较长，变异类型相对较多，其解剖变异主要包括主动脉后左肾静脉、环主动脉左肾静脉。主动脉后左肾静脉，即左肾静脉走行于主动脉后方汇入下腔静脉；环主动脉左肾静脉（图 4-4-27），即左肾静脉出肾门后分为两支，分别走行于腹主动脉前、后方，并汇合为一支汇入下腔静脉。

2. 典型病变　静脉内血栓：表现为静脉管腔内充盈缺损影（图 4-4-28，正常门静脉见图 4-4-29），增强扫描未见强化，可见于肝硬化门静脉高压。

（三）胆道系统常见解剖变异和典型病变

1. 常见解剖变异　肝管引流变异并不罕见，其中最常见的肝右前段与后段肝管不汇合，右后段肝管常直接汇入左肝管，少数情况下汇入肝总管（图 4-4-30）、胆囊管、胆总管，甚至十二指肠。其他变异包括肝内胆管汇入胆囊管，左或右肝管异常粗大，胆囊管低位汇合。

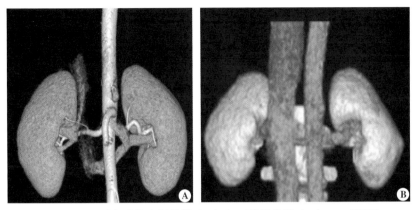

图 4-4-27　环主动脉左肾静脉（A）与正常肾静脉（B）CT 三维图

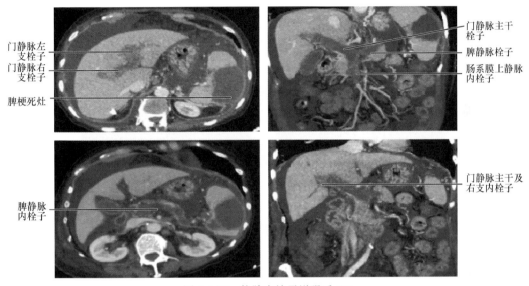

图 4-4-28　静脉内栓子增强后 CT

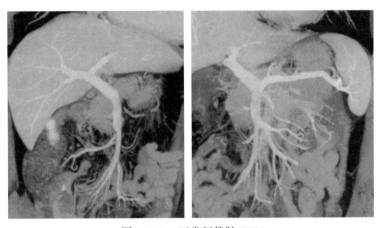

图 4-4-29　正常门静脉 CTV

2. 典型病变　胆总管囊肿：系先天性胆管壁发育不全所致，胆总管的一段或全部呈囊状或梭状扩张，表现为胆总管明显扩张，直径可达 10cm 以上，但肝内胆管远端不扩张或轻度扩张（图 4-4-31）。

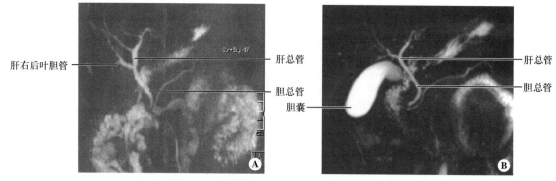

图 4-4-30　肝管引流变异与正常对照 MRCP
A. 肝右后叶胆管汇入肝总管，胆囊先天缺如；B. 正常对照

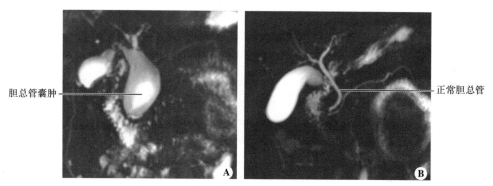

图 4-4-31　胆总管囊肿与正常胆总管 MRCP
A. 胆总管囊肿；B. 正常胆总管

（四）胃肠道系统常见解剖变异及典型病变

1. 常见解剖变异　乙状结肠冗长：乙状结肠系膜较长，有较大活动度，向右达右侧盆部，向上可达横结肠下（图 4-4-32）。

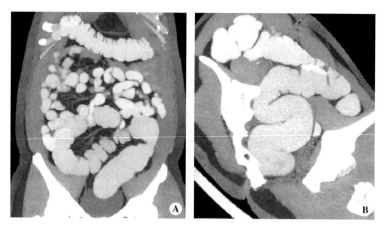

图 4-4-32　乙状结肠冗长与正常乙状结肠 CT 三维图
A. 乙状结肠冗长；B. 正常乙状结肠

2. 典型病变

（1）胃癌：是指发生在胃上皮组织的恶性肿瘤，最常见的病理类型是腺癌（图 4-4-33）。基本 CT 表现为：肿块型、浸润型、溃疡型。胃周围脂肪线消失提示癌肿已突破胃壁。

（2）结肠癌：是胃肠道内常见的恶性肿瘤，好发部分依次为乙状结肠、盲肠、升结肠、降结肠。病理类型主要为腺癌。CT 表现为管腔内软组织肿块影、不规则管壁增厚或狭窄（图 4-4-34）。肿瘤与周围脂肪界线不清，提示肿瘤向腔外侵犯。

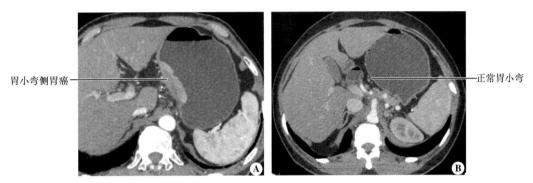

图 4-4-33 胃癌与正常胃小弯横断面增强后 CT

A. 胃小弯侧胃癌；B. 正常胃小弯

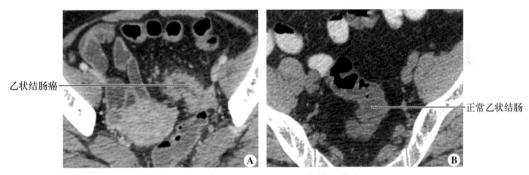

图 4-4-34 乙状结肠癌与正常乙状结肠横断面 CT

A. 乙状结肠癌；B. 正常乙状结肠

（3）间质瘤：是一种间质细胞起源的、非定向分化的少见肿瘤。CT 表现肿块多呈圆形或类圆形，可突向腔内或腔外生长，密度均匀或其内见片状不规则低密度区，增强扫描均匀或不均匀强化（图 4-4-35）。

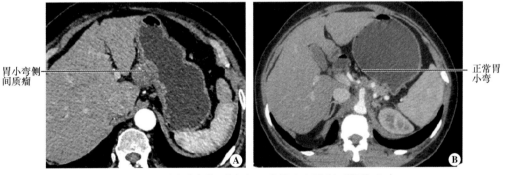

图 4-4-35 胃小弯侧间质瘤与正常胃小弯横断面增强后 CT

A. 胃小弯侧间质瘤；B. 正常胃小弯

（4）消化道憩室：指消化道管壁局部发育不良、肌壁薄弱和内压增高，致该处管壁膨出于器官轮廓外，黏膜可伸入其内，可有收缩，形态可随时间发生变化。其主要好发于十二指肠降部。CT 表现为突出于器官轮廓外的囊袋状突起（图 4-4-36）。

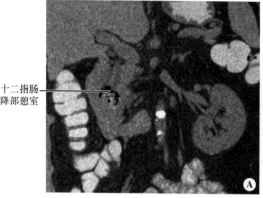
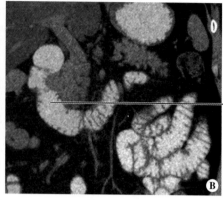

十二指肠
降部憩室

正常十二
指肠降部

图 4-4-36　十二指肠降部憩室与正常十二指肠降部冠状面 CT
A. 十二指肠降部憩室；B. 正常十二指肠降部

案例 4-4-1 分析讨论：

1. CT 图像所示为肝各叶比例失调，肝裂增宽，边缘呈波浪状改变，脾大，门静脉增宽，脾静脉增粗并走行迂曲，食管下段、胃底静脉迂曲增粗，脾静脉与肾静脉分流。考虑肝硬化、门静脉高压、侧支循环形成。

肠系膜上静脉和脾静脉汇合成门静脉，脾静脉除收集脾的数支静脉外，还收集胃后静脉、胃网膜左静脉、胃短静脉；胃左静脉和胃右静脉汇入门静脉干。门静脉高压时，上述静脉回流受阻，故静脉迂曲增粗，超过一定程度时导致小血管破裂出血，进而出现呕血症状。

2. 门静脉高压主要有 3 支重要的侧支循环开放：①门静脉系的胃冠状静脉和上腔静脉系的食管静脉、肋间静脉、奇静脉等开通，表现为胃底和食管静脉曲张；②门脉高压时脐静脉重新开放，与附脐静脉、腹壁静脉等连接，表现为腹壁静脉曲张；③门静脉系的直肠上静脉与下腔静脉系的直肠中、下静脉沟通，表现为痔静脉扩张；此外还有脾与肾静脉间分流。

（乔　英，田　冰）

本 章 小 结

本章应掌握腹部脏器及大血管的正常解剖结构，如位置、形态和毗邻关系，既理解脏器的三维结构，又能掌握其断层解剖，并将两者很好地结合运用，为断层影像的学习做好知识的储备，实现实物与其影像的结合，同时应该了解常见的解剖变异，从而为临床疾病的诊断治疗提供精确的形态学定位。

思考题：

1. 简述腹膜与腹盆腔脏器的关系。

2. 叙述空、回肠的鉴别点。

3. 试述肝总动脉结扎后肝的血液供应。

4. 肝静脉和肝门静脉在 CT 断面上如何鉴别？

5. 肝门平面的标志性意义有哪些？

6. 脾切除术需要切断哪些韧带？结扎哪些血管？

解析要点：

1. ①腹膜内位器官是指器官全部突向腹膜腔，各面均被腹膜所覆盖的器官。如胃、十二指肠上部、空肠、回肠、盲肠、阑尾、横结肠、乙状结肠、脾、卵巢、输卵管等；②腹膜间位器官是指大部分被腹膜覆盖的器官，如肝、胆囊、升结肠、降结肠、直肠上段、子宫、膀胱等；③腹膜外位器官是指仅一面被腹膜覆盖，其余面均不被覆盖腹膜的器官，如肾、肾上腺、输尿管、胰、十二指肠降部和下部、直肠中下部。

2. ①空肠的管径较回肠粗，管壁较回肠厚，黏膜皱襞高而密，而回肠的黏膜皱襞低而稀疏；②空肠的血管弓级数少而回肠的多；③淋巴滤泡空肠多孤立而回肠的淋巴滤泡集中与孤立并存；④活体时，空肠颜色较红润而回肠较浅；⑤空肠位于脐区（左上 2/5），回肠则位于耻区和骨盆腔（右下 3/5）。

3. ①肠系膜上动脉→胰十二指肠动脉弓→胃十二指肠动脉→肝固有动脉；②胃左动脉→胃小弯血管弓—胃右动脉→肝固有动脉；③胃网膜左动脉→胃网膜右动脉→胃十二指肠动脉→肝固有动脉等。

4. 在影像学图像中鉴别肝静脉和肝门静脉，需注意：①肝静脉的走行与肝门静脉相反，肝静脉越接近膈肌，其口径越大，最后汇成三大主干注入下腔静脉；而愈近肝门，肝门静脉的口径愈大。②肝静脉与肝门静脉的走行呈十指交叉状。③肝静脉在肝叶间或段间走行，而肝门静脉支则出现于叶内或段内。④肝静脉属支多较直，而肝门静脉分支多弯曲或具有多种形状。

5. ①肝门平面为腹腔结构配布发生较大变化的转折平面。该平面以上腹腔结构的配布相对简单，而该平面以下的腹腔结构渐多，且配布复杂。②向下肝断面逐渐变小，肝内管道明显变细。③该平面以下的第一断面常为某些结构的首次出现断面，如胆囊、左肾、胰体和网膜孔。④为肝右段间裂的标志平面。⑤为第三肝门的标志平面，肝右后下静脉多位于此平面，或其上、下平面，出肝注入下腔静脉。⑥是识别肝左、右管的关键平面，肝门静脉分叉部的前方，可见肝左、右管的断面，影像学上多用此解剖关系来判断肝内肝管是否有扩张。

6. 脾切除术需要切断的韧带和结扎的血管：①胃脾韧带及其内的胃短血管、胃网膜左血管；②脾肾韧带及其内的脾动、静脉；③膈脾韧带；④脾结肠韧带。

第五章 男性盆部与会阴

学习要求

记忆：熟悉盆筋膜与筋膜间隙的大体走行、结构及生理意义。

理解：熟悉盆内腹膜的结构走行及病理生理意义。

运用：掌握盆内脏器及会阴的正常形态特点及常见解剖变异、典型病变影像学表现（包括横断面、冠状面及矢状面）。熟悉盆壁、盆膈肌肉的走行分布特点。

第一节 大 体 解 剖

案例 5-1-1

患者，男，56 岁，右侧腹股沟区肿物，触之柔软可活动，体位直立时明显，并伴有右侧阴囊增大，有坠胀感，轻度胀痛。经盆腔 CT 显示右侧腹股沟区团块状影，与盆腔肠管相连，突入阴囊，经冠状面及矢状面重建示右下腹肠管伴行其系膜向下走行，突入阴囊。影像学诊断为右侧腹股沟斜疝（图 5-1-1）。

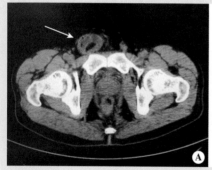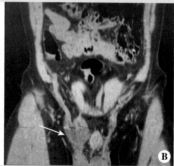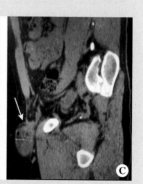

图 5-1-1 右侧腹股沟斜疝

A~C. 分别为盆腔螺旋 CT 扫描横断面、冠状面、矢状面重组图像软组织窗

问题：

1. 该病变是如何形成的？累及盆腔及会阴哪些组织结构？腹股沟疝如何分类？
2. 诊断该病可选哪种影像学检查方法？
3. 观察盆腔及会阴可选择哪种影像学检查方法？

一、概 述

盆部位于躯干的下部，以骨盆为支架，盆腔向上与腹腔畅通，向下则由会阴的软组织结构封闭，下肢连于骨盆的外侧，支持着整个躯干，盆腔容纳消化、泌尿和生殖系统的末段器官，它们都借管道通过会阴向体外开口，盆部从上到下分成三层：①腹膜腔（主要为带有肠系膜的肠管充满）；②浆膜下间隙（位于腹膜与盆膈间，主要内容为盆内脏器及其相应的血管、神经、盆内筋膜和结缔组织间隙）；③皮下间隙（位于肛提肌下方，主要为坐骨直肠窝）。盆内器官中泌尿系器官在前，生殖系器官居中，消化系器官在后。

二、盆壁与盆膈

（一）盆壁

骨盆具有保护内脏、承受并传导重力等作用。骨盆是由前方的耻骨联合、两侧的髂骨与后方的骶髂关节、骶尾骨组成的骨环及其肌肉群所构成。骨盆以髂耻线为界分成上部的大（假）骨盆和下部的小（真）骨盆两部分。盆壁肌包括闭孔内肌、梨状肌、肛提肌和尾骨肌等。闭孔内肌、梨状肌参与盆侧壁的构成，并分别穿经坐骨小孔和坐骨大孔出骨盆，参与髋关节外旋肌群的组成；肛提肌和尾骨肌构成盆底，封闭骨盆下口。两侧的肛提肌形似"V"形漏斗状，其上面形成固有盆腔的底；下面构成两侧坐骨直肠窝的内侧壁。

（二）盆膈

盆膈由两侧肛提肌与尾骨肌所构成，封闭骨盆下口。在前方存有一定的裂隙，被尿生殖膈所封闭。肛提肌分为耻骨直肠肌、耻骨尾骨肌和髂骨尾骨肌三部。尾骨肌又称坐骨尾骨肌，参与组成盆膈后部，覆盖于骶棘韧带上面，从坐骨棘向尾骨作扇形展开。

三、盆内腹膜

腹膜从腹前壁向下覆盖膀胱上壁及侧壁和后壁的一部分。向后在男性遮盖输精管壶腹内侧缘及精囊上端，然后反折到直肠，覆盖直肠前面及两侧，向上与腹膜后壁相续。

男性腹膜在膀胱与直肠之间，形成直肠膀胱陷窝，为腹腔的最低部位。部分小肠袢、乙状结肠甚至横结肠均可进入这些陷窝中，盲肠和阑尾也可进入其中。腹腔内因病变或外伤产生的渗出液、脓液或血液，皆可积聚于上述各陷窝内。

四、盆内脏器

盆腔内脏器排列由前向后为泌尿、生殖、消化三个系统的器官。最前方为膀胱、尿道前列腺部和前列腺，中部为输精管壶腹和精囊，后方为直肠。

（一）直肠

直肠（rectum）位于盆腔后部、上平第3骶椎高度接乙状结肠，向下穿盆膈延续为肛管。直肠下份肠腔明显膨大称直肠壶腹。直肠在矢状面上与肛管共同形成骶曲和会阴曲两个弯曲，直肠在冠状面上也有分别凸向右、左、右侧的三个弯曲，但不恒定。直肠的后面借疏松结缔组织与骶尾骨和梨状肌邻接。在疏松结缔组织内除骶正中血管、骶外侧血管、骶静脉丛外，还有出骶前孔的骶、尾神经前支，骶交感干及奇神经节等。在男性，直肠上部隔直肠膀胱陷凹与膀胱底上部和精囊相邻，直肠下部（即腹膜反折线以下）借直肠膀胱隔与膀胱底、前列腺、精囊、输精管壶腹等相邻。直肠的两侧上部为腹膜形成的直肠旁窝；两侧的下部（在腹膜以下）与盆丛、直肠上动脉的分支、直肠侧韧带及肛提肌等接触。

（二）膀胱

膀胱（bladder）的位置随年龄及盈虚状态而不同。空虚时呈锥体状，位于盆腔前部，可分尖、体、底、颈四部。充盈时可升至耻骨联合上缘以上，此时腹膜反折处亦随之上移，膀胱前外侧壁则直接邻贴腹前壁。儿童的膀胱位置较高，位于腹腔内，到6岁左右逐渐降至盆腔。空虚的膀胱前下壁与耻骨联合相邻，其间为耻骨后隙；膀胱外下壁邻肛提肌、闭孔内肌及其筋膜，其间充满疏松结缔组织等，称膀胱旁组织，内有输尿管盆部及输精管壶腹穿行。膀胱后下壁（膀胱底）借直肠膀胱隔与精囊、输精管壶腹及其后方的直肠相邻。膀胱上面覆盖腹膜，并与肠袢相邻。膀胱的后下部即膀胱颈，下接尿道，邻贴前列腺。

（三）前列腺

前列腺（prostate）位于耻骨联合的后方，在膀胱的下方包绕男性尿道的起始部。按形态，前列腺可分为尖、底、前、后及两侧面，尖向前下与尿生殖膈上筋膜相接，底部邻接膀胱颈，尿道经底部前份穿入，再从尖部穿出。其前面有耻骨前列腺韧带，将前列腺鞘连于耻骨后面，前列腺的后面借直肠膀胱隔与直肠壶腹相邻，前列腺尖的两侧有肛提肌中的前列腺提肌绕过。

前列腺区可分为以下几个区域：

1. 前列腺前区 包括尿道周围组织和移行区，此区体积小，仅占前列腺腺性组织的小部分，近段尿道周围组织内含尿道周围腺（直接开口于尿道）和平滑肌纤维（防止逆射精）。移行区位于近段尿道组织两旁，呈对称性分布，其腺管与尿道平行，在精阜水平开口于尿道。

2. 中央区 约占前列腺腺性组织的1/4，呈锥形结构，位于前列腺基底部，锥尖抵达精阜。输精管和精囊进入中央区汇合成射精管，开口于尿道。此区腺体较大，腺管开口于精阜两旁。

3. 周缘区 主要位于前列腺后方、左右两侧及尖部，呈卷状包绕中央区、移行区和尿道前列腺部远段。周缘区占前列腺腺性组织的大部分，此区腺体较中央区的腺体小，分布比较均匀，其腺管在精阜外侧进入尿道。

4. 前纤维肌肉基质区 呈盾形薄板状，位于腺体之前，占前列腺的1/3。

前列腺实质表面包裹着薄而坚韧的固有膜，与前列腺筋膜鞘之间有由阴茎背深静脉与前列腺静脉汇合而成的前列腺静脉丛，并与膀胱静脉丛的血液向后汇集成数支膀胱静脉，常合为一，再汇入髂内静脉。

（四）输精管盆段与射精管

输精管盆段始自腹股沟管深环，离开睾丸血管并绕腹壁下动脉起始部，跨过髂外血管进入盆腔，沿盆侧壁行向后下，转向内侧经膀胱与直肠之间达膀胱底。其末段膨大为输精管壶腹，向下逐渐变细，在前列腺底与精囊的排泄管汇合形成射精管，向前下穿前列腺底，开口于尿道的前列腺部、精阜的前列腺小囊两侧。

（五）精囊

精囊（seminal vesicles）是一对长椭圆形的囊状腺体。位于前列腺底的后上方，输精管壶腹的后外侧，膀胱底与直肠之间。精囊前缘和膀胱形成膀胱精囊角，仰卧位时较清楚，俯卧位时由于精囊前移贴近膀胱，此三角可消失。

五、盆筋膜与筋膜间隙

（一）盆筋膜

在腹壁各部位肌肉的深面有一层广阔的筋膜，称腹内筋膜，位于腹前外侧壁的部分称腹横筋膜，位于膈下的部分称膈下筋膜，位于腹后壁的部分称肾筋膜，位于髂窝的部分称髂腰筋膜，位于盆腔内的部分称盆筋膜。相邻各部位的腹内筋膜都是相连续的。

盆腔内的腹膜并不下降至盆底，最低的直肠膀胱陷凹至盆底仍有一定距离。盆腔内的脏器亦不紧贴盆壁肌肉。在腹膜、脏器与盆壁及盆底的肌肉之间充以一定量的结缔组织，统称之为盆筋膜。覆盖在骨盆壁与底的肌肉表面的结缔组织膜，称盆筋膜壁层，其余的则称盆筋膜脏层；覆盖脏器壁的结缔组织与围绕至脏器的血管神经的结缔组织则分别形成各部的鞘；结缔组织在若干部位增厚并含有平滑肌而形成韧带；在各部位之间的结缔组织则疏松而含有蜂窝组织的潜在间隙。此外，在直肠与前列腺之间有来源于腹膜的一片筋膜称前列腺腹膜筋膜。

1. 盆壁筋膜 覆盖在骨盆壁的肌肉及骨骼内面，上与腹横筋膜及髂腰筋膜相续。覆盖在肌肉内面的筋膜较厚，覆盖在骨骼内面的筋膜较薄。覆盖在闭孔内肌表面的筋膜又称闭孔内肌筋膜。髂内血管及其分支位于筋膜与腹膜之间。盆壁的筋膜在上部由耻骨后面向后至坐骨棘的连线上增厚成一条白线，略向下弯曲，形成肛提肌的一部分起始点，又称肛提肌腱弓。

2. 盆膈筋膜 覆盖在肛提肌及尾骨肌上、下面的筋膜分别称盆膈上筋膜及盆膈下筋膜，与肛提肌及尾骨肌合称盆膈，在四周与盆壁的筋膜相续。盆膈上筋膜较厚而坚实，对上面结构具有重要的支持作用，盆膈下筋膜很薄，又称肛筋膜，与尿生殖膈上筋膜及肛门括约肌的筋膜相续。

3. 脏器鞘 盆筋膜脏层覆盖在脏器表面的部分即形成该脏器的鞘，在脏器穿过盆膈处与盆膈上筋膜相续。这一部分筋膜在男性形成围绕膀胱、前列腺及直肠的3个鞘。各脏器鞘均与其肌层相接触，并接收其肌纤维。

4. 韧带 盆腔内的另一部分结缔组织夹杂着一些平滑肌形成一些韧带，含有供应脏器的血管神经束，与盆筋膜壁层及脏器鞘相连。

（1）膀胱侧韧带：膀胱鞘由基部向外与围绕膀胱下动脉、膀胱输精管动脉、阴部静脉丛至骨盆壁的静脉、膀胱神经丛、输尿管下端及输精管等结构四周的结缔组织相延续，各结构与四周的结缔组织合而形成膀胱侧韧带，由膀胱基部向外跨过骨盆底，延伸至骨盆侧壁。在男性膀胱侧韧带中尚含有平滑肌，称骶骨膀胱肌或直肠膀胱肌，与女性骶子宫韧带中所含的肌肉相当。

（2）骶生殖襞：膀胱侧韧带中的结缔组织在下方与盆膈上筋膜相混，在外侧附着于盆膈上筋膜或闭孔内肌筋膜所形成的肛提肌腱弓前部；后内缘游离而使腹膜隆起，加上其中所含结构，在男性构成骶生殖襞，由膀胱基部侧面伸展至直肠及骶骨，形成直肠膀胱陷凹的外侧界，此皱襞向膀胱后方延伸，与围绕精囊的结缔组织相续，在膀胱后方形成清晰的横行膀胱后襞。

（3）耻骨前列腺韧带：分为内侧耻骨前列腺韧带和外侧耻骨前列腺韧带。

（4）脐正中韧带：为闭塞的脐尿管，亦称脐尿管索，由膀胱尖部在正中线向上延伸到脐。

（5）直肠悬韧带：为位于直肠后面的一束结缔组织，由第3或4骶椎前面中部伸展到直肠后面，属于骶前筋膜的一部分，形成直肠后面的附着。

（6）直肠膀胱隔：男性的膀胱、精囊及前列腺鞘的后方与直肠之间另有筋膜分隔，称直肠膀胱隔，为胚胎时期在直肠与膀胱间伸展至盆底的腹膜皱襞形成，可分为两层结缔组织。后层为直肠筋膜又叫直肠周围筋膜，为围绕直肠的薄层结缔组织，形成直肠鞘；前层是较为重要的前列腺腹膜筋膜，由盆底的腹膜向下延伸到盆膈，约呈尖向下的三角形，与精囊及前列腺黏附较紧。

（二）筋膜间隙

在盆腔内腹膜的下方，盆膈上筋膜的上方，耻骨的后方，闭孔内肌及其筋膜内侧，梨状肌及骶骨的前方，盆腔脏器的周围，韧带之间，含有一定量的疏松结缔组织及脂肪，形成几个蜂窝组织间隙，这些间隙为由髂内动脉鞘伸出的筋膜分隔即前方的尿生殖部及后方的直肠部、尿生殖部的间隙，分为膀胱前及膀胱后间隙。直肠部的间隙分为直肠旁及直肠后间隙。

骨盆内各筋膜间隙虽各有分界，但其顶部是移动性较大的腹膜，小的脓肿可被局限在某间隙内，如进一步扩大，局限在某间隙内的病变产物如脓、血、渗尿等可向邻近间隙蔓延，甚至出骨盆口而向骨盆外扩散。

1. 膀胱前间隙 在脐内侧韧带及脐正中韧带由膀胱至脐的行程中，四周绕过类似筋膜鞘的结缔组织，与围绕膀胱的筋膜相续，常被称为脐膀胱筋膜。腹横筋膜在下方附着于耻骨后面，由此在两层筋膜间形成一个潜在的间隙，特别是在耻骨后面与膀胱之间较为显著，称膀胱前间隙或耻骨后间隙。此间隙约呈三角形，前界为耻骨后面，后界为膀胱前面，两侧界为脐内侧韧带，下界为耻骨前列腺韧带，向上与腹横筋膜和腹膜间的间隙相延续。

2. 膀胱后间隙 男性膀胱后间隙的前界为膀胱、精囊及前列腺的后面，后界为直肠下1/3的前面，下界为盆膈上筋膜，上界为直肠膀胱陷凹底的腹膜。此间隙中因含有前列腺腹膜筋膜而又可以分为两个间隙。

3. 直肠旁间隙（骨盆直肠间隙） 前界为骶生殖襞，前外侧界为髂内血管鞘及骨盆壁，后界为直肠蒂，内界为直肠壁的筋膜鞘，底为盆膈。

4. 直肠后间隙 直肠后间隙前界为直肠后面的筋膜鞘，后界为骶骨前面的盆筋膜壁层，外侧界为直肠蒂，上界为腹膜在骶骨前面的反折部，下界为盆膈上筋膜。

六、男性生殖系统

男性生殖系统包括内生殖器和外生殖器两部分。其中内生殖器由生殖腺（睾丸）、输精管道（附睾、输精管、射精管、男性尿道）和附属腺（精囊、前列腺、尿道球腺）组成。睾丸产生精子和分泌雄激素，精子储存于附睾内，外生殖器则分为阴茎和阴囊两部分。

第二节　CT 和 MRI 解剖

一、横断面解剖

（一）经股骨头和输尿管层面

盆部与会阴位于躯干的下部，其骨性基础主要为骨盆。盆部前面以耻骨联合上缘、耻骨结节、腹股沟及髂嵴前份的连线与腹部分界；后面以髂嵴后份至尾骨尖的连线与脊柱区分界。会阴是指盆膈以下封闭小骨盆下口的全部软组织。

盆部由盆壁、盆腔及盆腔脏器组成。盆壁以骨盆为基础，覆以肌、筋膜、血管和神经等软组织而构成；盆底由盆底肌及其筋膜形成盆膈而封闭骨盆下口。盆壁、盆底围成盆腔，容纳消化、泌尿器官的下段和内生殖器等（图 5-2-1）。

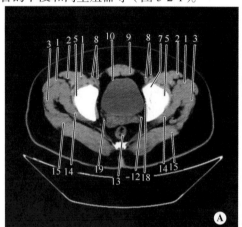
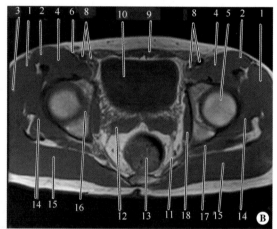
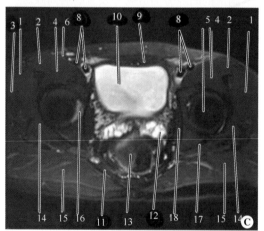

图 5-2-1　经股骨头和输尿管层面
A. CT；B. MRI T$_1$WI；C. MRI T$_2$WI 压脂像

1. 阔筋膜张肌；2. 缝匠肌；3. 臀中肌；4. 髂腰肌；5. 股骨头；6. 股神经；7. 耻骨体；8. 股动静脉；9. 锥状肌；10. 膀胱；11. 尾骨肌；12. 精囊；13. 直肠；14. 臀小肌；15. 臀大肌；16. 股骨头韧带；17. 上孖肌；18. 闭孔内肌；19. 输尿管

（二）经精囊和输精管层面

男性盆腔自前向后形成前、中、后三列。前列包括膀胱、尿道和前列腺，中列为生殖器官，包括输精管壶腹和精囊；后列为消化器官包括直肠和肛管。此外还有沿盆壁下降的输尿管。

膀胱位于盆腔前部，耻骨联合的后方，空虚的膀胱似锥形，分为膀胱尖、体、底和颈四部分。男性膀胱的下部借膀胱颈与前列腺底相接。膀胱底的上部借直肠膀胱陷凹与直肠相邻，下部与精囊和输精管壶腹相贴（图5-2-2）。

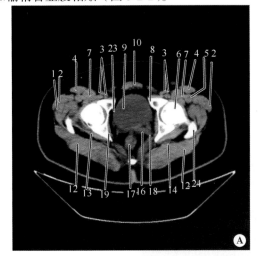
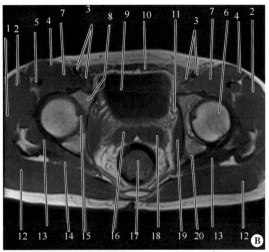
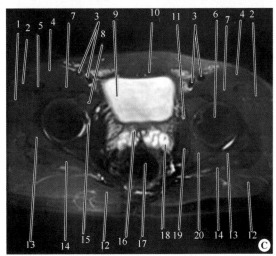

图 5-2-2　经精囊和输精管层面
A. CT；B. MRI T$_1$WI；C. MRI T$_2$WI 压脂像

1. 臀中肌；2. 阔筋膜张肌；3. 股动静脉；4. 缝匠肌；5. 股直肌；6. 股骨头；7. 髂腰肌；8. 耻骨体；9. 膀胱；10. 锥状肌；11. 闭膜管；12. 臀大肌；13. 上孖肌；14. 坐骨神经；15. 股骨头韧带；16. 输精管壶腹；17. 直肠；18. 精囊；19. 闭孔内肌；20. 坐骨体；23. 闭膜管；24. 大转子

（三）经前列腺层面

前列腺呈前后略扁的栗子形，可分为底、体、尖三部分。

肛提肌可支持前列腺尖，括约肛门、阴道，增强盆底、提高腹压。

耻骨后间隙（Retzius 间隙）：位于耻骨联合、耻骨上支与膀胱之间，间隙内充以疏松结缔组织；行膀胱腹膜外手术、剖宫产等手术均在此间隙进行。此间隙内的血肿或尿液可向腹前外侧壁或其他盆筋膜间隙扩散（图5-2-3）。

（四）经阴茎层面

坐骨肛门窝位于肛管与坐骨之间，为一对呈尖向上的楔形腔隙，窝内充满大量脂肪，称坐骨肛门窝脂体（图 5-2-4）。

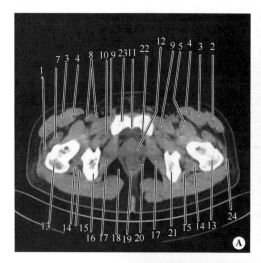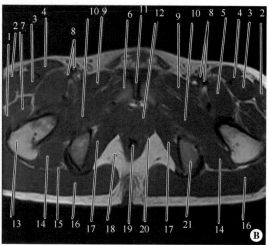

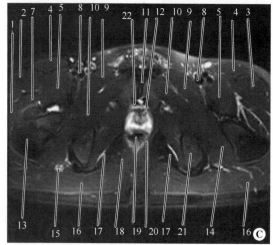

图 5-2-3　经前列腺层面

A. CT；B. MRI T₁WI；C. MRI T₂WI 压脂像

1. 股外侧肌；2. 阔筋膜张肌；3. 股直肌；4. 缝匠肌；5. 髂腰肌；6. 耻骨上支；7. 股中间肌；8. 股动、静脉；9. 短收肌；10. 大收肌；11. 耻骨联合；12. 前列腺与尿道；13. 大转子；14. 股方肌；15. 坐骨神经；16. 臀大肌；17. 闭孔内肌；18. 坐骨肛门窝；19. 直肠；20. 肛提肌；21. 坐骨结节；22. 耻骨后间隙；23. 耻骨上支；24. 髂胫束

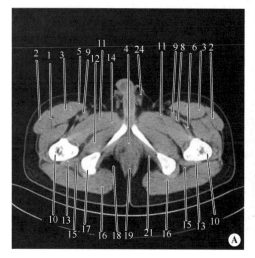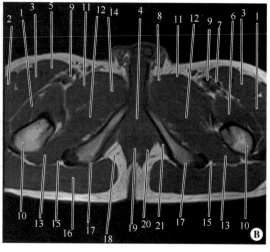

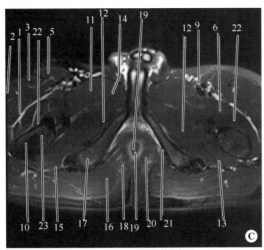

图 5-2-4　经阴茎层面

A. CT；B. MRI T$_1$WI；C. MRI T$_2$WI 压脂像

1. 股外侧肌；2. 阔筋膜张肌；3. 股直肌；4. 前列腺与尿道；5. 缝匠肌层；6. 髂腰肌；7. 股神经；8. 长收肌；9. 股动、静脉；10. 股骨；11. 耻骨肌；12. 大收肌；13. 股方肌；14. 短收肌；15. 坐骨神经；16. 臀大肌；17. 坐骨结节；18. 坐骨肛门窝；19. 直肠；20. 肛提肌；21. 闭孔内肌；22. 股中间肌；23. 小转子；24. 精索

二、冠状面解剖

（一）经阴囊层面

经阴囊层面可见阴囊断面，其内有睾丸，上方有阴茎海绵体、尿道海绵体及精索。腹部结构有双侧腹直肌（图 5-2-5）。

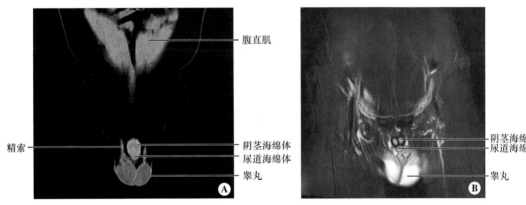

图 5-2-5　经阴囊层面冠状面

A. CT；B. MRI T$_2$WI 压脂像

（二）经腹股沟层面

经腹股沟层面可见髂嵴、耻骨上支及耻骨联合。在耻骨上支和耻骨联合上方有膀胱断面，膀胱的外侧见股动静脉，上方有回肠断面，耻骨联合下方有阴茎海绵体、尿道海绵体、睾丸和阴囊。髂嵴内侧有髂腰肌，右侧髂腰肌内侧有升结肠，左侧髂腰肌内侧有乙状结肠（图 5-2-6）。

（三）经膀胱层面

经膀胱层面上方可见双侧髂总、髂内动脉，下方有回肠和乙状结肠，盆腔内最大的囊腔为膀胱，下方有耻骨下支，耻骨下方有阴茎海绵体、尿道海绵体及尿道。该层面外侧部有髂骨翼及髋关节的断面，髂骨翼内侧有腰大肌及髂肌，右侧两肌之间有升结肠，左侧两肌之间有乙状结肠。髂骨翼下方的髋关节断面可见髋臼、股骨头。髋臼内侧为耻骨体及耻骨联合（图 5-2-7）。

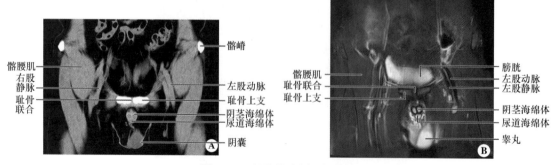

图 5-2-6　经腹股沟层面冠状面
A. CT；B. MRI T$_2$WI 压脂像

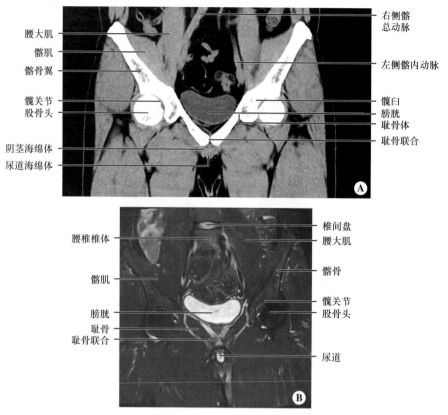

图 5-2-7　经膀胱层面冠状面
A. CT；B. MRI T$_2$WI 压脂像

（四）经前列腺层面

经前列腺层面中间上份可见第 4、5 腰椎椎体及其椎间盘，其两侧与腰大肌之间有髂内动、静脉，下方有乙状结肠及回肠，肠管下方有膀胱，膀胱下方有精囊、前列腺、直肠。该层面外侧部有髂骨及髋关节的断面，髂骨翼内侧有腰大肌及髂肌。髂骨翼下方的髋关节断面可见髋臼、股骨头、股骨颈及股骨干。髋臼内侧为耻骨体及耻骨联合，内下方有坐骨支（图 5-2-8）。

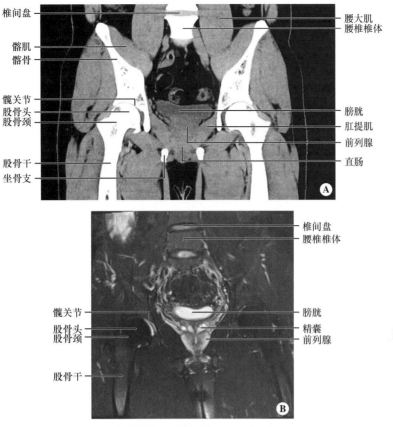

椎间盘　　　　　　　　　　　　　腰大肌
　　　　　　　　　　　　　　　　腰椎椎体
髂肌
髂骨

髋关节
股骨头　　　　　　　　　　　　　膀胱
股骨颈　　　　　　　　　　　　　肛提肌
　　　　　　　　　　　　　　　　前列腺
股骨干　　　　　　　　　　　　　直肠
坐骨支

椎间盘
腰椎椎体

髋关节
股骨头　　　　　　　　　　　　　膀胱
股骨颈　　　　　　　　　　　　　精囊
　　　　　　　　　　　　　　　　前列腺
股骨干

图 5-2-8　经前列腺层面冠状面
A. CT；B. MRI T$_2$WI 压脂像

（五）经直肠层面

经直肠层面上份可见第 5 腰椎椎体及其椎间盘、第 1 骶椎椎体，骶骨的两侧与髂骨形成骶髂关节。盆腔中间有结肠，下方有前列腺及直肠，其两侧有肛提肌。该断层外侧部有髂骨及坐骨的断面，两者之间为坐骨大孔，梨状肌由该孔穿出。髂骨外侧有臀大肌，坐骨下方有股骨干，内侧有坐骨支（图 5-2-9）。

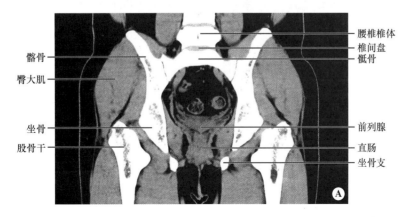

髂骨　　　　　　　　　　　　　　腰椎椎体
臀大肌　　　　　　　　　　　　　椎间盘
　　　　　　　　　　　　　　　　骶骨

坐骨　　　　　　　　　　　　　　前列腺
股骨干　　　　　　　　　　　　　直肠
　　　　　　　　　　　　　　　　坐骨支

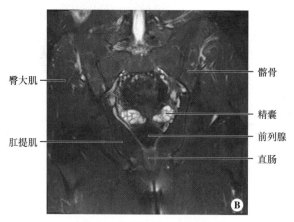

图 5-2-9　经直肠层面冠状面
A. CT；B. MRI T₂WI 压脂像

三、矢状面解剖

（一）正中矢状层面

正中矢状层面后上部有第 4～5 腰椎、第 1～5 骶椎、第 1～4 尾椎的椎体及椎间盘的断面。椎体后方为椎管和骶管，内有马尾和硬脊膜。椎管和骶管后方为腰椎棘突和骶正中嵴。

该层面前界为腹前壁及其下方的耻骨联合断面。腹前壁后方可见小肠及肠系膜的断面。

在第 3 骶椎前方可见乙状结肠移行为直肠，直肠上段在第 4 骶椎椎体前方形成突向后方的直肠骶曲，直肠下段膨大为直肠壶腹部并折向前下，在平肛提肌处与肛管相接，相接处凸向前，形成直肠会阴曲。在肛管前、后方分别有肛提肌和肛门外括约肌。

耻骨联合后方有膀胱，膀胱后方有精囊和输精管壶腹，膀胱下方为前列腺，内有尿道通过。前列腺下方为会阴深横肌，有尿道膜部通过。耻骨联合的下方及前方可见尿道海绵体和尿道、阴茎海绵体、阴囊及睾丸的断面。尿道海绵体近端膨大成尿道球，尿道球下方有球海绵体肌断面（图 5-2-10）。

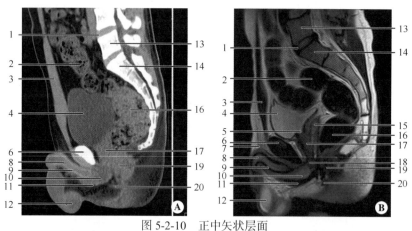

图 5-2-10　正中矢状层面
A. CT；B. MRI T₂WI

1. 椎间盘；2. 乙状结肠；3. 腹直肌；4. 膀胱；5. 尿道内口；6. 耻骨联合；7. 阴茎襻状韧带；8. 阴茎；9. 白膜；10. 尿道；11. 球海绵体肌；12. 睾丸；13. 第 5 腰椎；14. 第 1 骶椎；15. 精囊；16. 直肠；17. 前列腺；18. 尿道球腺；19. 肛管；20. 肛门外括约肌

（二）睾丸层面

睾丸层面前部经过左侧睾丸。层面后部有第 5 腰椎、骶骨和尾骨的断面。在骶骨前方有小肠，其下端有乙状结肠的多个断面。在乙状结肠前上方仍有肠系膜及小肠的断面。骶骨后方有竖脊肌、下方有臀大肌。耻骨上支后方有膀胱壁的断面，膀胱的下方有前列腺，后下方有精囊和输精管壶腹的断面（图 5-2-11）。

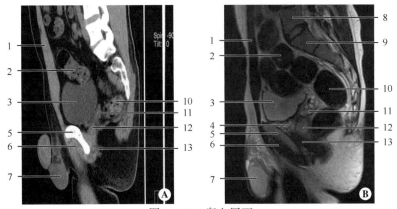

图 5-2-11 睾丸层面
A. CT；B. MRI T$_2$WI

1. 腹直肌；2. 乙状结肠；3. 膀胱；4. 前列腺静脉丛；5. 耻骨联合；6. 闭孔外肌；7. 睾丸；8. 第 5 腰椎；9. 第 1 骶椎；10. 直肠；11. 精囊；12. 前列腺；13. 肛提肌

第三节 常见解剖变异和典型病变

一、常见解剖变异

（一）隐睾

隐睾（cryptorchidism）包括睾丸下降不全、睾丸异位。睾丸下降不全是指出生后睾丸未能通过腹股沟管沿着腹膜鞘突下降至阴囊，而停留在下降途中，包括停留在腹腔内。睾丸异位是指睾丸离开正常下降途径，到达会阴部、股骨、耻骨上，甚至对侧阴囊内（图 5-3-1）。

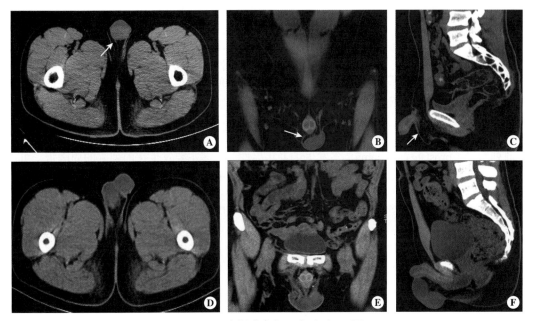

图 5-3-1 右侧隐睾与正常对照 CT 图
A～C. 分别为 CT 平扫横断面、冠状面、矢状面图像，示右侧阴囊与左侧阴囊对比缩小、空虚，内未见睾丸（见箭头），左侧阴囊内见睾丸并少许积液影；D～F. 分别为正常对照图像，双侧阴囊内见睾丸影

（二）输尿管末端囊肿

输尿管囊肿（ureteral cyst）又称输尿管膨出，为输尿管下端先天性囊性扩张并突入膀胱内而形成，其外被覆膀胱黏膜，内衬输尿管黏膜，中间为薄层肌肉和胶原纤维。囊肿开口于膀胱者为单纯性囊肿，开口于膀胱颈部、尿道、子宫等处者为异位输尿管囊肿（图 5-3-2）。

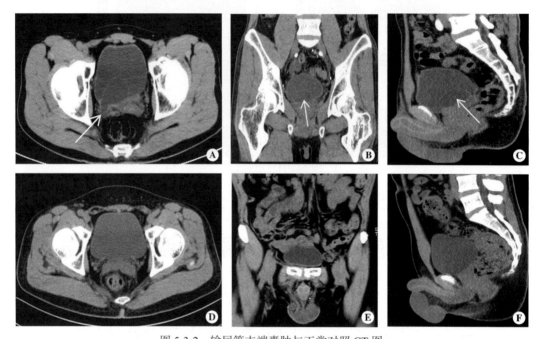

图 5-3-2　输尿管末端囊肿与正常对照 CT 图

A～C. 分别为 CT 平扫横断面、冠状面、矢状面图像，右侧输尿管末端呈囊状扩张（见箭头）；　D～F. 分别为正常对照图像

二、典型病变

（一）前列腺增生

前列腺增生（benign prostatic hyperplasia，BPH）为老年男性常见病，正常前列腺的上缘低于耻骨联合水平，如果耻骨联合上方 2cm 或更高层面仍可见前列腺，或（和）前列腺横径超过 5cm，即可判断为前列腺增生。前列腺增生主要发生在移行带，增大的移行带可压迫邻近的尿道和膀胱出口，导致不同程度膀胱梗阻（图 5-3-3）。

（二）前列腺癌

前列腺癌（prostate carcinoma）多发生于老年男性，大多主要发生在前列腺的周围带，可侵犯相邻区，并可突破前列腺被膜，进而侵犯周围脂肪、精囊和邻近结构，还可发生淋巴转移和血行转移。肿块较大时可以推压或侵袭前方的膀胱及后方的直肠（图 5-3-4）。

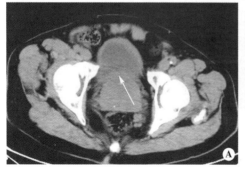
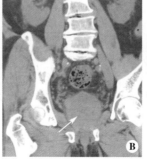
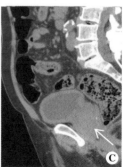

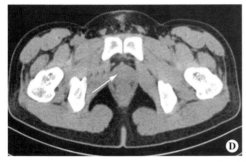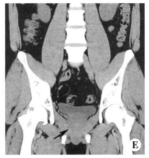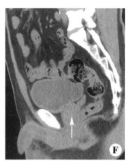

图 5-3-3　前列腺增生与正常对照 CT 图

A～C. 分别为 CT 平扫横断面、冠状面、矢状面图像，示前列腺增生伴点状钙化，可见增大的前列腺前缘向前推压膀胱（见箭头）；D～F. 分别为正常对照图像

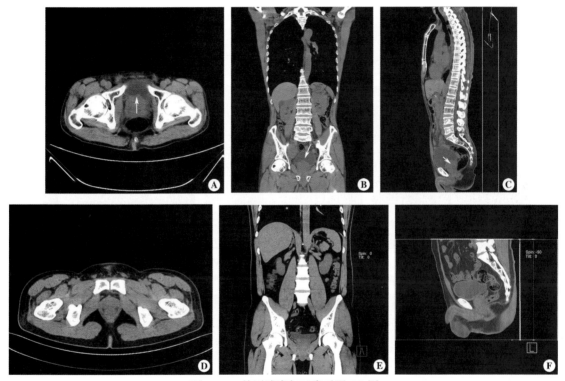

图 5-3-4　前列腺癌与正常对照 CT 图

A～C. 分别为 CT 平扫横断面、冠状面、矢状面图像，示前列腺体积增大，外缘不规整，密度不均匀，前方的膀胱受到推压（见箭头）；D～F. 分别为正常对照图像

（三）膀胱癌

膀胱癌（urinary bladder carcinoma）多为移行细胞癌，少数为鳞癌和腺癌。其可发生于膀胱的任何部位，以膀胱三角区及两侧壁多见，肿块多向膀胱内突出，对膀胱周围的结构影响不大，肿块表面常凸凹不平，可有溃疡及钙化等，肿瘤晚期可形成较大肿块，内可有坏死，并侵犯膀胱壁全层和浆膜层，还可发生淋巴结转移和远处转移（图 5-3-5）。

（四）直肠癌

直肠癌（rectal carcinoma）是指从齿状线至直肠乙状结肠交界处之间的癌，是消化道最常见的恶性肿瘤之一，临床表现为排便习惯改变、血便、脓血便、里急后重、便秘、腹泻等。病变主要表现为肠壁增厚或肿块及其异常强化、肠腔狭窄引起近端肠腔的扩张（图 5-3-6）。

（五）腹股沟疝

　　腹股沟疝（inguinal hernia）是发生于腹股沟区的腹外疝，即在腹股沟区域有向体表突出的疝囊结构存在，腹腔内器官或组织可通过先天的或后天形成的腹壁缺损进入疝囊。典型的腹股沟疝具有疝环、疝囊、疝内容物和疝被盖等结构。腹股沟疝通常可分为斜疝、直疝、股疝。斜疝最常见，约占腹股沟疝的 95%（图 5-3-7）。

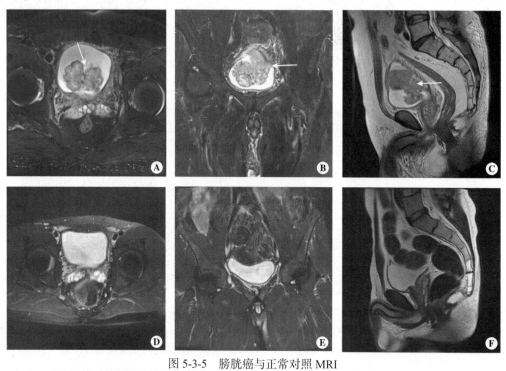

图 5-3-5　膀胱癌与正常对照 MRI

A～C. 分别为 MRI 横断面、冠状面、矢状面 T_2WI 图像，示膀胱内不规则肿块（见箭头）；D～F. 分别为正常对照图像

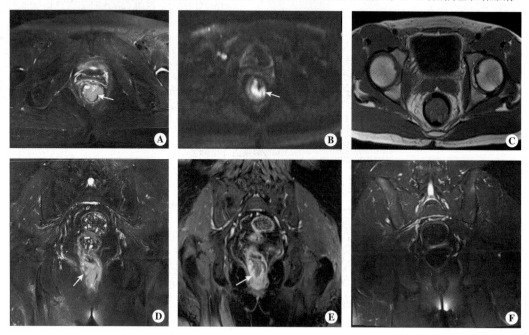

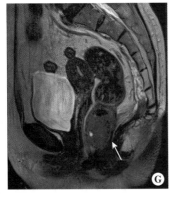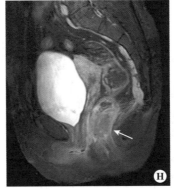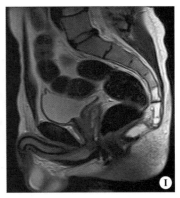

图 5-3-6 直肠癌与正常对照 MRI

A~I. 分别从横断面、冠状面及矢状面显示直肠癌及其正常对照。A、B、D、E、G、H. 示直肠下段肠壁不均匀明显增厚信号不均，局部管腔明显狭窄，外膜层稍毛糙（见箭头）。C、F、I. 示正常对照组，直肠管壁厚度正常，管腔内未见异常狭窄

A. 横断面脂肪抑制 T_1WI；B. 横断面 DWI；C. 横断面 T_1WI；D~F. 冠状面脂肪抑制增强 T_1WI；G、I. 矢状面 T_2WI；H. 矢状面脂肪抑制增强 T_1WI

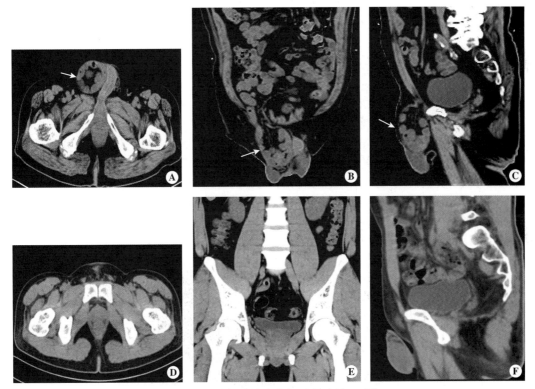

图 5-3-7 右侧腹股沟疝与正常对照 CT 图

A~C. 分别为 CT 平扫横断面、冠状面、矢状面图像，右侧阴囊体积增大，可见肠管及肠系膜疝入（见箭头）；D~F. 分别为正常对照图像

案例 5-1-1 分析讨论：
　　该案例首先要定位准确，其位于右侧腹股沟区，并向下延伸至阴囊区，其次观察其内容物的密度并不均匀，可见液体密度及气体密度，而不是实性的密度，首先肿瘤及淋巴结可以排除在外。根据患者的典型临床症状，诊断腹股沟疝并不困难。诊断该病主要把握好发病的位置，其经过通路及疝囊内的内容物。该案例疝囊经过腹股沟管进入阴囊，可诊断为腹股沟斜疝，其疝内容物的成分分析亦很重要，其内可疝入脂肪、血管及肠管等。该案例可见内容物密度不均，

可见液体密度及气体影，冠、矢状面重建，可见其与腹腔内肠管相连，则疝内容物为肠管，此种情况下应注意该疝可能因局部嵌顿导致肠梗阻或肠绞窄。

1. 本案例中，腹股沟斜疝的形成原因为盆腔内肠管经腹壁腹股沟管的深环、浅环后突入右侧阴囊，形成疝囊。腹股沟疝分为斜疝和直疝两种。疝囊经过腹壁下动脉外侧的腹股沟管深环（内环）突出，向内、下并向前斜行，经过腹股沟管，再穿出腹股沟管浅环（皮下环），并可进入阴囊，称腹股沟斜疝。疝囊经腹壁下动脉内侧的直疝三角区直接向前突出，不经过内环，也不进入阴囊，称腹股沟直疝。

2. 观察该病可首选 CT 扫描，薄层冠、矢状面重建，可清晰显示疝囊的路径及内容物；CTA 扫描可清晰显示疝囊内容物的血管走行，早期发现缺血嵌顿的肠管，指导临床治疗。MRI 可作为对疝囊内容物鉴别的辅助诊断，尤其对脂肪成分的显示。

3. 盆腔及会阴的主要脏器包括泌尿器、生殖器及消化管的盆内部分。其位置关系大致为：前方为膀胱及尿道，后方为直肠，中间为生殖器，男性为输精管、精囊及前列腺，其下方会阴部包括阴茎及阴囊，后者容纳睾丸及附睾。盆腔及会阴部以软组织器官为主，MRI 具有较高的分辨率，尤其在观察盆腔肿瘤、前列腺疾病时具有优势。肠道急腹症时观察盆腔肠梗阻、肠管穿孔、脓肿及粪石嵌顿可首选 CT 检查。

本 章 小 结

盆部位于躯干的下部，以骨盆为支架，向上与腹腔相通，向下则由会阴的软组织结构封闭。盆部自外向内为盆壁及盆腔，盆壁包括骨性结构、肌肉组织和脂肪间隙，盆腔容纳消化、泌尿和生殖系统的末段器官，泌尿系器官在前，生殖系器官居中，消化系器官在后，它们都借管道通过会阴向体外开口。盆部从上到下分成三层，即腹膜腔、浆膜下间隙及皮下间隙。不同解剖变异及疾病在不同影像扫描基线下的表现亦不同。常见的男性盆部变异及病变包括隐睾、输尿管末端囊肿、腹股沟疝、前列腺增生、前列腺癌、膀胱癌、直肠癌等。只有掌握盆部的正常解剖结构，才能够精准地判断是否存在解剖变异或疾病，才能为影像诊断奠定良好的基础。

思考题：

1. 男性盆腔从前到后的排列顺序？
2. 简述膀胱的毗邻关系？
3. 简述前列腺的位置关系？
4. 男性生殖系统的组成？
5. 何为隐睾？

解析要点：

1. 男性盆腔由前向后为泌尿、生殖、消化三个系统的器官。最前方为膀胱、尿道前列腺部和前列腺，中部为输精管壶腹和精囊，后方为直肠。

2. 空虚的膀胱前下壁与耻骨联合相邻，其间为耻骨后隙；膀胱外下壁邻肛提肌、闭孔内肌及其筋膜，其间充满疏松结缔组织等，称膀胱旁组织，内有输尿管盆部，男性还有输精管壶腹穿行。膀胱后下壁（膀胱底）借直肠膀胱隔与精囊、输精管壶腹及其后方的直肠相邻；膀胱上面覆盖腹膜，并与肠袢相邻。膀胱的后下部即膀胱颈，下接尿道，男性邻贴前列腺。

3. 前列腺位于耻骨联合的后方，在膀胱的下方包绕男性尿道的起始部。按形态，前列腺可分为尖、底、前、后及两侧面，尖向前下与尿生殖膈上筋膜相接，底部邻接膀胱颈，尿道经底部前份穿入，再从尖部穿出。其前面有耻骨前列腺韧带，将前列腺鞘连于耻骨后面，前列腺的后面借直肠膀胱隔与直肠壶腹相邻，前列腺尖的两侧有肛提肌中的前列腺提肌绕过。

4. 男性生殖系统包括内生殖器和外生殖器两部分。其中内生殖器由生殖腺（睾丸）、输精管道（附睾、输精管、射精管、男性尿道）和附属腺（精囊、前列腺、尿道球腺）组成。外生殖器则分为阴茎和阴囊两部分。

5. 隐睾亦称未降睾丸，是指睾丸未能按照正常发育过程从腹膜后下降达阴囊底部。隐睾包括睾丸下降不全、睾丸异位。睾丸下降不全是指出生后睾丸未能通过腹股沟管沿着腹膜鞘突下降至阴囊，而停留在下降途中，包括停留在腹腔内；睾丸异位是睾丸离开正常下降途径，到达会阴部、股骨、耻骨上，甚至对侧阴囊内。

（肖喜刚，张金玲，贾玉琳，张永高，董晓美，李培杰，崔明雨）

第六章　女性盆部与会阴

学习要求

　　记忆：盆腔边界及分部；盆腔标志性结构；盆部及会阴器官结构的分布特点；女性子宫、卵巢在 CT、MRI 连续断面上的形态、位置和毗邻及密度、信号表现。

　　理解：女性盆部重要脏器结构的应用解剖；女性会阴及外生殖器的横断面、冠状面、矢状面影像表现。

　　运用：掌握盆腔脏器及会阴的正常形态特点及常见解剖变异、典型病变影像学表现（包括横断面、冠状面及矢状面）。

案例 6-0-1

　　患者，女，30 岁，周期性腹痛，月经期时间延长，月经量增多，门诊超声诊断子宫多发肌瘤；患者尚未生育，故拟行宫腔镜下黏膜下肌瘤摘除入院；手术时长约 1 小时，术后患者恶心、呕吐、血压下降、心率加快，后进入昏迷状态，查急诊 CT，见图 6-0-1。

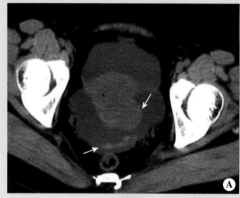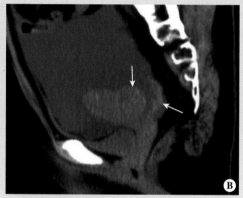

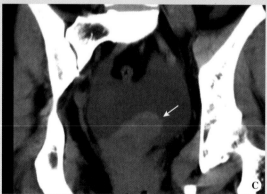

图 6-0-1　盆腔 CT

A. 横断面；B. 矢状面；C. 冠状面

问题：

　　1. 请问诊断结果是什么？并简单分析原因。

　　2. 子宫肌瘤分哪几型？本案例外突性病变属于其中哪一型？

　　3. 此患者如果想进一步检查应该选择什么检查方法？

案例 6-0-2

　　患者，女，63 岁，绝经 10 年，半年前无诱因出现阴道少量流血，5 天后干净，无不适，未进一步检查，近 2 周前阴道再次出血，量少于前次，伴间断下腹痛 3～4 天，自行口服芬必得止痛治疗，阴道持续流血 1 周，来院就诊。妇科检查：宫颈口见一直径 1.5cm 软组织突出，子宫如孕 9⁺ 大小，无压痛。行 MRI 检查，见图 6-0-2。

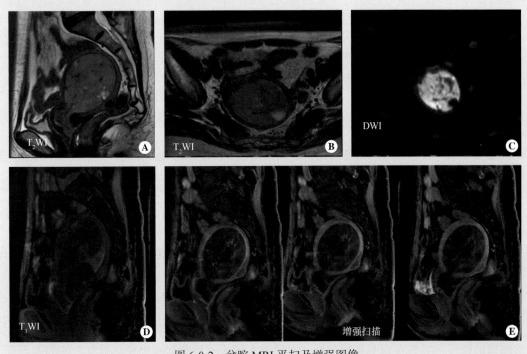

图 6-0-2　盆腔 MRI 平扫及增强图像

问题：
　　1. 此患者诊断结果是什么？
　　2. 此案例中，矢状面示子宫前下方强化程度递增的结构是什么？

第一节　大体解剖

一、概　　述

　　盆部与会阴位于躯干部的下部，上接腹部，下连股部。盆部由骨盆、盆壁、盆膈及盆腔脏器等组成。其前面以耻骨联合上缘、耻骨结节、腹股沟韧带和髂嵴前份的连线与腹部为界；后面以髂嵴后份和髂后上棘至尾骨尖的连线与腰区及骶尾区为界。会阴是指盆膈以下封闭骨盆下口的全部软组织，边界略呈菱形，前为耻骨联合下缘及耻骨弓状韧带，两侧角为耻骨弓、坐骨结节和骶结节韧带，后为尾骨尖。其可分为前方的尿生殖区和后方的肛区。狭义的女性会阴是指阴道前庭后端与肛门之间的软组织，又称产科会阴。在影像学断面解剖中，女性盆部和会阴的上界为第 5 腰椎椎间盘平面，下界为会阴消失平面。

二、标志性结构

1. 耻骨联合　位于腹前壁下份中点，易扪及，其上缘是骨盆入口的界标之一。空虚状态的膀胱位于耻骨联合上缘平面以下。

2. 耻骨嵴和耻骨结节　自耻骨联合上缘向外延伸的横向骨嵴即耻骨嵴,长 2～3cm,终于耻骨结节,后者是腹股沟韧带附着处。耻骨嵴正上方是腹股沟管浅环内侧份,此环中心点在耻骨结节正上方。

3. 髂嵴　全长易于扪及,距第 10 肋最低点 3～4cm,向前止于髂前上棘,向后终于髂后上棘。髂嵴最高点与第 4 腰椎棘突或第 3、4 腰椎棘突之间在同一平面,常用于计数椎骨棘突,并且是腹主动脉分叉平面的标志。通过左、右侧髂前上棘的棘间平面(interspinous plane),后方平骶岬,约与弓状线同一水平。髂结节(tubercle of iliac crest)在髂前上棘后上方 5～7cm 处,与第 5 腰椎椎体近上缘处或第 5 腰椎棘突同一平面。左、右侧髂嵴结节间径即骨盆最宽径。髂后上棘约与第 2 骶椎棘突平面相当,蛛网膜下腔则终于此平面上方。

4. 腹股沟襞(inguinal fold)　为分界腹部与股前内侧区的皮肤凹沟,因此处皮下脂肪少于腹部和股部而形成。全程呈凸向上的弧形,外侧端始于髂前上棘,内侧端终于耻骨结节,其稍上方的深处有腹股沟韧带。

5. 坐骨结节　位于肛门两侧稍上方,是测量骨盆下口横径的重要标志。我国女性骨盆下口横径约为 10cm。坐骨结节内缘深部有阴部神经和阴部内血管穿行于阴部管(Alcock 管)内。沿坐骨结节向前可触摸到坐骨下支、耻骨下支和耻骨弓。

6. 骶正中嵴　骶骨棘突在背部中线彼此融合形成骶正中嵴,可在臀裂的上方自上而下扪及,该嵴外侧有骶后孔。第 5 腰椎棘突高于左、右髂后上棘连线 2.0～2.5cm,低于髂嵴间径 1.5cm。

7. 尾骨尖　位于臀裂内肛门后方 2.5cm 处,稍有活动性。从尾骨尖向上 5cm 可扪及骶管裂孔,为硬膜外腔的终止平面。

三、横断层中女性盆部和会阴结构的配布规律

女性盆部的骨骼肌肉系统大致与男性相同,但是第 1 骶椎最大宽度、骨盆入口、骨盆腔和骨盆出口的横径与男性存在明显的差异;而股骨大转子间径和髂嵴间径,男女之间的差异则无显著性。

女性盆腔脏器自上而下大致可分为五段:

第一段,从第 5 腰椎椎间盘至第 3 骶椎平面(骶髂关节尾端、坐骨大孔上缘出现),主要为腹部带有系膜的肠管、阑尾、回肠、乙状结肠。

第二段,从骶髂关节消失平面到髋臼上缘平面,此段腹、盆腔脏器共存,前部为消化道(回肠、乙状结肠),中部为内生殖器(卵巢、子宫底和体),后部为直肠。

第三段,从髋臼上缘至耻骨联合上缘平面,由前至后为:膀胱、宫颈或阴道上部、直肠。

第四段,经耻骨联合及耻骨弓的几个断层,由前至后为:尿道及前庭球、阴道、肛管。

第五段,耻骨弓以下数个断面,为女阴结构,主要包括大、小阴唇及阴蒂和阴道前庭。

第二节　CT 和 MRI 解剖

一、横断面解剖

(一)经卵巢层面

经卵巢层面双侧卵巢位于盆腔中央两侧,呈扁卵圆形,CT 图像呈软组织密度影;MRI 图像 T_1WI 呈稍低信号影,T_2WI 呈高信号影,其内可见 T_2WI 高信号的卵泡,卵巢靠外侧从前向后依次为髂外动、静脉,输尿管,髂内动、静脉(图 6-2-1)。

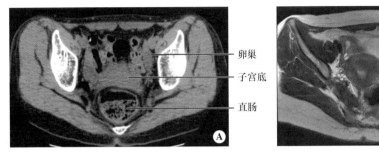

图 6-2-1　经卵巢层面
A. CT；B. MRI T$_2$WI

（二）经子宫体层面

经子宫体层面子宫体位于盆腔中央，CT 图像上呈梭形或椭圆形软组织密度影，其内可见低密度的宫腔，在 MRI 图像 T$_1$WI 上子宫肌层呈等低信号，T$_2$WI 上宫腔内呈高信号，子宫前方为膀胱；后方为直肠，直肠和子宫之间以直肠子宫陷凹相隔，又称陶氏腔（Dow cavities）；子宫两侧前方可见髂外动、静脉、股神经，其外侧为髂腰肌（图 6-2-2）。

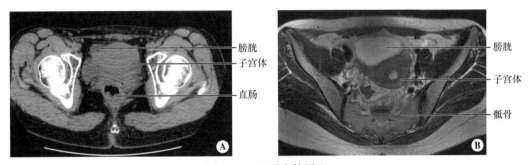

图 6-2-2　经子宫体层面
A. CT；B. MRI T$_2$WI

（三）经阴道层面

经阴道层面阴道位于正中心，呈类环形软组织密度影，阴道前部为尿道，尿道前方为耻骨；阴道后部为直肠或肛管；阴道两外侧为臀大中小肌、闭孔内外肌、股动脉、股静脉、股神经、髂腰肌、缝匠肌、股方肌等（图 6-2-3）。

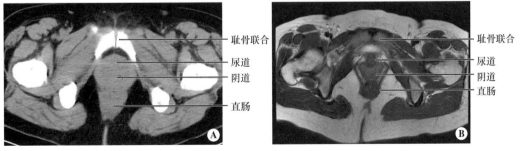

图 6-2-3　经阴道层面
A. CT；B. MRI T$_2$WI

二、冠状面解剖

经盆部正中冠状层面（图 6-2-4）：盆腔正中可见子宫体的断面，子宫的外上方有输卵管和卵巢，子宫的上方有回肠和乙状结肠，下方可见直肠断面。直肠两侧有肛提肌和闭孔内肌，两肌之间为坐骨肛门窝。

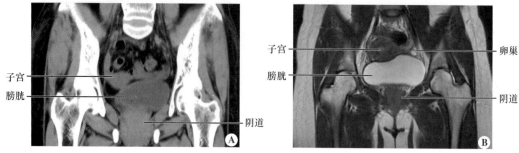

图 6-2-4　经盆部正中冠状层面

A. CT；B.MRI T₂WI

三、矢状面解剖

经盆部正中矢状层面（图 6-2-5）前部为耻骨联合，耻骨联合后方为膀胱，膀胱后上方为子宫，子宫下方紧邻宫颈，宫颈下方为阴道，后方为直肠，子宫与直肠之间为子宫直肠陷凹，又称陶氏腔，直肠后方为肛门括约肌。

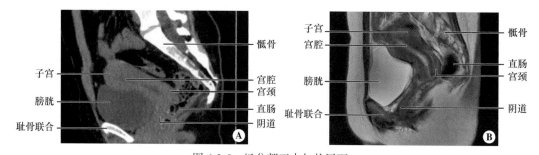

图 6-2-5　经盆部正中矢状层面

A. CT；B. MRI T₂WI

第三节　常见解剖变异和典型病变

一、常见解剖变异

1. 后位子宫（图 6-3-1）　子宫在盆腔内依位置不同可分为前位子宫、中位子宫和后位子宫。正常情况下子宫为前倾前屈位即前位子宫。子宫后倾和子宫后屈称后位子宫，后位子宫是临床上比较常见的子宫位置变异。根据子宫后倾的程度不同，分为Ⅰ、Ⅱ、Ⅲ度。子宫后位，多为正常表现，一般不需要治疗。

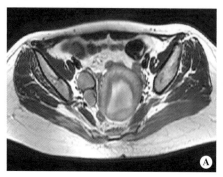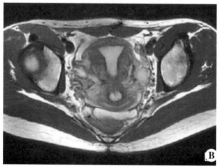

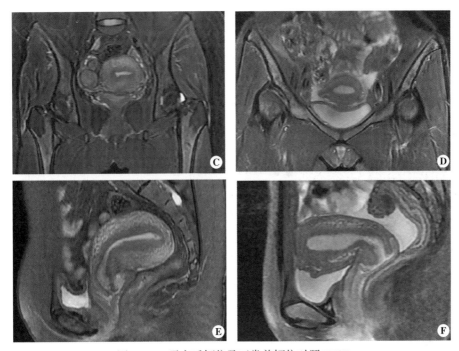

图 6-3-1　子宫后倾位及正常前倾位对照 T_2WI

A、C、E. 分别从横断面、冠状面、矢状面显示后位子宫；B、D、F. 分别从横断面、冠状面、矢状面显示前位子宫。A、B. 横断面 T_2WI；C、D. 冠状面脂肪抑制 T_2WI；E、F. 矢状面脂肪抑制 T_2WI

2. 完全纵隔子宫（complete septate uterus）（图 6-3-2）　是女性常见的生殖器官发育异常，是人体胚胎在其发育过程中双侧副中肾管融合后，纵隔吸收受阻所致，与不完全纵隔子宫的区别在于此纵隔由宫底延伸至宫颈内口之下。多无临床症状，但可导致不孕及流产。

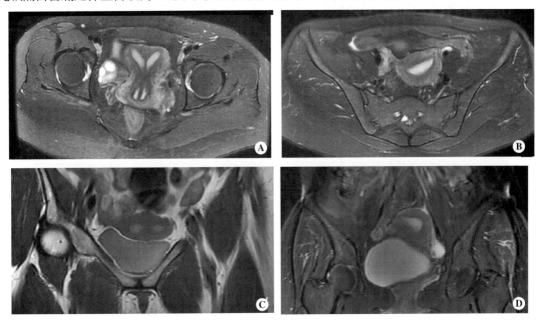

图 6-3-2　完全纵隔子宫与正常对照 T_2WI

A、C. 示 T_2WI 低信号纵隔贯彻宫腔，延伸至宫颈内口；B、D. 示正常对照，宫腔内未见异常纵隔。A、B. 横断面脂肪抑制 T_2WI；C. 冠状面 T_2WI；D. 冠状面脂肪抑制 T_2WI

3. 双角子宫（uterus bicornis）（图 6-3-3）　是双侧副中肾管融合不良所致。从子宫颈内口处分开为完全性双角子宫，宫颈内口以上处分开称不完全性双角子宫。患者多无临床症状，体检时偶被发现。

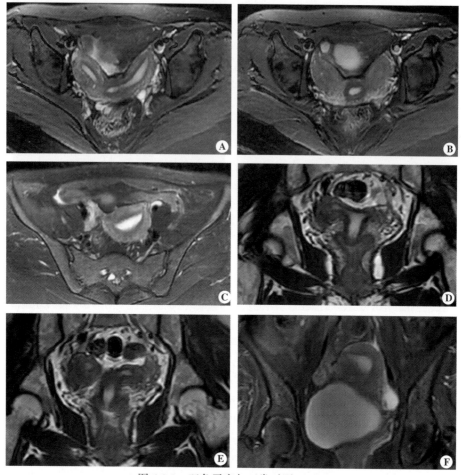

图 6-3-3　双角子宫与正常对照 T₂WI

A、B、D、E. 示子宫上部不融合，下部及宫颈融合；C、F. 示正常对照，子宫上部未见凹陷或分离，宫角未见分离；

A、B、C. 横断面脂肪抑制 T₂WI；D、E、F. 冠状面 T₂WI（D、E）和冠状面脂肪抑制 T₂WI（F）

4. 残角子宫（rudimentary horn of uterus）（图 6-3-4）　是由于一侧副中肾管发育不全所致，往往与另一侧发育较好的子宫腔有纤维束相连但不沟通，当经血倒流或宫腔积血时会出现痛经，也可发生子宫内膜异位症。

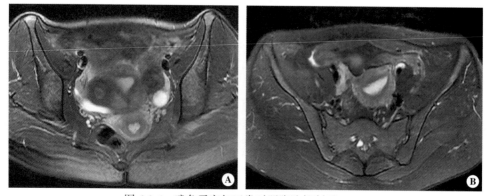

图 6-3-4　残角子宫与正常对照脂肪抑制后 T₂WI

A. 示子宫右侧伴有宫内膜腔的残角，其内见 T₂WI 呈低信号的宫腔残血；B. 示正常对照，仅一个宫腔，双侧未见残角

5. 双子宫（uterus duplex）（图 6-3-5）　是由于胚胎发育期两侧米勒管发育正常但未完全融合，各自发育形成两个单角子宫和两个宫颈，两个宫颈可分开或相连，宫颈间也可有交通管，也可为一侧宫颈发育不良、缺如。双子宫可伴有阴道纵隔或斜隔。患者多无症状。

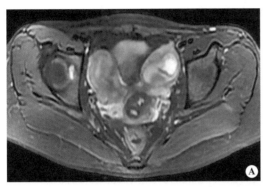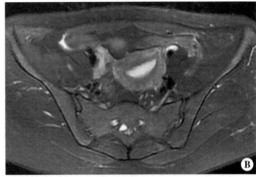

图 6-3-5　双子宫与正常对照脂肪抑制后 T₂WI

A. 示子宫与宫颈完全不融合，两宫角完全分离，宫颈伴分隔；B. 示正常宫腔

6. 幼稚子宫（hypoplasia of uterus）（图 6-3-6）　也称子宫发育不良或子宫偏小，为双侧副中肾管汇合后短时期内即停止发育使子宫体积较小，但可有宫腔和子宫内膜，主要包括青春型子宫、幼儿型子宫。其临床表现通常为月经初潮延迟伴月经稀少、痛经，甚至闭经。

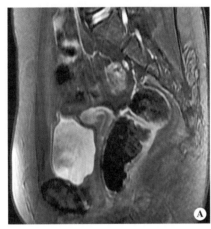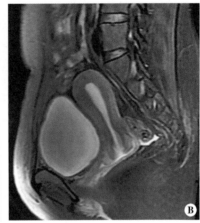

图 6-3-6　幼稚子宫与正常对照矢状面脂肪抑制后 T₂WI

A. 示子宫体积小，相对宫颈较长；B. 示正常对照，子宫体体积及同宫颈比例正常

二、典型病变

1. 子宫肌瘤（图 6-3-7）　是子宫最常见的良性肿瘤，雌激素是促使肌瘤生长的主要因素，好发于 30～50 岁女性。常为多发，大小不等；可分为黏膜下、肌层内及浆膜下肌瘤。虽肌层内肌瘤最常见，但产生明显临床症状者是子宫黏膜下肌瘤，常见症状为经期长并且间隔短、月经量明显增多、不孕及习惯性流产等。

2. 子宫腺肌症（uterine adenomyosis）（图 6-3-8）　是子宫内膜腺体和间质侵入子宫肌层导致的病变，多发生于 30～50 岁的经产妇，约 50%合并子宫肌瘤，15%合并子宫内膜异位症。其临床表现主要为痛经，经期延长、量多，月经前后点滴出血等，根治较难，绝经后可逐渐自行缓解。

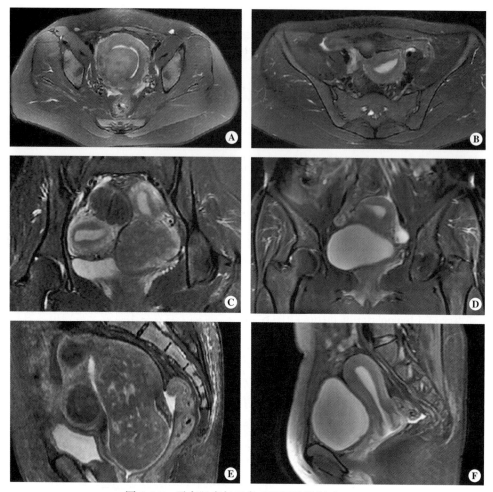

图 6-3-7　子宫肌瘤与正常对照脂肪抑制后 T$_2$WI

A. 示子宫黏膜下肌瘤，T$_2$WI 呈等信号；C. 示双子宫，其中右侧示子宫浆膜下肌瘤，呈 T$_2$WI 低信号，左侧示宫颈肌瘤，呈 T$_2$WI 等信号；E. 示子宫肌壁间肌瘤呈 T$_2$WI 低信号及黏膜下肌瘤呈 T$_2$WI 等信号；B、D、F. 示正常对照，子宫结构正常，未见明显肿物。A、B. 横断面；C、D. 冠状面；E、F. 矢状面

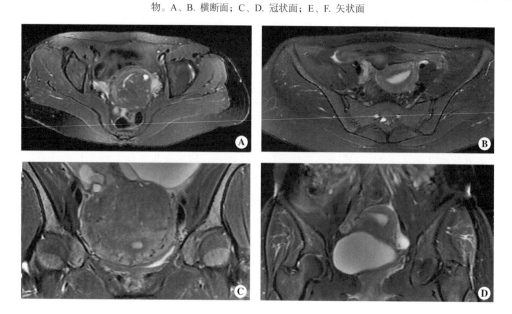

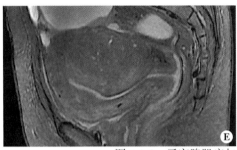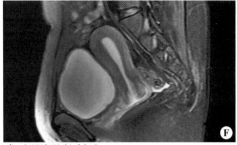

图 6-3-8　子宫腺肌症与正常对照脂肪抑制后 T$_2$WI

A、C、E. 示子宫肌层结合部弥漫性增厚呈低信号区，并见其内多发微囊样改变呈 T$_2$WI 高信号；B、D、F. 示正常对照，子宫结合带清晰可见，肌层厚度均匀，未见异常增厚。A、B. 横断面；C、D. 冠状面；E、F. 矢状面

3. 子宫内膜癌（endometrial carcinoma）（图 6-3-9）　是发生于子宫内膜的一组上皮性恶性肿瘤，最常见的女性生殖系统肿瘤之一，病理上腺癌最常见，好发于围绝经期和绝经后女性。其可直接侵犯周围邻近结构，淋巴转移是常见的转移方式。不规则阴道出血、阴道排液、疼痛、腹部包块等是子宫内膜癌的主要症状，影像学检查的目的主要在于评估病变侵犯子宫的深度、范围、淋巴结转移及远隔转移，从而采取适当的治疗方案及评估预后。

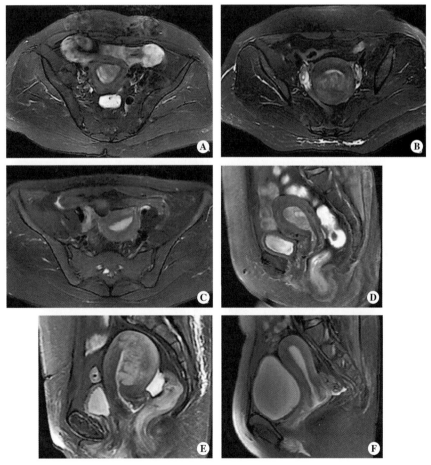

图 6-3-9　子宫内膜癌与正常对照脂肪抑制后 T$_2$WI

A、D. 示子宫内膜不均匀增厚，宫腔扩大，结合带完整，肌层未见受累；B、E. 示子宫内膜局限性增厚形成肿物，结合带显示不清，肌层受累，T$_2$WI 信号增高；C、F. 示正常对照，子宫内膜厚度均匀，结合带完整。A、B、C. 横断面；D、E、F. 矢状面

4. 宫颈肌瘤（cervix uteri myoma）（图 6-3-10）　　是子宫肌瘤的特殊类型。比较少见，多为单发、多发生在宫颈后唇。其主要与体内雌激素水平过高有关。主要临床症状为经量增多，月经不规则。宫颈肌瘤生长部位低，紧靠周围血管、输尿管及其他盆腔脏器，血供丰富，使周围脏器移位，扰乱正常解剖，增加了手术难度和并发症的发生率。

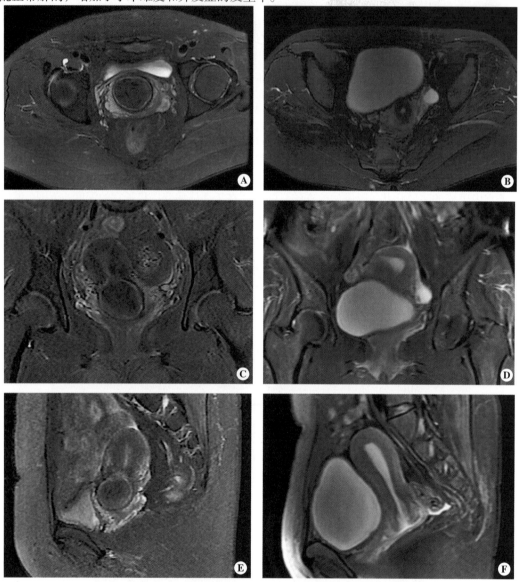

图 6-3-10　宫颈肌瘤与正常对照脂肪抑制后 T$_2$WI

A、C、E. 示宫颈内黏膜下类圆形突起，边界清晰，呈 T$_2$WI 低信号，信号均匀；B、D、F. 示正常对照，宫颈黏膜及基质连续，未见异常突起。A、B. 横断面；C、D. 冠状面；E、F. 矢状面

5. 宫颈癌（cervical carcinoma）（图 6-3-11）　　是最常见的妇科恶性肿瘤，主要危险因素是高危型 HPV 持续感染。原位癌多见于 30～35 岁女性，浸润癌多见于 45～55 岁女性。早期主要症状多为接触性出血，中晚期为不规则阴道流血。宫颈癌富于侵犯性，病变晚期，直肠、膀胱及输尿管均可受累，直接蔓延及淋巴道转移是主要的转移方式。MRI 是宫颈癌分期首选影像学检查方法。

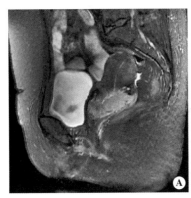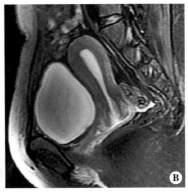

图 6-3-11 宫颈癌与正常对照矢状面脂肪抑制后 T₂WI

A. 示宫颈管扩大，宫颈部不规则突起，呈 T_2WI 高信号，宫颈基质显示不清；B. 示正常对照，宫颈黏膜及基质连续，未见异常肿物

6. 宫颈囊肿（cervical cyst）（图 6-3-12） 是宫颈炎慢性病变的一种，即"宫颈腺潴留囊肿"，一般发生在宫颈炎愈合的过程中。表现为突出在宫颈表面小而分散、大小不一的囊肿。多数无明显症状，不需特殊治疗。

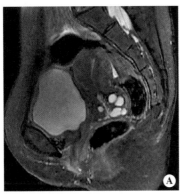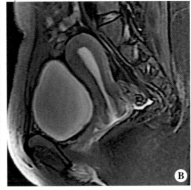

图 6-3-12 宫颈囊肿与正常对照矢状面脂肪抑制后 T₂WI

A. 示宫颈内多发类圆形 T_2WI 高信号囊性灶，边界清晰；B. 示正常对照，宫颈黏膜及基质连续，未见异常病灶

7. 宫颈息肉（cervical polyp）（图 6-3-13） 是由于慢性炎症长期刺激，使宫颈管局部黏膜增生，由于子宫有排除异物倾向，可使增生的黏膜逐渐自基底部向宫颈外口突出而形成息肉。分为来源于宫颈黏膜的息肉和来源于宫颈阴道部的息肉。一般直径多在 1cm 以下，可单发或多发，大小不等，较小的息肉可无任何临床症状，只是在妇科检查时被发现，较大的息肉可能出现一定的临床症状。

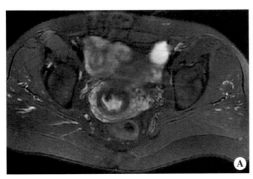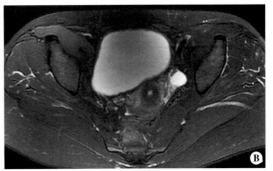

图 6-3-13 宫颈息肉与正常对照横断面脂肪抑制后 T₂WI

A. 示宫颈管内黏膜局限性息肉样突起，T_2WI 呈低信号；B. 示正常对照，宫颈管黏膜光滑、连续，未见异常突起

8. 卵巢畸胎瘤（ovarian teratoma）（图 6-3-14） 是卵巢常见的生殖细胞肿瘤，分为成熟性畸胎瘤、未成熟畸胎瘤和卵巢甲状腺肿等。好发于生育年龄妇女。以良性成熟性畸胎瘤多见，通常由 2～3 个胚层构成，多表面光滑、包膜完整，体积较大，囊内含有皮脂和毛发，有时可见牙齿、骨骼和头皮构成的头节，头节突向腔内为其特征。临床症状无特异性，可发生扭转或破裂。

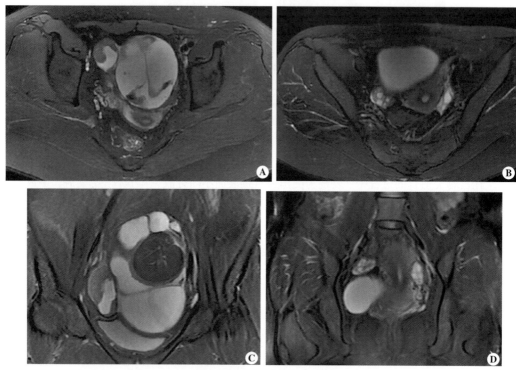

图 6-3-14 卵巢畸胎瘤与正常对照脂肪抑制后 T₂WI

A、C. 示双侧附件区高低混杂信号肿物，内含脂肪及钙化信号，边界较为清晰；B、D. 示正常对照，双侧附件呈类圆形，形态规则，包膜完整，内含多个类圆形 T₂WI 高信号卵泡。A、B. 横断面；C、D. 冠状面

9. 卵巢囊腺瘤（ovarian cystadenoma）（图 6-3-15） 为最多见的卵巢肿瘤且恶变率高。多起源于卵巢表面的生发上皮并具有高度的多能性，如向输卵管上皮化生则形成浆液性肿瘤；向宫颈柱状上皮化生，则形成黏液性肿瘤。两者好发年龄均为中年女性，两种肿瘤通常体积较大，以黏液性为著，均可见多房或单房囊，囊壁和内隔均较光滑，内含稀薄或黏稠的液体。浆液性囊腺瘤可有钙化并且恶变率较高。早期无明显临床症状，主要表现为盆腹腔肿块。

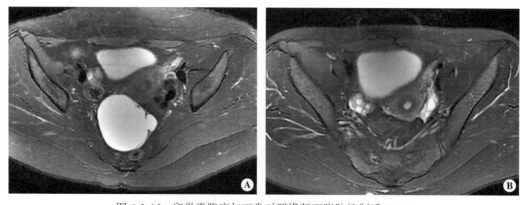

图 6-3-15 卵巢囊腺瘤与正常对照横断面脂肪抑制后 T₂WI

A. 示右侧附件区偏子宫后方类圆形 T₂WI 高信号灶，囊壁较薄，可见分隔，边界清晰；B. 示正常对照，双侧附件呈类圆形，形态规则，包膜完整，内含多个类圆形 T₂WI 高信号卵泡

10. 卵巢囊腺癌（ovarian cystadenocarcinoma）（图 6-3-16） 卵巢癌是卵巢最常见的恶性肿瘤，主要分为浆液性囊腺癌和黏液性囊腺癌。浆液性囊腺癌最多见，好发于 40～70 岁，绝大多数由囊腺瘤恶变而来，以双侧者多；肿瘤多为囊实性，囊壁上有明显的乳头状突起，瘤内有许多大小不等的囊性区。黏液性囊腺癌，好发于 30～65 岁，双侧者不到 10%；多为多房状，囊内有乳头状突起。局部侵犯、腹膜腔的直接种植转移多见。两者早期均多无明显症状，晚期主要表现为腹部肿块，腹胀、腹痛及消瘦等恶病质症状及邻近脏器的压迫症状。

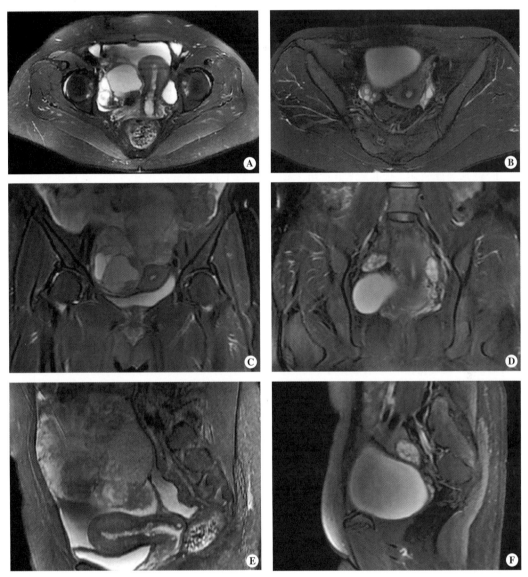

图 6-3-16 卵巢囊腺癌与正常对照脂肪抑制后 T$_2$WI

A、C、E. 示双侧附件区囊实性肿物，体积较大，囊壁不均匀增厚，分隔粗细不均，可见实性部分，囊液欠清亮；B、D、F. 示正常对照，双侧附件呈类圆形，形态规则，包膜完整，内含多个类圆形 T$_2$WI 高信号卵泡。A、B. 横断面；C、D.冠状面；E、F.矢状面

11. 卵巢转移瘤（metastasis）（图 6-3-17） 约占卵巢恶性肿瘤的 5%～10%，多为双侧性，以 30～50 岁多见，亚洲以胃癌转移最多见，西方国家以结肠癌转移最常见。卵巢转移瘤临床症状以下腹部生长迅速的肿块、腹胀、腹痛及腹水为主要表现，有时转移瘤的症状较原发肿瘤更明显。

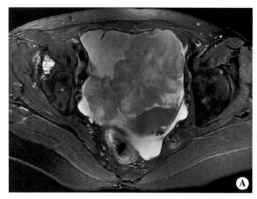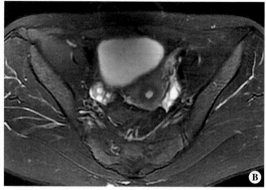

图 6-3-17　卵巢转移瘤与正常对照横断面脂肪抑制后 T₂WI

A. 示双侧附件区实性肿物，形态欠规整；B. 示正常对照，双侧卵巢呈类圆形，形态规则，包膜完整，内含多个类圆形 T₂WI 高信号卵泡

案例 6-0-1 分析讨论：

1. 此患者做的是急诊盆腔 CT 平扫，结合图 6-1-1 示：子宫壁密度不均，左后壁类圆形突出影，以略低密度为主的不均匀密度结节，大小约 2.7cm×3.1cm×3.4cm，外缘边界清晰；子宫直肠陷凹内见条样不规则形高密度影，平均 CT 值约 53Hu；盆腔大量液性密度影。诊断为子宫多发肌瘤（浆膜下、肌壁间）；盆腔大量积液；考虑盆腔少量积血。分析：此患者宫腔镜手术时间为 1 小时（正常要求不超过半小时），术中由于膨宫压力和灌流介质的作用，致灌流液体在短时间内大量进入机体，造成"水中毒"，又称"体液超负荷"及"过度水化综合征"等，所以盆腔大量积液。

2. 子宫肌瘤分为浆膜下型、肌壁间型、黏膜下型；本案例外突病变是子宫浆膜下肌瘤。

3. 此患者进一步检查应该选择 MRI 检查，能清晰观察子宫各层结构及肌瘤情况。

案例 6-0-2 分析讨论：

1. 此患者图示子宫体积增大，子宫肌层变薄，宫腔扩张，腔内可见类椭圆形囊实性肿块影；T₁WI 上呈等或低信号为主的混杂信号，增强扫描肿块不均匀强化；T₂WI 呈略高信号为主的混杂信号影，肿块内少量出血、坏死及囊变；DWI 上呈高信号；影像学诊断：考虑子宫内膜肉瘤。术后病理诊断：子宫内膜间质肉瘤（endometrial stromal sarcoma，ESS）。

2. 此案例图示中，矢状面示子宫前下方强化增强程度递增的结构是膀胱。

（于德新，王　丽，李安宁）

本 章 小 结

盆部和会阴位于躯干的下部，盆部由骨盆、盆壁、盆膈及盆腔内的器官等组成，会阴是指盆膈以下封闭出口的全部软组织。盆壁以骨盆为基础，覆以肌、筋膜、血管和神经等软组织而构成；盆底由盆底肌及其筋膜形成盆膈而封闭骨盆下口。盆壁、盆底围成盆腔，容纳消化、泌尿器官的下段和内生殖器等。女性盆腔器官自前向后排成前、中、后 3 列。前列为膀胱、尿道；中列为子宫、阴道、输卵管和卵巢；后列为直肠和肛管。生殖系统正常影像学解剖知识对于病变的发现、诊断、分期具有重要价值。本章重点是掌握女性盆腔的重要标志性结构及其在横断层、冠状层及矢状层中影像学解剖结构。

思考题：

1. 简述子宫体解剖及 MRI 表现。

2. 简述宫颈解剖及 MRI 表现。

3. 卵巢的解剖特点是什么及 MRI 表现有哪些？

4. 女性外生殖器及内生殖器包括哪些器官？其邻近组织包括哪些？

5. 简述子宫内膜癌 MRI 分期及意义。

6. 简述宫颈癌 MRI 分期。

解析要点：

1. 子宫体冠状面呈扁平倒置梨形，矢状面呈弯形，成年女性子宫长 8cm，宽 5cm，厚 3cm。T_1WI 显示为均匀低信号，T_2WI 可以显示子宫体 4 层结构：子宫内膜为高信号，厚 1～7mm；结合带为低信号，厚 5mm；子宫肌层为中等信号，厚 1～3cm；浆膜层为低信号。

2. 宫颈分为前唇、后唇和峡部，长 4～5cm，厚 3～4cm。T_1WI 为较均匀一致的稍低信号，由于宫颈黏液的缘故可呈稍高信号；T_2WI 显示 4 层结构：最内层黏液为高信号，黏膜层为高信号，但低于黏液信号，纤维基质（结合带）为低信号，肌层为中等信号。

3. 卵巢表面为生发上皮，无腹膜覆盖，其内为卵巢白膜，再往内为卵巢实质，分为皮质和髓质。皮质在外层，有数以万计的原始卵泡；髓质在中心，有丰富的血管、神经和淋巴管。

MRI 上多可识别正常的卵巢，T_1WI 上呈卵圆形均匀性低信号，与周围高信号脂肪组织形成显著对比，然而不易与邻近含液肠管区分；T_2WI 上，其周边卵泡呈高信号，而内部的中央基质呈低信号。MRI 检查时，卵巢能否识别与是否绝经有关，其中绝经期前成年女性 96% 可识别出正常卵巢，而绝经后妇女，由于卵巢萎缩和缺乏卵泡，因而卵巢多难以识别。

4. 女性外生殖器包括两股内侧从耻骨联合至会阴体之间的组织，包括阴阜、大阴唇、小阴唇、阴蒂及阴道前庭。

女性内生殖器包括卵巢、输卵管、子宫和阴道。

邻近器官主要有：位于阴道前面的尿道，位于子宫前面的膀胱，位于宫颈旁的输尿管和位于阴道及子宫后面的直肠。阑尾下端有时与右侧输卵管及卵巢贴近。

5. Ⅰ期肿瘤，病变限于子宫内膜时，T_1WI 或 T_2WI 上可显示正常，但 DWI 表现为明显高信号；当肿瘤侵犯子宫肌层时，在 T_2WI 上能较为准确地测量出肿瘤侵犯子宫肌层的深度，可见中等信号的肿瘤破坏子宫内膜与子宫肌层界面，侵入子宫肌内层（ⅠA 期）使低信号联合带发生中断，当突破联合带，可进一步侵犯累及子宫肌外层（ⅠB 期）。Gd-DTPA 增强 T_1WI 检查，子宫内膜癌的强化程度低于邻近正常子宫肌层，能准确评估肿瘤的范围和侵犯深度。

Ⅱ期肿瘤，T_2WI 上可见中等信号的肿块延伸至宫颈，并扩张宫颈管；肿瘤进一步向深部侵犯时，可破坏和中断低信号的宫颈纤维基质带。

Ⅲ期和Ⅳ期肿瘤，发生宫旁延伸时，显示肿瘤累及宫旁组织并使其信号发生改变，卵巢受累时则卵巢处出现中等信号肿块，腹膜种植表现为 T_1WI 中等信号和 T_2WI 高信号的结节影，淋巴结转移时显示淋巴结肿大。

对于临床刮宫和组织学检查发现的子宫内膜癌，MRI 检查对于临床分期具有较高价值，可判断子宫肌受累的深度、有无宫颈侵犯和宫外延伸，从而利于临床治疗和判断预后。

6. Ⅰ期肿瘤：MRI 检查难以识别原位癌及微小肿瘤。当肿瘤明显侵犯宫颈基质时，于 T_2WI 上表现为中等信号肿块，宫颈管扩张，宫颈基质低信号中断。

Ⅱ期肿瘤：显示肿瘤突入和侵犯阴道上部，或显示宫颈增大，外缘不规则或不对称，宫旁出现肿块或宫旁脂肪组织内出现异常信号的粗线状影。

Ⅲ期肿瘤：除上述异常表现外，还显示肿块向下侵犯阴道的下部，向外延伸至盆腔。

Ⅳ期肿瘤：膀胱或直肠周围脂肪界面消失，正常膀胱壁或直肠壁的低信号中断。晚期可出现膀胱壁或直肠壁的增厚或腔内肿块。

第七章 脊 柱

学习要求

记忆：颈椎、胸椎、腰椎和骶尾椎的形态特点，熟悉常见的正常变异。

理解：颈椎、胸椎、腰椎和骶尾椎的连接，熟悉脊柱的附属结构，包括血管、脊髓等。

运用：掌握颈椎、胸椎、腰椎、骶尾椎和骶髂关节各种影像学检查的表现（包括横断面、矢状面、冠状面等），并能够运用于影像图片进行简单病例的判读。

第一节 大 体 解 剖

脊柱由上往下分颈椎、胸椎、腰椎和骶尾椎。脊柱上端承托颅骨，下接髋骨，中附肋骨，具有支持躯干、保护内脏、保护脊髓和进行运动的功能。脊柱内部自上而下形成一条纵行的椎管，内有脊髓结构。

（一）椎骨

椎骨由前面的椎体和后面的椎弓组成。人体幼年时，椎骨为33块，即颈椎7块、胸椎12块、腰椎5块、骶椎5块、尾椎4块。成年后，脊柱椎骨变成26块，其中5块骶椎融合成一块骶骨，4个尾椎融合成一块尾骨。

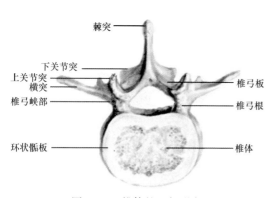

图 7-1-1 椎体的一般形态

除寰椎以外，其他椎骨的椎体呈短圆柱状，是椎骨承重的主要部分。椎体前面略凸，后面形成椎孔处稍凹陷。椎体与后方的椎弓共同围成椎孔，所有椎孔贯通，构成容纳脊髓的椎管。椎弓是椎体后方弓形骨板，由椎弓根和椎弓板构成。与椎体相连的缩窄部分，称椎弓根，主要为骨密质，其上、下缘分别为椎上、下切迹，椎上切迹较椎下切迹浅。相邻的椎上、下切迹形成椎间孔（intervertebral foramen），内有脊神经和血管通过。两侧椎弓根向后内扩展变宽，为椎弓板，在中线汇合。椎弓板呈垂直扁平状，向后内侧弯曲（图 7-1-1）。

1. 颈椎（cervical vertebra） 椎体较小，横断面呈椭圆形。上、下关节突的关节几乎呈水平位。第3～7颈椎椎体上面侧缘向上突起称椎体钩。椎体钩若与上位椎体的前后唇相接，则形成钩椎关节，又称 Luschka 关节。如过度增生肥大，可使椎间孔狭窄，压迫脊神经，产生症状，为颈椎病的病因之一。椎孔较大，呈三角形。横突有孔，称横突孔，有椎动脉和椎静脉通过。第6颈椎横突末端前方的结节特别隆起，称颈动脉结节，有颈总动脉经其前方。第2～6颈椎的棘突较短，末端分叉（图 7-1-2）。

寰椎即第1颈椎，呈环形，无椎体、棘突和关节突，由前弓、后弓和左右侧块组成，前弓较短，其后面的正中部有齿突凹，与枢椎齿突形成环枢正中关节，其是连接头和脊柱的重要结构（图 7-1-3）。寰枢关节面略呈水平位，没有椎间盘结构，由寰枢横韧带与翼状韧带维持关节的稳定性，枢椎齿突起旋转轴作用，协调完成颈椎约50%的旋转功能。

枢椎即第2颈椎，椎体向上伸出齿突，与寰椎齿突凹相关节（图 7-1-4）。

隆椎即第7颈椎，棘突特长，末端不分叉（图 7-1-5）。

图中标注：棘突、下关节突、上关节突、横突、椎弓峡部、环状骺板、椎弓板、椎弓根、椎体

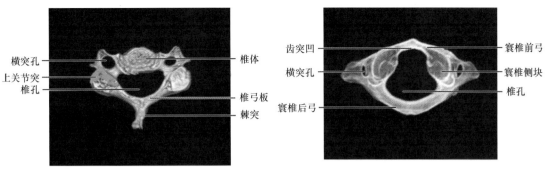

横突孔 | 椎体
上关节突 |
椎孔 | 椎弓板
 | 棘突

图 7-1-2 第 3 颈椎 CT 重建图（VR，上面观）

齿突凹 | 寰椎前弓
横突孔 | 寰椎侧块
寰椎后弓 | 椎孔

图 7-1-3 寰椎 CT 重建图（上面观）

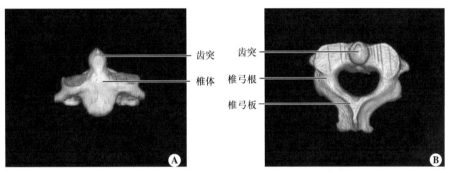

齿突 | 齿突
椎体 | 椎弓根
 | 椎弓板

图 7-1-4 枢椎 CT 重建图（VR，前面观 A 和上面观 B）

2. 胸椎（thoracic vertebra） 椎体从上向下逐渐增大，横断面呈心形。横突末端前面，有横突肋凹与肋结节相关节。第 1 胸椎与第 9 胸椎以下各胸椎的肋凹不典型。关节突的关节面几乎呈冠状面，上关节突关节面朝向后，下关节突关节面则朝向前。棘突较长，向后下方倾斜，呈叠瓦状排列（图 7-1-6）。

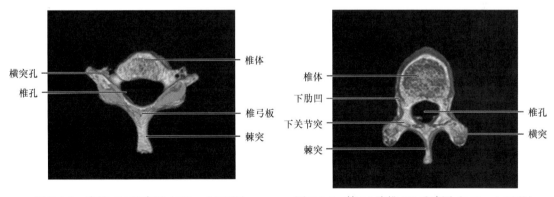

横突孔 | 椎体
椎孔 | 椎弓板
 | 棘突

图 7-1-5 隆椎 CT 重建图（VR，上面观）

椎体 |
下肋凹 |
下关节突 | 椎孔
棘突 | 横突

图 7-1-6 第 10 胸椎 CT 重建图（VR，上面观）

3. 腰椎（lumbar vertebra） 椎体粗壮，横断面呈肾形。椎孔呈卵圆形或三角形。棘突宽而短，呈板状，水平伸向后方；上、下关节突粗大，关节面几乎呈矢状面，上关节突后缘突起称乳突，横突根部后下方突起称副突，副突与乳突之间有上关节突副突韧带相连（图 7-1-7）。

4. 骶椎 由 5 节骶椎融合而成，呈三角形，底向上，尖向下，盆面（前面）凹陷，上缘中份向前隆凸，称岬。中部有 4 条横线，是椎体融合的痕迹。横线两端有 4 对骶前孔。背面粗糙隆凸，正中线上有骶正中嵴，嵴外侧有 4 对骶后孔。骶骨外侧部上宽下窄，上份有耳状面与髂骨的耳状面构成骶髂关节，耳状面后方骨面凹凸不平，称骶粗隆。骶骨的内腔称骶管，向下终止于骶

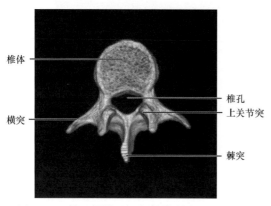

图 7-1-7　第 3 腰椎 CT 重建图（VR，上面观）

管裂孔，骶前、后孔均与骶管相通，有骶神经前、后支通过。

尾骨：由 3～4 节退化的尾椎融合而成。上接骶骨，下端游离为尾骨尖。

椎体的数目常存在变异，如胸椎可增至 13 个或减为 11 个，腰椎可增至 6 个或减为 4 个，腰椎骶化时，骶椎为 6 节，骶椎腰化后，骶椎为 4 节。增多的椎骨体可成楔形，可形成先天性脊柱侧凸。

（二）椎骨的连结

各椎骨之间借椎间盘、韧带、软骨和滑膜关节相连，可分为椎体间连结和椎弓间连结。

椎体间连结主要为椎间盘、前纵韧带和后纵韧带。除第 1、2 颈椎之间无椎间盘以外，其他椎骨的椎体之间均有椎间盘，共 23 个。椎间盘中央部是柔软而富于弹性的胶状物质，称髓核，是胚胎时期脊索的残留物；周围部是由多层纤维软骨按同心圆排列组成的纤维环，富于坚韧性，牢固连结相邻两个椎体，保护髓核并限制髓核向周围膨出。前纵韧带上起寰椎或枕骨的咽结节，向下经寰椎前结节及各椎体和椎间盘的前面，止于第 1 或第 2 骶椎前面，宽大而坚韧，其纵行纤维牢固地附着于椎间盘、透明软骨板和相邻椎体边缘，可防止脊柱过度后伸和椎间盘向前脱出。后纵韧带位于椎体后面，细而坚韧，起自枢椎并与覆盖枢椎体的覆膜相续，向下至骶管，与椎体上、下缘和椎间盘紧密连结，而与椎体连结较疏松，有限制脊柱过度前屈的作用（图 7-1-8、图 7-1-9）。

椎弓间的连结包括椎弓板间、棘突间和横突间的韧带及上、下关节突间的滑膜关节。黄韧带（ligamenta flava）由弹性纤维构成，上起自上位椎骨椎弓板的下前面，下止于下位椎骨椎弓板的后面和上缘，呈节段性，有限制脊柱过度前屈并维持脊柱于直立姿势的作用。在横断面上，黄韧带位于椎板内侧，呈"V"形。棘间韧带（interspinal ligament）位于相邻两棘突之间。棘上韧带（supraspinal ligament）位于胸、腰和骶部的棘突和棘间韧带后方，为坚固纤维索。在颈部，从颈椎棘突尖向后扩展成三角形板状的弹性纤维膜，称项韧带。横突间韧带连结相邻的横突。关节突关节由相邻椎骨的上、下关节突构成，关节面有透明软骨覆盖，关节囊附于关节面周围，只能做轻微滑动（图 7-1-8、图 7-1-9）。

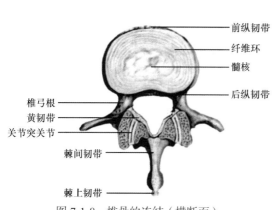

图 7-1-8　椎骨的连结（横断面）

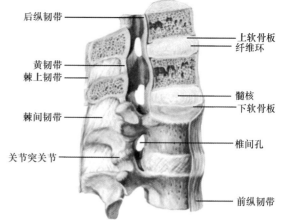

图 7-1-9　椎骨的连结（矢状面）

（三）椎管

椎管是由各椎骨的椎孔、骶骨的骶管与椎骨之间的骨连结共同组成的骨纤维性管道，向上经枕骨大孔通颅腔，向下终于骶管裂孔。椎管是骨纤维性管道，其前壁由椎体后面、椎间盘后缘和后纵韧带构成；后壁为椎弓板、黄韧带和关节突关节；侧壁为椎弓根和椎间孔。构成椎管壁的任何结构发生变化，如椎骨骨质增生、椎间盘突出及黄韧带肥厚等因素，均可以使椎管腔变形或狭窄。横断面上，各椎管的形态和大小存在一定差异，这与脊髓的直径和膨大相适应。

（四）脊髓

脊髓位于硬膜囊内，呈前后稍扁的圆柱体，全长粗细不等，位于椎管内，上端在枕骨大孔处与延髓相连，下端尖削呈圆锥状，称脊髓圆锥，圆锥尖端延续为一细丝，称终丝，终丝向下经骶管终于第 2 尾椎的背面，成人脊髓全长 42～45cm。脊髓前面稍平，前正中裂深而宽，后面隆起，后正中沟不明显。

（五）椎旁软组织

脊柱周围的软组织主要位于脊柱的两侧和后方，由浅入深依次为皮肤、浅筋膜、深筋膜、肌层、血管、神经等结构。椎旁软组织在某些疾病时会被累及。

1. 浅层结构 项背部皮肤厚而致密，移动性小；浅筋膜致密而厚实，含有较多脂肪组织，并通过许多结缔组织纤维束与深筋膜相连，移动性小。项区上部的浅筋膜特别坚韧，腰区的浅筋膜可分为两侧，含有丰富脂肪组织。

2. 深层结构

（1）深筋膜：项区的深筋膜分为浅、深两层，包裹斜方肌，是封套筋膜的一部分。浅层覆盖在斜方肌表面，深层在该肌的深面，称项筋膜。胸背区和腰区的深筋膜也分为浅、深两层。浅层薄弱，位于斜方肌和背阔肌表面；深层较厚，称胸腰筋膜。骶尾区的深筋膜较薄弱，有骶骨背面的骨膜附着。

（2）肌层：包括颈深肌群、背部肌群和腰椎旁肌等，主要附着在脊柱的横突和棘突，运动脊柱和维持姿势。

（3）动脉血管：有椎动脉和节段性动脉两个来源。椎动脉发出的脊髓浅动脉和脊髓后动脉在下行过程中，不断得到节段性动脉分支的增补，以保证脊髓足够的血液供应。

（4）脊柱静脉：包括椎外静脉丛、椎内静脉丛、椎间静脉、椎体静脉和脊髓静脉，沿整个脊柱在椎管的内、外形成复杂的静脉丛。该组静脉缺乏静脉瓣，吻合广泛，向上与颅内静脉相通，向下与盆腔静脉广泛吻合，是上、下腔静脉的交通途径之一。故腹、盆腔的感染，寄生虫或肿瘤细胞可不经肺循环而直接转移或扩散到颅内。

第二节 颈 椎

案例 7-2-1

患者，女，32 岁，颈部疼痛不适 2 月余，行颈椎 MRI 检查，结果见图 7-2-1。

问题：

1. 该患者颈椎是否有病变，为何种病变？
2. 请描述该患者 MRI 的影像学征象。

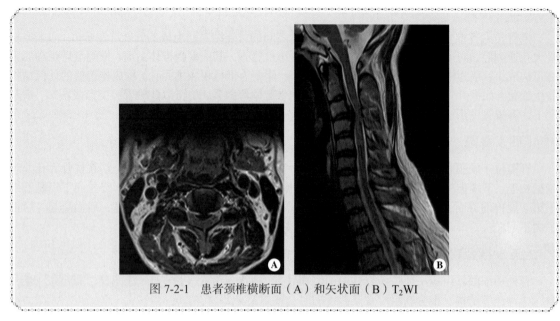

图 7-2-1　患者颈椎横断面（A）和矢状面（B）T$_2$WI

一、X 线 解 剖

（一）X 线正位解剖

颈椎 X 线正位片（图 7-2-2）上，椎体形态呈长方形，其上、下缘呈高密度线影，可见椎体钩和钩椎关节。在椎体下缘下方有一稍高密度线状影，为向下的椎体前缘。在各椎体层面，两侧可见椎弓根断面显影。上位椎弓根较细，下位椎弓根断面较大。两侧椎弓根内缘之间为椎管区域。颈椎椎弓板大部分与椎体影重叠，但可在 X 线大致辨认其轮廓，显示为椎体内高密度影，并在中线处连结，连结处可见圆形的棘突断面影或末端分叉。椎体两侧各有致密的横突，横突内有时偶可见稍低密度横突孔，横突上、下方分别为上、下关节突，在 X 线显影欠清，且上关节突与上位椎骨下关节突重叠，下关节突与下位椎骨上关节突重叠，因此它们各向界线在 X 线显示一般不清晰。

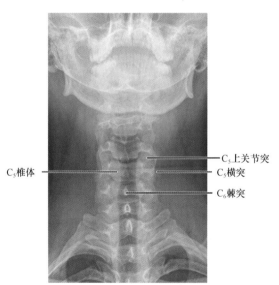

C$_5$椎体 ——
—— C$_5$上关节突
—— C$_5$横突
—— C$_6$棘突

图 7-2-2　颈椎 X 线正位片

（二）X 线侧位解剖

正常颈椎在 X 线侧位片上呈前凸弯曲，椎体形态呈方形（图 7-2-3）。椎体上、下缘皮质显示清晰，呈高密度影。颈椎椎体上缘隐约可见半月形突起影，此为椎体钩显影；椎体下缘皮质呈向上的弧形弯曲，其前后两端各成一向下突起，为椎体下端与椎体钩形成钩椎关节的唇缘。椎体向后可见一菱形低密度影，由椎弓根及上、下关节突共同形成。中部是椎弓根，上端为上关节突，下端为下关节突。上位颈椎下关节突与下位颈椎上关节突共同构成椎间关节。椎弓根后方为椎弓板，显影欠清，呈立位的长方形影。椎弓板向后延为棘突，棘突的形态各异，长短不一，第 3、4 颈椎棘突较短，第 5、6、7 颈椎棘突逐渐加长，棘突后端偶可见分叉。

（三）颈椎 X 线张口位解剖

颈椎 X 线张口位是检查寰椎、枢椎的正位片。在张口位片上，枢椎显影比较清晰，其椎体居中，齿突向上伸入寰椎平面，与寰椎侧块相关节。在椎体两侧上缘各有平坦的斜行平面，为上关节面。它与寰椎下关节面平行，构成寰枢外侧关节，关节间隙显示清晰。枢椎两侧椎弓板呈宽带状，于上下关节突之间向下延伸，并在中线汇合。寰椎两侧块与枢椎相关节，上面为上关节突。寰椎前弓影常与齿突重叠，后弓位置较低，重叠于枢椎椎体区域。在颈椎 X 线张口位片上，可以根据枢椎齿状突与两侧块距离及齿状突与前弓距离判断关节是否脱位（图 7-2-4）。

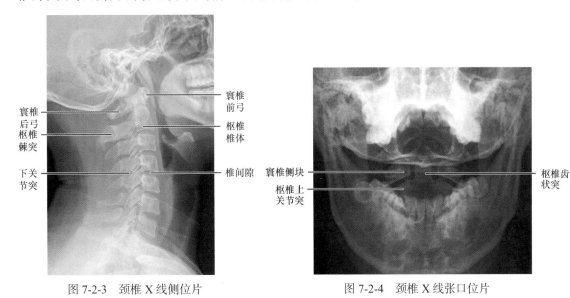

图 7-2-3　颈椎 X 线侧位片　　　　　　图 7-2-4　颈椎 X 线张口位片

二、CT 和 MRI 解剖

（一）CT 横断面解剖

1. 经寰枕关节层面（图 7-2-5）　该层面为颅骨与椎体连接区，主要可显示寰枕关节。该

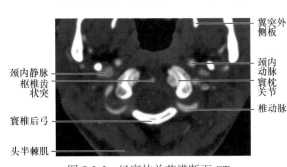

图 7-2-5　经寰枕关节横断面 CT

关节由寰椎两侧的上关节面与相应枕骨髁构成，属椭圆关节，关节面呈弧形，外侧为寰椎侧块上关节面，包绕内侧的枕骨髁。寰枕关节包括 2 个寰枢外侧关节和 1 个寰枢正中关节，其前缘中部有一椭圆形结构，为枢椎齿状突，其为骨性结构，在 CT 上呈高密度骨质影。寰枕关节面有透明软骨覆盖，关节囊较松弛，周围有韧带结构固定。该层面显示椎管较宽并呈三角形结构，内有脊髓及脑脊液等。颈髓横断面在该层面呈扁平圆形，横径大于矢状径。寰枕关节层面周围可见双侧颈内动脉、椎动脉及颈内静脉等血管，尤其在 CT 增强图像上显示更清晰。枕下三角位于两侧头外侧直肌之后，内有脂肪组织，周围有头后小直肌、头后大直肌等肌群。

2. 经寰枢关节层面（图 7-2-6）　该层面可显示寰枢关节。寰枢关节分 3 个独立的部分，其中两个由寰椎侧块的下关节面和枢椎的上关节面构成，另一个由枢椎齿突的前关节面和寰椎前弓后面的齿凹构成。寰椎前弓上下两缘分别有寰枕前膜和前纵韧带附着。后弓较长，上面有横行的椎动脉沟，有椎动脉穿过；后弓上缘有寰枕后膜附着，下面近侧块处有一浅沟，与枢椎椎弓根上缘浅沟构成椎间孔；后面正中处有一隆起称后结节，有项韧带和头后小肌附着。寰椎前弓与枢椎齿突之间为寰齿关节前间隙（anterior space of atlanto-odontoid joint），此间隙成人大于 3mm、儿童大于 5mm 提示寰枢关节半脱位。齿突居中，两侧为寰椎侧块，枢椎齿突与两侧块应等距，否则应考虑半脱位可能。自寰椎侧块向外突起的三角形部分为寰椎横突，一般见于寰椎侧块中间层面。与寰枕关节层面相似，寰枢关节层面周围可见双侧颈内动脉、椎动脉及颈内静脉等血管，寰椎后弓与寰椎横韧带之间为椎管，椎管内有脊髓和脑脊液等结构。寰枢关节层面肌肉与寰枕关节相似。

3. 经颈椎椎弓根层面（图 7-2-7） 经该层面图像可显示椎管为完整的骨性环状结构。椎弓根短而细，上下缘各有一较狭窄的凹陷，为颈椎椎骨上切迹和椎骨下切迹，相邻颈椎上下切迹之间形成椎间孔，有脊神经和伴行血管通过。由于椎弓根短而使椎间孔较为狭窄，易因各种因素遭受挤压。椎弓板较薄，与椎体、椎弓根形成完整骨性环，内部为椎管内软组织结构。棘突短小，后可见分叉结节，上有项韧带和许多肌肉附着。横突短而宽，位于椎体两侧，中央部有横突孔，通过椎动、静脉。该层面椎管矢状径比横径短。寰椎层面椎管矢状径为 16～27mm，下颈段椎管矢状径为 12～21mm，平均为 18mm，如矢状径小于 12mm 应考虑椎管狭窄。椎管内结构与寰枕关节、寰枢关节层面相似。颈髓横断面呈扁平圆状，矢状径小于横径，矢状径为 6～8mm，中颈段略小，横径一般7～11mm。

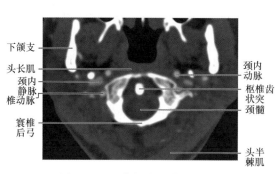

图 7-2-6 经寰枢关节横断面 CT

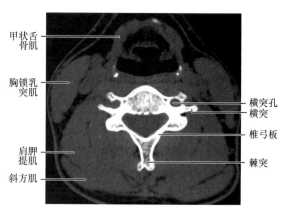

图 7-2-7 经颈椎椎弓根横断面 CT

该层面颈深内侧肌群（椎前肌群）位于椎骨前外侧，外侧肌群（斜角肌群）位于椎骨外侧。头半棘肌后方是夹肌，外侧为头最长肌和颈最长肌，深部为颈半棘肌。

4. 经颈椎椎体下部层面（图 7-2-8） 该层面可显示椎间孔结构，椎管为不完整骨性环。椎管前壁为椎弓，后壁为椎弓板，CT 及 MRI 上可见黄韧带附着于椎弓板上。该层面观察椎体较好，能显示椎骨大部分解剖结构。椎体横径大于矢状径，附着在椎体前部的软组织为前纵韧带，后部软组织为后纵韧带。该层面显示椎管两侧不连续结构为椎间孔上部，为骨性管道，其前内壁为椎体下部后外侧，后外壁为下关节突关节，黄韧带附着于关节突关节内侧。椎间孔内有颈段神经根走行。

5. 经颈椎椎间盘层面（图 7-2-9） 该层面椎体横径大于矢状径，可见椎间盘两侧偏后方的钩突及钩椎关节。该关节属滑膜关节，关节内侧为致密的纤维环，前内侧为坚韧的前纵韧带，前外侧为血管丰富的颈长肌，后内缘与后纵韧带延续，后外则有钩椎韧带，以加强关节的稳定性。随年龄增长，钩突因退行性改变而出现增生、肥大，可直接刺激与压迫椎动脉和脊神经。该层面椎管也为不完整骨性环结构，但其前、后壁与经椎弓根和椎体下部层面略不同，前壁为椎间盘和后纵韧带，后壁为椎弓板和黄韧带。椎管内结构和以上层面基本相似。

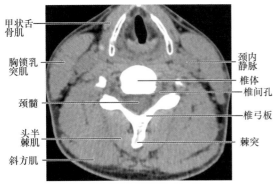

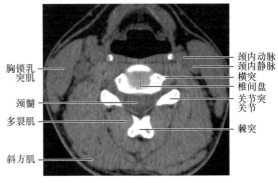

图 7-2-8 经颈椎椎体下部横断面 CT　　　　图 7-2-9 经颈椎椎间盘 CT 横断面

（二）CT 矢状面解剖

1. 经颈椎正中矢状层面（图 7-2-10）　脊柱颈段向前凸。寰椎是一个很特殊的椎体，其无椎体，无棘突，呈扁平环状，其前、后弓主要为骨密质构成，在 CT 上显示高密度。寰枕前膜是前纵韧带的最上部分，连结枕骨大孔前缘与寰椎前弓上缘，寰枕后膜位于枕骨大孔后缘与寰椎后弓上缘之间。枢椎特点为有向上的齿突，其前、后缘各有一关节面，前关节面与寰椎的齿突凹相关节，后关节面与寰椎横韧带相接。齿突原系寰椎的椎体，在人体发育过程中，逐渐与枢椎的椎体融合。枢椎棘突末端粗大，隆椎棘突较长且厚，斜向后下方，其余颈椎棘突较短，向后下倾斜。第 3～7 颈椎椎体逐渐变宽增大。

椎间盘与相邻椎体高度比约 1∶3；颈椎椎间盘前部较后部厚，因此颈曲为前凸结构，最凸处大致位于第 4、5 颈椎之间。黄韧带由大量弹性纤维和胶原纤维构成，向上附着于上位椎板前面，向下附着于下位椎板后面及

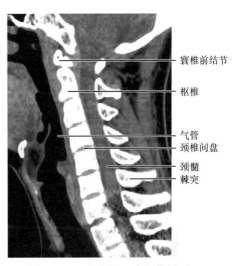

图 7-2-10 经颈椎正中矢状层面 CT

上缘，向外侧黄韧带附着部可延伸到椎间关节囊，向内侧则一直延伸到中线椎板形成的棘突处。两侧黄韧带在中线汇合处留下一窄长纵行间隙，有静脉从椎管内经此间隙回流到脊柱后外侧的椎静脉丛。棘突间以棘间韧带和棘突间肌相连，棘突后方为项韧带。椎管颈段随颈曲形成凸向前的生理性弯曲，其前壁为椎体、椎间盘和后纵韧带，后壁为椎弓板和黄韧带。脊髓位于椎管内，其弯曲情况与椎管一致，前后为脑脊液所包绕，平第 5～6 颈椎椎体的脊髓节段形成颈膨大。脊柱后方有时可见位于枕下的头后小直肌与头半棘肌，附于棘突间的棘突肌间。

2. 经颈椎旁正中矢状层面（图 7-2-11）　颈椎椎体形态多样，大小不一，所以在该层面的不同部位可以看到不同的结构。在该层面的上部可见寰椎侧块的上、下关节面分别与枕骨髁和枢椎上关节面形成寰枕关节和寰枢外侧关节，寰椎的后弓在侧块后方。侧块的内侧面为一粗糙结节，为寰椎横韧带附着部；侧块的前方有头直前肌附着；

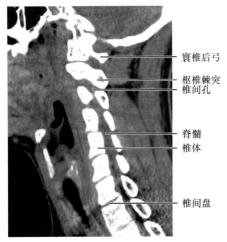

图 7-2-11 经颈椎旁正中矢状层面 CT

侧块两侧为三角形横突,基底部为横突孔。前弓正中的隆突为前结节,有颈前肌和前纵韧带附着,后方正中有圆形的齿状突关节面,与枢椎的齿状突构成寰齿前关节。前弓上下两缘分别有寰枕前膜和前纵韧带附着。后弓正中部为粗糙的后结节,有项韧带和头后小肌附着。后弓上方为枕下三角,内有枕下脂肪组织,椎动、静脉和第1颈神经根通过,后面覆盖头后大、小直肌;在寰椎后弓下方和寰枢关节的后方为寰椎椎间孔,内有第2颈神经、椎间静脉和脂肪组织。因第3、4颈椎较小,旁正中矢状层面有时仅可见关节突关节外侧部,在切面上可见位于横突前根和关节突之间纵行的椎动脉,神经节位于动脉的后方。椎间孔位于相邻椎弓根之间,呈椭圆形,前壁为椎体、椎间盘和下位椎体的椎体钩,后壁为关节突关节。椎间孔区有颈神经走行。第1颈神经从寰椎与枕骨之间出椎管,第2~7颈神经经同序数椎骨上方椎间孔穿出,第8颈神经经隆椎下方的椎间孔穿出。横突和椎体前方有颈长肌,关节突后方可见横突棘肌、头半肌和夹肌,最后方部分层面可见菱形肌和斜方肌的断面。

(三)CT 三维重建图像

CT 三维重建图像(图 7-2-12)可立体显示颈椎三维结构。

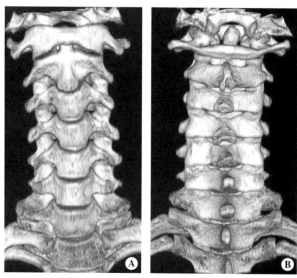

图 7-2-12 颈椎 CT 三维重建图(VR)

A. 前面观;B. 后面观

(四)MRI 横断面解剖

经颈椎椎间盘层面(图 7-2-13) 该层面主要显示椎间盘结构。椎间盘呈 T_2WI 高信号,椎弓板呈 T_2WI 低信号,椎间盘前、后方分别为前、后纵韧带,呈低信号;椎弓板呈 "V" 形位于椎间盘后方,其内侧为黄韧带,呈低信号,黄韧带厚度 2~5mm,超过 5mm 提示增厚;椎间盘与关节突关节之间为椎间孔,椎间孔后壁为关节突关节,椎间孔内脂肪组织较丰富,在 MRI 图像上使走行于椎间孔的神经根易于识别,呈低信号影。椎间盘与椎弓板之间为椎管,在 T_2WI 上呈高信号,内有低信号的脊髓。

(五)MRI 矢状面解剖

1. 经颈椎正中矢状层面(图 7-2-14) 经此层面可见,脊柱颈曲向前凸,各椎体在 T_2WI 上呈低信号;髓核位于椎间盘的中央偏后,呈 T_2WI 高信号,在椎间盘的前、后方分别有低信号的前纵韧带和后纵韧带相邻。颈椎间盘连结相邻颈椎椎体的上、下面,颈、胸椎间盘连结隆椎椎体和第1胸椎椎体。前纵韧带连于椎体和椎间盘的前面,后纵韧带与硬脊膜相贴,与椎体连结疏松,前纵韧

带和后纵韧带在 T_2WI 上均呈低信号影。椎管和脊髓的弯曲与脊柱颈曲一致，椎管的矢状径上段大于中、下段。脊髓位于硬脊膜囊中央，上端在枕骨大孔处连延髓，在 T_2WI 上为低信号，与周围脑脊液高信号界限明显。蛛网膜下腔位于脊髓的前、后方，其矢状径上部大于中、下部，在 T_2WI 序列上表现为高信号。硬膜外隙前部有椎内前静脉丛，后部有少量脂肪，在 T_2WI 上呈现为高信号。

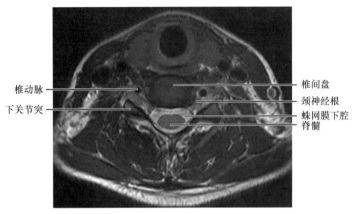

图 7-2-13 经颈椎椎间盘横断面 T_2WI

2. 经颈椎旁正中矢状面（图 7-2-15） 经此层面可见颈椎椎体和椎间盘的矢状径缩小，呈 T_2WI 低信号，部分椎体不能完全显示。椎间孔显示较正中矢状面清晰，椎间孔内有颈神经根和血管通过，呈 T_2WI 低信号。关节突关节由相邻椎体的上、下关节突关节构成，关节腔几乎呈垂直位，关节囊的前上壁被黄韧带加强。

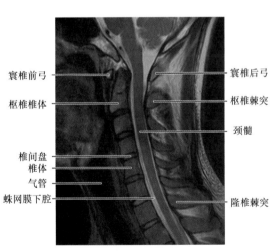

图 7-2-14 经颈椎正中矢状面 T_2WI

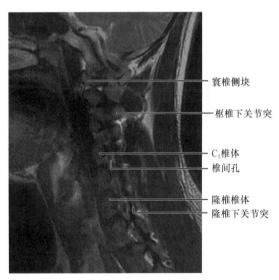

图 7-2-15 经颈椎旁正中矢状层面 T_2WI

三、常见解剖变异和典型病变

（一）常见解剖变异

第 2～3 颈椎椎体融合（图 7-2-16），其大体特征为：可大致对称或不对称；椎体大多完全融合，外观通常为一体；横突均可分为两组，椎动脉走行其间；棘突椎板多呈一体形态；第 2～3 颈椎之间的椎间孔存在，后缘为融合的椎板外缘，呈封闭的骨洞。

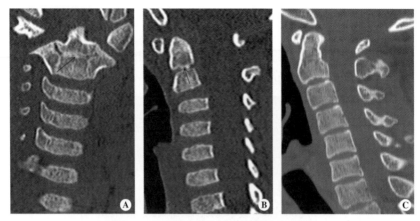

图 7-2-16 椎体融合与正常椎体 CT 图

A. 颈椎冠状面 CT，可见 C_2 椎体下缘与 C_3 椎体上缘呈融合性改变（箭头所示），椎间隙消失；B. 颈椎矢状面 CT，显示 C_2 与 C_3 椎体融合；C. 正常对照颈椎矢状面

（二）典型病变

1. 颈椎退行性骨关节病（图 7-2-17）

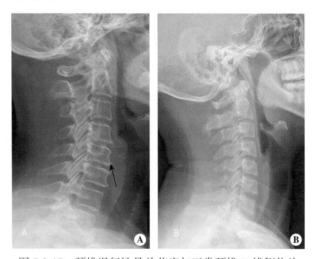

图 7-2-17 颈椎退行性骨关节病与正常颈椎 X 线侧位片

A. 颈椎 X 线侧位片示颈椎生理弯曲变直，椎体前缘见多发骨质增生突起（箭头所示），多个椎间隙变窄，钩突关节增生硬化；B. 正常对照

2. 颈椎骨折（图 7-2-18）

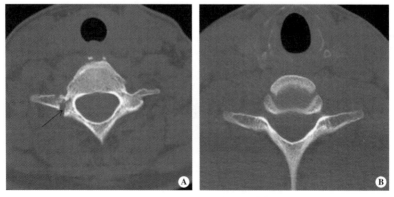

图 7-2-18 颈椎骨折与正常颈椎横断面 CT

A. 横断面 CT 示 C_6 椎体右侧横突骨质不连续，见低密度线状影（箭头所示）；B. 正常对照

3. 寰枢关节半脱位（图 7-2-19）

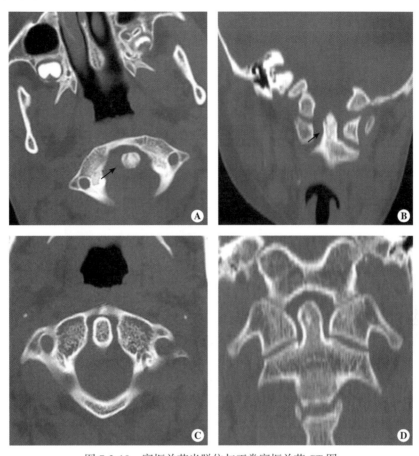

图 7-2-19　寰枢关节半脱位与正常寰枢关节 CT 图
A. 横断面 CT 示枢椎齿状突与寰椎两侧块不等距，右侧大于左侧（箭头所示）；B. 冠状面 CT 图像；C. 正常对照（横断面 CT）；
D. 正常对照（冠状面 CT）

4. 颈椎椎间盘突出（图 7-2-20）

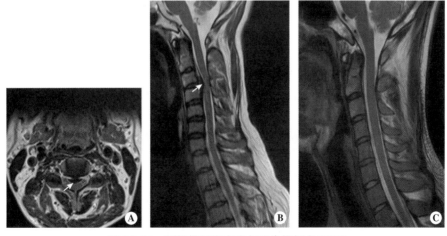

图 7-2-20　颈椎椎间盘突出与正常椎间盘 T$_2$WI
A. 横断面 T$_2$WI 示 C$_3$ 与 C$_4$ 之间椎间盘后突压迫椎管（箭头所示）；B. 矢状面可见明显椎管狭窄（箭头所示）；C. 正常对照（矢状
面）

第三节　胸　　椎

案例 7-3-1

　　患者，男，55 岁，胸腰部疼痛数年，查 HLA-B27（人类白细胞抗原）阳性，现来医院行胸椎 X 线检查，见图 7-3-1。

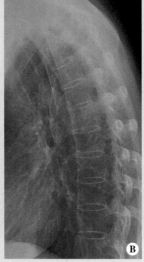

图 7-3-1　胸椎 X 线片
A. 胸椎 X 线正位片；B. 胸椎 X 线侧位片

问题：
1. 该胸椎 X 线片有何影像学征象，如何诊断？
2. 该疾病常见部位有哪些？

一、X 线 解 剖

（一）X 线正位解剖

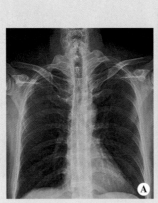

图 7-3-2　胸椎 X 线正位片

棘突
椎体
肋骨头
横突
椎间盘

　　X 线正位片可显示 12 块胸椎呈竖直排列，各胸椎椎体呈上窄下宽方形（图 7-3-2）。椎体上下两缘呈横行致密影，有时可见椎体前后缘分别显影的双影结构。在每个椎体影内，椎弓根显示为椭圆形致密圈。在胸椎正中线上有大小不同的棘突末端断面影。在棘突上端与两侧椎弓根影之间都有较致密的斜行椎弓板影，大部分与椎体重叠。两侧椎弓板上缘共同形成一下凹弧形，弧形上缘的两端伸至两侧椎弓根影上方，并形成上关节突。在椎体两侧下角附近，椎弓板影下缘向下突出，形成下关节突。两相邻胸椎之上下关节突重叠构成椎间关节。椎体两侧可见向外突出的横突，常与相应肋骨小头部分重叠。椎体间的椎间盘都不显影，只显示出透明的椎间隙。椎间隙整齐，上位间隙较窄，向下逐渐略增宽。

（二）X 线侧位解剖

在 X 线侧位片上，胸部脊柱略向后突。X 线显示各胸椎椎体呈方形，其上、下缘较致密平直，有时可见双边影。大部分人椎体前缘较平直，随着年龄增长，前突逐渐明显，则称上、下唇。椎体后缘也较平直，其中部常有低密度线状影，是椎体滋养血管穿行影，不要误认为病变。在侧位片上，椎体向后延为椎弓根，多与肋骨小头重叠，显示不清楚，但下缘的椎弓根下切迹可清晰显示。上位椎骨之椎弓根下切迹与下位肋颈之间的低密度区为椎间孔。椎弓根上缘后端向上延为一尖形突起，为上关节突，下缘向后下延为下关节突。两椎相邻的上下关节突构成椎间关节，可见竖直的关节间隙。上、下关节突之间为椎弓板，其后方向后下的突起为棘突。棘突也与肋影有重叠，只有根部显影比较清晰。X 线侧位片上胸椎横突因与椎弓板重叠，所以一般不显影（图 7-3-3）。

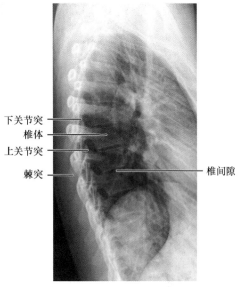

下关节突
椎体
上关节突
棘突
椎间隙

图 7-3-3　胸椎 X 线侧位片

二、CT 和 MRI 解剖

（一）CT 横断面解剖

1. 经胸椎椎弓根层面（图 7-3-4）　经该层面椎管为完整环状骨性结构，其由椎体、椎弓根和

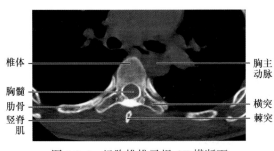

椎体
胸髓
肋骨
竖脊肌
胸主动脉
横突
棘突

图 7-3-4　经胸椎椎弓根 CT 横断面

椎弓板构成，近似圆形，略小，矢状径平均为 14～15mm，若小于 14mm 则应考虑椎管狭窄。在横断层面上，胸椎椎体的横切面呈心形，上位胸椎近似颈椎，下位胸椎则近似腰椎，横径和矢状径大致相等，第 5～8 胸椎椎体前缘邻近胸主动脉。胸髓横断面近似圆形，横径较矢状径略大。胸部的硬脊膜囊和黄韧带在 CT 和 MRI 上显示均不如腰部明显。胸椎椎弓根短而窄，两侧椎弓根向内扩展形成椎弓板，在中线汇合，其椎弓根和椎板均较短，而且较腰椎扁薄，形成的椎间孔呈圆形，较狭小。胸椎椎弓两侧各发出一横突，两侧横突各有一横突肋凹，与肋骨结节构成关节，除第 1 肋、第 11 肋和第 12 肋以外，其余肋骨均与相邻两个椎体连接，从而加强了胸段稳定性。椎弓峡部位于椎弓板、横突和椎弓根连结处。椎旁肌位于棘突和横突后方，分为浅、中、深三层，浅层由浅至深为斜方肌和背阔肌及位于斜方肌深面的菱形肌和肩胛提肌；中层为上、下后锯肌；深层为竖脊肌（由内侧向外侧可分为棘肌、最长肌和髂肋肌）和横突棘肌（由浅至深可分为半棘肌、多裂肌和回旋肌）。

2. 经胸椎椎体下部层面（图 7-3-5）　该层面椎管骨性环结构不完整，其前界为椎体，后界为椎弓板、关节突关节和附于椎弓板与关节突关节内侧的黄韧带。椎管断开处为椎间孔上部，其前界为椎体后外侧缘和肋头关节，前外侧界为肋颈，后界为关节突关节。关节突关节呈冠状面，上关节突位于前，关节面向后；下关节突位于后，关节面向前。胸神经节和神经根主要经过该层面的椎间孔出入椎管，椎管内结构和脊柱周围肌与椎弓根层面基本相同。

3. 经胸椎椎间盘层面（图 7-3-6）　该层面椎管骨性环也不完整，其前界为椎间盘和后纵韧带，后界为椎弓板、关节突关节和黄韧带，其断开处为椎间孔下部。椎间孔下部的外侧为肋颈，后界为关节突关节，前界为椎间盘和肋头关节，内有椎间静脉通过。该层面可见椎间盘在 CT 上呈软组织样密度。该层面其余结构基本同经胸椎椎弓根和胸椎椎体下部的层面。

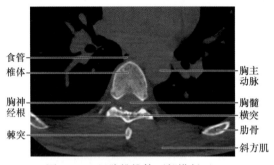
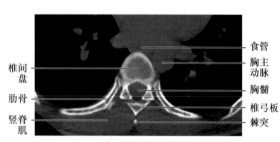

食管
椎体
胸神经根
棘突
胸主动脉
胸髓
横突
肋骨
斜方肌

椎间盘
肋骨
竖脊肌
食管
胸主动脉
胸髓
椎弓板
棘突

图 7-3-5　经胸椎椎体下部横断面 CT　　　图 7-3-6　经胸椎椎间盘横断面 CT

（二）CT 矢状面解剖

1. 经胸椎正中矢状层面（图 7-3-7）　脊柱胸曲凸向后，其后凸最明显处位于第 6～9 胸椎平面。胸椎体近似长方形，在 CT 上呈高密度影。椎体后缘为棘突，CT 上亦呈高密度影。胸椎间盘较颈椎、腰椎椎间盘薄，CT 为软组织密度。胸椎椎管和脊髓的弯曲与脊柱胸曲一致，脊髓位于硬脊膜囊中央。蛛网膜下腔较窄，位于脊髓的前、后方。CT 图像无法有效区分脊髓和蛛网膜下腔，其均显示为低密度影。硬膜外隙的前部较窄，后部可见少许脂肪。

2. 经胸椎旁正中矢状层面（图 7-3-8）　经此层面可见胸椎椎体和椎间盘的矢状径较正中矢状层面缩小。椎间孔的上下径大于前后径，其上界为上位椎骨的椎下切迹，下界为下位椎骨的椎上切迹，前界是椎体和椎间盘，后界是关节突关节和黄韧带，内有胸段神经根和血管通过，其中胸神经位于椎间孔的上份。在 CT 上，走行于椎间孔的神经根无法清晰显示，可见低密度影。关节突关节由相邻腰椎的上、下关节突构成，上关节突位于下关节突的前下方。

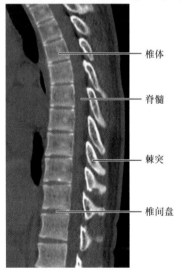
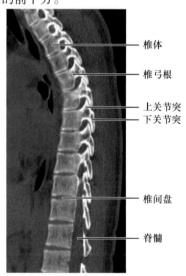

椎体
脊髓
棘突
椎间盘

椎体
椎弓根
上关节突
下关节突
椎间盘
脊髓

图 7-3-7　经胸椎正中矢状层面 CT　　　图 7-3-8　经胸椎旁正中矢状层面 CT

（三）CT 三维重建图像

CT 三维重建图像（图 7-3-9）可立体显示胸椎三维结构。

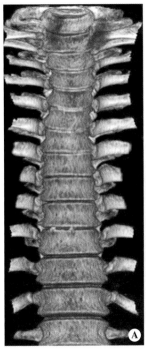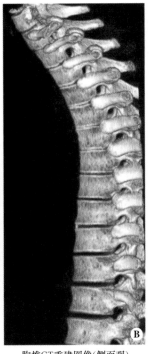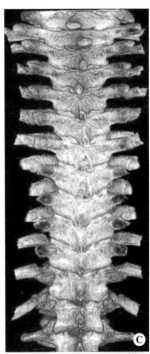

胸椎CT重建图像(前面观)　　胸椎CT重建图像(侧面观)　　胸椎CT重建图像(后面观)

图 7-3-9　胸椎 CT 三维重建图像（VR）

A. 前面观；B. 侧面观；C. 后面观

（四）MRI 横断面解剖

经胸椎椎间盘层面（图 7-3-10）　经此层面可清晰显示椎间盘结构，其内髓核呈 T_2WI 高信号，周围纤维环呈环形低信号。该层面椎体不可见。椎弓板呈 T_2WI 低信号，椎间盘前、后方分别为前、后纵韧带，呈 T_2WI 低信号；椎弓板呈 "V" 形位于椎间盘后方，其内侧为黄韧带，呈低信号，胸段黄韧带厚度 2～5mm；椎间盘与关节突关节之间为椎间孔，内有脊神经通过，呈低信号，在横断面上显示清晰。椎间盘与椎弓板之间为椎管，在 T_2WI 上呈高信号，内有低信号脊髓及高信号脑脊液。

肝脏
椎体
椎间盘
左肾
蛛网膜下腔
胸髓
椎弓板
棘突

图 7-3-10　经胸椎椎间盘层面横断面 T_2WI

（五）MRI 矢状面解剖

1. 经胸椎正中矢状层面（图 7-3-11）　胸椎位于脊柱胸段，共 12 个。椎体呈长方形，从上向下，椎体逐渐增大，在 T_2WI 上呈低信号影，后缘有较粗的椎体静脉通过。第 1 胸椎椎体的横径大约是矢状径的 2 倍，第 2 胸椎以下椎体横径逐渐变小，矢状径逐渐变长。胸椎椎体体积界于颈椎和腰椎之间，前缘高度略低于后缘，胸段的椎间盘较颈、腰段椎间盘薄，后部较前部稍厚，胸椎椎体和椎间盘的后部均较前部厚，从而形成了胸段脊柱的生理后凸。前、后韧带位于椎体和椎间盘的前、后方，坚实地固定着椎间盘，故胸段较少发生髓核脱出，前、后纵韧带在 T_2WI 上呈现为低信号。椎管胸段伴随脊柱胸曲形成凸向后的生理性弯曲，脊髓位于椎管内，呈 T_2 低信号影，其弯曲与椎管一致，在第 12 胸椎处形成腰骶膨大，脊髓的前后充满 T_2WI 序列高信号的脑脊液，且与脑脊液分界清晰。黄韧带垂直于相邻的椎弓板上、下缘之间，在 MRI 图像呈低信号。胸椎棘突较长，伸向后下方，彼此叠掩，呈叠瓦状。棘突间为棘间韧带，后方有棘上韧带附于棘突后缘。

2. 经胸椎旁正中矢状层面（图 7-3-12） 胸段的椎间孔为圆形，较颈椎小，上下径较长，而前后径较短，前壁为椎体和椎间盘外侧部后缘，后壁为关节突关节。脊髓胸段发出的胸神经共 12 对，全部胸神经经同序数椎骨下方的椎间孔上部进出椎管，而椎间血管主要通过椎间孔下部出入。椎弓根连结于椎体近上缘处，椎弓根上部上缘后端向上延为一尖形突起，即上关节突，椎弓根下缘向后下延为一尖形突起，即下关节突。两椎体相邻的上、下关节突构成椎间关节。上、下关节突之间为椎板，其后下的突起为棘突。椎弓峡位于椎弓根与上、下关节突之间。位于上、下关节突关节后面的椎旁肌，由浅至深依次为斜方肌或背阔肌、竖脊肌、横突棘肌。

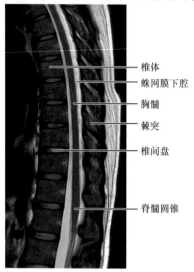

图 7-3-11　经胸椎正中矢状层面 T₂WI

椎体
蛛网膜下腔
胸髓
棘突
椎间盘
脊髓圆锥

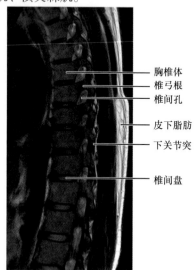

图 7-3-12　经胸椎旁正中矢状层面 T₂WI

胸椎体
椎弓根
椎间孔
皮下脂肪
下关节突
椎间盘

三、常见解剖变异和典型病变

（一）常见解剖变异

蝴蝶椎（图 7-3-13）

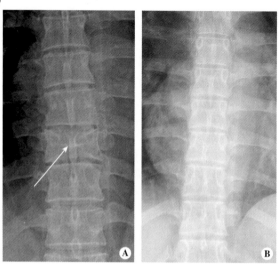

图 7-3-13　蝴蝶椎与正常脊椎 X 线正位片

A. 胸椎 X 线正位片见该椎体为左右对称的两个三角形骨块（箭头所示），形似蝴蝶的双翼；B. 正常对照

（二）典型病变

1. 骨质增生（图 7-3-14）

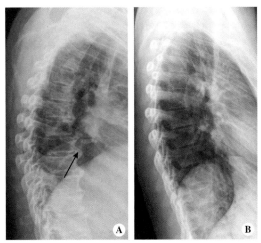

图 7-3-14　骨质增生与正常对照 X 线侧位片
A.胸椎 X 线侧位片见多个椎体前缘骨质增生突起（箭头所示）；B.正常对照

2. 压缩性骨折（图 7-3-15）

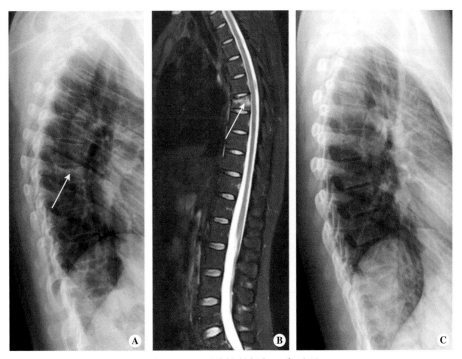

图 7-3-15　压缩性骨折与正常对照
A. 胸椎 X 线侧位片见 T_7 椎体压缩变扁（箭头所示）；B. 胸椎矢状面 T_2WI 见 T_7 椎体内片状高信号影（箭头所示）；C. 正常对照（胸椎 X 线侧位片）

3. 强直性脊柱炎（图 7-3-16）

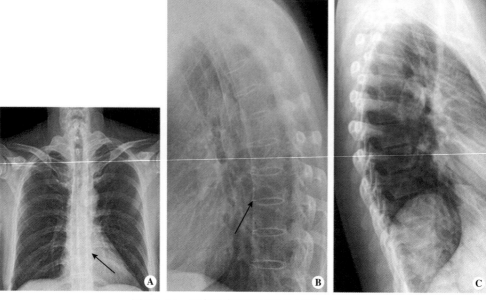

图 7-3-16　强直性脊柱炎与正常对照 X 线片

A. 胸椎 X 线正位片见胸椎椎体边缘不清晰，呈高密度线影（箭头所示）；B. 胸椎 X 线侧位片见多个椎体唇状骨质增生伴骨桥形成（箭头所示）；C. 正常对照（胸椎 X 线侧位片）

4. 多发性骨髓瘤（图 7-3-17）

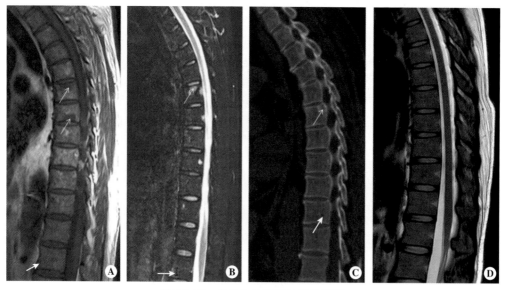

图 7-3-17　多发性骨髓瘤与正常对照

A. 胸椎矢状面 T_1WI 见多个椎体低信号影（箭头所示）；B. 矢状面 T_2WI 见相应椎体病灶呈高信号改变（箭头所示）；C. 胸椎矢状面 CT 见多个椎体呈低密度骨质破坏（箭头所示）；D. 正常对照（矢状面 T_2WI）

案例 7-3-1 分析讨论：

1. 胸椎生理弯曲存在，胸椎多个椎体见唇状骨质增生伴骨桥形成。结合病史诊断为强直性脊柱炎。

2. 强直性脊柱炎最常见发生部位为骶髂关节，其次常发生在胸腰椎。

第四节 腰 椎

案例 7-4-1

　　患者，男，75 岁，因摔伤后腰部剧烈疼痛就诊。经腰椎 X 线及 CT 检查显示第 3 腰椎椎体骨皮质断裂，呈楔形改变。影像学诊断为第 3 腰椎椎体压缩性骨折，见图 7-4-1。

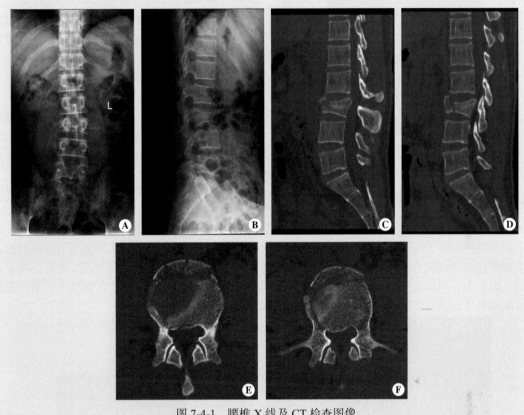

图 7-4-1　腰椎 X 线及 CT 检查图像

A～F. 分别为 X 线前后位片（A）、X 线侧位片（B）、矢状面（C、D）及横断面 CT（E、F）骨窗图像，显示第 3 腰椎椎体压缩性骨折

问题：

　　1. 本案例中第 3 腰椎椎体压缩性骨折是否为稳定性骨折？

　　2. 诊断腰椎压缩性骨折可选择哪些影像学检查方法？何时需要行 CT 检查？何时需要行 MRI 检查？

　　3. 观察神经根可选择哪种影像学检查方法？

一、X 线 解 剖

（一）X 线正位解剖

　　腰椎 5 个，椎体在 X 线正位片上呈横位长方形竖直排列，且由上向下逐个增宽，椎体上、下缘致密，左、右侧缘清晰、内凹（图 7-4-2）。在椎体影内，左右各有椭圆形椎弓根断面影。在腰椎正中线上可见棘突影，上位椎体棘突下倾，与下位椎体上缘重叠。在棘突两旁，宽而斜行的致密影为椎弓板，其上缘向外上延至椎弓根上方形成上关节突，其下缘向下突出成为下关节突，下关节突与下位椎骨的上关节突对应成关节，并留有低密度的椎间关节间隙。椎体两侧缘向外突出者为横突，一般第 1、2 腰椎横突较短，第 3 腰椎横突最长，第 4 腰椎横突短而稍上翘，第 5 腰椎横突较宽，向外上突出。各椎间盘一般不显示。

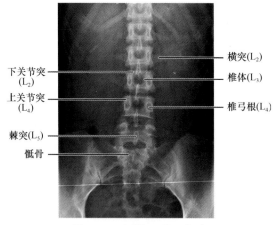

图 7-4-2 腰椎 X 线正位片

（横突(L₂)、椎体(L₃)、椎弓根(L₄)、下关节突(L₂)、上关节突(L₄)、棘突(L₅)、骶骨）

（二）X 线侧位解剖

在 X 线侧位片上，5 个腰椎排列构成前凸的腰曲（图 7-4-3）。各腰椎椎体呈长方形，上、下缘致密，前缘平直或略有凹陷，后缘皮质线有时因血管通过而中断。椎体后方为椎弓根，椎弓根上、下切迹明显，相邻的上、下切迹之间构成椎间孔。椎弓根后端向后上突出为上关节突，向后下延伸为椎弓板。椎弓板下端与下位椎体的上关节突重叠的部分为下关节突。椎弓板向后方延伸为棘突。腰椎横突与椎弓根后端重叠，显影不清。腰椎椎间隙由上至下逐渐增宽，椎间隙前部比后部稍宽，腰骶间隙多稍窄于第 4~5 腰椎间隙的宽度。

（三）X 线斜位解剖

在腰椎 X 线斜位片上，各腰椎椎体内环形致密影为椎弓根的断面影，其后方椎弓板向后上形成上关节突；向后下延伸，较窄处为椎弓峡部，远端宽大，即下关节突，下关节突与下位椎体的上关节突形成关节突关节，其关节间隙呈低密度；椎弓板向后延续为稍向下倾的棘突。椎体的横突多与椎弓根重叠，向前延伸，显影较淡，以上结构构成"猎狗征"（图 7-4-4）。在腰椎中，第 5 腰椎椎弓峡部易出现断裂或缺损，继而导致椎体向前滑脱。

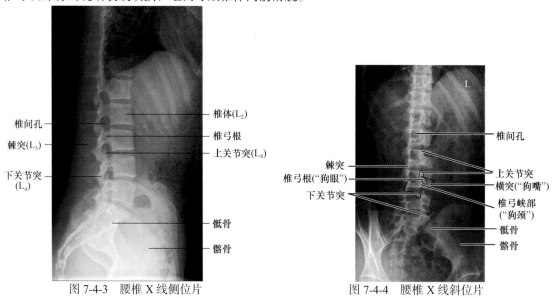

图 7-4-3 腰椎 X 线侧位片

（椎间孔、棘突(L₃)、下关节突(L₄)、椎体(L₂)、椎弓根、上关节突(L₄)、骶骨、髂骨）

图 7-4-4 腰椎 X 线斜位片

（棘突、椎弓根（"狗眼"）、下关节突、椎间孔、上关节突、横突（"狗嘴"）、椎弓峡部（"狗颈"）、骶骨、髂骨）

二、CT 和 MRI 解剖

（一）CT 横断面解剖

1. 经第 3 腰椎椎体中份层面（图 7-4-5） 经此层面可见腰椎呈肾形，与其后方的椎弓根、椎弓板相连呈环状，共同围成三角形的椎管。椎管前壁为后纵韧带，紧贴于椎体后面；后壁为黄韧带，呈 "V" 形位于椎弓板内侧；硬膜囊及其内的马尾、终丝走行于椎管中央，CT 上显影不清晰；椎管两侧的狭窄部称侧隐窝（lateral recess），内有腰神经根下行。椎体内有椎体静脉穿行，椎体前方有前纵韧带和下腔静脉、腹主动脉，两侧是粗大的腰大肌；横突外侧为腰方肌，后方为竖脊肌。

2. 经第3～4腰椎椎间盘层面（图7-4-6）经此层面可见椎间盘后缘内凹，大小形态与相邻椎体基本一致，椎弓板呈"V"形位于椎间盘后方，其内侧为黄韧带；前外侧为关节突关节腔，由外侧的下位椎骨的上关节突与内侧的上位椎骨的下关节突构成；椎间盘与关节突关节之间为椎间孔，内有腰神经根、腰动脉脊支和椎间静脉上支通过；椎间孔与侧隐窝相通，侧隐窝前后径正常值为3～5mm，若小于3mm应考虑有可能侧隐窝狭窄，若

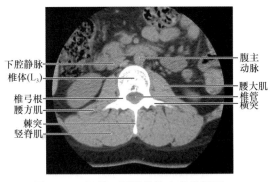

图7-4-5 经第3腰椎椎体中份横断面CT

等于或小于2mm则考虑压迫神经根，而大于5mm可排除侧隐窝狭窄。椎间盘与椎弓板之间为椎管，内有马尾和终丝通过，在CT上显影不清晰。

3. 经第4腰椎椎体上缘层面（图7-4-7）腰椎椎体位于中央，前、后分别为前纵韧带和后纵韧带，两侧为腰大肌，椎体后方为近似呈三角形的椎管断面及其两侧相对狭窄的侧隐窝，向外侧连于椎间孔，椎间孔内有腰神经根及其神经节通过。椎弓板位于椎体后方，内侧有黄韧带附着，外侧有竖脊肌加固。马尾和终丝位于椎管的终池内，其周围为硬脊膜囊和硬膜外隙。

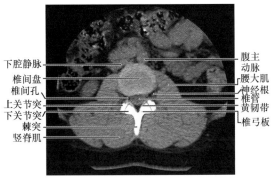

图7-4-6 经第3～4腰椎椎间盘横断面CT

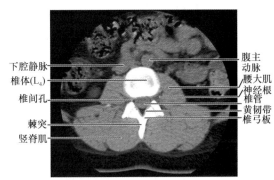

图7-4-7 经第4腰椎椎体上缘CT横断面

（二）CT矢状面解剖

1. 经腰椎正中矢状层面（图7-4-8）经此层面可见脊柱腰曲前凸，顶点多位于第3～4腰椎水平。腰椎椎体呈长方形，前后径大于上下径，前后面中部凹陷。第1、2腰椎椎体的前高低于后高，第3腰椎椎体前、后高大致相等，第4、5腰椎椎体的前高多大于后高。腰椎椎间盘较颈椎、胸椎椎间盘厚，自上而下逐渐增厚，且前缘高于后缘，中部可向椎体上、下面膨出。椎体和椎间盘前方为前纵韧带，后纵韧带与椎间盘连结紧密，与椎体中部连结疏松，其间有椎体后静脉。椎管的矢状径正常范围15～25mm，其与椎体的比值范围在1:5～1:2，比值小于1:5时被视为腰椎椎管狭窄。椎管内有硬脊膜形成的硬脊膜囊，在第1腰椎水平，硬脊膜囊内为脊髓圆锥，该平面以下为终池，内有腰、骶、尾神经根形成的马尾和无神经组织的终丝。棘突略呈长方形，近似水平位伸向后方，棘突之间有棘间韧带相连，向后与棘突表面的棘上韧带相延续。

椎管内脂肪组织位于硬膜外隙内，多出现于硬膜外隙的前部及外侧部前方、硬膜外隙后部及外侧部后方和侧隐窝内。在CT图像上，前、后纵韧带较薄，显影不清晰。黄韧带较厚，位于椎弓板及关节突关节内侧，密度高于硬脊膜囊和硬膜外脂肪组织。棘上韧带和棘间韧带亦呈软组织密度。硬脊膜囊内结构在CT上显影欠清晰。

2. 经腰椎旁正中矢状层面（图 7-4-9） 经此层面可见腰椎椎体和椎间盘的矢状径较正中矢状层面缩小。椎间孔的上下径大于前后径，在其内口处多呈卵圆形，外口处呈钥匙眼形。椎间孔的上界为上位椎骨的椎下切迹，下界为下位椎骨的椎上切迹，前界是椎体和椎间盘，后界是关节突关节和黄韧带，内有腰神经根和血管通过，其中腰神经位于椎间孔的上份。腰神经根与同序数椎间孔的面积之比为 1∶4～1∶2，自上而下，腰神经根逐渐增粗。关节突关节由相邻腰椎的上、下关节突构成，上关节突位于下关节突的前下方。

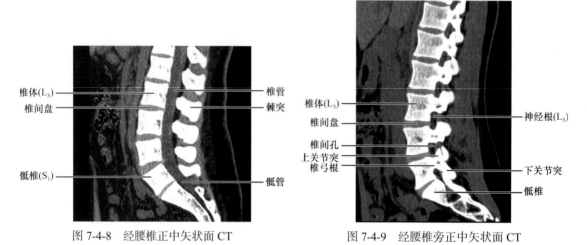

图 7-4-8　经腰椎正中矢状面 CT　　　　　图 7-4-9　经腰椎旁正中矢状面 CT

（三）MRI 断面解剖

1. 经第 3～4 腰椎椎间盘横断面（图 7-4-10） 经此层面可见椎间盘呈 T_2WI 高信号，椎弓板呈 T_2WI 低信号，椎间盘前、后方分别为前、后纵韧带，呈低信号；椎弓板呈 "V" 形位于椎间盘后方，其内侧为黄韧带，呈低信号，黄韧带厚度 2～5mm；椎间盘与关节突关节之间为椎间孔，内有脊神经通过，呈低信号。椎间盘与椎弓板之间为椎管，在 T_2WI 上呈高信号，内有低信号马尾和终丝通过，位于硬脊膜囊的后部。

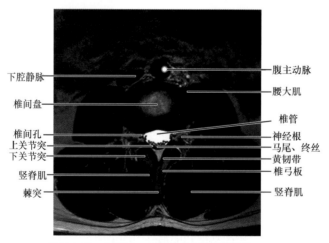

图 7-4-10　经第 3～4 腰椎椎间盘横断面 T_2WI

2. 经腰椎正中矢状层面（图 7-4-11） 经此层面可见脊柱腰曲前凸，各椎体在 T_2WI 上呈低信号；髓核位于椎间盘的中央偏后，呈 T_2WI 高信号，在椎间盘的前、后方分别有低信号的前纵韧带和后纵韧带相贴；腰椎间盘较颈椎、胸椎椎间盘厚，自上而下逐渐增厚，且前缘高于后缘，中部可向椎体上、下面膨出，椎间盘后缘向腹侧呈不同程度的凹陷，至第 4、5 腰椎平面变得平直，至第

5 腰椎与第 1 骶椎平面向背侧轻度膨隆。

　　椎管内有硬脊膜形成的硬脊膜囊，自上而下逐渐缩小和后移，囊内的脊髓圆锥、终丝和马尾多位于囊的后部；在第 1 腰椎水平，硬脊膜囊内为脊髓圆锥，该平面以下为终池，内有腰、骶、尾神经根形成的马尾和无神经组织的终丝。硬膜外隙的后部，在椎弓平面主要有椎内后静脉丛，在黄韧带平面有较多脂肪；硬膜外隙的前部自上而下逐渐增宽，内有丰富的椎内前静脉丛。棘突水平后伸略向下，棘突间和棘突表面分别由棘间韧带和棘上韧带连结，呈低信号。

　　3. 经腰椎旁正中矢状层面（图 7-4-12）　经此层面可见腰椎椎体和椎间盘的矢状径缩小。椎间孔内有腰神经根和血管通过，其中腰神经位于椎间孔的上份，呈低信号；关节突关节由相邻椎体的上、下关节突关节构成，关节腔几乎呈垂直位，关节囊的前上壁被黄韧带加强。

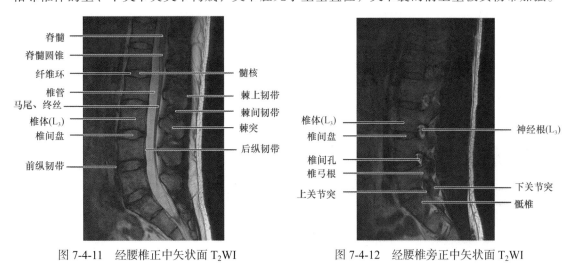

图 7-4-11　经腰椎正中矢状面 T₂WI　　　　图 7-4-12　经腰椎旁正中矢状面 T₂WI

三、常见解剖变异和典型病变

（一）常见解剖变异

1. 第 5 腰椎横突肥大伴假关节形成（图 7-4-13）

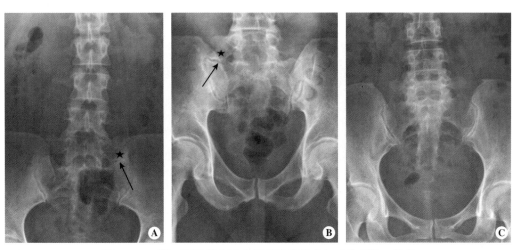

图 7-4-13　第 5 腰椎横突肥大伴假关节形成与正常对照 X 线片
A. 腰椎 X 线正位片示第 5 腰椎左侧横突肥大（★），与第 1 骶椎形成假关节（箭头）；B. 第 5 腰椎右侧横突肥大（★），与第 1 骶椎形成假关节（箭头）；C. 正常对照

2. 第 5 腰椎永存骨骺（图 7-4-14）

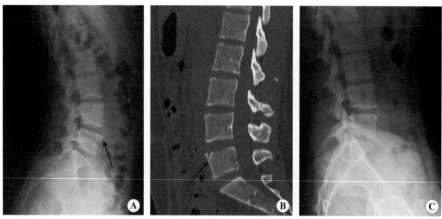

图 7-4-14　第 5 腰椎永存骨骺与正常对照 X 线侧位片和 CT

A. 腰椎 X 线侧位片第 5 腰椎前上缘见孤立骨片影（箭头），边缘光整、致密，对应区边缘亦致密；B. 对应矢状面 CT 图像，第 5
腰椎前上缘见孤立致密骨片影（箭头）；C. 正常对照（腰椎 X 线侧位片）

3. "丘比特弓"征（图 7-4-15）

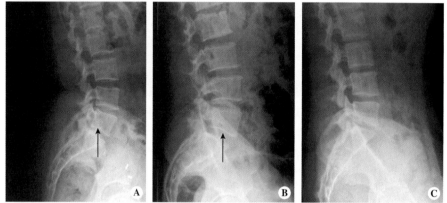

图 7-4-15　"丘比特弓"征与正常对照 X 线侧位片

A～B. 腰椎 X 线侧位片示第 5 腰椎下终板向上突，呈"丘比特弓"样改变（箭头）；C. 正常对照

4. 骶椎腰化（图 7-4-16）

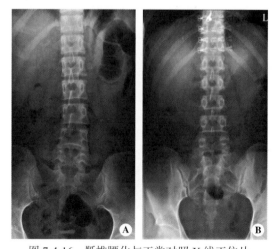

图 7-4-16　骶椎腰化与正常对照 X 线正位片

A. 腰椎 X 线正位片示腰椎 6 个，第 1 骶椎腰化，第 1 骶椎及骶骨椎板先天异常融合；B. 正常对照

5. 椎弓峡部缺损、脊柱滑脱（图 7-4-17，图 7-4-18）

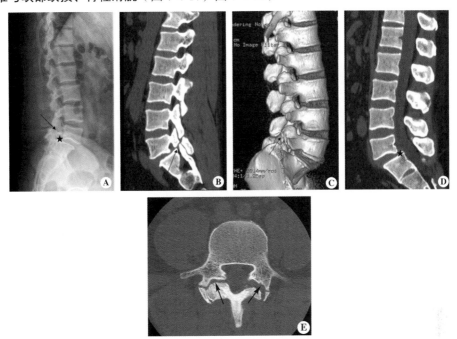

图 7-4-17 椎弓峡部缺损伴脊柱滑脱

A.腰椎 X 线侧位片见第 5 腰椎椎弓峡部断裂（箭头），第 5 腰椎向前 I 度滑脱（★）；B. 对应矢状面 CT 可见第 5 腰椎椎弓峡部断裂（箭头）；C. 腰椎 CT 重建图（VR）；D. 腰椎正中矢状面可见第 5 腰椎向前 I 度滑脱（★），对应层面椎管未见明显狭窄；E. 病变对应横断面 CT 可见第 5 腰椎双侧椎弓峡部断裂（箭头），伴骨赘形成

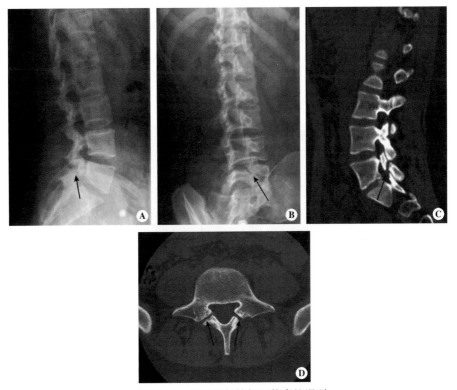

图 7-4-18 椎弓峡部缺损不伴脊柱滑脱

A、B. 腰椎 X 线侧位片、斜位片可见第 5 腰椎椎弓峡部断裂（箭头），未见明显椎体滑脱；C. 对应矢状面 CT 可见第 5 腰椎椎弓峡部断裂（箭头）；D. 病变对应横断面 CT 可见第 5 腰椎双侧椎弓峡部断裂（箭头）

（二）典型病变

1. Schmorl 结节（图 7-4-19）

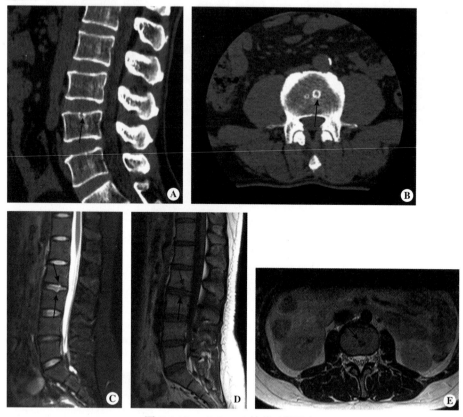

图 7-4-19　　Schmorl 结节（箭头）

A～E. 分别为矢状面、横断面 CT、矢状面 T$_2$WI、T$_1$WI 和横断面 T$_2$WI，见椎间盘疝入邻近椎体终板，形成 Schmorl 结节

2. Scheuermann 病（图 7-4-20）

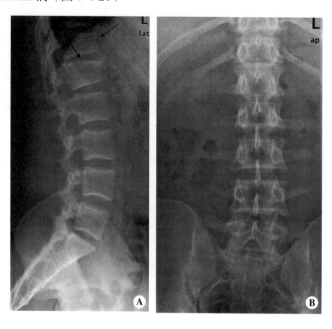

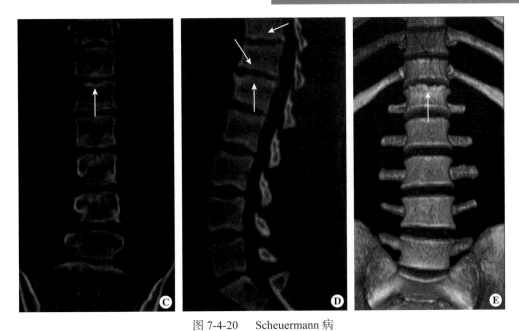

图 7-4-20　Scheuermann 病

男性 17 岁患者，临床表现为驼背的 Scheuermann 病

A～E. 分别为腰椎 X 线侧位片、X 线正位片、冠状面 CT、矢状面 CT 及 CT 重建图（VR），可见胸腰段多发椎体呈楔形改变，多个椎体上、下缘不规整（箭头），局部可见 Schmorl 结节形成

3. 血管瘤（图 7-4-21）　椎体血管瘤是脊柱最常见的良性肿瘤，可发生于各个年龄段，女性多于男性，常发于胸椎（60%），其次为腰椎（29%），可单发或者多发。在 CT 上，椎体内骨质密度减低，骨小梁稀疏增粗，灯芯样改变是其典型表现；MRI 上病灶信号略不均匀，大多数病变在 T_1WI 和 T_2WI 上均呈高信号。

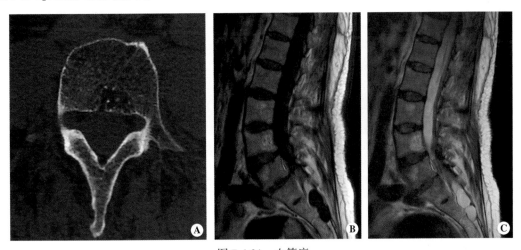

图 7-4-21　血管瘤

A. 横断面 CT 显示椎体内骨小梁稀疏增粗，呈圆点状改变；B、C. 分别对应矢状面 T_1WI 和 T_2WI，可见第 4 腰椎内病灶呈高信号

4. 压缩性骨折（图 7-4-22）

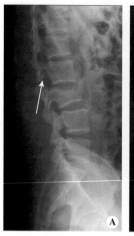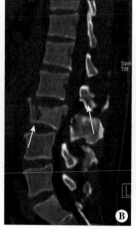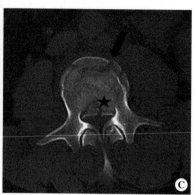

图 7-4-22　压缩性骨折

高空坠落患者，第 3 腰椎爆裂伤

A～C. 分别为腰椎 X 线侧位片、矢状面 CT 及横断面 CT，可见第 3 腰椎呈楔形改变，椎体上缘及第 2、3 棘突骨皮质断裂（箭头），对应横断面 CT 显示椎体前缘可见"双边征"（粗箭头），椎体后缘骨皮质断裂，游离骨片突入椎管（★），对应层面椎管狭窄，脊髓受压

5. 椎间盘突出（图 7-4-23）

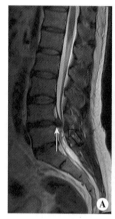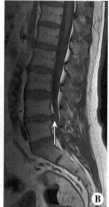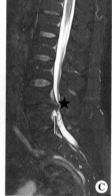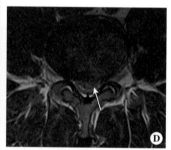

图 7-4-23　椎间盘突出 MRI

男性患者，腰痛数年，腰椎椎间盘突出伴椎管狭窄

A～D. 分别为腰椎矢状面 T_2WI、T_1WI、脂肪抑制后 T_2WI 及横断面 T_2WI，可见第 4～5 腰椎间盘在 T_2WI 上信号减低，髓核疝出（箭头），向后压迫硬脊膜囊，对应水平椎管狭窄（★），双侧腰神经根未见明显受压；椎管后壁可见黄韧带明显增厚（空心箭头）

案例 7-4-1 分析讨论：

1. 单纯椎体压缩性骨折指椎体前方压缩不超过椎体厚度的 1/2、不合并附件骨折或韧带撕裂。如果椎体压缩超过椎体厚度的 1/2，或为粉碎性骨折，或骨折伴有脱位、附件骨折或韧带撕裂，均属不稳定性骨折。本案例属于稳定性骨折。

2. 诊断腰椎压缩性骨折可选择 X 线检查、CT 及 MRI 检查。一般情况下 X 线的标准位置摄影能够充分显示腰椎的损伤，但是仍需要用 CT 和 MRI 评估骨折的程度及隐匿性骨折，尤其是 MRI 能够通过软组织及骨质信号的改变评估病灶区软组织、椎间盘及邻近硬膜脊囊内结构的损伤程度，判断骨折的愈合情况。

3. MRI 神经根成像。

第五节　骶尾椎与骶髂关节

案例 7-5-1

　　患者，女，48 岁，乳腺癌术后，因近期出现腰骶部疼痛就诊。经腰骶椎 MRI 检查显示腰骶椎多发异常信号灶。影像学诊断为腰骶椎多发转移瘤，见图 7-5-1。

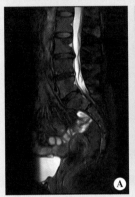 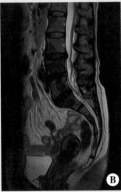 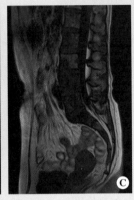 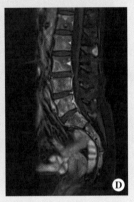

图 7-5-1　腰骶椎多发转移瘤
A～D. 分别为腰椎矢状面 $T_2WI\,FS$、T_2WI、T_1WI 及 $T_1WI\,FS+CE$ 显示腰骶椎多发转移瘤

问题：
　　1. 脊柱转移瘤的好发部位包括哪些？
　　2. 脊柱转移瘤的影像学特点有哪些？

一、X 线 解 剖

（一）X 线正位解剖

　　骶骨由 5 块骶椎融合而成。在前后位片上骶骨呈三角形，其底朝上与腰椎相接，尖朝下与尾椎相连。在正中线上，可见愈合后的骶椎棘突致密影，一般可见 3～4 个，排列成行，构成骶正中嵴，其下端延续为密度较淡的骶管裂孔。在骶正中嵴和骶管裂孔两侧的骨质较为致密，为骶关节嵴（骶中间嵴），此嵴下端向下突出成为骶骨角。骶关节嵴外侧为一由上至下疏密相间区域，其中显影稀疏的部位为骶前、后孔的重叠，一般可见 4 对。由此区再外侧便是骶翼，骶翼大部分与髂骨翼重叠并构成骶髂关节。

　　在骶骨上缘向上的突起为骶椎上关节突，与第 5 腰椎的下关节突重叠构成腰骶关节。骶骨下端与第 1 尾椎相接，两者间可以骨化愈合亦可以留有间隙。尾骨由 4 个尾椎组成，第 1 尾椎较大，呈横位长方形，其上缘有一对向上的小突起，为尾骨角，与骶骨角相对应。其余的尾椎已经退化，由上至下逐个减小，呈小团块状。各尾椎间的软骨永存，但不显影（图 7-5-2）。

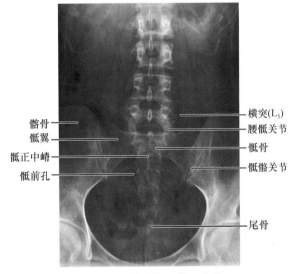

图 7-5-2　骶尾椎 X 线正位片

横突(L_5)
腰骶关节
骶骨
骶髂关节
尾骨

髂骨
骶翼
骶正中嵴
骶前孔

（二）X 线侧位解剖

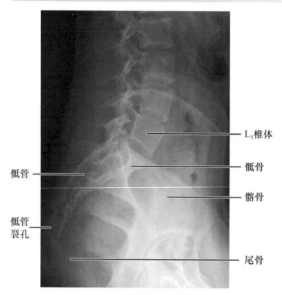

图 7-5-3　骶尾椎 X 线侧位片

在 X 线侧位片上，骶骨向后凸形成骶曲。骶骨上部与髂骨重叠，显影不清，骶骨各椎体呈竖立的长方形，第 1 骶椎较大，向下逐个减小。第 1 骶椎前上缘显影明显的前突为岬，在全部椎体后方与其平行的致密带是骶椎椎弓板的融合，其与椎体之间的透明区为骶管的范围，骶管下端向后开口即骶管裂孔。在骶管影内，由上向下重叠着疏密交替排列的阴影，较透明的部分为骶后孔影。在椎弓板融合带后方为退化的棘突影。各尾椎游离，各椎体间的间隙不整齐（图 7-5-3）。

二、CT 和 MRI 解剖

（一）CT 断面解剖

1. 经第 1 骶椎横断面（图 7-5-4）　经此层面可见第 1 骶椎椎体位于层面中央，其盆面呈前凸形。骶椎椎体缩窄伸向两侧，形成骶翼，与其外侧斜行的髂骨翼形成骶髂关节，关节间隙宽为 2～4mm，呈低密度；关节的前、后方分别有骶髂前、后韧带和骶髂骨间韧带所加固。髂骨翼和骶翼前方有髂肌和腰大肌，两者间有股神经，腰大肌内侧有髂外动脉、髂外静脉、输尿管、髂内动脉、髂内静脉、闭孔神经及腰骶干。骶管入口在横断面上为三叶形，横径约 31mm，内有马尾和静脉丛。骶管向前、后分别延续为骶前孔、骶后孔，其内分别有第 1 骶神经前支、后支等通过。骶管后壁呈“V”形，其背侧面有隆起的骶正中嵴和成对的骶中间嵴，后方是粗大的竖脊肌，髂骨翼后外侧有臀中肌和臀大肌。

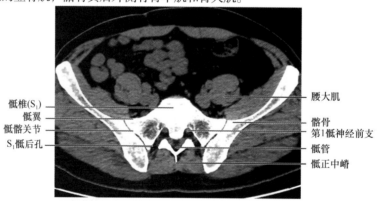

图 7-5-4　经第 1 骶椎横断面 CT

2. 经第 2 骶椎椎间盘横断面（图 7-5-5）　经此层面可见骶骨盆面呈前凹形，横行的第 2 骶椎椎间盘位于骶骨中央，其结构不完整，前方为第 2 骶椎，后方是第 3 骶椎，椎间盘的两侧是呈椭圆形的骶前孔；后方是呈三角形的骶管断面，内有骶、尾神经根下行。骶骨背侧面有 3 条明显的骨性隆起，后正中线上为骶正中嵴，两侧为骶外侧嵴。髂骨位于骶骨的外侧，两者间以骶髂关节相连；骶髂关节的关节腔狭窄，关节面凹凸不平，其前、后方分别有骶髂前、后韧带和骶髂骨间韧带。

两侧髂后上嵴连线的平面平对硬脊膜囊末端，此平面以上的结构自外向内为硬膜外隙及其内容物、硬脊膜囊、终池及其内的马尾、终丝等；此平面以下的结构为下位骶神经根、尾神经根、终丝、椎内静脉丛和脂肪组织等。

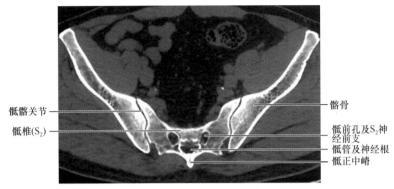

图 7-5-5 经第 2 骶椎椎间盘横断面 CT

3. 经骶尾椎正中矢状层面（图 7-5-6） 经此层面可见骶骨形成凸向后的骶曲，骶椎椎体近似呈长方形，其前后径自上而下逐渐变小。退化的骶椎间盘位于相邻骶椎椎体间，自上而下逐渐变薄。第 1 骶椎与第 5 腰椎以腰骶关节相连。尾骨由 3～4 块尾椎融合形成，尾椎自上而下逐渐变小。尾骨底与骶骨以骶尾关节相连。

骶管位于骶椎椎体后方，向上连通腰椎椎管，向下在第 4 骶椎平面终止于骶管裂孔。硬脊膜囊下端终止于第 2 骶椎平面，囊内有终丝和马尾；终丝由硬脊膜包绕，向下附着于尾骨背面；骶管内脂肪和静脉丛丰富，主要位于上部和硬脊膜囊的前方。骶管背侧面的骨性隆起为骶正中嵴。

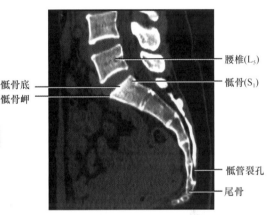

图 7-5-6 经骶尾椎正中矢状面 CT

（二）MRI 断面解剖

1. 经第 1 骶椎横断面（图 7-5-7） 经此层面可见第 1 骶椎椎体位于层面中央。两侧骶翼与其外侧斜行的髂骨翼形成骶髂关节，由骶髂前韧带、骶髂后韧带及骶髂骨间韧带加固；髂骨翼和骶翼前方有髂肌和腰大肌，腰大肌内侧有髂外动、静脉和输尿管，髂内动、静脉，闭孔神经及腰骶干。骶管呈三叶形，内有马尾和静脉丛。骶管向前连通骶前孔，其内有第 1 骶神经前支通过，呈低信号。

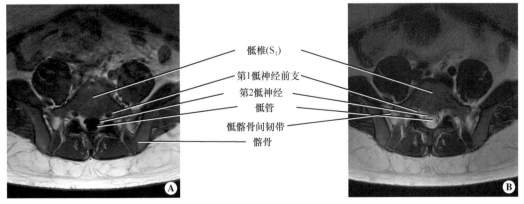

图 7-5-7 经第 1 骶椎横断面 MRI
A. T$_1$WI；B. T$_2$WI

2. 经第 2 骶椎椎间盘横断面（图 7-5-8） 经此层面可见骶骨盆面呈前凹形，椎间盘的两侧为骶前孔,内有第 2 骶神经根走行,呈低信号;后方是呈三角形的骶管断面,内有骶、尾神经根下行,呈低信号。髂骨位于骶骨的外侧,两者间以骶髂关节相连;骶髂关节的关节腔狭窄,关节面凹凸不平,其前、后方分别有骶髂前、后韧带和骶髂骨间韧带。

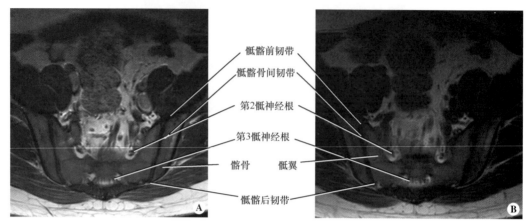

骶髂前韧带
骶髂骨间韧带
第2骶神经根
第3骶神经根
髂骨　骶翼
骶髂后韧带

图 7-5-8　经第 2 骶椎椎间盘横断面 MRI
A. T₁WI; B. T₂WI

3. 经骶髂关节冠状面(图 7-5-9)　经此层面可见骶翼与双侧髂骨翼构成骶髂关节,关节面凹凸不平,两者间为骶髂前韧带、骶髂后韧带及骶髂骨间韧带,呈低信号;骶正中嵴两侧为骶前孔,内有骶神经根前支走行,呈低信号。

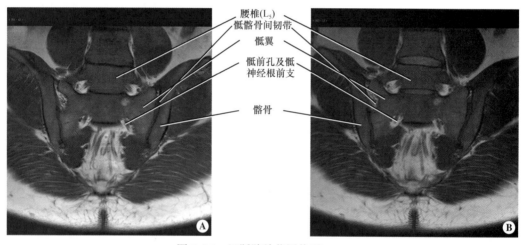

腰椎(L₅)
骶髂骨间韧带
骶翼
骶前孔及骶
神经根前支
髂骨

图 7-5-9　经骶髂关节冠状面 MRI
A. T₁WI; B. T₂WI

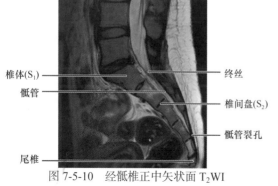

椎体(S₁)
骶管
尾椎
终丝
椎间盘(S₂)
骶管裂孔

图 7-5-10　经骶椎正中矢状面 T₂WI

4. 经骶椎正中矢状层面(图 7-5-10)　经此层面可见骶曲后凸,骶椎椎体自上而下前后径逐渐变小。退化的骶椎椎间盘位于相邻骶椎椎体间,自上而下逐渐变薄。骶管位于骶椎椎体后方,向上连通腰椎椎管,向下在第 4 骶椎平面终止于骶管裂孔。硬脊膜囊下端及蛛网膜下腔的下端终止于第 2 骶椎平面,内有终丝和马尾;骶管内脂肪和静脉丛丰富,主要位于上部和硬脊膜囊的前方,呈 T₁WI 或 T₂WI 高信号。

三、常见解剖变异和典型病变

（一）常见解剖变异

第 1 骶椎隐性脊柱裂如图 7-5-11 所示。

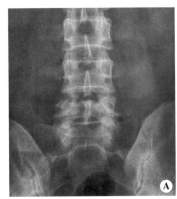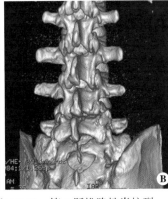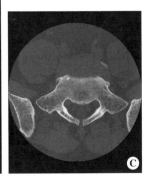

图 7-5-11 第 1 骶椎隐性脊柱裂

A～C. 分别为 X 线正位片、CT 扫描重建图（VR）及横断面 CT，显示第 1 骶椎椎板异常融合，即第 1 骶椎隐性脊柱裂

（二）典型病变

骶管囊肿如图 7-5-12 所示。

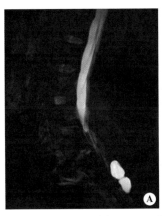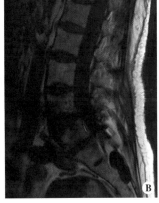

图 7-5-12 骶管囊肿 MRI

A、B. 分别为 T₂WI FS 高信号、T₁WI 低信号

案例 7-5-1 分析讨论：

1. 转移瘤常侵犯胸椎，其次是腰椎、颈椎（4:2:1）。病灶常多发，亦可单发。

2. 病变可以呈溶骨性（80%）、成骨性（8%）及混合性（12%），以溶骨性病变为著。病变在 X 线及 CT 上呈融冰状骨质破坏，边界不清，生长缓慢者可以有硬化边。其可见椎体压缩，常见偏于一侧的软组织肿块。在 T₁WI 呈低信号、T₂WI 呈等或高信号，增强扫描病灶呈不均匀强化。

本 章 小 结

1. 脊柱由上往下分颈椎、胸椎、腰椎和骶尾椎，椎体借椎间盘和前、后纵韧带紧密连结。临床最常应用的是对椎体骨折进行 X 线片检查，一些新的检查方法，包括 CT 和 MRI 等可以更加准确的区分骨性结构、关节和软组织方面的异常。

2. 椎体和椎弓共同围成椎间孔。各椎骨的椎间孔连成贯穿脊柱的椎管。颈椎椎管前后径短、横径长，多呈三角形，若下部椎管前后径小于 12mm 应考虑椎管狭窄症。胸椎椎管横断面呈圆形，前后径为 14～15mm；腰椎椎管形态不一。

3. 脊柱 X 线片上，自上向下椎骨逐渐增大。其主要的影像学解剖特点有：①椎体呈方形或长方形，边缘的骨密质表现为致密细线影，椎体内有纵横排列的骨小梁影像。②相邻的上、下椎体间显示为无结构的透亮间隙，即椎间隙。③X 线正位片显示椎体的两侧缘见横突影伸向外方，左、右横突一般对称。骶骨为三角形阴影，正中线呈条状边缘不规则致密阴影，即骶正中嵴。④X 线侧位片显示椎弓根呈椭圆形或圆形，其边缘为密度较高的阴影。相邻的椎骨上、下切迹之间的透亮空隙为椎间孔。⑤X 线侧位片上，颈椎棘突长短大小不一，胸椎棘突呈叠瓦状，腰椎棘突矢状面呈宽板状，垂直向后。

4. 脊柱 CT 图像上，横断面可清晰显示由椎体、椎弓根和椎弓板构成的椎管骨环，椎间盘为边缘光整的肾形较低密度影，范围不超过椎体边缘。脊髓居椎管中央，呈低密度影，与周围结构有较好的对比。黄韧带为软组织密度，附着于椎弓板和关节突的内侧。

5. 脊柱 MRI 图像上，与正常椎间盘和脑脊液的信号相比，椎体在 T_1WI 上呈较高信号，信号高于骨皮质；在 T_2WI 上呈中等或低信号，稍高于骨皮质。椎体的附属结构，包括椎弓、椎板、棘突、横突和上下关节突等，其皮质在 T_1WI 和 T_2WI 上均呈低信号，松质骨在 T_1WI 呈略高信号，T_2WI 上呈中等或低信号。在 MRI 图像上还可清楚地显示关节突关节的间隙。在矢状面和冠状面图像上可显示脊柱的连续解剖结构，椎体基本上呈矩形，信号比较均匀。矢状面上椎体后缘有短的矢状凹陷，为正常椎基动脉所致。在 MRI 图像上常可以显示椎间盘中央的髓核和其周围的纤维环状结构。在矢状面图像中，椎体前缘和后缘分别可见条状的前纵韧带和后纵韧带，在 T_1WI、T_2WI 上均呈低信号。

思考题：

1. 简述颈椎 X 线正、侧、张口位片的检查价值。

2. 侧隐窝的概念及其临床意义是什么？

3. 椎间盘的 CT 和 MRI 图像特点是什么？

解析要点：

1. 颈椎正侧位片可显示椎体较完整的影像，X 线侧位片能观察到包括寰枢椎在内的所有颈椎大致形态，对棘突和椎间孔显示更清晰。摄第 1、2 颈椎正位像时，应采用张口位，可避免下颌骨的遮盖，便于观察寰枢关节和关节间隙，以及检查是否有脱位。

2. 腰椎椎管两侧的狭窄部称侧隐窝，向外侧连于椎间孔，椎间孔内有腰神经根及其神经节通过。侧隐窝前后径正常值为 3～5mm，若小于 3mm 应考虑侧隐窝狭窄，若等于或小于 2mm 则压迫神经根，而大于 5mm 可排除侧隐窝狭窄。

3. 椎间盘由周围部分的纤维环和中央部分的髓核两部分组成。在 CT 图像上为边缘光整的较低密度肾形影，范围不超过椎体。在 MRI 图像上髓核含水和蛋白丰富，于 T_2WI 上呈高信号；纤维环胶原丰富，于 T_2WI 上呈低信号。相对于 MRI，CT 图像上较难明确显示神经根受压情况。

（张笑春，尹训涛，兰　兰）

第八章　上　　肢

学习要求

　　记忆：肩关节、肘关节、腕关节及手部的骨骼组成，肱骨、尺骨、桡骨的形态特点。熟悉指骨、掌骨及腕骨的形态及数量；儿童骨骼与成人的异同。了解上肢主要肌群的分布。

　　理解：肩关节、肘关节、腕关节及手部主要韧带的形态特点，熟悉肩袖、腕关节 TFCC 的形态及功能。理解上肢主要肌群的起止点及作用。

　　运用：掌握肩关节、肘关节、腕关节及手部各种影像学方法的表现（包括横断面、冠状面、矢状面等），并能够运用于影像图片的判读。

第一节　大 体 解 剖

上肢主要由肩部、肘部、腕部和手部构成，以下按关节部位分别阐述。

一、肩　　部

肩关节（shoulder joint）是典型的多轴球窝关节，由肱骨头与肩胛骨的关节盂构成，可做屈、伸、收、展、旋转及环转运动。关节盂小而浅，肩关节周围关节囊（joint capsule）、肌肉（muscle）、韧带（ligament）起加固肩关节的作用。

（一）骨骼

肩胛骨位于胸廓的后面，是倒置的三角形扁骨，介于第 2～7 肋骨之间。其分为两个面、三个角和三个缘。腹侧面或肋面与胸廓相对，为肩胛下窝（subscapular fossa），是一大而浅的窝。背侧面的横嵴称肩胛冈，冈上、下的浅窝，分别称冈上窝（supraspinous fossa）和冈下窝（infraspinous fossa）。肩胛冈的外侧扁平，称肩峰，是肩部的最高点。外侧角肥厚，有梨形关节面，称关节盂，关节盂的上、下方各有一小的粗糙隆起，分别称盂上结节（supraglenoid tubercle）和盂下结节（infraglenoid tubercle）。肩胛骨上缘的外侧有肩胛切迹，肩胛切迹外侧的指状突起，因外形酷似鸟嘴，故称喙突（coracoid process）。

肱骨头为肱骨上端朝向上后内方的半球形结构，与肩胛骨的关节盂形成关节。肱骨头周围的环状浅沟，分隔肱骨头与大、小结节之间的稍细部分，称肱骨解剖颈（anatomical neck）。肱骨头、颈与体的结合部是大、小结节（粗隆）。大结节（greater tubercle）位于肱骨外侧，而小结节（lesser tubercle）位于肱骨前方。结节间沟（肱二头肌沟）分隔大、小结节。肱骨外科颈（surgical neck）是大、小结节远侧稍细的部分，从两结节下行为大、小结节嵴，侧面与结节间沟相接，外科颈是肱骨的常见骨折部位。

（二）关节囊和韧带

肩关节囊薄而松弛，下壁尤甚，附着于关节盂的周缘，上方将盂上结节包于囊内，下方附着于肱骨的解剖颈。关节囊的滑膜层包被肱二头肌长头腱，并随同该肌腱一起突出于纤维层外，位于结节间沟内，形成肱二头肌长头腱鞘。关节囊外有喙肱韧带、喙肩韧带及肌腱加强其稳固性，唯有囊下部无韧带和肌加强，最为薄弱，故肩关节脱位时，肱骨头常从下部脱出，脱向前下方。肩关节周围的韧带少且弱，在肩关节的上方，有喙肱韧带连结于喙突与肱骨头大结节之间。盂肱韧带自关节盂周缘连结于肱骨小结节及解剖颈的下份。

肩关节囊如下：

斜方肌腱下囊（subtendinous bursa of trapezius）：斜方肌（上行部）和肩胛冈内侧端之间的滑液囊。

肩峰皮下囊（subcutaneous acromial bursa）：肩峰和皮肤之间的滑液囊。

肩峰下囊（subacromial bursa）：肩峰和肩关节囊之间的滑液囊。

三角肌下囊（subdeltoid bursa）：三角肌和肩关节囊之间的滑液囊，有时此囊与肩峰下囊相通。

喙突下囊（subcoracoid bursa）：位于喙突和关节囊之间的滑液囊。

冈下肌腱下囊（subtendinous bursa of infraspinatus）：在冈下肌止腱和肩关节囊之间的滑液囊。

肩胛下肌腱下囊（subtendinous bursa of subscapularis）：在肩胛下肌止腱和肩关节囊之间的滑液囊。

大圆肌腱下囊（subtendinous bursa of teres major）：在大圆肌止腱和肱骨之间的滑液囊。

肩关节韧带如下：

喙肱韧带（coracohumeral ligament）：为一宽而强的韧带，起自喙突根部的外侧缘，斜向外下方，达肱骨大结节的前面，与冈上肌腱相愈合。其前缘和上缘游离，后缘和下缘与关节囊愈合。

盂肱韧带（glenohumeral ligament）：位于关节囊前壁的内面，可分为上、中、下三部。上部起自喙突根部附近的关节盂边缘，斜向外下方，止于肱骨小结节的上方；中部连结关节盂前缘与肱骨小结节之间；下部起自关节盂下缘，斜向外下方，到达肱骨解剖颈的下部。

肱骨横韧带（transverse brachial ligament）：为肱骨的固有韧带，它横跨结节间沟的上方，即连结大、小结节之间，一部分纤维与关节囊愈合。韧带与结节同沟之间，围成一管，其内为肱二头肌长头肌腱通过。该韧带对后者有固定作用。

（三）肌肉

上肢带肌分布于肩关节周围，均起自上肢带骨，止于肱骨，能活动肩关节，又能增强关节的稳固性。三角肌位于肩部，呈三角形。起自锁骨的外侧段、肩峰和肩胛冈，肌束从前、外、后包裹肩关节，逐渐向外下方集中，止于肱骨体外侧的三角肌粗隆。肱骨上端由于三角肌的覆盖，使肩部呈方形。作用：使上臂外展。冈上肌位于斜方肌深面，起自肩胛骨的冈上窝，肌束向外经肩峰和喙肩韧带的下方，跨越肩关节，止于肱骨大结节的上部。作用：使上臂外展。冈下肌位于冈下窝内，肌的一部分被三角肌和斜方肌覆盖，起自冈下窝，肌束向外经肩关节后面，止于肱骨大结节的中部。作用：使上臂旋外。小圆肌位于冈下肌的下方，起自肩胛骨外侧缘上 2/3 的背侧面，止于肱骨大结节的下部。作用：使上臂旋外。大圆肌位于小圆肌的下方，其下缘被背阔肌包绕，起自肩胛骨下角的背侧面，肌束向上外方，止于肱骨小结节嵴。作用：使上臂内收和旋内。肩胛下肌扁而广阔，邻近前锯肌，起自肩胛下窝，肌束向上经肩关节的前方，止于肱骨小结节。作用：使上臂内收和旋内。肩胛下肌、冈上肌、冈下肌和小圆肌在经过肩关节的前方、上方和后方时，与关节囊紧贴，且有许多腱纤维编入关节囊内，构成肩袖。

二、肘　部

肘关节，由肱骨远端和桡尺骨近端关节面组成，包括 3 个关节，即肱尺关节、肱桡关节和桡尺近侧关节，它们被包在 1 个关节囊内。

（一）骨骼

肱骨（humerus）下端宽扁，由锐利的内侧和外侧髁上嵴形成，然后在远端终于其内侧，尤其明显的是向外侧延伸的上髁，为肌肉提供了附着点。肱骨的远端，包括肱骨上髁、肱骨滑车、肱骨小头、鹰嘴窝。冠突窝和桡骨窝构成肱骨髁。此髁有两个关节面：外侧的小头，与桡骨头相关节；内侧的滑车，与尺骨近端（滑车切迹）相关节。滑车上方，前面是冠突窝，完全屈肘时容纳尺骨的冠突，后面是鹰嘴窝，完全伸肘时尺骨的鹰嘴嵌入。

桡骨上端膨大称桡骨头（head of radius），头上面的关节凹与肱骨小头相关节；周围的环状关节面与尺骨相关节；头下方略细，称桡骨颈（neck of radius）；颈的内下侧有突起的桡骨粗隆（radial tuberosity），桡骨体呈三棱柱形，内侧缘为薄锐的骨间缘。

尺骨近侧端膨大，有一半月形凹陷，称滑车切迹（trochlear notch）。切迹上下两端有两个突起，上方的为鹰嘴（olecranon），下方的为冠突（coronoid process）。冠突外侧的浅凹为桡骨切迹与桡骨头相关节。冠突下方有一粗糙的尺骨粗隆。

（二）滑囊

肘关节囊上端分别附着于冠突窝、桡窝和鹰嘴窝的上缘及肱骨滑车内侧缘和肱骨小头外侧缘；下端附着于尺骨滑车切迹关节面的边缘、鹰嘴、冠突的边缘，以及桡骨环状韧带。关节囊的前、后壁薄而松弛，两侧有韧带加强。

鹰嘴皮下囊（subcutaneous olecranon bursa）位于尺骨鹰嘴和皮肤之间。

鹰嘴腱内囊（intratendinous olecranon bursa）位于尺骨鹰嘴附近，肱三头肌腱内。

肱三头肌腱下囊（subtendinous bursa of triceps brachii）位于肱三头肌腱和尺骨鹰嘴之间。

肱二头肌桡骨囊（bicipitoradial bursa）位于肱二头肌止腱和桡骨粗隆前面之间。

肘骨间囊（interosseous cubital bursa）位于肱二头肌腱和尺骨之间。

（三）韧带

肘关节的韧带系统对于肘关节的稳定有着十分重要的意义。

尺侧副韧带（ulnar collateral ligament）：呈三角形，比较肥厚。上方起自肱骨内上髁的前面和下面，向下呈放射状，分为前中后三部；其前部止于尺骨冠突的尺侧缘；中部较薄，止于鹰嘴与冠突之间的骨嵴上；后部向后方，止于鹰嘴的内侧面，其表面有几条向下斜行的纤维束与横跨鹰嘴和冠突的横纤维相交织。后者的下缘与骨之间形成一裂隙，当肘关节运动时，滑膜层可经此处膨出。两侧的副韧带有防止肘关节的侧屈作用。

桡侧副韧带（radial collateral ligament）：亦呈三角形，较肥厚，连结肱骨外上髁的下部与桡骨环状韧带之间，其后部的部分纤维经过环状韧带止于尺骨的旋后肌嵴。此韧带加强关节囊的外侧壁，有防止桡骨头向外脱位的作用。

外侧尺骨副韧带（lateral ulnar collateral ligament）：起自肱骨外上髁后表面，绕桡骨小头后外方，止于尺骨旋后肌嵴。其主要作用是维持肘关节后外旋转的稳定性。

桡骨环韧带（annular ligament）：为一强韧的环状韧带。起自尺骨的桡切迹的前缘，环绕桡骨头的 4/5，止于尺骨的桡切迹后缘，但有少部分纤维则紧贴桡切迹的下方，继续环绕桡骨，形成一完整的纤维环。韧带的上缘和外侧面与关节囊愈合。环状韧带实际上是呈杯形，上口大，下口小，因此，可防止桡骨头脱出。4 岁以下的儿童，由于桡骨头发育还不完全，桡骨头与桡骨颈的粗细相似，故在伸肘关节时而突然牵拉前臂，此时桡骨头可被环状韧带卡住，形成桡骨小头半脱位。

（四）肌肉

与肘关节相关的肌群包括臂肌前群的肱二头肌、肱肌及后群的肱三头肌。前臂肌前群的肱桡肌、旋前圆肌、桡侧腕屈肌、指浅屈肌及后群的旋后肌。

肱二头肌（biceps brachii）：有长短两头，长头以长腱起始于肩胛骨的盂上粗隆及关节盂的后缘，经肱骨结节间沟、结节间韧带的深面穿出肩关节囊。短头与喙肱肌共同起自肩胛骨喙突尖，长短两头于肱骨中点处互相愈合，抵止于桡骨粗隆的后部。

肱肌（brachialis）：以肌质起自肱骨下 1/2 的前面及内外侧肌间隔。肌纤维向下移行于短腱，经肘关节的前面，穿旋后肌和旋前圆肌之间，附着于尺骨粗隆和肘关节囊。

　　肱三头肌（triceps brachii）：共有长头、外侧头和内侧头 3 个头。长头起自肩胛骨的盂下粗隆，肌束下行；外侧头起自肱骨后面上方的外侧，桡神经沟以上的区域和外侧肌间隔的上部；内侧头起自肱骨后面桡神经沟以下的区域及内、外侧两个肌间隔。3 个头向下于肱骨后面的下 1/2 处，移行于扁腱，抵止于尺骨鹰嘴的上缘和两侧缘，内侧头深面的少量肌纤维抵止于肘关节囊。

　　肱桡肌（brachioradialis）：起自肱骨外上髁上方和外侧肌间隔，肌腹向下移行于肌腱，止于桡骨茎突的基部。

　　旋前圆肌（pronator teres）：起点有两个头，一是肱头，起自肱骨内上髁、臂内侧肌间隔和前臂深筋膜。另一是尺头，起自尺骨喙突。两头在正中神经外侧汇合后，肌束斜向外下方，止于桡骨中 1/3 的背面和外侧面。

　　桡侧腕屈肌（flexor carpi radialis）：它以粗的肌腹，起自肱骨内上髁和前臂筋膜，肌纤维斜向外下方移行于细长的腱。其腱穿经屈肌支持带下面，沿大多角骨沟到手掌，止于第 2～3 掌骨基底部的掌侧面。

　　指浅屈肌（flex digitorum superficialis）：起点宽大，分两个头，一个是肱尺头，起自肱骨内上髁和尺骨喙突；另一个是桡骨头，起自桡骨上 1/2 的掌侧面，两头在中间的腱弓处互相愈合。肌纤维向下移行于 4 个肌腱，这些肌腱在腕部排列分成两层，至中指和环指的肌腱位于第 2 及第 5 指的肌腱浅面。

　　旋后肌（supinator）：起自肱骨外上髁、桡骨环韧带和尺骨旋后肌嵴，肌纤维斜向下外，并向前包绕桡骨上端，止于桡骨上 1/3 的前面。

三、腕　部

　　腕部指以腕关节（wrist joint）为中心的局部区域。腕关节是一由多关节组成的复杂关节，包括桡腕关节（radiocarpal joint）、腕骨间关节（intercarpal joint）和腕掌关节（carpometacarpal joint）及周围的韧带和肌肉。

（一）骨骼

　　腕部的骨性结构由腕骨（carpal bone）、尺骨（ulna）、桡骨（radius）组成。腕骨由 8 块小骨组成，排列成两排，近侧排列自桡侧向尺侧为手舟骨（scaphoid）、月骨（lunate）、三角骨（triquetrum）及豌豆骨（pisiform），远侧排列自桡侧向尺侧为大多角骨（trapezium）、小多角骨（trapezoid）、头状骨（capitate）及钩骨（hamate）。

（二）关节和韧带

　　腕关节由桡腕关节、腕骨间关节、腕掌关节组成。桡腕关节，由桡骨下端关节面和尺骨下端的三角软骨盘与舟骨、月骨、三角骨所构成，为椭圆关节。关节囊宽阔而薄，各面均有副韧带加强，可做屈、伸、内收、外展及环转运动。腕骨间关节，8 块腕骨相邻的关节面形成腕骨间关节，包括近排腕骨间的关节和远排腕骨间的关节，以及近排与远排腕骨之间的关节。两排腕骨在掌侧面形成一深沟，沟上架有坚硬的纤维膜，形成腕管，内有屈指肌腱及正中神经通过。腕掌关节，由远排腕骨与全部掌骨底构成，大多角骨与第 1 掌骨底的关节面呈鞍状，关节囊松弛，活动度大。第 2～5 腕掌关节的活动极小。

　　腕部的韧带种类繁多，走行复杂，大部分的韧带 MRI 都不能显示。较容易显示的韧带有：

　　桡月三角韧带（radiolunotriquetral ligament）：为腕部最大的韧带，起自桡骨茎突掌唇，桡舟头韧带的尺侧，斜向走行，附着于月骨和三角骨。

　　桡侧副韧带（radial collateral ligament）：又称桡舟韧带，起自桡骨茎突尖，偏向腕关节掌侧，止于舟骨腰部桡侧。

　　腕掌背侧韧带（dorsal carpometacarpal ligament）：为数条短韧带，分别连结大、小多角骨与第

2 掌骨；小多角骨、头状骨与第 3 掌骨；头状骨、钩骨与第 4 掌骨及钩骨与第 5 掌骨之间。

腕掌掌侧韧带（volar carpometacarpal ligament）：排列与背侧韧带相似，但连结第 3 掌骨的有 3 条，分别起自大多角骨、头状骨和钩骨。

（三）肌肉

前群：桡侧腕屈肌（flexor carpi radialis）（起自肱骨内上髁，止于第 2 掌骨底）、掌长肌（palmaris longus）（起自肱骨内上髁，止于掌筋膜）、尺侧腕屈肌（flexor carpi ulnaris）（起自肱骨内上髁，止于豌豆骨）、指浅屈肌（flexor digitorum superficialis）（起自肱骨内上髁，止于第 2~5 指中节指骨两侧）、指深屈肌（flexor digitorum profundus）（起自尺骨及骨间膜，止于第 2~5 指远节指骨底）、拇长屈肌（flexor pollicis longus）（起自桡骨及骨间膜，止于拇指远节指骨底）。后群：桡侧腕长伸肌（extensor carpi radialis longus）（起自肱骨外上髁，止于第 2 掌骨底背面）、桡侧腕短伸肌（extensor carpi radialis brevis）（起自肱骨外上髁，止于第 3 掌骨底背面）、伸指肌（extensor digitorum）（起自肱骨外上髁，止于第 2~5 指中节、远节指骨底背面）、尺侧腕伸肌（extensor carpi ulnaris）（起自肱骨外上髁，止于第 5 掌骨底背面）。

四、手　部

手部由 5 只手指及手掌组成，是人体最灵活的一个部位，5 只手指能各自向内弯曲，并能左右轻微摆动，完成抓、握等各种复杂的活动。

（一）骨骼

手骨包括掌骨（metacarpal bone）和指骨（phalanx）。掌骨共 5 块，由桡侧向尺侧依次为第 1~5 掌骨。每个掌骨近端为底，远端为头，中间部为体。指骨共 14 块。拇指有 2 节，分为近节和远节指骨，其余各指为 3 节，分为近节指骨、中节指骨、远节指骨。每个指骨近端为底，远端为滑车，中间部为体。

（二）关节和韧带

手部的关节有掌骨间关节（intermetacarpal joint）、掌指关节（metacarpophalangeal joint）、指骨间关节（interphalangeal joint）。掌骨间关节，为第 2~5 掌骨底相互之间的平面关节，掌骨间关节仅能轻微的活动。掌指关节，由掌骨头与近节指骨底构成。当手指处于伸展状态时，掌指关节可做屈、伸、收、展及环转动作。当手指处于屈曲状态时，掌指关节可做屈、伸动作。指骨间关节，由各指相邻两节指骨的底和滑车构成，指骨间关节只能做屈、伸动作。手部的韧带较小，MRI 难以清楚的显示。

（三）肌肉

外侧群：拇短展肌（abductor pollicis brevis）（起自屈肌支持带、舟骨，止于拇指近节指骨底）、拇短屈肌（flexor pollicis brevis）（起自屈肌支持带、大多角骨，止于拇指近节指骨底）、拇对掌肌（opponens pollicis）（起自屈肌支持带、大多角骨，止于第 1 掌骨）、拇收肌（adductor pollicis）（起自屈肌支持带、头状骨、第 3 掌骨，止于拇指近节指骨）。内侧群：小指展肌（abductor digiti minimi）（起自屈肌支持带、豌豆骨，止于小指近节指骨底）、小指短屈肌（flexor digiti minimi brevis）（起自屈肌支持带、钩骨，止于小指近节指骨底）、小指对掌肌（opponens digiti minimi）（起自屈肌支持带、钩骨，止于第 5 掌骨内侧）。中间群：蚓状肌（lumbricales）（起自指深屈肌腱桡侧，止于第 2~5 指的指背腱膜）、骨间掌侧肌（palmar interossei）（起自第 2 掌骨的内侧，第 4、5 掌骨的外侧，止于第 2、4、5 指近节指骨底和指背腱膜）、骨间背侧肌（dorsal interossei）（起自第 1~5 掌骨对缘，止于第 2~4 指近节指骨和指背腱膜）。

第二节　肩　　部

> **案例 8-2-1**
>
> 　　患者，男，40 岁，因不慎摔伤就诊。经 X 线、CT 检查显示右侧肩胛骨多发连续性中断，周围软组织肿胀，影像学诊断为右侧肩胛骨多发骨折，周围软组织肿胀，见图 8-2-1。
>
>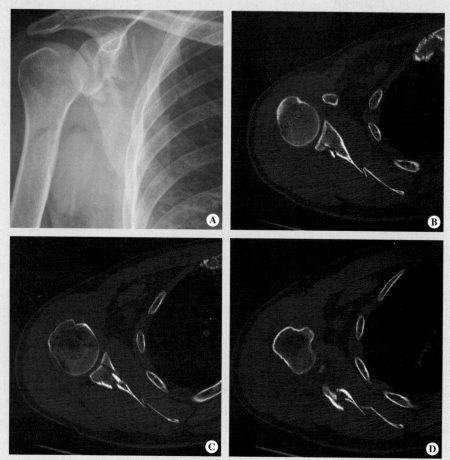
>
> 图 8-2-1　肩关节 X 线、CT 图像
> A. X 线正位；B、C、D. 横断面 CT 骨窗
>
> **问题：**
> 　　1. 外伤首选检查方法是什么？哪些部位需要进一步 CT 检查？
> 　　2. 外伤累及哪些结构？

一、X　线　解　剖

（一）正常儿童肩关节

　　X 线正位片显示锁骨肩峰端、肩峰、喙突、肱骨头、关节盂、肩胛颈、盂下结节、肩胛骨外侧缘、肩胛上角、肩胛冈、锁骨胸骨端、肩胛骨内侧缘、肩胛下角（图 8-2-2）。

（二）正常成人肩关节

　　X 线正位片显示锁骨肩峰端、肩峰、喙突、肱骨头、关节盂、肩胛颈、盂下结节、肩胛骨外侧

缘、肩胛上角、肩胛冈、锁骨胸骨端、肩胛骨内侧缘、肩胛下角（图 8-2-3）。

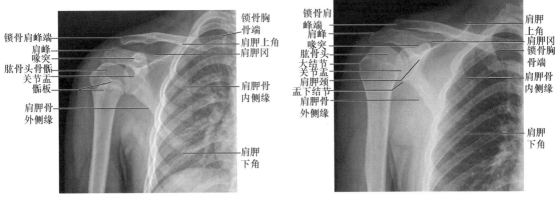

图 8-2-2　儿童肩关节 X 线正位片　　图 8-2-3　成人肩关节 X 线正位片

二、CT 和 MRI 解剖

（一）CT 横断面解剖

1. 肩锁关节层面（图 8-2-4）　此层面显示锁骨远端及肩峰远端，前外侧面有三角肌，肩胛骨上部的前、后面分别可见肩胛下肌及冈上肌，背侧可见斜方肌。

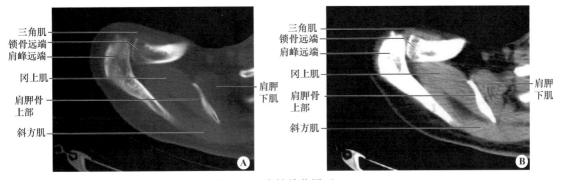

图 8-2-4　肩锁关节层面 CT

A. 骨窗；B. 软组织窗

2. 肩胛冈层面（图 8-2-5）　此层面显示锁骨及肩胛冈，前外侧面有三角肌，肩胛骨上部的前、后面分别可见肩胛下肌及冈上肌，肩胛冈后方可见冈下肌，肩胛下肌前内侧见前锯肌。

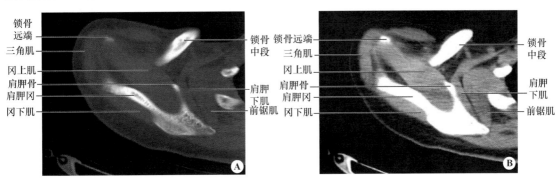

图 8-2-5　肩胛冈层面 CT

A. 骨窗；B. 软组织窗

3. 肩关节上份层面（图 8-2-6） 此层面外侧份可见肩胛骨的肩胛冈、关节盂及肱骨头的横断面，其中关节盂与肱骨内侧头的关节面构成肩关节。关节的前面、外侧及后面被三角肌及冈下肌包绕。肩胛骨前内侧见肩胛下肌，其前内侧为前锯肌。

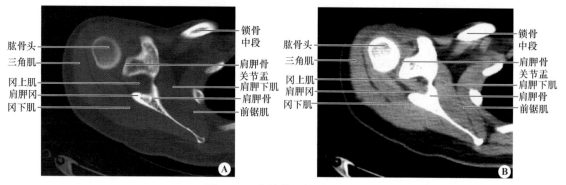

图 8-2-6 肩关节上份层面 CT
A. 骨窗；B. 软组织窗

4. 肩关节中份层面（图 8-2-7） 此层面外侧份可见肩胛骨的喙突、关节盂及肱骨头的横断面，其中关节盂与肱骨内侧头的关节面构成肩关节。关节的前面、外侧及后面被三角肌及冈下肌包绕。肩胛骨前内侧见肩胛下肌，其前内侧为前锯肌。

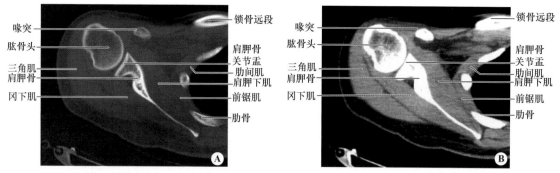

图 8-2-7 肩关节中份层面 CT
A. 骨窗；B. 软组织窗

5. 肩关节盂中份层面（图 8-2-8） 此层面外侧部三角肌呈"C"形由前外后三面包围肩关节。肱二头肌长头腱走行于肱骨大小结节间的结节间沟内。肩关节与胸外壁之间的三角形间隙为腋窝横断面，其前壁分别为前部胸大肌及之后胸小肌；肩胛骨前后分别为肩胛下肌及冈下肌。

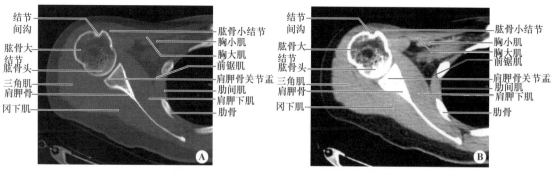

图 8-2-8 肩关节盂中份层面 CT
A. 骨窗；B. 软组织窗

6. 肩关节下方层面（图 8-2-9） 此层面外侧部三角肌呈"C"形由前外后三面包围肩关节。肱二头肌长头腱在此层面于喙肱肌外侧下行。肩关节与胸外壁之间的三角形间隙为腋窝横断面，其前壁分别为前部胸大肌及之后胸小肌；肩胛骨前后分别为肩胛下肌及冈下肌。

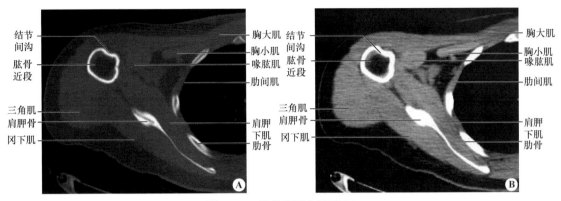

图 8-2-9 肩关节下方层面 CT
A. 骨窗；B. 软组织窗

（二）MRI 横断面解剖

1. 肩锁关节层面（图 8-2-10） 此层面显示锁骨远端及肩峰远端构成肩锁关节，前外侧面有三角肌，上部可扫及冈上肌，背侧可见斜方肌。

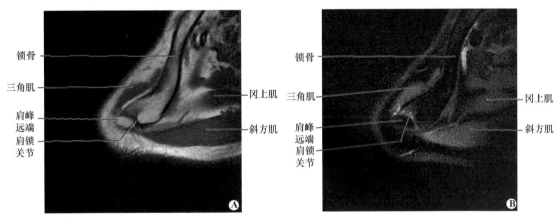

图 8-2-10 肩锁关节层面 MRI
A. T_1WI；B. 脂肪抑制后质子密度加权像

2. 喙突层面（图 8-2-11） 此层面外侧份可见肩胛骨的肩胛冈、喙突及肱骨头的横断面，肱骨头的前外侧被三角肌包绕。此层面可扫及喙突后上方冈上肌及内前方肩胛下肌、前锯肌。

3. 关节盂上缘层面（图 8-2-12） 此层面外侧部三角肌呈"C"形由前外后三面包围肩关节。肱二头肌长头腱走行于肱骨大小结节间的结节间沟内。肩关节与胸外壁之间的三角形间隙为腋窝横断面，其内可见腋动静脉、臂丛各束走行，其前壁分别为前部胸大肌及之后胸小肌；肩胛骨前后分别为肩胛下肌及冈下肌。

4. 关节盂中上部层面（图 8-2-13） 此层面可见肩胛骨关节盂及肱骨头组成肩关节，外侧部三角肌呈"C"形由前外后三面包围肩关节。肱二头肌长头腱走行于肱骨大小结节间的结节间沟内。肩关节与胸外壁之间的三角形间隙为腋窝横断面，其内可见腋动静脉、臂丛各束走行，其前壁分别为前部胸大肌及胸小肌；肩胛骨前后分别为肩胛下肌及冈下肌，其中肩胛下肌前内侧见前锯肌，冈下肌后方见小圆肌。

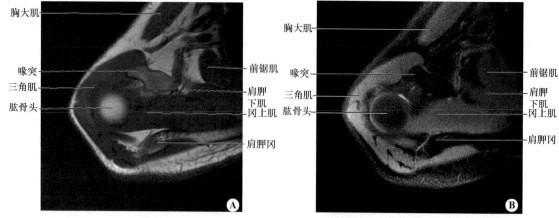

图 8-2-11 喙突层面 MRI

A. T₁WI；B. 脂肪抑制后质子密度加权像

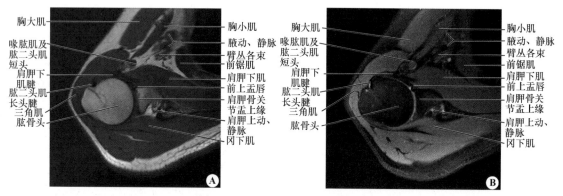

图 8-2-12 关节盂上缘层面 MRI

A. T₁WI；B. 脂肪抑制后质子密度加权像

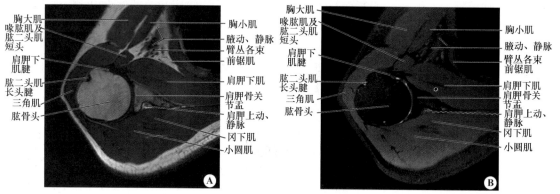

图 8-2-13 关节盂中上部层面 MRI

A. T₁WI；B. 脂肪抑制后质子密度加权像

5. 关节盂中部层面（图 8-2-14） 此层面可见肩胛骨关节盂及肱骨头组成肩关节，外侧部三角肌呈 "C" 形由前外后三面包围肩关节。肱二头肌长头腱走行于肱骨大小结节间的结节间沟内。肩关节与胸外壁之间的三角形间隙为腋窝横断面，其内可见腋动静脉、臂丛各束走行，其前壁分别为前部胸大肌及胸小肌；肩胛骨前后分别为肩胛下肌及冈下肌，其中肩胛下肌前内侧见前锯肌，冈下肌后方见小圆肌及其肌腱。

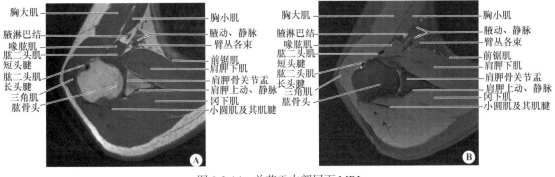

图 8-2-14 关节盂中部层面 MRI

A. T₁WI；B. 脂肪抑制后质子密度加权像

6. 关节盂下部层面（图 8-2-15） 此层面可见肩胛骨关节盂及肱骨头组成肩关节，外侧部三角肌呈 "C" 形由前外后三面包围肩关节。肱二头肌长头腱走行于肱骨大小结节间的结节间沟内。肩关节与胸外壁之间的三角形间隙为腋窝横断面，其内可见腋动静脉、臂丛各束走行，其前壁分别为前部胸大肌及之后胸小肌；肩胛骨前后分别为肩胛下肌及冈下肌，其中肩胛下肌前内侧见前锯肌，冈下肌后方见小圆肌。

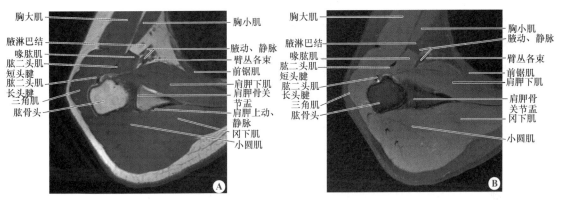

图 8-2-15 关节盂下部层面 MRI

A. T₁WI；B. 脂肪抑制后质子密度加权像

7. 肱骨近段层面（图 8-2-16） 此层面外侧部三角肌呈 "C" 形由前外后三面包围肩关节。肱二头肌长头腱在此层面于喙肱肌外侧下行。肩关节与胸外壁之间的三角形间隙为腋窝横断面，其前壁分别为前部胸大肌及胸小肌；肩胛骨前后分别为肩胛下肌及冈下肌，冈下肌后方见小圆肌。

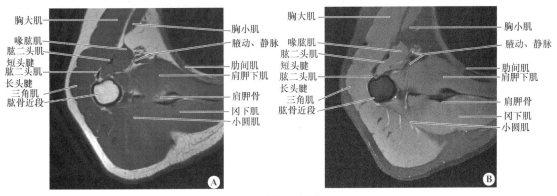

图 8-2-16 肱骨近段层面 MRI

A. T₁WI；B. 脂肪抑制后质子密度加权像

（三）MRI 冠状面解剖

1. 肩锁关节层面（图 8-2-17） 此层面显示肩关节后部层面，经过肩锁关节，可见肩峰及锁骨远端；锁骨上方见斜方肌，背侧由上至下依次为肩胛冈上方冈上肌及下方冈下肌、小圆肌；肱骨头外侧可见三角肌。

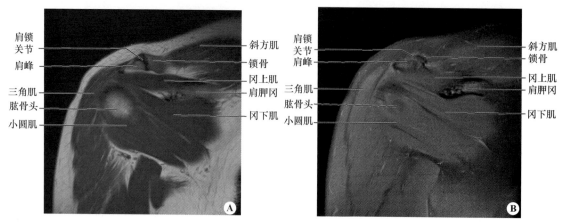

图 8-2-17 肩锁关节层面 MRI
A. T_1WI；B. 脂肪抑制后质子密度加权像

2. 关节盂后部层面（图 8-2-18） 此层面显示关节盂后部层面，可见锁骨远端；锁骨上方见斜方肌，背侧由上至下依次为肩胛冈上方冈上肌及下方冈下肌、小圆肌、大圆肌；肱骨头外侧可见三角肌。

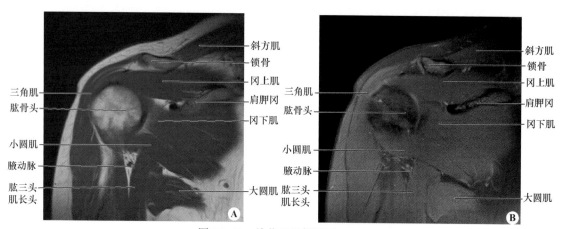

图 8-2-18 关节盂后部层面 MRI
A. T_1WI；B. 脂肪抑制后质子密度加权像

3. 冈上肌腱层面（图 8-2-19） 此层面显示冈上肌腱层面，可见锁骨中部及肱骨头、关节盂构成之盂肱关节；锁骨上方见斜方肌，背侧由上至下依次为肩胛冈上方冈上肌及其肌腱，肩胛冈下方冈下肌、小圆肌、大圆肌、背阔肌；肱骨头外侧可见三角肌。

4. 关节盂中部层面（图 8-2-20） 此层面显示关节盂中部层面，可见锁骨中部及肱骨头、关节盂构成之盂肱关节；关节盂上方可见上盂唇，下方可见肩关节囊，前内侧见肩胛下肌；锁骨上方见斜方肌。

5. 关节盂前部层面（图 8-2-21） 此层面显示关节盂前部层面，可见锁骨近中部及喙突；肱骨头前外部见肱骨大小结节间之结节间沟；前部见肩胛下肌。

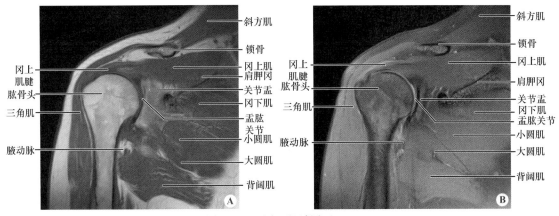

图 8-2-19　冈上肌腱层面 MRI
A. T₁WI；B. 脂肪抑制后质子密度加权像

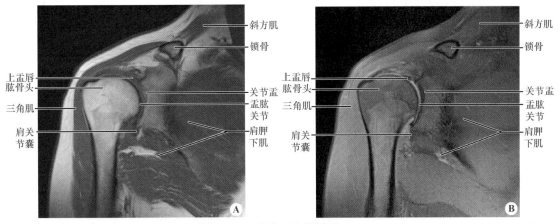

图 8-2-20　关节盂中部层面 MRI
A. T₁WI；B. 脂肪抑制后质子密度加权像

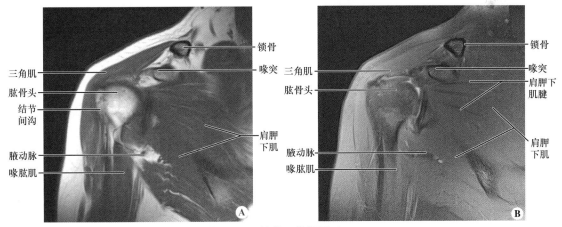

图 8-2-21　关节盂前部层面 MRI
A. T₁WI；B. 脂肪抑制后质子密度加权像

6. 肱骨头前部层面（图 8-2-22）　此层面显示肱骨头前部层面，可见锁骨近部及喙突；肱骨头前外部见肱二头肌长头腱；前部见肩胛下肌及其肌腱。

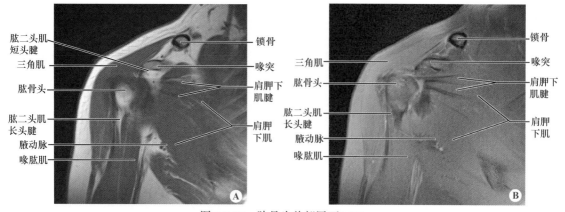

图 8-2-22 肱骨头前部层面 MRI

A. T₁WI；B. 脂肪抑制后质子密度加权像

（四）MRI 矢状面解剖

1. 锁骨中部层面（图 8-2-23） 此层面显示锁骨中部层面，可见锁骨，其后方见斜方肌；肩胛骨前方见肩胛下肌；肩胛冈上方见冈上肌，下方见冈下肌、小圆肌；背侧见三角肌。

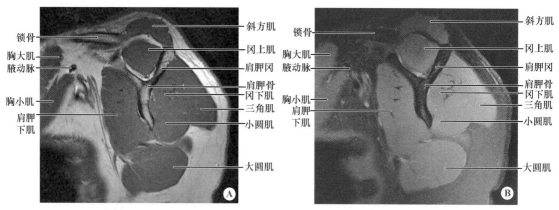

图 8-2-23 锁骨中部层面 MRI

A. T₁WI；B. 脂肪抑制后质子密度加权像

2. 锁骨中远部层面（图 8-2-24） 此层面显示锁骨中远部层面，可见锁骨，其后方见斜方肌；肩胛骨前方见肩胛下肌；肩胛冈上方见冈上肌，下方见冈下肌、小圆肌、大圆肌；背侧见三角肌。

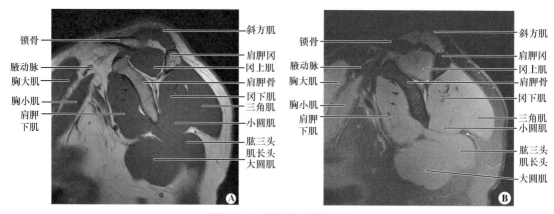

图 8-2-24 锁骨中远部层面

A. T₁WI；B. 脂肪抑制后质子密度加权像

3. 关节盂层面（图 8-2-25）　此层面显示关节盂层面，可见锁骨，其前方见三角肌；肩胛骨前方见肩胛下肌；肩胛冈上方见冈上肌，下方见冈下肌、小圆肌、肱三头肌长头、大圆肌，背侧见三角肌；该层面前部见胸大肌、胸小肌。

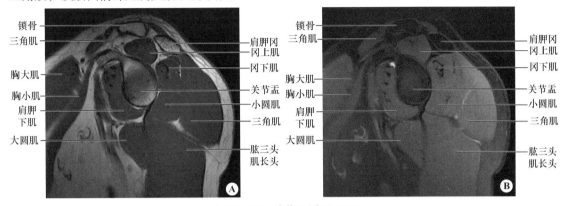

图 8-2-25　关节盂层面 MRI
A. T₁WI；B. 脂肪抑制后质子密度加权像

4. 喙突层面（图 8-2-26）　此层面显示喙突层面，可见锁骨、肩峰组成肩锁关节，其前方见三角肌、喙突；肱骨头前下方见肩胛下肌；肱骨头上方见冈上肌及其肌腱，后下方见冈下肌、小圆肌及其肌腱、肱三头肌长头、大圆肌，背侧见三角肌；该层面前部见胸大肌、喙肱肌。

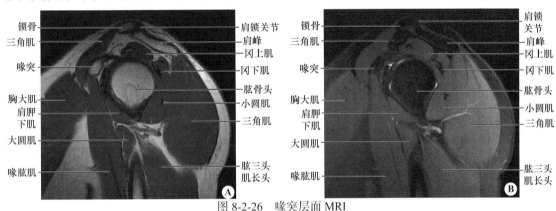

图 8-2-26　喙突层面 MRI
A. T₁WI；B. 脂肪抑制后质子密度加权像

5. 肱骨干内侧层面（图 8-2-27）　此层面显示肱骨干内侧层面，可见肩峰，其前方见三角肌；肱骨头前方见肩胛下肌腱；肱骨头上方见冈上肌及其肌腱，后下方见冈下肌、小圆肌及其肌腱、肱三头肌长头、大圆肌，背侧见三角肌；该层面前部见胸大肌、肱二头肌。

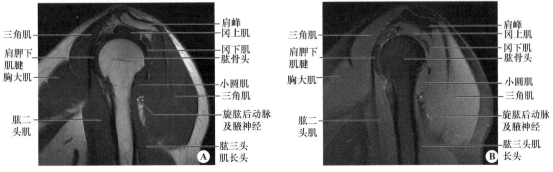

图 8-2-27　肱骨干内侧层面 MRI
A. T₁WI；B. 脂肪抑制后质子密度加权像

6. 肱骨干中部层面（图 8-2-28） 此层面显示肱骨干中部层面，可见肩峰，其前方见三角肌；肱骨头前方见肩胛下肌腱；肱骨头上方见冈上肌及其肌腱，后下方见冈下肌、小圆肌及其肌腱、肱三头肌长头，背侧见三角肌；该层面前部见胸大肌、肱二头肌。

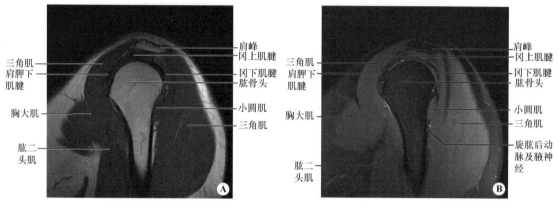

图 8-2-28 肱骨干中部层面 MRI
A. T₁WI；B. 脂肪抑制后质子密度加权像

7. 肱骨小结节层面（图 8-2-29） 此层面显示肱骨小结节层面，可见肩峰，其前方见三角肌；肱骨头前方见肱骨小结节，前上方见肩胛下肌腱；肱骨头上方见冈上肌腱，后下方见冈下肌腱，背侧见三角肌；该层面前部见胸大肌、肱二头肌、喙肱肌。

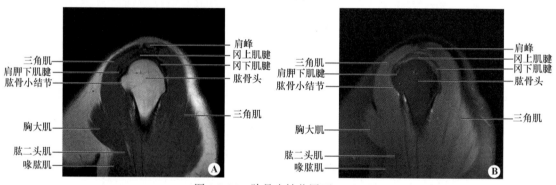

图 8-2-29 肱骨小结节层面 MRI
A. T₁WI；B. 脂肪抑制后质子密度加权像

8. 肱骨大结节层面（图 8-2-30） 此层面显示肱骨大结节层面，其被三角肌包绕。

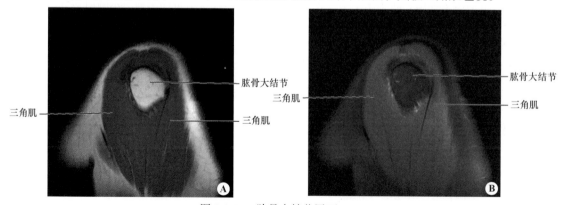

图 8-2-30 肱骨大结节层面 MRI
A. T₁WI；B. 脂肪抑制后质子密度加权像

三、常见解剖变异和典型病变

（一）常见解剖变异

肩关节常见解剖变异包括肩峰骨、肩胛骨高位及骨岛等。

1. 肩峰骨　是一种因骨融合异常而出现的解剖变异。肩峰具有 4 个骨化中心（从尖部到底部），分别称前肩峰、中肩峰、后肩峰和底肩峰骨化中心。大多数情况下，前 3 者在 15～18 岁融合，而底部于 12 岁和肩胛冈融合。然而，在大约 1%～15% 的人中，这一骨性融合会出现失败而致使肩峰保留一块游离骨。这种情况被称为肩峰骨（图 8-2-31），但很少引起疼痛。

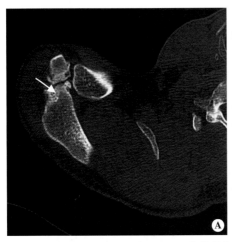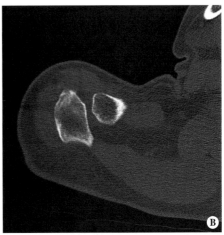

图 8-2-31　肩峰骨与正常对照横断面 CT
A. 肩关节横断面 CT，显示肩峰骨（箭头）；B. 肩关节横断面 CT，为正常肩锁关节

2. 肩胛骨高位　最常引起肩胛骨位置升高、体积变小、形态异常（图 8-2-32），有时 20%～25% 患者可见肩椎骨桥及假关节形成，同时常伴有肩胛骨周围肌肉组织发育不良，导致患侧肩关节活动受限，除肩胛骨发育异常外，先天性高肩胛症还常伴有颈胸椎、肋骨及其他部位畸形。

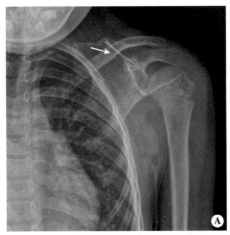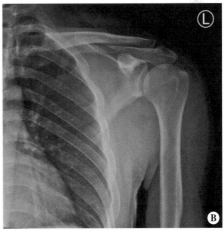

图 8-2-32　肩胛骨高位与正常对照 X 线正位片
A. 肩关节 X 线正位片，显示肩胛骨高位（箭头）；B. 肩关节 X 线正位片，为正常肩胛骨

3. 骨岛　是一种变异，为松质骨内的致密骨组织团块或者结节，由骨发育异常所致，呈鸟巢状、圆形或卵圆形（图 8-2-33）。直径一般为 0.2～2.0cm，其长轴与骨一致。

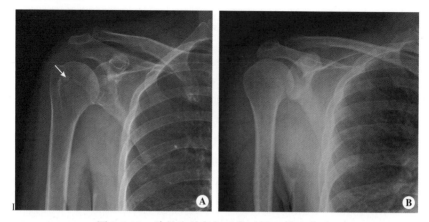

图 8-2-33　肱骨头骨岛与正常对照 X 线正位片
A. 肩关节 X 线正位片，显示肱骨头骨岛（箭头）；B. 肩关节 X 线正位片，为正常肱骨头

（二）典型病变

肩关节常见典型病变包括肩袖损伤、肩峰下撞击综合征、肩关节脱位等。

1. 肩袖损伤　多与创伤、撞击、退变及血运有所关联，但这多属于外在因素，内在因素多为年龄、肌腱生理变化等。当机体出现退化时，解剖结构中的血管受到影响，出现撞击、创伤等情况，会导致肩袖加速退化，从而诱发断裂，冈上肌相对脆弱，极易受到外力的影响，若不及时处理，会导致无菌性炎症，甚至出现肌腱撕裂的情况（图 8-2-34）。

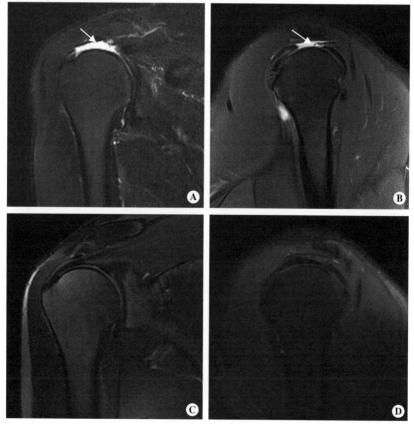

图 8-2-34　肩袖损伤与正常对照 MRI
A、B. 分别为肩关节 FS T$_2$WI、脂肪抑制后质子密度加权像，显示肩袖损伤（箭头）；C、D. 为正常肩袖的肩关节 FS T$_2$WI、脂肪
抑制后质子密度加权像

2. 肩峰下撞击综合征　又称卡压综合征、肩疼痛弧综合征，是指由多种原因导致肩峰下间隙减小（图 8-2-35），进一步导致肩峰下滑囊的无菌性炎症、肩袖损伤或撕裂等一系列的临床症状。

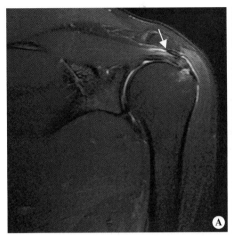
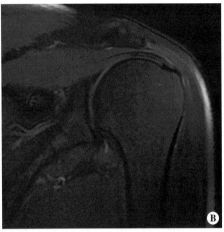

图 8-2-35　肩峰下撞击综合征与正常对照脂肪抑制后 T₂WI
A. 肩关节 FS T₂WI，显示肩峰下撞击综合征（箭头）；B. 肩关节 FS T₂WI，为正常肩关节

3. 肩关节脱位　又称肩肱关节脱位，指肱骨头与关节盂正常位置发生变化（图 8-2-36），多数由暴力引起。肩关节脱位按肱骨头的位置分为前脱位和后脱位，以前脱位常见。

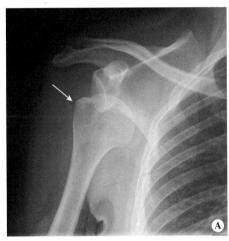
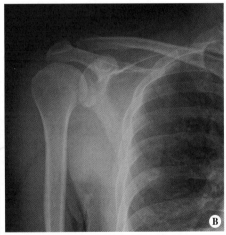

图 8-2-36　肩关节脱位与正常对照 X 线正位片
A. 肩关节 X 线正位片，显示脱位（箭头）；B. 肩关节 X 线正位片，为正常肩关节

案例 8-2-1 分析讨论：
1. 本案例中四肢外伤首选 X 线检查，对一些部位细微骨折或 X 线阴性但临床症状明显者需进一步 CT 检查明确骨折的详细情况。
2. 本案例中外伤累及右侧肩胛骨及周围软组织。

第三节　肘　　部

案例 8-3-1
　　患者，女，57 岁，因外伤右肘关节疼痛就诊。经 CT 及 MRI 检查显示右侧尺骨冠突、桡骨头颈移行部多发骨质连续性中断，周围软组织肿胀，影像学诊断为右侧尺骨冠突撕脱骨折，桡骨头颈移行部骨折，不除外轻度嵌插并周围软组织损伤，见图 8-3-1。

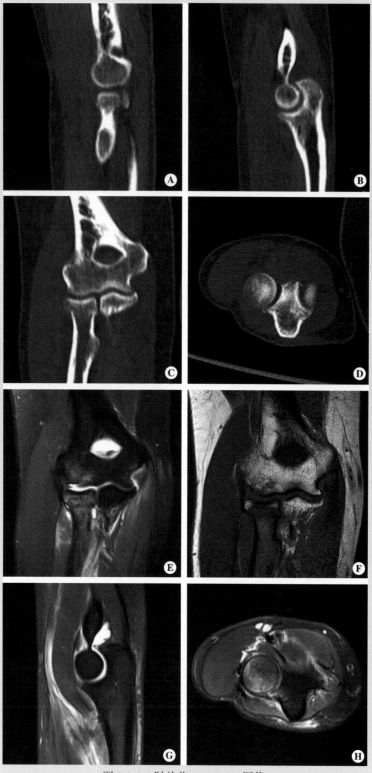

图 8-3-1 肘关节 CT、MRI 图像

A、B、C、D.CT 骨窗；E、G、H. MR T_2 压脂像；F. T_1 加权像

问题：
1. 四肢外伤行 CT 检查的优势有哪些？哪些部位需要进一步 MRI 检查？
2. 外伤累及哪些结构？周围哪些肌肉损伤？

一、X 线 解 剖

（一）正常儿童肘关节

儿童肘关节有 6 个骨化中心，出现顺序依次为肱骨小头、桡骨、内髁（内上髁）、滑车、尺骨、外髁（外上髁）。不同年龄阶段骨化中心闭合情况不同，不要误为骨折。下图尺骨鹰嘴骨骺与干骺端尚未闭合，不要误诊断为骨折（图 8-3-2）。

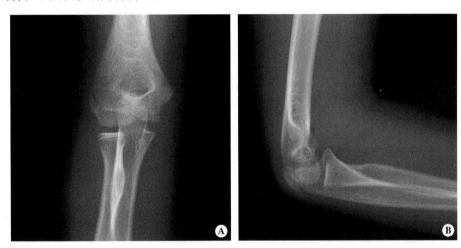

图 8-3-2 正常儿童肘关节 X 线片
A. 儿童肘关节正位片；B. 儿童肘关节侧位片

（二）正常成人肘关节

肘关节正位片显示冠突窝、外上髁、肱骨小头、肱桡关节、桡骨头、桡骨颈、桡骨粗隆、内上髁上嵴、内上髁、尺骨鹰嘴、滑车、冠突；侧位片显示内上髁上嵴、冠突窝、鹰嘴窝、内上髁、滑车、尺骨鹰嘴、冠突、桡骨头、桡骨粗隆、桡骨颈（图 8-3-3）。

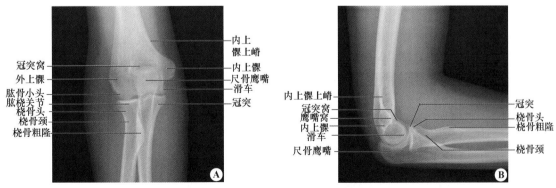

图 8-3-3 正常成人肘关节 X 线片
A. 成人肘关节正位片；B. 成人肘关节侧位片

二、CT 和 MRI 解剖

（一）CT 横断面解剖

1. 上臂中下份层面（图 8-3-4） 此层面显示上臂中下份层面，肱骨切面略呈三角形，其前方可见臂肌前群浅层的肱二头肌、肱肌及前臂肌前群的肱桡肌；后方可见臂肌后群的肱三头肌。

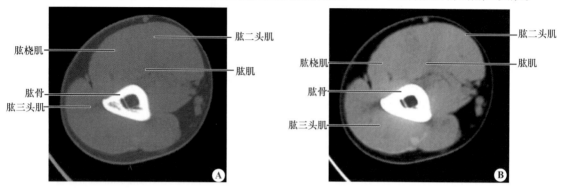

图 8-3-4 上臂中下份层面 CT
A. 骨窗；B. 软组织窗

2. 上臂下份层面（图 8-3-5） 此层面显示上臂下份层面，肱骨切面呈略向前凸的扁条形。此层面可见从上一层面延续而来的肱骨前方的肱肌、肱二头肌及位于肱骨后方的肱三头肌；此外还可见位于肱肌外侧的肱桡肌及桡侧腕长伸肌。

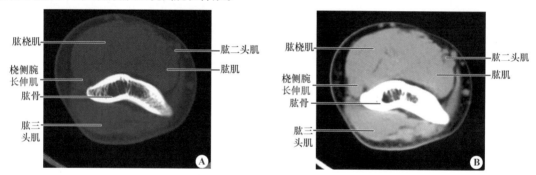

图 8-3-5 上臂下份层面 CT
A. 骨窗；B. 软组织窗

3. 肱尺近侧关节层面（图 8-3-6） 此层面显示肱尺近侧关节层面，此层面显示肱骨内外上髁及其后方的鹰嘴，可见肱骨前方的肱肌以及位于肱骨后方的肱三头肌；此外还可见位于肱肌内侧的旋前圆肌，肱肌外侧的肱桡肌及桡侧腕长伸肌。

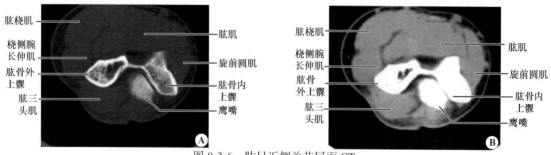

图 8-3-6 肱尺近侧关节层面 CT
A. 骨窗；B. 软组织窗

4. 肱尺远侧关节层面（图 8-3-7） 此层面显示肱尺远侧关节层面，此层面扫及肱骨内外上髁及其后方的鹰嘴，可见肱骨前方的肱肌及位于肱骨后方的肱三头肌；此外还可见位于肱肌内侧的旋前圆肌、肱肌外侧的肱桡肌及桡侧腕长伸肌。

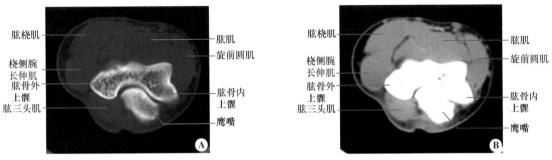

图 8-3-7 肱尺远侧关节层面 CT
A. 骨窗；B. 软组织窗

5. 桡尺近侧关节层面（图 8-3-8） 此层面显示桡尺近侧关节层面，此层面显示肱骨及尺骨，可见肱骨前方的肱肌及位于桡骨头后方的肘肌；此外还可见位于肱肌内侧的旋前圆肌、指浅屈肌、肱肌外侧的肱桡肌、指伸肌及桡侧腕长伸肌。

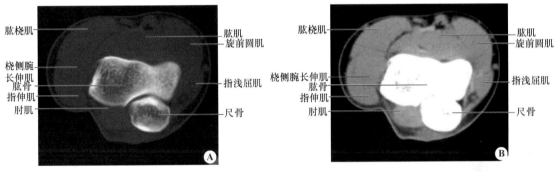

图 8-3-8 桡尺近侧关节层面 CT
A. 骨窗；B. 软组织窗

6. 桡尺关节层面（图 8-3-9） 此层面显示桡尺关节层面，此层面显示桡骨头及尺骨，尺骨后方两侧更多的前臂肌断面出现，位于其后外侧的肘肌及位于后内侧的指深屈肌、尺侧腕屈肌等；桡尺关节外前方见肱桡肌、桡侧腕长、短伸肌、指伸肌；内前侧见旋前圆肌、桡侧腕屈肌等。

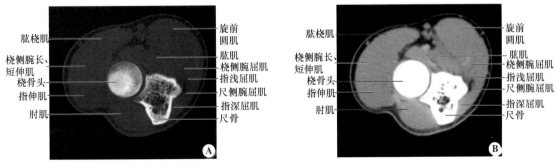

图 8-3-9 桡尺关节层面 CT
A. 骨窗；B. 软组织窗

7. 前臂上份层面（图 8-3-10） 此层面显示前臂上份层面，经尺骨粗隆水平，该断面肌肉排布关节复杂。按尺桡骨排列方向，将此层面分为前内侧及后外侧。前臂肌后群位于后外侧，由尺侧向桡侧依次为肘肌、位于深面并环绕桡骨的旋后肌、指伸肌、桡侧腕长、短伸肌、肱桡肌；前臂肌前群位于前内侧部，从尺侧向桡侧依次为指深屈肌、尺侧腕屈肌、指浅屈肌及旋前圆肌。

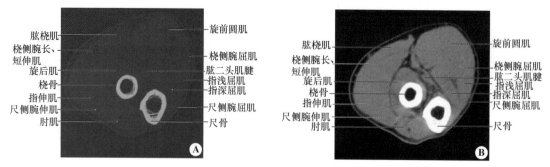

图 8-3-10　前臂上份层面 CT

A. 骨窗；B. 软组织窗

（二）MRI 横断面解剖

1. 上臂中下份层面（图 8-3-11）　此层面显示肱骨切面略呈三角形，其前方可见臂肌前群浅层的肱二头肌、肱肌及前臂肌前群的肱桡肌；后方可见臂肌后群的肱三头肌及其肌腱；该层面可见位于浅筋膜前部的头静脉，内侧份的贵要静脉，深筋膜内见肱动静脉及正中神经。

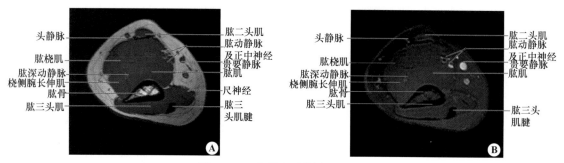

图 8-3-11　上臂中下份层面 MRI

A. T₁WI；B. 脂肪抑制后质子密度加权像

2. 上臂下份层面（图 8-3-12）　此层面显示肱骨切面呈略向前凸的扁条形，其前方可见臂肌前群浅层的肱二头肌、肱肌及前臂肌前群的肱桡肌，后群的桡侧腕长伸肌；后方可见臂肌后群的肱三头肌及其肌腱；该层面可见位于浅筋膜前部的头静脉，内侧份的贵要静脉，深筋膜内的肱动静脉及正中神经。

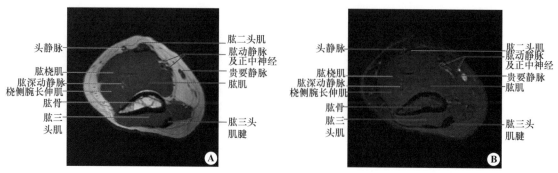

图 8-3-12　上臂下份层面 MRI

A. T₁WI；B. 脂肪抑制后质子密度加权像

3. 上臂冠突窝上份层面（图 8-3-13）　此层面显示肱骨切面呈略向前凸的扁条形，肱骨后方可见肘后脂肪垫。其前方可见臂肌前群浅层的肱二头肌、肱肌及前臂肌前群的肱桡肌，后群的桡侧腕长伸肌；后方可见臂肌后群的肱三头肌内外侧头及其肌腱；该层面可见位于浅筋膜前部的头静脉，内侧份的贵要静脉，深筋膜内的肱动静脉及正中神经。

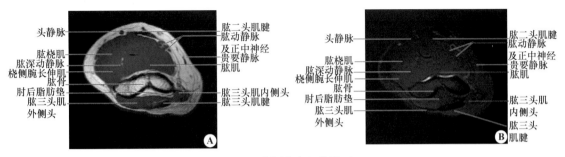

图 8-3-13　上臂冠突窝上份层面 MRI
A. T₁WI；B. 脂肪抑制后质子密度加权像

4. 鹰嘴层面（图 8-3-14）　此层面显示肱骨内外上髁及其后方的鹰嘴，可见肱骨前方的肱肌及位于肱骨外上髁后方的肘肌；此外还可见位于肱肌内侧的旋前圆肌，肱肌外侧的肱桡肌及桡侧腕长伸肌；该层面也可见位于浅筋膜前部的头静脉，内侧份的贵要静脉，深筋膜内的肱动静脉及正中神经。

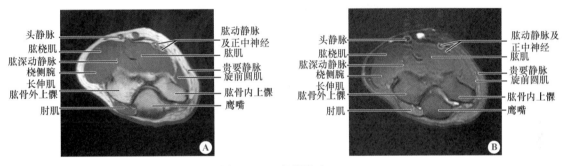

图 8-3-14　鹰嘴层面 MRI
A. T₁WI；B. 脂肪抑制后质子密度加权像

5. 肱尺远侧关节层面（图 8-3-15）　此层面显示肱骨内外上髁及其后方的鹰嘴，可见肱骨前方的肱肌及位于肱骨外上髁后方的肘肌；此外还可见位于肱肌内侧的旋前圆肌，肱肌外侧的肱桡肌及桡侧腕长伸肌；该层面可见位于浅筋膜前部的头静脉，内侧份的贵要静脉，深筋膜内的肱动静脉及正中神经。

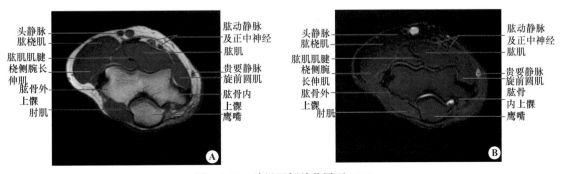

图 8-3-15　肱尺远侧关节层面 MRI
A. T₁WI；B. 脂肪抑制后质子密度加权像

6. 桡骨头层面（图 8-3-16）　此层面显示桡骨头、肱骨小头、肱骨滑车及其后方的鹰嘴。按尺桡骨排列方向，将此层面分为前内侧及后外侧。前臂肌后群位于后外侧，由尺侧向桡侧依次为肘肌、指伸肌、桡侧腕长伸肌、肱桡肌；前臂肌前群位于前内侧部，从尺侧向桡侧依次为指深屈肌、尺侧腕屈肌、指浅屈肌及旋前圆肌。该层面可见位于浅筋膜前部的头静脉，内侧份的贵要静脉，深筋膜内的肱动静脉及正中神经。

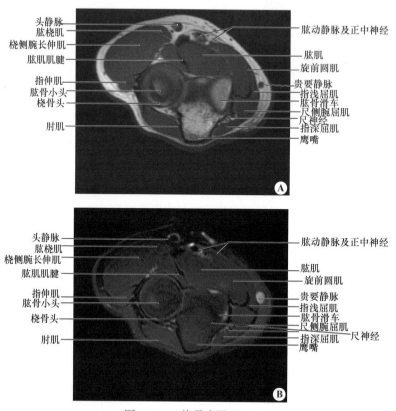

图 8-3-16　桡骨头层面 MRI
A. T₁WI；B. 脂肪抑制后质子密度加权像

7. 桡尺关节层面（图 8-3-17）　此层面显示桡骨头及其后方的鹰嘴。按尺桡骨排列方向，将此层面分为前内侧及后外侧。前臂肌后群位于后外侧，由尺侧向桡侧依次为肘肌，指伸肌，桡侧腕长、短伸肌，肱桡肌；前臂肌前群位于前内侧部，从尺侧向桡侧依次为指深屈肌、尺侧腕屈肌、指浅屈肌及旋前圆肌。该层面可见位于浅筋膜前部的头静脉，内侧份的贵要静脉，深筋膜内的肱动静脉及正中神经。

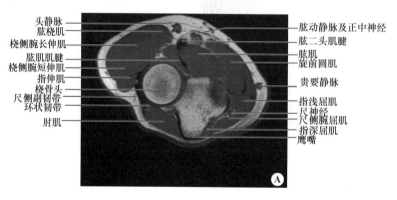

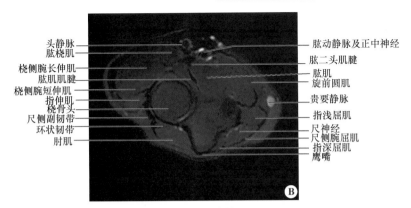

图 8-3-17 桡尺关节层面 MRI
A. T$_1$WI；B. 脂肪抑制后质子密度加权像

8. 桡尺关节远端层面（图 8-3-18） 此层面显示桡骨及其后方的鹰嘴。按尺桡骨排列方向，将此层面分为前内侧及后外侧。前臂肌后群位于后外侧，由尺侧向桡侧依次为肘肌、尺侧腕伸肌及其肌腱，位于深面并环绕桡骨的旋后肌，指伸肌，桡侧腕长、短伸肌，肱桡肌；前臂肌前群位于前内侧部，从尺侧向桡侧依次为指深屈肌、尺侧腕屈肌、指浅屈肌、掌长肌及旋前圆肌。该层面可位于浅筋膜前部的头静脉，内侧份的贵要静脉，深筋膜内的肱动静脉及正中神经。

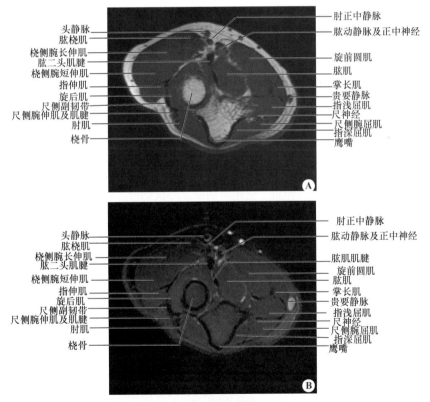

图 8-3-18 桡尺关节远端层面 MRI
A. T$_1$WI；B. 脂肪抑制后质子密度加权像

9. 前臂近段层面（图 8-3-19） 此层面显示桡骨颈及尺骨。按尺桡骨排列方向，将此层面分为前内侧及后外侧。前臂肌后群位于后外侧，由尺侧向桡侧依次为肘肌、尺侧腕伸肌及其肌腱，位于深面并环绕桡骨的旋后肌，指伸肌，桡侧腕长、短伸肌，肱桡肌；前臂肌前群位于前内侧部，从尺侧向桡侧依次为指深屈肌、尺侧腕屈肌、指浅屈肌、掌长肌及旋前圆肌。该层面可见位于浅筋膜前部的头静脉，内侧份的贵要静脉，深筋膜内的肱动静脉及正中神经。

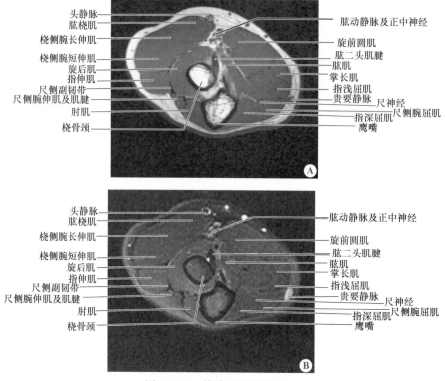

图 8-3-19　前臂近段层面 MRI
A. T_1WI；B. 脂肪抑制后质子密度加权像

（三）MRI 冠状面解剖

1. 冠突层面（图 8-3-20）　此层面显示肱骨小头、肱骨滑车、桡骨头及冠突。外侧见桡神经、肱桡肌、桡侧腕长伸肌、桡侧腕短伸肌、桡侧副韧带、环状韧带、旋后肌、指伸肌；内侧见肱肌、滑车上淋巴结、旋前圆肌、肱骨滑车、贵要静脉、冠突、肱肌、掌长肌、指浅屈肌、指深屈肌。

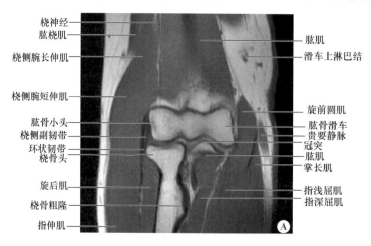

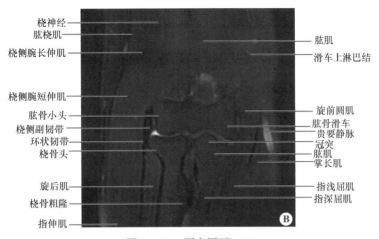

图 8-3-20 冠突层面 MRI

A. T₁WI；B. 脂肪抑制后质子密度加权像

2. 肱骨内上髁层面（图 8-3-21） 此层面显示肱骨小头、肱骨滑车、内侧髁、桡骨头及冠突。外侧见肱肌、肱桡肌、桡侧腕长伸肌、桡侧腕短伸肌、伸肌总腱、桡侧副韧带、环状韧带、旋后肌；内侧见肱三头肌、旋前圆肌、鹰嘴窝、掌长肌、尺侧副韧带、贵要静脉、指浅屈肌、指深屈肌、尺侧腕屈肌。

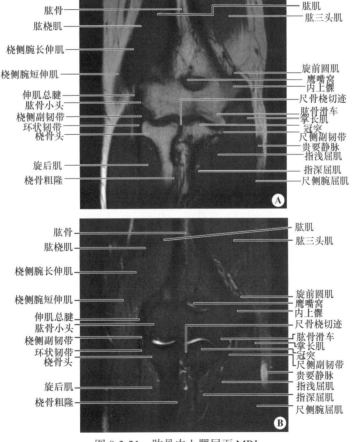

图 8-3-21 肱骨内上髁层面 MRI

A. T₁WI；B. 脂肪抑制后质子密度加权像

3. 鹰嘴层面（图 8-3-22） 此层面显示肱骨内上髁、肱骨滑车、鹰嘴、桡骨头及尺骨，外侧见肱肌、桡侧腕长伸肌、桡侧副韧带、环状韧带、伸肌总腱、指伸肌、旋后肌；内侧见肱三头肌、屈肌总腱、尺骨桡切迹、指浅屈肌、尺侧副韧带、贵要静脉、指深屈肌。

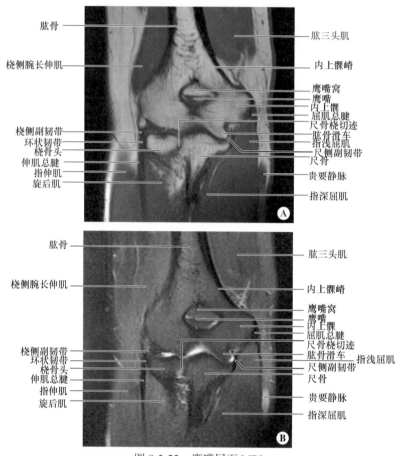

图 8-3-22 鹰嘴层面 MRI

A. T₁WI；B. 脂肪抑制后质子密度加权像

4. 肱骨外上髁层面（图 8-3-23） 此层面显示肱骨内外上髁、肱骨滑车、桡骨头、鹰嘴及尺骨。外侧见肱肌、桡侧腕长伸肌、肘肌、指伸肌；内侧见肱三头肌及肌腱、内上髁、屈肌总腱、指浅屈肌、贵要静脉、指深屈肌。

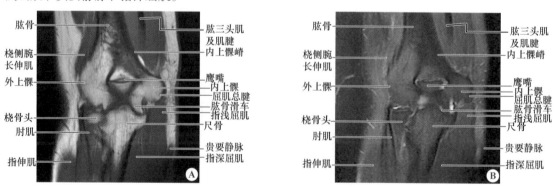

图 8-3-23 肱骨外上髁层面 MRI

A. T₁WI；B. 脂肪抑制后质子密度加权像

5. 尺骨上段后部层面（图 8-3-24） 此层面显示肱骨、鹰嘴、尺骨。后侧份见肘肌、肱三头肌及肌腱、尺神经、尺侧腕屈肌、指深屈肌。

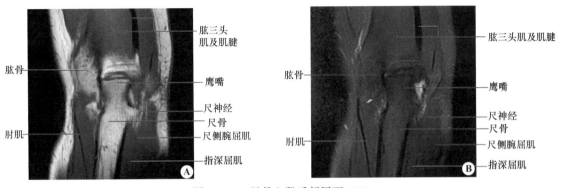

图 8-3-24 尺骨上段后部层面 MRI

A. T₁WI；B. 脂肪抑制后质子密度加权像

6. 肘关节后份层面（图 8-3-25） 此层面显示肘关节后份层面，可见尺骨。后侧份见肘肌、肱三头肌及肌腱、尺侧腕屈肌、指深屈肌。

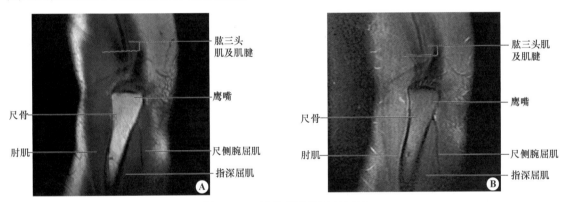

图 8-3-25 肘关节后份层面 MRI

A. T₁WI；B. 脂肪抑制后质子密度加权像

（四）MRI 矢状面解剖

1. 肱骨滑车层面（图 8-3-26） 此层面显示肱骨滑车及鹰嘴，亦可见肱动静脉、旋前圆肌、桡侧腕屈肌、指浅屈肌、肱三头肌及肌腱、尺侧腕屈肌、尺神经。

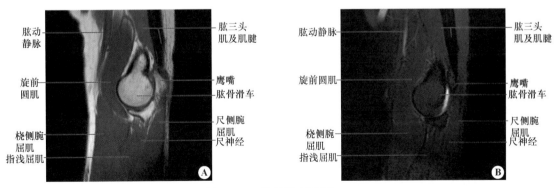

图 8-3-26 肱骨滑车层面 MRI

A. T₁WI；B. 脂肪抑制后质子密度加权像

2. 鹰嘴窝层面（图 8-3-27） 此层面显示肱骨、肱骨滑车、鹰嘴、冠突，亦可见肱动脉、肱肌、旋前圆肌、肱三头肌、指深屈肌。

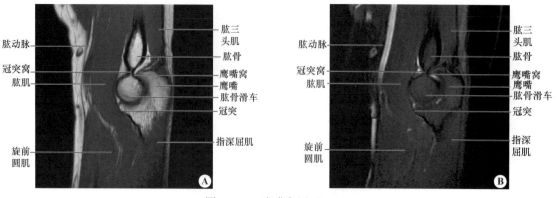

图 8-3-27　鹰嘴窝层面 MRI
A. T$_1$WI；B. 脂肪抑制后质子密度加权像

3. 肱骨中部层面（图 8-3-28）　此层面显示肱骨、肱骨滑车、鹰嘴、冠突，亦可见肱二头肌、肱肌、旋前圆肌、肱三头肌、指深屈肌。

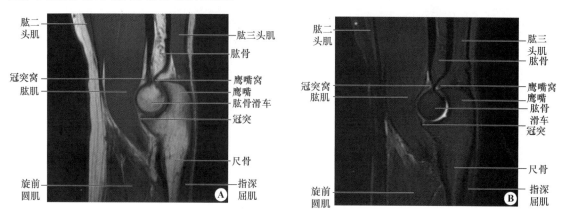

图 8-3-28　肱骨中部层面 MRI
A. T$_1$WI；B. 脂肪抑制后质子密度加权像

4. 桡骨头内侧层面（图 8-3-29）　此层面显示肱骨小头、桡骨头、尺骨，亦可见肱二头肌、肱肌、肱二头肌肌腱、尺动脉、旋前圆肌、肱三头肌、后脂肪垫、指深屈肌。

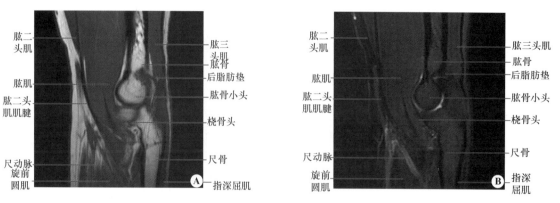

图 8-3-29　桡骨头内侧层面 MRI
A. T$_1$WI；B. 脂肪抑制后质子密度加权像

5. 桡骨头中部层面（图 8-3-30）　此层面显示肱骨及桡骨头，亦可见肱二头肌、头静脉、肱桡肌、旋后肌、肱三头肌内侧头、环状韧带、肘肌、旋后肌。

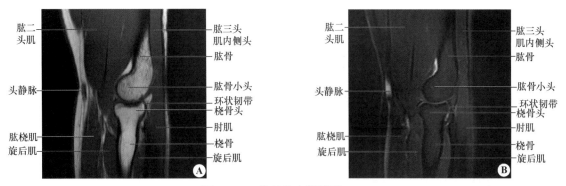

图 8-3-30　桡骨头中部层面 MRI
A. T_1WI；B. 脂肪抑制后质子密度加权像

6. 桡骨头外侧层面（图 8-3-31）　此层面显示肱骨小头及桡骨头，亦可见肱二头肌、头静脉、肱桡肌、肱三头肌长头、环状韧带、肘肌、旋后肌。

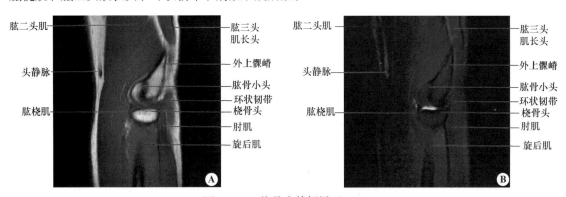

图 8-3-31　桡骨头外侧层面 MRI
A. T_1WI；B. 脂肪抑制后质子密度加权像

三、常见解剖变异和典型病变

（一）常见解剖变异

常见解剖变异主要包括肘髌骨、骨岛、成人骨化中心闭合不全等。

1. 肘髌骨　为一罕见的肘部发育异常，系尺骨鹰嘴二次化骨核未与尺骨融合，遗留在肱三头肌腱内的一种籽骨，位于肘关节后方，类似髌骨的骨块，往往与肱骨下端和尺骨鹰嘴构成假性关节（图 8-3-32）。

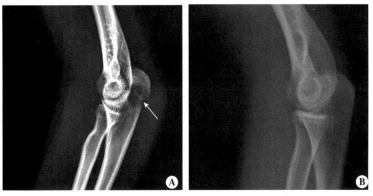

图 8-3-32　肘髌骨与正常对照 X 线侧位片
A. 肘关节 X 线侧位片，显示肘髌骨（箭头）；B. 肘关节 X 线侧位片，为正常肘关节

2. 骨岛 是一种变异，为松质骨内的致密骨组织团块或者结节，由骨发育异常所致，呈鸟巢状，圆形或卵圆形。直径一般为 0.2～2.0cm，其长轴与骨一致（图 8-3-33）。

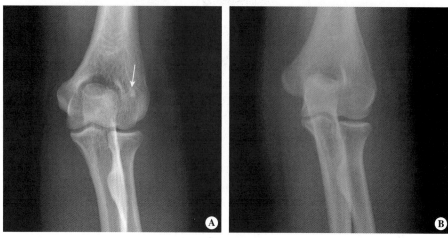

图 8-3-33　肱骨外上髁骨岛与正常对照 X 线正位片

A. 肘关节 X 线正位片，显示肱骨外上髁骨岛（箭头）；B. 肘关节 X 线正位片，为正常肘关节

3. 成人骨化中心闭合不全 指骨化中心不愈合（图 8-3-34）。

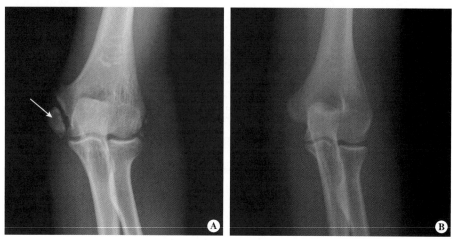

图 8-3-34　成人肘关节骨化中心闭合不全与正常对照 X 线正位片

A. 肘关节 X 线正位片，显示成人肘关节骨化中心闭合不全（箭头）；B. 肘关节 X 线正位片，为成人正常肘关节

（二）典型病变

典型病变主要包括肘关节脱位、骨折、退变等。

1. 肘关节脱位 为临床常见的脱位之一，主要指肱尺关节（包括肱桡关节）脱位，多分为前、后方脱位（图 8-3-35）。

2. 肘关节骨折 即肘关节组成骨连续性中断（图 8-3-36）。

3. 肘关节退变 肩关节诸组成骨多发骨质增生，局部见多发骨赘形成（图 8-3-37）。

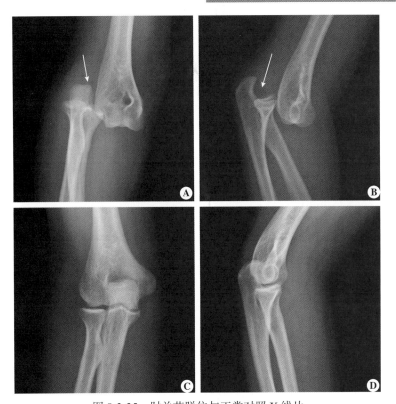

图 8-3-35 肘关节脱位与正常对照 X 线片

A、B. 肘关节 X 线正侧位片，显示肘关节脱位（箭头）；C、D. 肘关节 X 线正侧位片，为正常肘关节

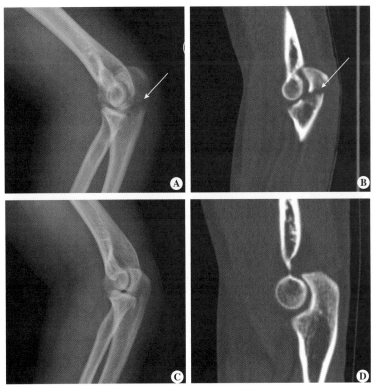

图 8-3-36 肘关节骨折与正常对照 X 线片和 CT

A、B. 分别为肘关节 X 线侧位片、矢状面 CT 骨窗，显示尺骨鹰嘴骨折（箭头）；C、D. 分别为肘关节 X 线侧位片、矢状面 CT 骨窗，为正常肘关节

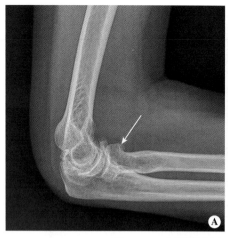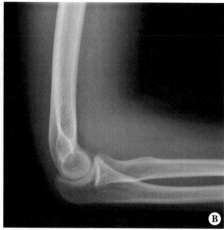

图 8-3-37 肘关节退变与正常对照 X 线侧位片

A. 肘关节 X 线侧位片，显示肘关节退行性变（箭头）；B. 肘关节 X 线侧位片，为正常肘关节

案例 8-3-1 分析讨论：

1. 本案例中四肢外伤中选用 CT 检查，可以对骨折显示清楚，同时对软组织损伤也有一定的显示。若要更详细了解骨折周围软组织损伤情况，最佳检查方法为 MRI，可以较准确判断损伤范围，对血管神经及肌肉韧带等有良好的显示。

2. 本案例中外伤累及尺骨冠突、桡骨头颈移行处及桡骨小头环状关节面及周围软组织，包括肱肌、旋后肌、指浅屈肌。

（郝大鹏，张　军）

第四节　腕　　部

案例 8-4-1

患者，男，51 岁，因高处坠落伤就诊。经 X 线、CT 检查显示左侧桡骨远端多发骨皮质不连续性，断端分离错位，周围软组织肿胀。影像学诊断为左侧桡骨远端粉碎性骨折，周围软组织损伤，见图 8-4-1。

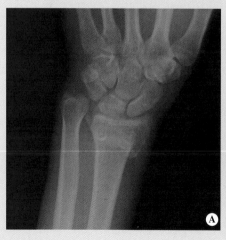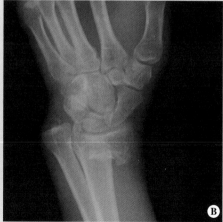

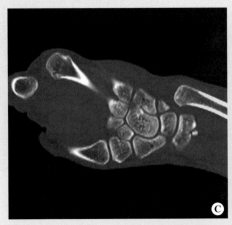
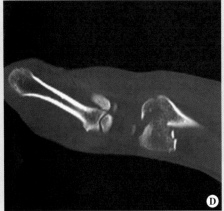

图 8-4-1 腕关节 X 线、CT 图像

A. X 线正位片；B. X 线斜位片；C、D. 冠状面 CT 骨窗

问题：

1. 本例患者首选检查方法是什么？哪些部位需要进一步 CT 检查？
2. 外伤累及哪些结构？

一、X 线 解 剖

（一）正常儿童腕关节

正常儿童腕关节 X 线正侧位片可见腕骨、掌骨、桡骨、尺骨。每个腕骨骨化中心出现的时间不同，依此可以来判断骨龄。掌骨由骨干、干骺端、骺软骨、骨骺组成，可清晰地显示骨干、骨骺、干骺端的形态，骺软骨为线样透亮影，儿童骨性关节面间的间隙较成人宽（图 8-4-2）。

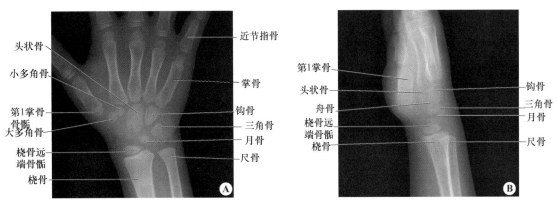

图 8-4-2 儿童腕关节 X 线正侧位片

A. X 线正位片；B. X 线侧位片

（二）正常成人腕关节

正常成人腕关节 X 线正侧位片可见腕骨、掌骨、桡骨、尺骨。腕骨由两侧组成，近侧自桡侧向尺侧依次为手舟骨、月骨、三角骨及豆状骨，远侧自桡侧向尺侧依次为大多角骨、小多角骨、头状骨及钩骨（图 8-4-3）。骨性关节面之间的透亮间隙为关节间隙，包含了真正的关节腔和关节软骨的厚度。

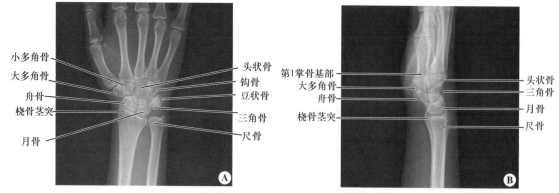

图 8-4-3　成人腕关节 X 线正侧位

A. X 线正位片；B. X 线侧位片

二、CT 和 MRI 解剖

（一）CT 横断面解剖

1. 尺骨远端层面（图 8-4-4）　此层面显示尺骨、桡骨远端。掌侧面可见拇长屈肌腱、桡侧腕屈肌腱、指深屈肌腱、指浅屈肌腱；背侧面可见桡侧腕短伸肌腱、桡侧腕长伸肌腱。

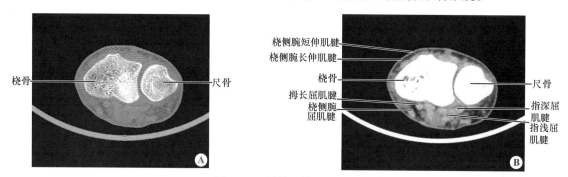

图 8-4-4　尺骨远端层面 CT

A. 骨窗；B. 软组织窗

2. 桡骨远端层面（图 8-4-5）　此层面显示尺骨茎突、桡骨、月骨下部。掌侧面可见拇长屈肌腱、桡侧腕屈肌腱、指深屈肌腱、指浅屈肌腱；背侧面可见桡侧腕短伸肌腱、桡侧腕长伸肌腱。

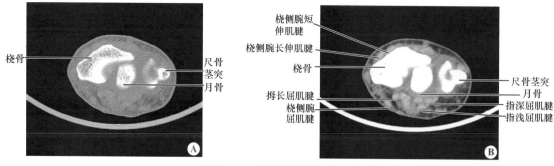

图 8-4-5　桡骨远端层面 CT

A. 骨窗；B. 软组织窗

3. 桡骨茎突层面（图 8-4-6）　此层面显示桡骨茎突、舟骨、三角骨、月骨，相邻腕骨之间形成腕骨间关节。掌侧面可见拇长屈肌腱、桡侧腕屈肌腱、指深屈肌腱、指浅屈肌腱；背侧面可见桡侧腕短伸肌腱、桡侧腕长伸肌腱。

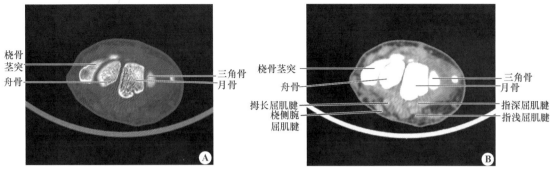

图 8-4-6　桡骨茎突层面 CT
A. 骨窗；B. 软组织窗

4. 豆状骨近端层面（图 8-4-7）　此层面显示桡骨茎突、舟骨、三角骨、月骨、豆状骨，相邻腕骨之间形成腕骨间关节。舟骨、月骨、三角骨近端形成椭圆形关节面，与桡骨腕关节面及尺骨下端的关节盘构成桡腕关节。掌侧面可见指浅屈肌腱、指深屈肌腱，背侧面可见桡侧腕短伸肌腱、桡侧腕长伸肌腱。

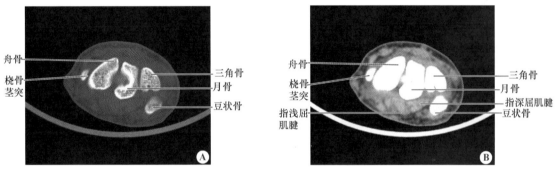

图 8-4-7　豆状骨近端层面 CT
A. 骨窗；B. 软组织窗

5. 头状骨近端层面（图 8-4-8）　此层面显示舟骨、月骨、三角骨、豆状骨、头状骨，相邻腕骨之间形成腕骨间关节。舟骨、月骨、三角骨近端形成椭圆形关节面，与桡骨腕关节面及尺骨下端的关节盘构成桡腕关节。掌侧面可见指浅屈肌腱、指深屈肌腱，背侧面可见桡侧腕短伸肌腱、桡侧腕长伸肌腱。

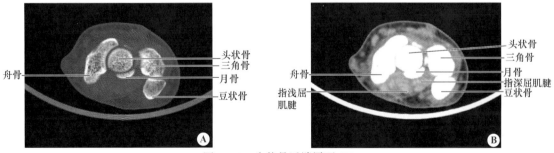

图 8-4-8　头状骨近端层面 CT
A. 骨窗；B. 软组织窗

6. 钩骨近端层面（图 8-4-9）　此层面显示舟骨、三角骨、豆状骨、头状骨、钩骨，相邻腕骨之间形成腕骨间关节。掌侧面可见指浅屈肌腱、指深屈肌腱。尺侧缘可见小指展肌。

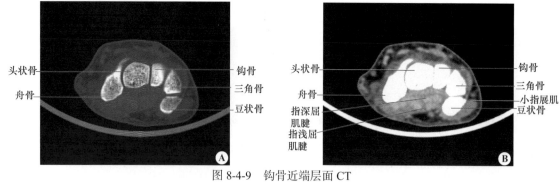

图 8-4-9　钩骨近端层面 CT
A. 骨窗；B. 软组织窗

7. 小多角骨近端层面（图 8-4-10）　此层面显示小多角骨、大多角骨、钩骨、头状骨，相邻腕骨之间形成腕骨间关节。掌侧面可见指浅屈肌腱、指深屈肌腱。尺侧缘可见小指展肌。

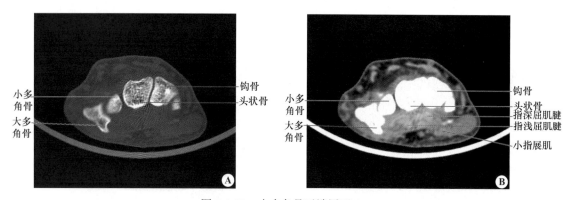

图 8-4-10　小多角骨近端层面 CT
A. 骨窗；B. 软组织窗

8. 第 1 掌骨近端层面（图 8-4-11）　此层面显示小多角骨、大多角骨、头状骨、钩骨、第 1掌骨，相邻腕骨之间形成腕骨间关节。掌侧面可见指浅屈肌腱、指深屈肌腱。尺侧缘可见小指展肌。桡侧缘可见拇短展肌。

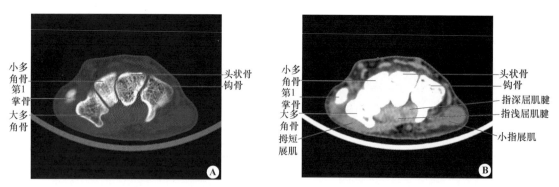

图 8-4-11　第 1掌骨近端层面 CT
A. 骨窗；B. 软组织窗

9. 头状骨远端层面（图 8-4-12）　此层面显示小多角骨、大多角骨、头状骨、钩骨、第 1 掌骨，相邻腕骨之间形成腕骨间关节。掌侧面可见指浅屈肌腱、指深屈肌腱。尺侧缘可见小指展肌。桡侧缘可见拇短展肌。

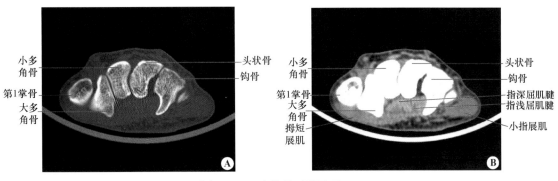

图 8-4-12 头状骨远端层面 CT

A. 骨窗；B. 软组织窗

10. 第 3 掌指关节层面（图 8-4-13） 此层面显示大多角骨、头状骨、第 1、2、4、5 掌骨。掌骨近端为底，接腕骨；远端为头，接指骨，中间部为体。掌侧面可见指浅屈肌腱、指深屈肌腱。尺侧缘可见小指展肌。桡侧缘可见拇短展肌。

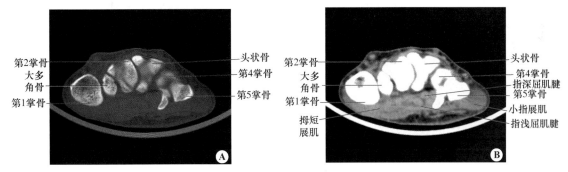

图 8-4-13 第 3 掌指关节层面 CT

A. 骨窗；B. 软组织窗

11. 第 3 掌骨底层面（图 8-4-14） 此层面显示第 1～5 掌骨，掌骨近端为底，接腕骨；远端为头，接指骨，中间部为体。掌侧面可见指浅屈肌腱、指深屈肌腱。尺侧缘可见小指展肌。桡侧缘可见拇短展肌。

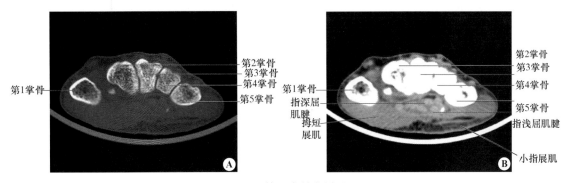

图 8-4-14 第 3 掌骨底层面 CT

A. 骨窗；B. 软组织窗

12. 第 1 掌骨体层面（图 8-4-15） 此层面显示第 1～5 掌骨，掌骨近端为底，接腕骨；远端为头，接指骨，中间部为体。掌侧面可见指浅屈肌腱、指深屈肌腱。桡侧缘可见拇短展肌。

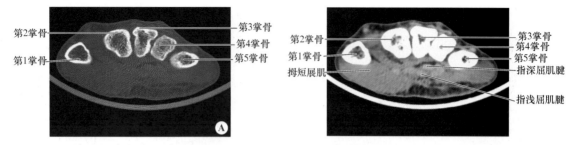

图 8-4-15 第 1 掌骨体层面 CT
A. 骨窗；B. 软组织窗

（二）MRI 横断面解剖

1. 尺骨远端层面（图 8-4-16） 此层面显示桡骨、尺骨。掌侧面可见指深屈肌肌腱、指深屈肌肌腱、桡侧腕屈肌腱、尺侧腕屈肌腱；背侧面可见桡侧腕短伸肌腱、桡侧腕长伸肌腱、指伸肌腱、尺侧腕伸肌腱；桡侧缘可见拇长展肌腱；中间部可见旋前方肌。

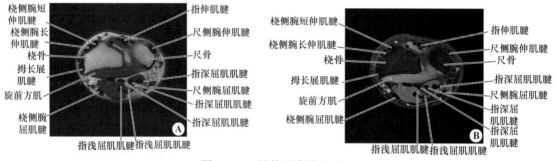

图 8-4-16 尺骨远端层面 MRI
A. T₁WI；B. 脂肪抑制后质子密度加权像

2. 桡骨远端层面（图 8-4-17） 此层面显示桡骨、尺骨。掌侧面可见指深屈肌肌腱、指浅屈肌肌腱、桡侧腕屈肌腱、尺侧腕屈肌腱；背侧面可见桡侧腕短伸肌腱、桡侧腕长伸肌腱、指伸肌腱、尺侧腕伸肌腱；桡侧缘可见拇长展肌腱。

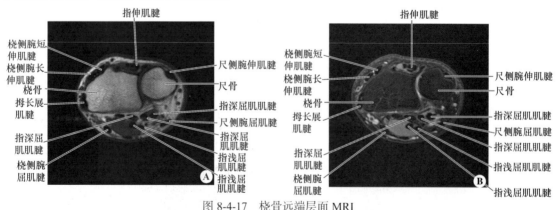

图 8-4-17 桡骨远端层面 MRI
A. T₁WI；B. 脂肪抑制后质子密度加权像

3. 桡骨茎突层面（图 8-4-18） 此层面显示桡骨茎突。掌侧面可见指深屈肌肌腱、指浅屈肌肌腱、桡侧腕屈肌腱、尺侧腕屈肌腱、拇长肌腱；背侧面可见桡侧腕短伸肌腱、桡侧腕长伸肌腱、指伸肌腱、尺侧腕伸肌腱；桡侧缘可见拇长展肌腱。

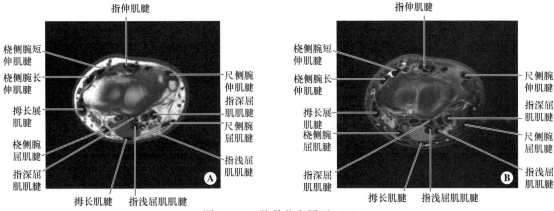

图 8-4-18 桡骨茎突层面 MRI
A. T₁WI；B. 脂肪抑制后质子密度加权像

4. 桡月三角韧带层面（图 8-4-19） 此层面显示舟骨、月骨、三角骨，相邻腕骨之间形成腕骨间关节。掌侧面可见指深屈肌肌腱、指浅屈肌肌腱、桡侧腕屈肌腱、尺侧腕屈肌腱；背侧面可见桡侧腕短伸肌腱、桡侧腕长伸肌腱、指伸肌腱、尺侧腕伸肌腱；中间部可见桡月三角韧带。

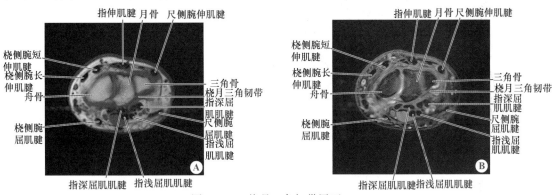

图 8-4-19 桡月三角韧带层面 MRI
A. T₁WI；B. 脂肪抑制后质子密度加权像

5. 月骨远侧层面（图 8-4-20） 此层面显示舟骨、头状骨、月骨、三角骨、豆状骨，相邻腕骨之间形成腕骨间关节。掌侧面可见指深屈肌肌腱、指浅屈肌肌腱、桡侧腕屈肌腱；背侧面可见桡侧腕短伸肌腱、桡侧腕长伸肌腱、指伸肌腱、尺侧腕伸肌腱。

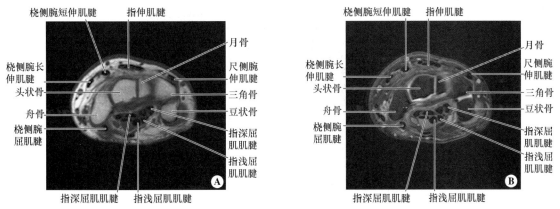

图 8-4-20 月骨远侧层面 MRI
A. T₁WI；B. 脂肪抑制后质子密度加权像

6. 舟骨远侧层面（图 8-4-21） 此层面显示舟骨、头状骨、三角骨，相邻腕骨之间形成腕骨间关节。掌侧面可见指深屈肌肌腱、指浅屈肌肌腱；背侧面可见桡侧腕短伸肌腱、桡侧腕长伸肌腱、指伸肌腱；尺侧缘可见小指展肌；桡侧缘可见拇短展肌。

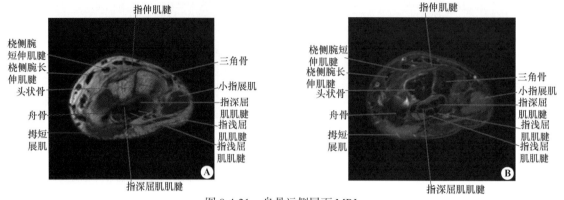

图 8-4-21　舟骨远侧层面 MRI
A. T₁WI；B. 脂肪抑制后质子密度加权像

7. 头状骨中部层面（图 8-4-22） 此层面显示大多角骨、小多角骨、头状骨、钩骨，相邻腕骨之间形成腕骨间关节。掌侧面可见指深屈肌肌腱、指浅屈肌肌腱；背侧面可见桡侧腕短伸肌腱、桡侧腕长伸肌腱、指伸肌腱；尺侧缘可见小指展肌；桡侧缘可见拇短展肌。

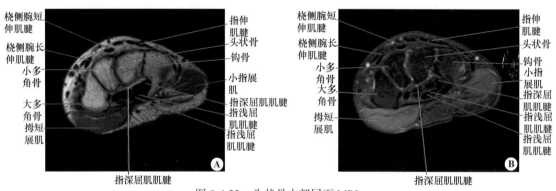

图 8-4-22　头状骨中部层面 MRI
A. T₁WI；B. 脂肪抑制后质子密度加权像

8. 第 1 掌骨底层面（图 8-4-23） 此层面显示第 1～5 掌骨。掌侧面可见指深屈肌肌腱、指浅屈肌肌腱；尺侧缘可见小指展肌、小指短屈肌；桡侧缘可见拇短展肌。

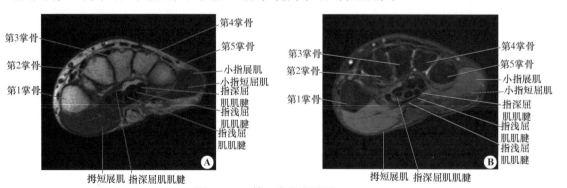

图 8-4-23　第 1 掌骨底层面 MRI
A. T₁WI；B. 脂肪抑制后质子密度加权像

9. 第 1 掌骨中部层面（图 8-4-24）　此层面显示第 1～5 掌骨。掌侧面可见指深屈肌肌腱、指浅屈肌肌腱；尺侧缘可见小指展肌、小指短屈肌。桡侧缘可见拇短展肌、拇对掌肌。

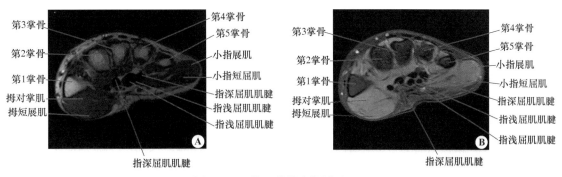

图 8-4-24　第 1 掌骨中部层面 MRI
A. T_1WI；B. 脂肪抑制后质子密度加权像

10. 第 2 掌骨中部层面（图 8-4-25）　此层面显示第 1～5 掌骨。掌侧面可见指深屈肌肌腱、指浅屈肌肌腱；尺侧缘可见小指展肌、小指短屈肌；桡侧缘可见拇短展肌、拇对掌肌。

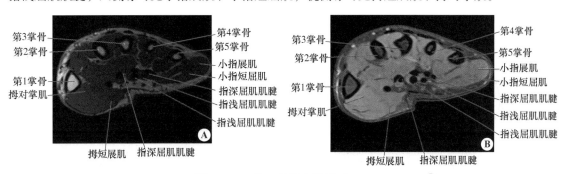

图 8-4-25　第 2 掌骨中部层面 MRI
A. T_1WI；B. 脂肪抑制后质子密度加权像

（三）MRI 冠状面解剖

1. 指浅屈肌层面（图 8-4-26）　此层面显示指浅屈肌，于中间部走行。桡侧缘为粗大的拇短展肌，起伸直拇指的作用。

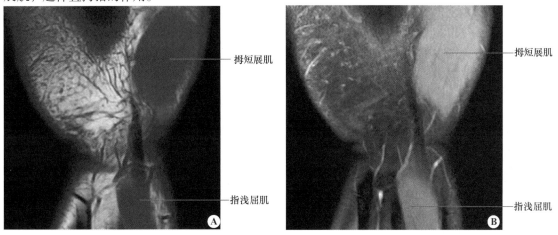

图 8-4-26　指浅屈肌层面 MRI
A. T_1WI；B. 脂肪抑制后质子密度加权像

2. 豆状骨掌侧层面（图 8-4-27） 此层面显示豆状骨掌侧。桡侧缘可见拇对掌肌、拇短展肌、桡侧腕屈肌腱；中间部可见指深屈肌、指浅屈肌腱。

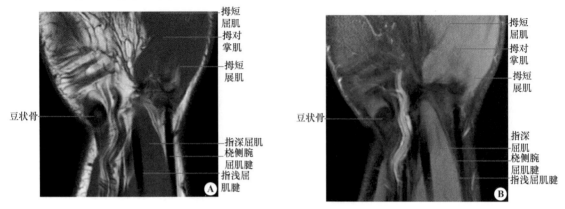

图 8-4-27 豆状骨掌侧层面 MRI
A. T$_1$WI；B. 脂肪抑制后质子密度加权像

3. 大多角骨掌侧层面（图 8-4-28） 此层面显示豆状骨、大多角骨。桡侧缘可见拇对掌肌；尺侧缘可见小指对掌肌、小指展肌。中间部可见指深屈肌、指深屈肌腱。

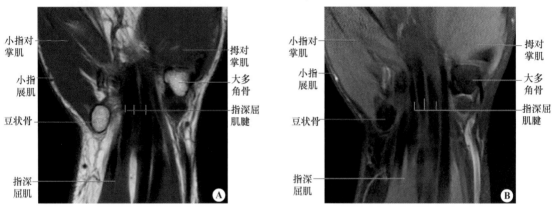

图 8-4-28 大多角骨掌侧层面 MRI
A. T$_1$WI；B. 脂肪抑制后质子密度加权像

4. 指深屈肌腱层面（图 8-4-29） 此层面显示钩骨、三角骨、大多角骨、舟骨、月骨、桡骨，相邻腕骨之间形成腕骨间关节。尺侧缘可见小指展肌；中间部可见指深屈肌腱。

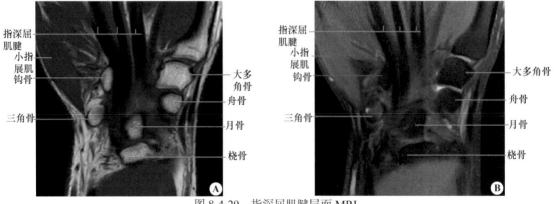

图 8-4-29 指深屈肌腱层面 MRI
A. T$_1$WI；B. 脂肪抑制后质子密度加权像

5. 小多角骨掌侧层面（图 8-4-30）　此层面显示三角骨、大多角骨、小多角骨、头状骨、舟骨、月骨、尺骨、桡骨，相邻腕骨之间形成腕骨间关节，关节腔内可见少量关节液；亦可见第 1、5 掌骨。尺侧缘可见小指展肌。中间部可见第 3 骨间掌侧肌。

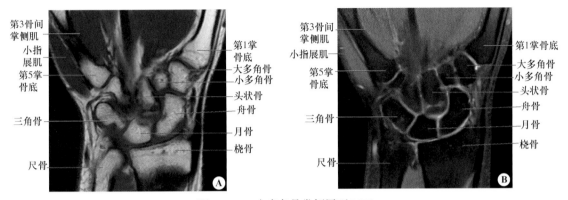

图 8-4-30　小多角骨掌侧层面 MRI

A. T₁WI；B. 脂肪抑制后质子密度加权像

6. 头状骨中部层面（图 8-4-31）　此层面显示三角骨、大多角骨、小多角骨、头状骨、舟骨、月骨、钩骨、尺骨、桡骨，相邻腕骨之间形成腕骨间关节，关节腔内可见少量关节液，亦可见第 1、2、5 掌骨。尺腕关节间见三角纤维软骨复合体（triangular fibrocartilage complex，TFCC）。

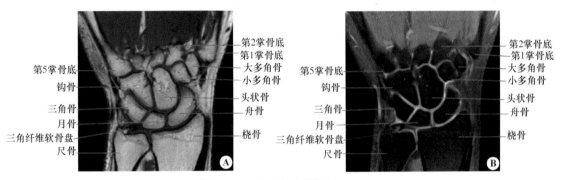

图 8-4-31　头状骨中部层面 MRI

A. T₁WI；B. 脂肪抑制后质子密度加权像

7. 月骨背侧层面（图 8-4-32）　此层面显示钩骨、三角骨、小多角骨、头状骨、月骨、舟骨、尺骨、桡骨，相邻腕骨之间形成腕骨间关节，关节腔内可见少量关节液，亦可见第 2~4 掌骨底。桡侧缘可见第 1 骨间背侧肌；中间部可见第 2、3 骨间背侧肌；尺侧缘可见第 4 骨间背侧肌。

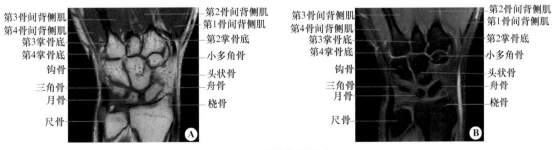

图 8-4-32　月骨背侧层面 MRI

A. T₁WI；B. 脂肪抑制后质子密度加权像

8. 头状骨背侧层面（图 8-4-33）　此层面显示头状骨背侧、尺骨、桡骨，亦可见第 2~4 掌骨底，中间部可见第 1～3 骨间背侧肌。

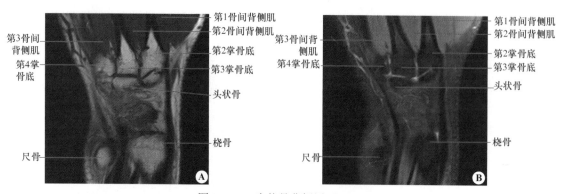

图 8-4-33　头状骨背侧层面 MRI

A. T₁WI；B. 脂肪抑制后质子密度加权像

（四）MRI 矢状面解剖

1. 小指展肌层面（图 8-4-34）　此层面显示第 5 掌骨。掌侧面可见小指对掌肌、小指短屈肌、小指展肌。背侧面可见第 2、3 骨间掌侧肌。

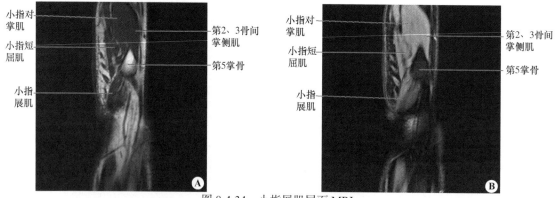

图 8-4-34　小指展肌层面 MRI

A. T₁WI；B. 脂肪抑制后质子密度加权像

2. 第 5 掌骨底层面（图 8-4-35）　此层面显示豆状骨，钩骨，三角骨，第 4、5 掌骨底，尺骨，相邻腕骨之间形成腕骨间关节。背侧面可见第 2、3、4 骨间背侧肌。

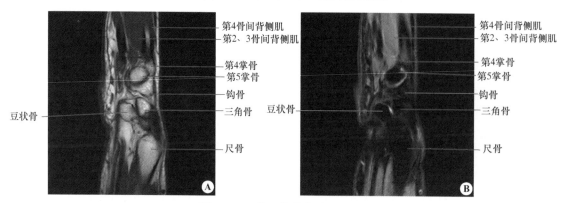

图 8-4-35　第 5 掌骨底层面 MRI

A. T₁WI；B. 脂肪抑制后质子密度加权像

3. 三角骨层面（图 8-4-36）　此层面显示钩骨、三角骨、第 4 掌骨底、尺骨，相邻腕骨之间形成腕骨间关节。掌侧面可见指浅屈肌腱、指深屈肌腱、指深屈肌。背侧面可见第 2、3、4 骨间背侧肌，中间部可见旋前方肌。

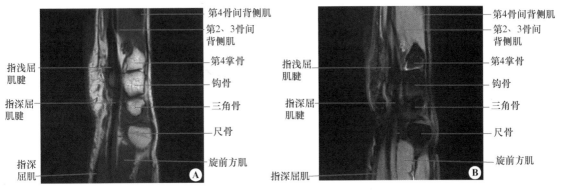

图 8-4-36　三角骨层面 MRI
A. T₁WI；B. 脂肪抑制后质子密度加权像

4. 第 3 掌骨层面（图 8-4-37）　此层面显示头状骨、舟骨、第 3 掌骨、桡骨，相邻腕骨之间形成腕骨间关节。掌侧面可见指浅屈肌腱、指深屈肌腱；背侧面可见第 3 骨间背侧肌。

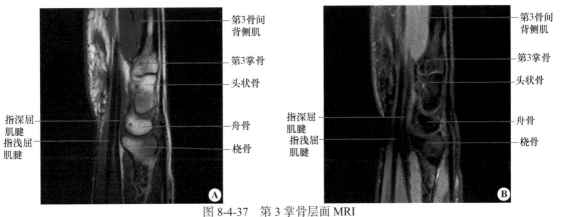

图 8-4-37　第 3 掌骨层面 MRI
A. T₁WI；B. 脂肪抑制后质子密度加权像

5. 头状骨中部层面（图 8-4-38）　此层面显示头状骨、舟骨、第 3 掌骨底、桡骨，相邻腕骨之间形成腕骨间关节。掌侧面自上而下可见拇短屈肌浅头、拇对掌肌、拇短展肌、指浅屈肌；背侧面可见第 2 骨间背侧肌、指伸肌腱；中间部自上而下可见拇收肌、指深屈肌腱、旋前方肌。

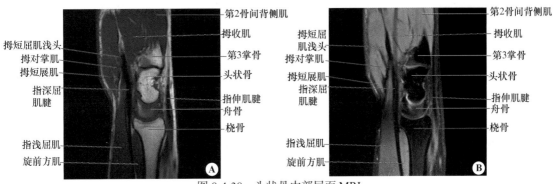

图 8-4-38　头状骨中部层面 MRI
A. T₁WI；B. 脂肪抑制后质子密度加权像

6. 第 2 掌骨层面（图 8-4-39）　此层面显示小多角骨、舟骨、第 2 掌骨、桡骨，相邻腕骨之间形成腕骨间关节。掌侧面可见拇对掌肌、拇短展肌；中间部可见拇收肌、旋前方肌。

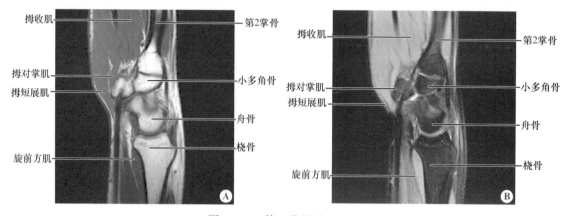

图 8-4-39　第 2 掌骨层面 MRI
A. T₁WI；B. 脂肪抑制后质子密度加权像

三、常见解剖变异和典型病变

（一）常见解剖变异

1. 分裂舟骨　舟骨中段有一横行透亮裂隙，似把舟骨分为前后两段，由多发骨化中心不接合所致（图 8-4-40），同样也可见于月骨，称分裂月骨。应与骨折相区分，分裂舟骨边缘光整，骨折的边缘常不光整，骨小梁中断，裂缝锐利。

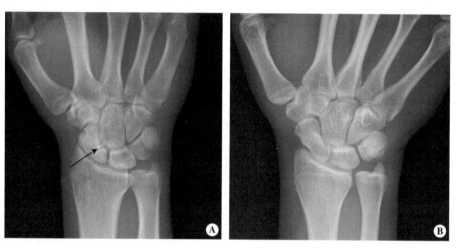

图 8-4-40　分裂舟骨与正常对照 X 线正位片
A. 腕关节 X 线正位片，显示分裂舟骨（箭）；B. 腕关节 X 线正位片，为正常舟骨

2. 尺骨茎突永存骨化中心　又称尺骨茎突骨，边缘多光滑，且无外伤史（图 8-4-41）。需要与尺骨茎突陈旧性撕脱骨折鉴别。撕脱骨折形态不规则，边缘锐利成角。

3. 尺骨阳性变异　指尺骨头长于桡骨下端（图 8-4-42）。尺骨头过长，容易与月骨、三角骨发生撞击，并长期压迫引起月骨尺侧部分缺血性坏死。若尺骨阳性变异较大，尺骨茎突的直接压迫也可引起三角骨缺血性坏死。

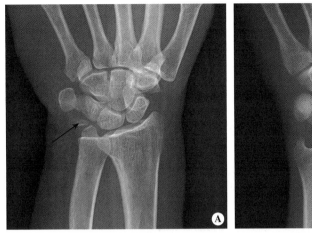
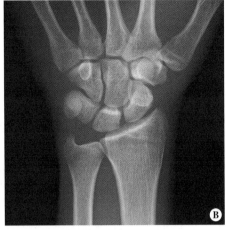

图 8-4-41　尺骨茎突永存骨化中心与正常对照 X 线正位片

A. 腕关节 X 线正位片，显示尺骨茎突永存骨化中心（箭）；B. 腕关节 X 线正位片，为正常尺骨茎突

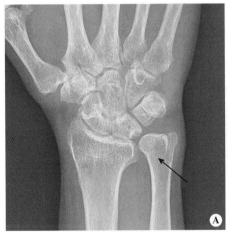
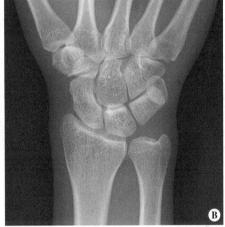

图 8-4-42　尺骨阳性变异与正常对照 X 线正位片

A. 腕关节 X 线正位片，显示尺骨阳性变异（箭）；B. 腕关节 X 线正位片，为正常尺骨

（二）典型病变

1. 月骨缺血坏死　又称 Kienbock 病，以月骨渐进性缺血坏死为主要病理变化的疾病，与慢性损伤、骨折有关（图 8-4-43）。

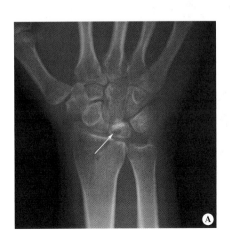

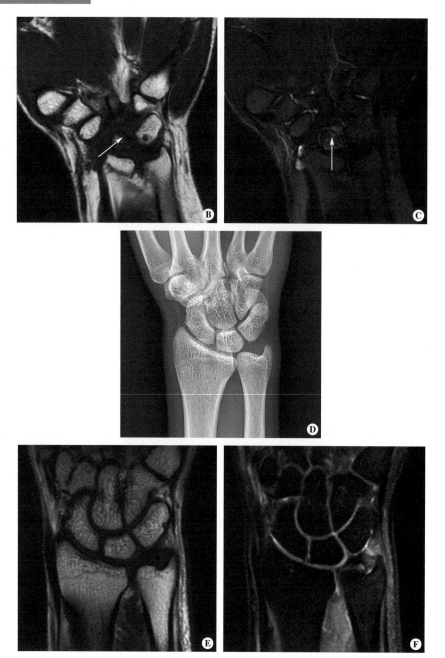

图 8-4-43　月骨缺血坏死与正常对照

A~C. 分别为腕关节 X 线正位片、T₁WI 序列和脂肪抑制后质子密度加权像，显示月骨缺血坏死（箭）；D~F. 腕关节 X 线正位片、

T₁WI 序列和脂肪抑制后质子密度加权像，显示正常月骨

2. Colles 骨折　指桡骨远端的骨松质骨折，发生在桡骨远端 2~3cm 范围内。在跌倒时，由于手掌撑地，腕关节处于背伸及前臂内旋位时，以致暴力集中于桡骨远端松质骨处而引起，骨折远端向背侧及桡侧移位（图 8-4-44），可伴有尺骨茎突的骨折。

3. Smith 骨折　指桡骨远端的骨松质骨折，发生在桡骨远端 2~3cm 范围内，好发年龄较 Colles 骨折年轻。在跌倒时，由于腕关节掌屈，手背着地，腕关节急骤掌屈的传导应力作用于桡骨远端松质骨处，骨折远端向掌侧移位（图 8-4-45），可合并下尺桡关节脱位。

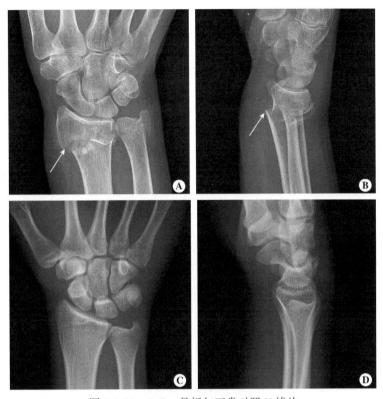

图 8-4-44 Colles 骨折与正常对照 X 线片

A、B. 为腕关节 X 线正位片、侧位片，显示 Colles 骨折（箭头），伴尺骨茎突骨折；C、D. 为腕关节 X 线正位片、侧位片，显示正常桡骨

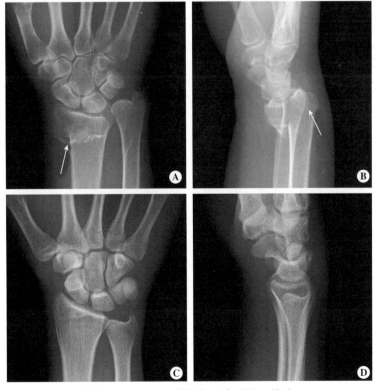

图 8-4-45 Smith 骨折与正常对照 X 线片

A、B. 为腕关节 X 线正位片、侧位片，显示 Smith 骨折（箭头），伴下尺桡关节脱位；C、D. 为腕关节 X 线正位片、侧位片，显示
正常桡骨

第五节　手　部

案例 8-5-1

患者，男，55 岁，因右手外伤就诊。经 X 线、CT 检查显示右手第 5 远节指骨腹侧骨皮质连续性中断，周围见碎骨片影。影像学诊断为右手第 5 远节指骨骨折，见图 8-5-1。

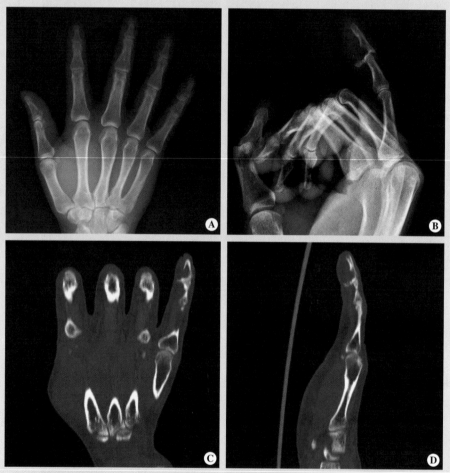

图 8-5-1　手部 X 线、CT 图像

A. X 线正位片；B. X 线斜位片；C、D. 冠状面、矢状面 CT 骨窗

问题：

1. 本例患者外伤首选检查方法是什么？哪些部位需要进一步 CT 检查？

2. 外伤累及哪些结构？

一、X 线 解 剖

（一）正常儿童手部

正常儿童手部 X 线正斜位片可见掌骨、指骨、腕骨。掌骨由骨干、干骺端、骺软骨、骨骺组成，可清晰地显示骨干、骨骺、干骺端的形态，骺软骨为线样透亮影，儿童骨性关节面间的间隙较成人宽（图 8-5-2）。

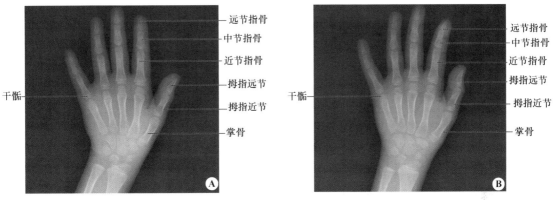

图 8-5-2 儿童手部 X 线正斜位片
A.X 线正位片；B.X 线斜位片

（二）正常成人手部

正常成人手部 X 线正斜位片可见掌骨、指骨、腕骨。掌骨共有 5 块，近端为底，接腕骨；远端为头，接指骨，中间部为体。指骨共 14 块，拇指有两节，分近节和远节指骨，其余各指为 3 节，分近节指骨、中节指骨和远节指骨。腕骨共 8 块，为舟骨、月骨、三角骨、豆状骨，大多角骨、小多角骨、头状骨、钩骨。骨性关节面之间的透亮间隙为关节间隙，包含了真正的关节腔和关节软骨的厚度（图 8-5-3）。

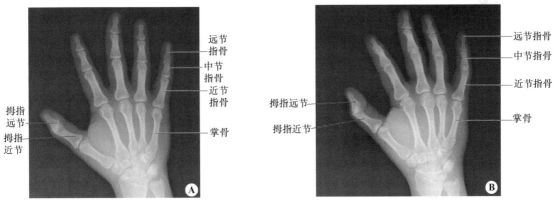

图 8-5-3 成人手部 X 线正斜位片
A.X 线正位片；B.X 线斜位片

二、CT 和 MRI 解剖

（一）CT 横断面解剖

1. 第 3 掌骨底层面（图 8-5-4） 此层面显示第 1～5 掌骨。掌侧面可见指深屈肌腱、指浅屈肌腱；背侧面可见第 1 骨间背侧肌；桡侧缘可见拇短展肌；尺侧缘可见小指展肌、小指短屈肌；中间部可见拇收肌。

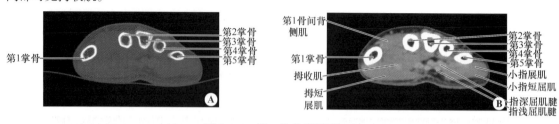

图 8-5-4　第 3 掌骨底层面 CT
A. 骨窗；B. 软组织窗

2. 第 1 掌骨体层面（图 8-5-5）　此层面显示第 1～5 掌骨。掌侧面可见指深屈肌腱、指浅屈肌腱；背侧面可见第 1 骨间背侧肌；桡侧缘可见拇短展肌；尺侧缘可见小指展肌、小指短屈肌；中间部可见拇收肌。

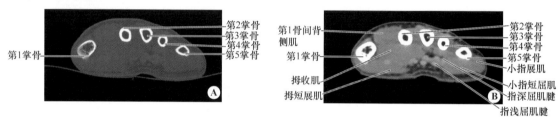

图 8-5-5　第 1 掌骨体层面 CT
A. 骨窗；B. 软组织窗

3. 第 1 掌骨头层面（图 8-5-6）　此层面显示第 1 掌骨头、第 2～5 掌骨。掌侧面可见指深屈肌腱、指浅屈肌腱；背侧面可见第 1～4 骨间背侧肌；尺侧缘可见小指短屈肌、小指对掌肌；中间部可见拇收肌。

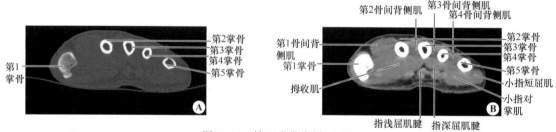

图 8-5-6　第 1 掌骨头层面 CT
A. 骨窗；B. 软组织窗

4. 第 1 掌指关节层面（图 8-5-7）　此层面显示第 1 掌指关节、第 2～5 掌骨。掌侧面可见指深屈肌腱、指浅屈肌腱；背侧面可见第 1～4 骨间背侧肌；尺侧缘可见小指短屈肌；中间部可见拇收肌。

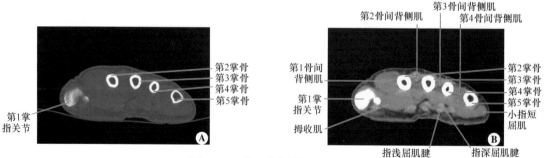

图 8-5-7　第 1 掌指关节层面 CT
A. 骨窗；B. 软组织窗

5. 拇指近节底层面（图 8-5-8） 此层面显示拇指近节指骨、第 2～5 掌骨。掌侧面可见指深屈肌腱、指浅屈肌腱；背侧面可见第 1～4 骨间背侧肌；尺侧缘可见小指短屈肌；中间部可见拇收肌。

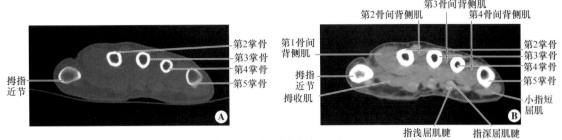

图 8-5-8 拇指近节底层面 CT
A. 骨窗；B. 软组织窗

6. 第 3 掌骨体层面（图 8-5-9） 此层面显示拇指近节指骨、第 2～5 掌骨。掌侧面可见指深屈肌腱、指浅屈肌腱；背侧面可见第 1～4 骨间背侧肌；拇指掌侧可见拇长屈肌腱。

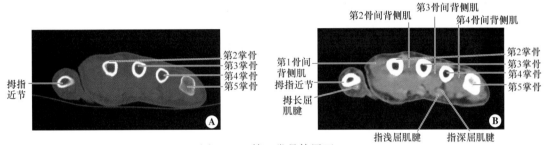

图 8-5-9 第 3 掌骨体层面 CT
A. 骨窗；B. 软组织窗

7. 第 5 掌指关节层面（图 8-5-10） 此层面显示拇指近节指骨、第 2～4 掌骨、第 5 掌指关节。掌侧面可见指深屈肌腱、指浅屈肌腱；背侧面可见第 1～4 骨间背侧肌；拇指掌侧可见拇长屈肌腱。

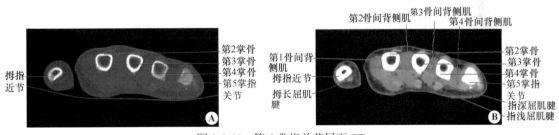

图 8-5-10 第 5 掌指关节层面 CT
A. 骨窗；B. 软组织窗

8. 第 5 近节指骨底层面（图 8-5-11） 此层面显示拇指近节指骨、第 2～4 掌骨、第 5 近节指骨。掌侧面可见指深屈肌腱、指浅屈肌腱；拇指掌侧可见拇长屈肌腱。

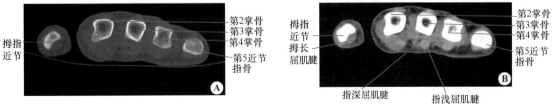

图 8-5-11 第 5 近节指骨底层面 CT
A. 骨窗；B. 软组织窗

9. 第 4 掌指关节层面（图 8-5-12）　此层面显示拇指远节指骨，第 2、3 掌骨，第 4 掌指关节，第 5 近节指骨。掌侧面可见指深屈肌腱、指浅屈肌腱。

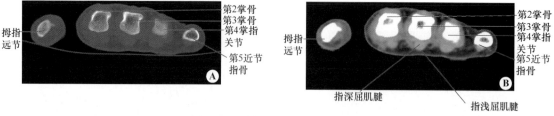

图 8-5-12　第 4 掌指关节层面 CT

A. 骨窗；B. 软组织窗

10. 第 3 掌指关节层面（图 8-5-13）　此层面显示拇指远节指骨，第 2、3 掌指关节，第 4 近节指骨，第 5 近节指骨。

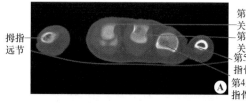
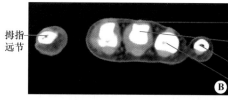

图 8-5-13　第 3 掌指关节层面 CT

A. 骨窗；B. 软组织窗

11. 第 3 近节指骨底层面（图 8-5-14）　此层面显示拇指远节指骨、第 2~5 近节指骨。

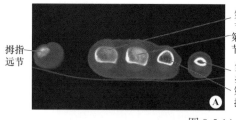
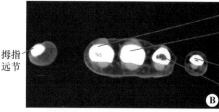

图 8-5-14　第 3 近节指骨底层面 CT

A. 骨窗；B. 软组织窗

（二）MRI 横断面解剖

1. 第 3 掌骨中部层面（图 8-5-15）　此层面显示第 1~5 掌骨。掌侧面可见指深屈肌腱、指浅屈肌腱。背侧面可见第 1 骨间背侧肌；桡侧缘可见拇短展肌，尺侧缘可见小指短屈肌、小指对掌肌。

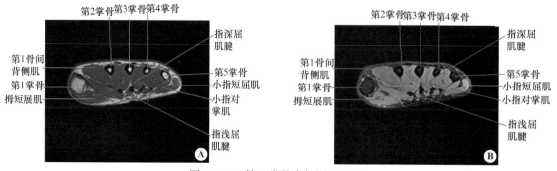

图 8-5-15　第 3 掌骨中部层面 MRI

A. T_1WI；B. 脂肪抑制后质子密度加权像

2. 第 1 掌指关节层面（图 8-5-16） 此层面显示第 1 掌指关节、第 2～5 掌骨。掌侧面可见指浅屈肌腱；背侧面可见第 1 骨间背侧肌、指伸肌腱；尺侧缘可见小指展肌；中间部可见拇收肌。

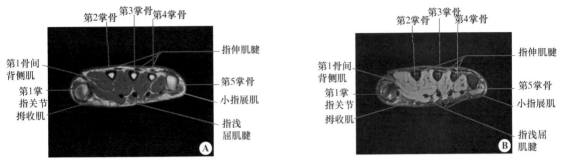

图 8-5-16 第 1 掌指关节层面 MRI
A. T$_1$WI；B. 脂肪抑制后质子密度加权像

3. 第 4 掌骨头层面（图 8-5-17） 此层面显示拇指近节指骨，第 2、3 掌骨，第 4 掌骨头，第 5 掌指关节。掌侧面可见指浅屈肌腱、蚓状肌；背侧面可见第 1 骨间背侧肌、指伸肌腱；中间部可见拇收肌。

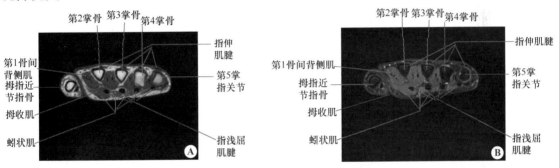

图 8-5-17 第 4 掌骨头层面 MRI
A. T$_1$WI；B. 脂肪抑制后质子密度加权像

4. 第 4 掌指关节层面（图 8-5-18） 此层面显示拇指近节指骨，第 2、3 掌骨，第 4 掌指关节，第 5 近节指骨。掌侧面可见指浅屈肌腱、蚓状肌；背侧面可见指伸肌腱；拇指掌侧可见拇长屈肌腱。

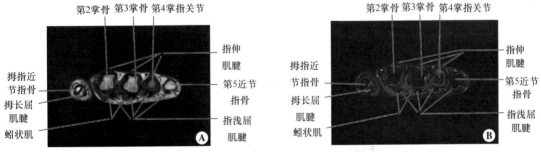

图 8-5-18 第 4 掌指关节层面 MRI
A. T$_1$WI；B. 脂肪抑制后质子密度加权像

5. 第 3 掌指关节层面（图 8-5-19） 此层面显示拇指近节指骨，第 2、3 掌指关节，第 4、5 近节指骨。掌侧面可见指浅屈肌腱。

6. 第 3 近节指骨底层面（图 8-5-20） 此层面显示拇指远节指骨、第 2～5 近节指骨。掌侧面可见指浅屈肌腱。

7. 第 3 近节指骨体部层面（图 8-5-21） 此层面显示拇指远节指骨、第 2～5 近节指骨。掌侧面可见指浅屈肌腱。

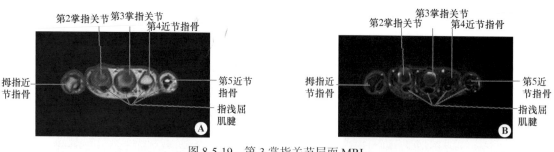

图 8-5-19　第 3 掌指关节层面 MRI

A. T$_1$WI；B. 脂肪抑制后质子密度加权像

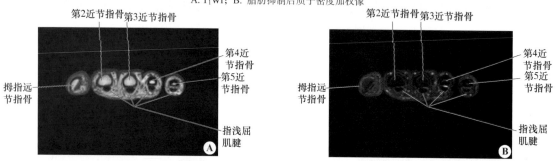

图 8-5-20　第 3 近节指骨底层面 MRI

A. T$_1$WI；B. 脂肪抑制后质子密度加权像

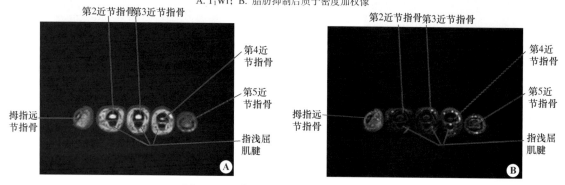

图 8-5-21　第 3 近节指骨体部层面 MRI

A. T$_1$WI；B. 脂肪抑制后质子密度加权像

（三）MRI 冠状面解剖

1. 大多角骨掌侧层面（图 8-5-22）　此层面显示大多角骨、第 1 掌骨。中间部可见蚓状肌、拇短屈肌、拇对掌肌。

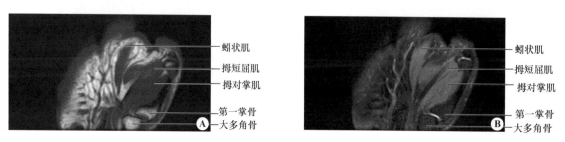

图 8-5-22　大多角骨掌侧层面 MRI

A. T$_1$WI；B. 脂肪抑制后质子密度加权像

2. 第 1 掌骨层面（图 8-5-23）　此层面显示第 1 掌骨。尺侧缘可见小指对掌肌；中间部可见拇收肌、蚓状肌、指浅屈肌腱。

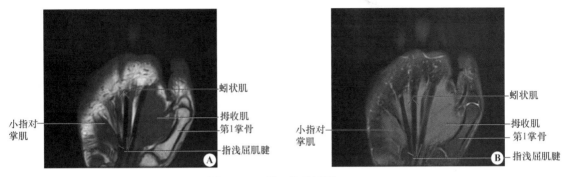

图 8-5-23　第 1 掌骨层面 MRI

A. T₁WI；B. 脂肪抑制后质子密度加权像

3. 指深屈肌腱层面（图 8-5-24）　此层面显示第 1 掌骨、拇指近节指骨。尺侧缘可见小指对掌肌、小指展肌；中间部可见拇收肌、蚓状肌、指深屈肌腱。

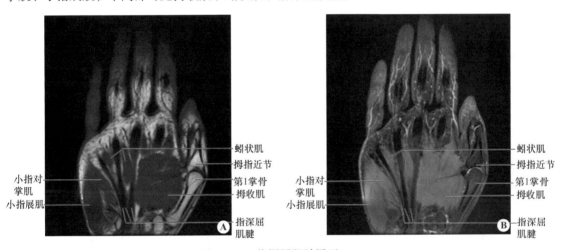

图 8-5-24　指深屈肌腱层面 MRI

A. T₁WI；B. 脂肪抑制后质子密度加权像

4. 拇指近节层面（图 8-5-25）　此层面显示拇指近节、远节、第 2～5 近节、中节指骨。尺侧缘可见小指展肌；中间部可见第 1～4 骨间背侧肌。

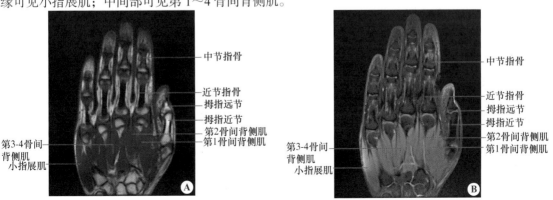

图 8-5-25　拇指近节层面 MRI

A. T₁WI；B. 脂肪抑制后质子密度加权像

5. 第 3 近节指骨层面（图 8-5-26） 此层面显示第 2～5 掌骨，第 2～5 近节、中节、远节指骨。尺侧缘可见小指展肌；桡侧缘可见第 1 骨间背侧肌；中间部可见第 2～4 骨间背侧肌。

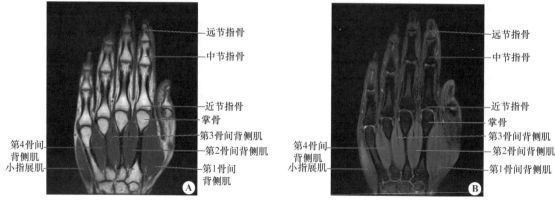

图 8-5-26 第 3 近节指骨层面 MRI
A. T₁WI；B. 脂肪抑制后质子密度加权像

6. 第 3 近节指骨背侧层面（图 8-5-27） 此层面显示第 2～5 掌骨、第 2～5 近节指骨。桡侧缘可见第 1 骨间背侧肌；中间部可见第 2～4 骨间背侧肌。

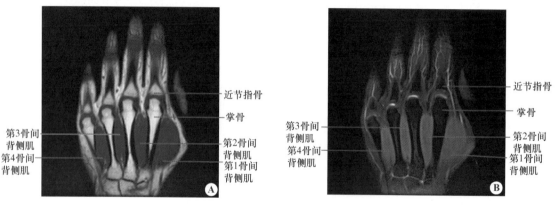

图 8-5-27 第 3 近节指骨背侧层面 MRI
A. T₁WI；B. 脂肪抑制后质子密度加权像

（四）MRI 矢状面解剖

1. 拇指近节指骨层面（图 8-5-28） 此层面显示拇指近节、远节、第 1 掌骨。

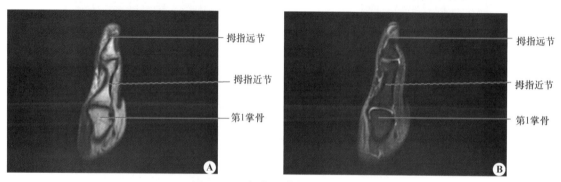

图 8-5-28 拇指近节指骨层面 MRI
A. T₁WI；B. 脂肪抑制后质子密度加权像

2. 第 1 掌骨底层面（图 8-5-29）　此层面显示第 1 掌骨底。掌侧面可见拇对掌肌；背侧面可见第 1 骨间背侧肌。

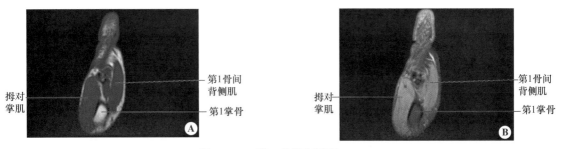

拇对掌肌　　第1骨间背侧肌　　第1掌骨

拇对掌肌　　第1骨间背侧肌　　第1掌骨

图 8-5-29　第 1 掌骨底层面 MRI
A. T_1WI；B. 脂肪抑制后质子密度加权像

3. 大多角骨层面（图 8-5-30）　此层面显示大多角骨、第 2 掌骨、第 2 近节指骨。掌侧面自上而下可见第 1 蚓状肌、拇收肌、拇对掌肌；背侧面可见第 1 骨间背侧肌。

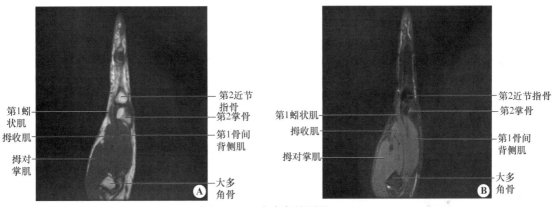

第1蚓状肌　拇收肌　拇对掌肌　　第2近节指骨　第2掌骨　第1骨间背侧肌　大多角骨

第1蚓状肌　拇收肌　拇对掌肌　　第2近节指骨　第2掌骨　第1骨间背侧肌　大多角骨

图 8-5-30　大多角骨层面 MRI
A. T_1WI；B. 脂肪抑制后质子密度加权像

4. 第 2 掌骨层面（图 8-5-31）　此层面显示第 2 掌骨，第 2 近、中、远节指骨。掌侧面可见拇收肌、拇短屈肌；背侧面可见第 1 骨间背侧肌。

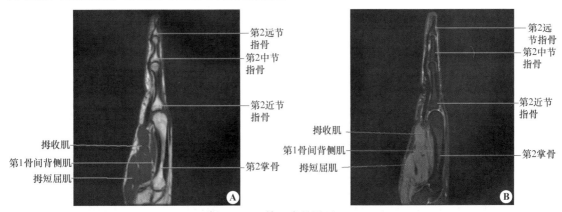

拇收肌　第1骨间背侧肌　拇短屈肌　　第2远节指骨　第2中节指骨　第2近节指骨　第2掌骨

拇收肌　第1骨间背侧肌　拇短屈肌　　第2远节指骨　第2中节指骨　第2近节指骨　第2掌骨

图 8-5-31　第 2 掌骨层面 MRI
A. T_1WI；B. 脂肪抑制后质子密度加权像

5. 第 2 骨间背侧肌层面（图 8-5-32）　此层面显示第 3 掌骨。掌侧面可见第 2 蚓状肌、拇收肌；背侧面可见第 2 骨间背侧肌、指深肌腱。

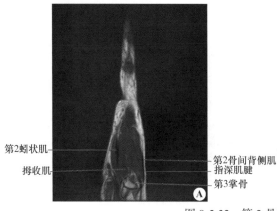

第2蚓状肌
拇收肌
第2骨间背侧肌
指深肌腱
第3掌骨
第2蚓状肌
拇收肌
第2骨间背侧肌
指深肌腱
第3掌骨

图 8-5-32 第 2 骨间背侧肌层面 MRI

A. T₁WI；B. 脂肪抑制后质子密度加权像

6. 第 3 掌骨层面（图 8-5-33） 此层面显示第 3 掌骨，第 3 近、中、远节指骨。掌侧面可见指深屈肌腱、指浅屈肌腱、拇收肌。

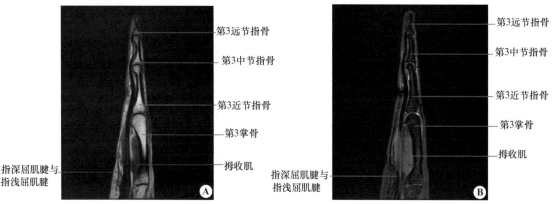

第3远节指骨
第3中节指骨
第3近节指骨
第3掌骨
拇收肌
指深屈肌腱与指浅屈肌腱

第3远节指骨
第3中节指骨
第3近节指骨
第3掌骨
拇收肌
指深屈肌腱与指浅屈肌腱

图 8-5-33 第 3 掌骨层面 MRI

A. T₁WI；B. 脂肪抑制后质子密度加权像

7. 钩骨层面（图 8-5-34） 此层面显示钩骨、第 4 掌骨。掌侧面可见指深屈肌腱、指浅屈肌腱、第 3 蚓状肌；背侧面可见第 2、3 骨间背侧肌。

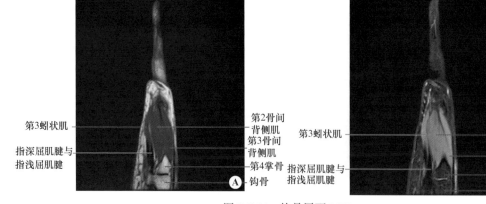

第3蚓状肌
指深屈肌腱与指浅屈肌腱
第2骨间背侧肌
第3骨间背侧肌
第4掌骨
钩骨

第3蚓状肌
指深屈肌腱与指浅屈肌腱
第2骨间背侧肌
第3骨间背侧肌
第4掌骨
钩骨

图 8-5-34 钩骨层面 MRI

A. T₁WI；B. 脂肪抑制后质子密度加权像

8. 第 4 掌骨层面（图 8-5-35） 此层面显示第 4 掌骨，第 5 掌骨底，第 4 近、中、远节指骨。

掌侧面可见小指对掌肌；背侧面可见第3、4骨间背侧肌。

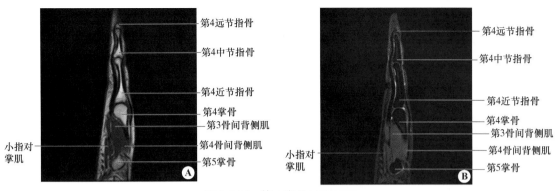

图 8-5-35　第 4 掌骨层面 MRI

A. T$_1$WI；B. 脂肪抑制后质子密度加权像

9. 第 5 掌骨层面（图 8-5-36）　此层面显示第 5 掌骨。掌侧面可见小指对掌肌、小指展肌；背侧面可见第 3、4 骨间背侧肌。

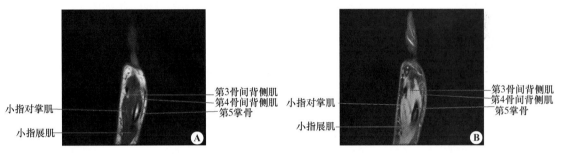

图 8-5-36　第 5 掌骨层面 MRI

A. T$_1$WI；B. 脂肪抑制后质子密度加权像

10. 第 5 近节指骨层面（图 8-5-37）　此层面显示第 5 掌骨，第 5 近、中、远节指骨。掌侧面可见指深屈肌腱、指浅屈肌腱、小指展肌。

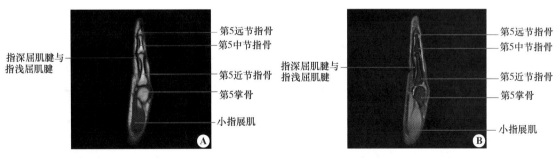

图 8-5-37　第 5 近节指骨层面 MRI

A. T$_1$WI；B. 脂肪抑制后质子密度加权像

三、常见解剖变异和典型病变

（一）常见解剖变异

1. 籽骨　由肌腱骨化而成，有助于改变压力，消除肌腱与骨面的摩擦，变换肌肉的牵引力方向。手部的籽骨体积较小，易误认为撕脱骨折（图 8-5-38 ）。

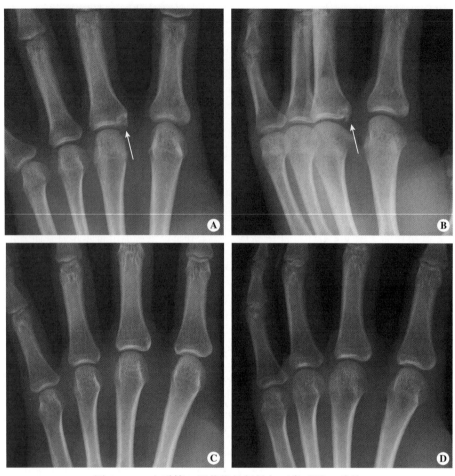

图 8-5-38　左手第 3 近节指骨籽骨与正常对照 X 线片

A、B. 为手部 X 线正位片放大图和斜位片放大图，显示左手第 3 近节指骨籽骨（箭）；C、D. 为手部 X 线正位片放大图和斜位片
放大图，显示正常指骨

2. 指骨粗隆　部分末节指骨粗隆可增粗呈不规则状，但多边缘清晰，骨皮质连续（图 8-5-39 ），
不应误认为骨折线或病理性改变。

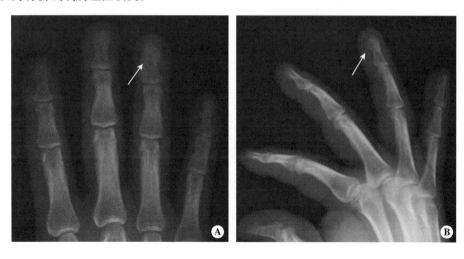

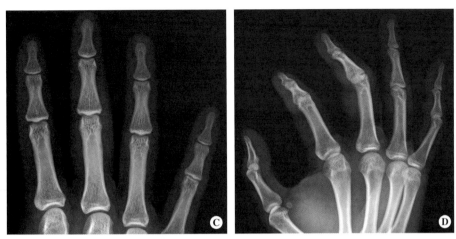

图 8-5-39　右手第 4 远节指骨粗隆膨大与正常对照 X 线片

A、B. 为手部 X 线正位片放大图和斜位片放大图，显示右手第 4 远节指骨粗隆膨大（箭）；C、D. 为手部 X 线正位片放大图和斜位片放大图，显示正常指骨

3. 骨岛　为松质骨内斑点状或结节状致密骨组织，边界清楚（图 8-5-40）。

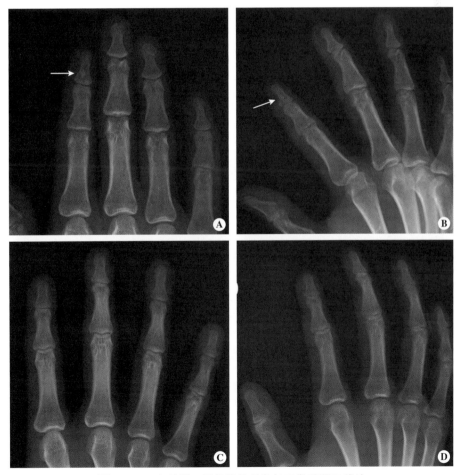

图 8-5-40　右手第 2 远节指骨骨岛与正常对照 X 线片

A、B. 为手部 X 线正位片放大图和斜位片放大图，显示右手第 2 远节指骨骨岛（箭）；C、D. 为手部 X 线正位片放大图和斜位片放大图，显示正常指骨

（二）典型病变

1. 痛风性关节炎 是由于尿酸盐沉积在关节囊、滑囊、软骨、骨质和其他组织中而引起病损及炎性反应。该病多见于第一跖趾关节，也可见于手部。影像学表现为多发指间关节穿凿样骨质破坏，关节间隙不规则变窄，周围软组织肿胀及痛风石形成（图 8-5-41）。

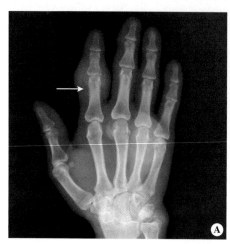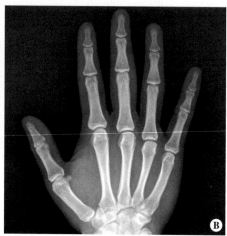

图 8-5-41　痛风性关节炎与正常对照 X 线正位片
A. 手部 X 线正位片，显示痛风性关节炎（箭）；B. 手部 X 线正位片，显示正常

2. 类风湿关节炎 是一种病因未明的慢性，以炎性滑膜炎为主的系统性疾病。其特征是手、足小关节的多关节、对称性、侵袭性关节炎症，可以导致关节畸形及功能丧失（图 8-5-42）。血清类风湿因子呈阳性。

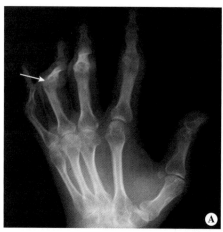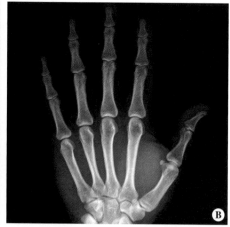

图 8-5-42　类风湿关节炎与正常对照 X 线正位片
A. 手部 X 线正位片，显示类风湿关节炎（箭）；B. 手部 X 线正位片，显示正常

3. 骨软骨瘤 又称外生骨疣，是指在骨的表面覆以软骨帽的骨性突出物。骨软骨瘤是最常见的良性骨肿瘤，可发生于手部。X 线表现为附于干骺端的骨性突起，多背离关节生长，以细蒂或广基与骨相连，其外缘为与正常骨皮质连续的一层薄的骨皮质（图 8-5-43）。

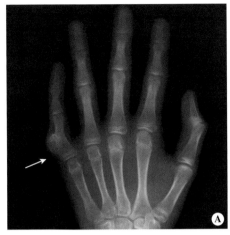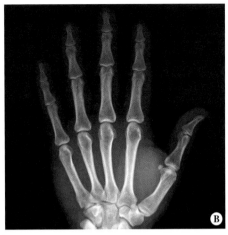

图 8-5-43　左手第 5 近节指骨骨软骨瘤与正常对照 X 线正位片
A. 手部 X 线正位片，显示左手第 5 近节指骨骨软骨瘤（箭）；B. 手部 X 线正位片，显示正常

案例 8-5-1 分析讨论：
　　1. 本案例中手部外伤首选 X 线检查，但对一些部位的细微骨折 X 线难以显示，需进一步 CT 检查对外伤情况进行整体评估。
　　2. 本案例中外伤累及右手第 5 远节指骨及周围软组织。

（郝大鹏，张　雨）

本 章 小 结

　　1. 上肢是人体的组成部分之一，是由骨骼、肌肉、血管、神经及浅深筋膜和皮肤形成的多层次鞘状结构。其可分为浅、深两层结构。浅层结构由皮肤和浅筋膜构成，在浅筋膜内有丰富的浅静脉、淋巴管和皮神经。深层结构由深筋膜、肌肉、血管神经和骨构成。

　　2. 肩关节由肱骨头与肩胛骨的关节盂构成，可做屈、伸、收、展、旋转及环转运动。关节盂小而浅，周缘关节盂唇可加深关节盂形成关节窝。上肢带肌配布于肩关节周围，均起自上肢带骨，止于肱骨，能运动肩关节，又能增强关节的稳固性。其中肩胛下肌、冈上肌、冈下肌和小圆肌在经过肩关节的前方、上方和后方时，与关节囊紧贴，且有许多腱纤维编入关节囊内，构成肩袖。

　　3. 肘关节由肱骨远侧端和桡尺骨近端关节面组成，包括 3 个关节，即肱尺关节、肱桡关节和桡尺近侧关节，它们共同被包在一个关节囊内。关节囊的前、后壁薄而松弛，两侧有韧带加强。肘关节的韧带系统对于肘关节的稳定有着十分重要的意义。其主要的韧带有：尺侧副韧带、桡侧副韧带、外侧尺骨副韧带、桡骨环韧带。与肘关节相关的肌群包括臂肌前群的肱二头肌、肱肌及后群的肱三头肌。前臂肌前群的肱桡肌、旋前圆肌、桡侧腕屈肌、指浅屈肌及后群的旋后肌。

　　4. 腕关节是由多关节组成的复杂关节，包括桡腕关节、腕骨间关节和腕掌关节及周围的韧带和肌肉。腕部的骨性结构由腕骨、尺骨、桡骨组成。腕骨由 8 块小骨组成，排列成两排，近侧自桡侧向尺侧为手舟骨、月骨、三角骨及豌豆骨，远侧自桡侧向尺侧为大多角骨、小多角骨、头状骨及钩骨。腕部的韧带种类繁多，走行复杂，大部分的韧带 MRI 都不能显示。腕部的肌肉则分为前群和后群。

　　5. 手部由 5 只手指及 1 个手掌组成，是人体最灵活的一个部位。手骨包括腕骨、掌骨和指骨。每个掌骨近端为底，远端为头，中间部为体。拇指有 2 节，分为近节和远节指骨，其余各指为 3 节，分为近节指骨、中节指骨、远节指骨。每个指骨近端为底，远端为滑车，中间部为体。手部的关节有掌骨间关节、掌指关节、指骨间关节。手部的韧带较小，MRI 难以清楚显示。手部的肌肉则分为外侧群、内侧群、中间群。

6. 上肢不参与负重，与下肢相比，上肢骨轻巧，关节囊薄而松弛，侧副韧带少，肌肉多，肌形较小而细长，故运动灵活，可完成各种复杂的活动。

7. 上肢的病变多以外伤、运动损伤为主，肿瘤性病变少见。外伤多依靠 X 线及 CT 检查诊断。在诊断中，应重点观察受伤部位骨皮质和骨小梁的连续性，以除外骨折，必要时可行三维 CT 检查，同时注意观察周围软组织情况。运动损伤多依靠 MRI 检查。在诊断中，应重点观察肌腱、韧带的走向及形态，有无异常信号，邻近骨质有无异常信号。

思考题

1. 肩袖主要包括哪些结构？其主要功能有哪些？

2. X 线、CT 及 MRI 在上肢关节的成像中分别具有什么优势？在疾病诊断中选择什么检查方式？

3. 腕部常见解剖变异和典型病变分别是什么？

4. TFCC 主要包括哪些结构？其主要功能是什么？

5. 在骨折中，若要了解软组织结构损伤情况，应该选择何种检查方法？

解析要点

1. 肩袖主要包括覆盖于肩关节前、上、后方的肩胛下肌、冈上肌、冈下肌、小圆肌等肌腱组织。其位于肩峰和三角肌下方，与关节囊紧密相连。肩袖的功能是上臂外展过程中使肱骨头向关节盂方向拉近，维持肱骨头与关节盂的正常支点关节。

2. 普通 X 线检查对骨骼的创伤或疾病的诊断效果比较好，但是对于软组织疾病的诊断意义不大；CT 检查是除了骨骼系统，对软组织异常也有诊断及准确定位作用。MRI 能对全身的各个部位进行精细检查。MRI 在骨科领域使用较为广泛，尤其应用于各种关节、椎间盘疾病的诊断，以及骨与软组织炎症、肿瘤的早期诊断与鉴别诊断，通过增强检查，对血管及肿瘤的检查效果更好。临床上，对于普通的肢体骨折，X 线检查完全可以胜任；对于关节内骨折、脊柱骨折、椎间盘突出及需要明确骨折碎块位置或疑似骨折，一般要进行 CT 扫描并附加三维重建。MRI 对于关节韧带、软骨及其他精细结构显示较好，对软组织损伤敏感，在骨关节及骨肿瘤诊断中起着越来越重要的作用。

3. 腕部常见的解剖变异包括分裂舟骨、尺骨茎突永存骨化中心、尺骨阳性变异等，典型的病变包括月骨缺血坏死、Colles 骨折、Smith 骨折等。

4. TFCC 即三角纤维软骨复合体，是指腕关节尺侧的一组重要结构，包括关节盘、半月板同系物、掌侧和背侧远尺桡韧带、尺侧伸腕肌腱鞘深层、尺侧关节囊、尺月韧带和尺三角韧带。掌侧和背侧远尺桡韧带包括浅层和深层纤维，两层在桡骨附着处汇合。TFCC 复杂的解剖和多重的功能，使其易于遭受外伤和出现退变。其主要作用包括维持桡骨尺骨远端关节的稳定；在腕关节尺侧，腕骨和尺骨力传导时起衬垫和缓冲作用；作为桡骨远端滑动关节面的尺侧延伸，为腕骨在尺骨远端的运动提供光滑的界面；维持腕关节尺侧的稳定。

5. 若要了解骨折周围软组织损伤情况，最佳检查方法为 MRI，可以较准确判断损伤范围，对血管神经及肌肉韧带等有良好的显示。CT 虽然也可以了解软组织损伤情况，但效果欠佳。

第九章 下　　肢

学习要求

记忆：髋关节、膝关节、踝关节及足部的骨骼组成，股骨、胫骨、腓骨的形态特点，熟悉趾骨、跖骨及跗骨的形态及数量；儿童骨骼与成人的异同。了解下肢主要肌群的分布。

理解：髋关节、膝关节、踝关节及足部主要韧带的形态特点，熟悉膝关节半月板、跟腱的形态及功能。理解下肢主要肌群的起止点及作用。

运用：掌握髋关节、膝关节、踝关节及足部各种影像学方法的表现（包括横断面、冠状面、矢状面等），并能够运用于影像图片的判读。

第一节　大体解剖

下肢主要包括髋部、大腿、膝部、小腿、踝部及足部，以下按关节部位分别阐述。

一、髋　　部

髋部指以髋关节为中心的局部区域，髋关节（ hip joint ）是多轴的球窝状关节，由股骨头（ femoral head ）、髋臼（ acetabulum ）及关节囊（ joint capsule ）、韧带（ ligament ）、肌肉（ muscle ）、血管（ vessel ）和神经（ nerve ）构成。

（一）骨骼

髋臼为髋骨外侧面中部的倒杯形深窝，面向前外下方为一不完全的半球形窝。关节面为马蹄形或者半月形，也称为月状面。上面较宽厚，前后部略窄薄。股骨头呈球状，股骨头的中央稍下方有股骨头凹，股骨头韧带附着于此。

（二）关节囊和韧带

髋关节囊呈圆筒状，厚而坚韧，向上附着于髋臼周缘，向下附于股骨颈。周围被众多强大的韧带加强。髂股韧带（ iliofemoral ligament ），位于髋关节的前面，起于髂前下棘，呈扇形止于股骨颈的转子间线。它可分为两束，上束可达大转子，下束终止于小转子。其加强关节囊，限制大腿过伸及内收。耻股韧带（ pubofemoral ligament ），位于髋关节内侧，由耻骨上支和耻骨体向外下止于股骨的小转子，与关节囊前下壁和髂股韧带的深部融合，以加强髋关节。限制髋关节过度外展和外旋。坐股韧带（ ischiofemoral ligament ），较薄，起自坐骨，位于髋关节后面，限制髋关节的内旋。股骨头韧带（ capitis femoris ligament ），位于关节腔内，为一纤维索条，连接髋臼横韧带和股骨头凹，营养股骨头的血管从此韧带中通过，成年后封闭，对股骨头起固定作用。

（三）肌肉

屈曲肌群主要为髂腰肌（ iliopsoas muscle ）（附着于股骨小转子）及股直肌（ rectus femoris ）（起自髂前下棘），缝匠肌（ sartorius ）（起自髂前上棘，止于胫骨粗隆内侧面。）、耻骨肌（ pectineus ）（起自耻骨上支，止于股骨粗线内侧唇上部）、臀中肌前部及阔筋膜张肌（ tensor fasciae latae ）。伸展肌群主要为臀大肌（ gluteus maximus ）及腘绳肌，大收肌（ adductor magnus ）。外展肌群主要为臀中肌（ gluteus medius ），辅以臀小肌（位于臀中肌的深面，起自髂骨翼的外面，止于股骨的大转子）、阔筋膜张肌及缝匠肌。内收肌群主要为大收肌（ adductor magnus ）、长收肌（ adductor longus ）、短收肌（ adductor brevis ）、耻骨肌（ pectineus ）及股薄肌（ gracilis ）；辅以臀大肌、股方肌、闭孔外肌等。内旋肌群主要为臀小肌（gluteus minimus）、阔筋膜张肌（tensor fasciae latae）；辅以臀中肌前侧纤维、半腱肌、半膜肌等。外旋肌群主要为闭孔肌、股方肌、梨状肌、孖肌及臀大肌，辅以缝匠肌和股二头肌等。

（四）血管和神经

髋关节前方由外向内依次有股神经（femoral nerve）、股动脉（femoral artery）和股静脉（femoral vein）。股神经来自腰2～腰4，腰丛各支中最粗者，走行于腰大肌与髂腰肌之间，位于股动脉的外侧，立即分成多条肌支和皮支，其中有两条神经一直伴行股动脉和股静脉。股动脉由髂外动脉延续而来，在腹股沟韧带中点的深面入股三角。在股三角内，股动脉首先位于股静脉的外侧，逐渐从外侧跨到股静脉的前方，下行入收肌管。股动脉在腹股沟中点处位置表浅，可摸到搏动，是临床上急救压迫止血和进行穿刺的部位。股静脉在收肌腱裂孔处续腘静脉，行经收肌管，至股三角尖时位于股动脉后方，往上渐斜向，随之位于股动脉的内侧，并包在股鞘内。除接受伴随股动脉分支的同名静脉外，还收纳大隐静脉。坐骨神经（sciatic nerve）经梨状肌下孔出骨盆到臀部，在臀大肌深面向下行，依次横过闭孔内肌，上下孖肌及股方肌的后方，支配这些肌肉。

二、膝　部

膝关节由股骨髁、胫骨平台、髌骨及其周围滑膜、关节囊、韧带、半月板及肌肉构成。

（一）骨骼

股骨（femur）的下端向两侧和后方扩大形成股骨的内外侧髁，中间以髁间窝相隔，两髁于前方联合形成髌骨滑槽。外侧髁长度及曲率半径比内侧髁大。内外侧髁的侧面分别有两个高出部分，称为股骨内上髁、外上髁。

胫骨（tibia）平台对应股骨内外侧髁的部分称为胫骨内外侧髁。胫骨平台的中央部分是髁间隆起，其前后分别有前后交叉韧带的止点，髁间隆起有利于膝关节的侧方稳定。胫骨上端前方中央的骨性隆起为胫骨结节，是髌韧带的止点，同时也可作为胫骨截骨时重要的髓外定位标志。

髌骨（patella）是人体最大的籽骨。位于股四头肌肌腱中，近端与股四头肌相连，远端与髌韧带相连，两侧与关节囊移行部分称为髌旁腱膜。髌骨由于没有骨膜所以其血运较差。

（二）滑囊

膝关节的内侧面衬有滑膜，附着于该关节各骨的关节面周缘。滑膜自髌骨上缘向上延伸5cm后折返形成髌上囊。膝关节的滑囊众多，主要有以下几种。

髌上囊（suprapatellar bursa）为膝关节最大的滑囊，位于髌骨底部下方及股四头肌腱深面，约80%与膝关节滑膜腔广泛相通，可视为膝关节滑膜腔的一部分。约20%此通道被一残留的胚胎隔完整分开，此纤维环称为髌上滑膜襞。髌前滑囊较大，位于髌骨前方的深层皮下组织内，在髌骨的下半份与髌韧带上半部分的前方。髌下囊以髌韧带为界分为髌下浅囊和髌下深囊，髌下浅囊位于皮肤与胫骨粗隆之间，髌下深囊（deep infrapatellar bursa）位于髌下脂肪垫的下方、胫骨粗隆前方及远端髌韧带的后方。鹅足滑囊位于缝匠肌、股薄肌、半腱肌肌腱和内侧副韧带之间。半膜肌滑囊位于半膜肌腱与内侧副韧带之间；腓肠肌滑囊位于腓肠肌内外侧头和关节囊之间，通常和关节腔相通；腘肌滑囊位于股骨外侧髁与腘肌腱之间，与关节腔相通。

（三）韧带

髌韧带（patellar ligament）位于关节囊前方，起自髌骨下端及其后方的粗面，止于胫骨结节，长6～8cm，两侧与髌内外侧支持带相交织，上端与股四头肌的远端相延续。髌韧带深面与关节滑囊、胫骨之间有髌下脂肪垫相隔。胫侧副韧带（tibial collateral ligament），位于膝关节的内侧偏后方。起于股骨内侧髁，止于胫骨内侧髁。腓侧副韧带（fibular collateral ligament），位于膝关节外侧稍后方。起于股骨外侧髁，止于腓骨小头。

前交叉韧带（anterior cruciate ligament）附着在胫骨髁间嵴的前内侧，部分纤维和半月板的前角相混合，向上后外横跨后交叉韧带的前外侧面，止于股骨外髁内侧面的后部，可限制胫骨过度前移。后交叉韧带（posterior cruciate ligament）附着在股骨内髁的外侧面，向下斜行附着于胫骨髁的后方中间部，止于外侧半月板的后部，可限制胫骨过度后移。膝横韧带（transverse geniculate ligament）为连接内外侧半月板前角的结构，这些韧带均为囊内韧带。

髌支持带（patellar retinaculum）由股四头肌腱在髌骨两侧与阔筋膜共同形成，分为髌内、外侧支持带，分别附于髌骨和髌韧带的侧缘和胫骨的内外侧髁，有防止髌骨移位和加固膝关节囊的作用。

▎（四）半月板

半月板是两个月牙形的纤维软骨板，位于胫骨平台内侧和外侧的关节面。其横断面呈三角形，外厚内薄，上面稍呈凹形，以便与股骨髁相吻合，下面较平整，与胫骨平台相接。半月板的前后端分别附着在胫骨平台中间部非关节面的部位，在髁间嵴前方和后方，称为半月板的前角和后角。内侧半月板（medial meniscus）呈"C"形，前端窄后部宽，外缘中部与关节囊纤维层和胫侧副韧带相连。外侧半月板（lateral meniscus）呈"O"形，外缘的后部与腘绳肌腱相连。

▎（五）肌肉

屈肌群包括股二头肌、半膜肌及半腱肌。伸肌群为股四头肌，包括股直肌、股外侧肌、股中间肌及股内侧肌。

股二头肌（biceps femoris muscle）位于大腿后外侧浅层，有长短两个头。长头起自坐骨结节，短头起自股骨粗线外侧唇下半部。共同止于腓骨头。半腱肌（semitendinosus muscle）和半膜肌（semimembranosus muscle）位于大腿后内侧，半膜肌在半腱肌深层。半腱肌下半部为肌腱，半膜肌上半部为腱膜。共同起自坐骨结节，半腱肌止于胫骨上端内侧，半膜肌止于胫骨内侧髁后面。胫骨前肌（tibialis anterior muscle）位于小腿前外侧浅层。起自胫骨体外侧的上 2/3，止于内侧楔状骨和第 1 跖骨基底。腓肠肌（gastrocnemius muscle）位于小腿后部浅层。腓肠肌内外侧头分别起自股骨内、外上髁，止于跟骨结节。比目鱼肌（soleus muscle）位于小腿后部深层，起自胫骨和腓骨后上部，和腓肠肌一起汇成跟腱止于跟骨结节。伸肌群主要是股四头肌（quadriceps femoris muscle）：股直肌（rectus femoris muscle）起于髂前下棘和髋臼上缘，股中间肌（vastus intermedius muscle）起于股骨前面，股内侧肌（vastus medialis muscle）起于股骨嵴内侧唇，股外侧肌（vastus lateralis muscle）起于大转子和股骨嵴外侧唇，均止于股四头肌肌腱。

三、踝　部

踝关节（ankle joint）是一种类似马鞍状关节，由胫腓骨下端、距骨滑车及其周围滑膜、关节囊、韧带及肌肉构成。

▎（一）骨骼

踝关节是由胫骨（tibia）、腓骨（fibula）下端及距骨（talus）组成。胫骨下端内侧为内踝，腓骨下端为外踝，胫骨下端后缘呈唇状为后踝。外踝较内踝长，后踝较内外踝小。内外踝共同组成踝穴，踝关节间隙呈倒 U 形。胫骨下端外侧的腓骨切迹与腓骨下部组成胫腓联合关节。距骨分为头、颈、体三部分，体的上部称为滑车，内侧半月形关节面与内踝相关节，外侧三角形关节面与外踝构成关节，距骨体的下部有与跟骨上面形成关节的前、中、后三个关节面，距骨头呈半球形，与舟骨构成关节。距骨表面大部分为软骨覆盖，仅小部分覆以骨膜，无肌肉附着，其血供较差。

胫骨下端的骨化中心一般在 1～2 岁时出现，16～19 岁闭合，腓骨下端的骨骺开始骨化和闭合的年龄与胫骨大致相同，但是腓骨下端骨骺开始骨化较胫骨早，闭合较胫骨晚，内踝和外踝常有一独立骨化中心，不要误认为骨折。

（二）关节囊和韧带

踝关节关节囊围绕踝关节周围，前侧有胫骨下端前缘至距骨颈，后侧有胫骨下端后缘至距骨后结节，前后关节囊因无韧带加强，囊腔较大，囊壁松弛，薄弱，以适应踝关节的跖屈、背伸运动。内外侧关节囊坚实紧张，附着于关节软骨周围，内侧与三角韧带纤维相连，外侧为距腓前韧带、距腓后韧带加强，跟腓韧带位于关节囊之外，内外关节囊紧贴于韧带下，极为坚韧，且囊腔不明显。

踝关节周围韧带是维持踝关节稳定的重要结构，由内向外依次为：

1. 内侧韧带（medial ligament）　即三角韧带（deltoid ligament），由胫距前韧带、胫舟韧带、胫跟韧带和胫距后韧带组成，前三者不易分离。胫距前韧带起于内踝前面的骨端，向前下止于距骨颈后部与胫跟韧带融合。胫舟韧带起于内踝前面，斜向前下方，止于舟骨粗隆与跟舟跖侧韧带的内缘。胫跟韧带起于内踝尖下行止于距骨颈。胫距后韧带起于内踝后缘，止于距骨后部，长度较短。

2. 下胫腓韧带（inferior tibiofibular ligament）　由下胫腓前韧带、骨间韧带、下胫腓后韧带和下胫腓横韧带组成。下胫腓前韧带起于胫骨下端前外缘，向下外走行附着于外踝的前面。骨间韧带为骨间膜的延长部，有胫骨向外下斜行至腓骨，短而坚实。下胫腓后韧带与下胫腓前韧带位置相当，是一条强韧的纤维束，其纤维斜行，有加深距骨窝的作用。下胫腓横韧带是横于胫骨后面下缘与外踝内侧面的胫腓骨滑膜延长部，其防止距骨向后脱位。

3. 外侧韧带（lateral ligament）　由距腓前韧带（anterior talofibular ligament）、跟腓韧带（calcaneofibular ligament）和距腓后韧带（posterior talofibular ligament）组成。距腓前韧带薄弱，几乎成水平走行，由距骨颈外侧面向后外止于外踝前缘。跟腓韧带中等坚强，由跟骨外侧面的隆起向前上止于外踝尖。距腓后韧带是三者中最发达、强壮，由距骨后外侧突向前外止于外踝内侧面的外踝窝。

（三）肌肉和肌腱

小腿的肌肉分为前群、后群及外侧群。前群肌肉为位于小腿前侧的胫骨前肌（tibialis anterior muscle）、踇长伸肌（extensor hallucis longus muscle）、趾长伸肌（extensor digitorum longus muscle）和第三腓骨肌。后群肌肉为位于小腿后侧的胫骨后肌（tibialis posterior muscle）、趾长屈肌（flexor digitorum longus muscle）、踇长屈肌（flexor hallucis longus muscle）、比目鱼肌、腓肠肌。外侧群为位于小腿外侧的腓骨长肌（fibularis longus muscle）、腓骨短肌（fibularis brevis muscle）。

四、足　部

足部由跗骨（包括距骨、跟骨、舟骨、内侧楔骨、中间楔骨、外侧楔骨和骰骨）、跖骨（第1～5跖骨）和趾骨（第1～5组趾骨）组成，以 Chopart 关节（跗横关节）和 Lisfranc 关节（跗跖关节）为界将足分为后足、中足和前足。

（一）骨骼

跟骨（calcaneus）是最大的跗骨，近似长方形，有3个距骨关节面和1个骰骨关节面，跟距关节分为三组，位于跟骨上方，后关节面呈卵圆形，位于跟骨中部，中关节面即跟骨内侧扁平突起的载距突，前关节面位于跟骨前部与距骨头相关节。跟骰关节位于跟骨前方。

足舟骨（navicular）内侧宽，外侧较窄，其后面为内凹的距舟关节面，前面突，有3个关节面，分别与3块楔骨相关节。

楔骨（cuneiform bones）有3块，分别是内侧楔骨、中间楔骨、外侧楔骨，内侧楔骨最长，中间楔骨最短。

骰骨（cuboid）呈不规则的立方体，位于中足外侧，后面与跟骨形成关节，前面与第4、5跖骨基底相关节。

跖骨（metatarsal bones）位于跗骨和趾骨之间，为短管状骨，共有 5 个。第 1 跖骨短而粗，第 1 跖骨头跖面常有并行排列的 2 个籽骨，第 1 跖骨基底与第 2 跖骨基底间无关节，亦无韧带连接。第 2～5 相邻跖骨基底间有关节及韧带连接。第 5 跖骨基底肥大，常有一次骨化中心，与骨干平行，不要误诊为骨折。

趾骨（phalanges）位于足的最末端，第 1 趾为两节，第 2～5 趾为 3 节，中、远节趾骨可融合为 1 块。

（二）关节和韧带

足部关节包括跗骨间关节、跗跖关节、跖骨间关节、跖趾关节和趾骨间关节。跗骨间关节包括距下关节、距跟舟关节、跟骰关节、舟楔关节、舟骰关节、楔骨间关节和楔骰关节。

距下关节由距骨和跟骨组成，分为前、中、后三组关节面。跟骨沟与距骨沟围成跗骨管，其外侧开口较大称为跗骨窦，跗骨窦内有跟距骨间韧带和颈韧带。

距跟舟关节和跟骰关节合称跗横关节（Chopart joint）。距跟舟关节由距骨头与舟骨和跟骨构成。

跟骰关节是跗横关节（Chopart 关节）的另一部分，由跟骨前部关节面与骰骨后部关节面构成。跟骰关节背侧有分歧韧带跟骰部加强，跖侧有跖短韧带和跖长韧带加强，跖短韧带位于深层，起于跟骨下缘前端，止于骰骨沟，呈扇形，被跖长韧带覆盖，跖长韧带起于跟骨结节内外侧突前方，深部纤维止于骰骨，浅层纤维止于第 2～4 跖骨底，深浅纤维间形成一条沟，腓骨长肌腱由此通过，腓骨长肌腱止于内侧楔骨及第 1 跖骨底。

舟楔关节由舟骨前关节面与三个楔骨的后关节面构成，关节周围有舟楔背侧韧带和跖侧韧带固定。

舟骰关节常为韧带联合，位于舟骨外缘和骰骨内缘之间，有舟骰背侧韧带、舟骰骨间韧带、舟骰跖侧韧带。

楔骨间关节为三个楔骨之间形成的关节，楔骰关节为外侧楔骨与骰骨构成。周围有背侧韧带、骨间韧带和跖侧韧带加强。

跗跖关节由楔跖关节和骰跖关节构成，跗跖关节为足纵弓的高点，跗跖关节由内向外同样也是弧形排列，形成横弓，内侧楔骨、外侧楔骨均较中间楔骨长，三者形成水平弓。跗跖关节周围由背侧韧带、骨间韧带和跖侧韧带加强，但是第 1、2 跖骨基底间没有韧带，内侧楔骨与第 2 跖骨基底间有一组韧带加强，包括背侧韧带、Lisfranc 韧带、跖侧韧带。

跖骨间关节有三个，位于第 2～5 跖骨底间，无独立关节囊，常与跗跖关节相通，关节周围有背侧韧带、骨间韧带和跖侧韧带固定。

跖趾关节由跖骨头的凸形关节面和近节趾骨底的凹形关节面构成，关节囊松弛，上薄下厚，关节周围有副韧带、小头横韧带及跖侧副韧带加强。

趾骨间关节由各趾相邻的两节趾骨的底与滑车构成，关节囊周围有侧副韧带、背侧韧带及跖侧副韧带加强。

（三）肌肉和肌腱

足部肌肉及肌腱包括起于小腿止于足骨的外在肌，起于足止于足趾的内在肌。

足的外在肌，小腿的前群肌肉为胫骨前肌、姆长伸肌、趾长伸肌和第三腓骨肌均止于足骨。小腿的后群肌肉胫骨后肌、趾长屈肌、姆长屈肌、比目鱼肌、腓肠肌均止于足骨。小腿的外侧群腓骨长肌、腓骨短肌也同样止于足骨。

足的内在肌分为足背肌和足底肌。足背肌包括姆短伸肌和趾短伸肌。足底肌又分为内侧群、中间群、外侧群三组，内侧群有姆展肌、姆短屈肌、姆收肌；中间群有趾短屈肌、足底方肌、蚓状肌、骨间足底肌和骨间背侧肌；外侧群有小趾展肌、小趾短屈肌。

第二节 髋 部

案例 9-2-1

患者，女，60 岁，因车祸伤就诊。经 X 线、CT 检查显示右股骨近端骨质断裂，周围软组织肿胀，影像学诊断为股骨粗隆间骨折，周围软组织肿胀（图 9-2-1）。

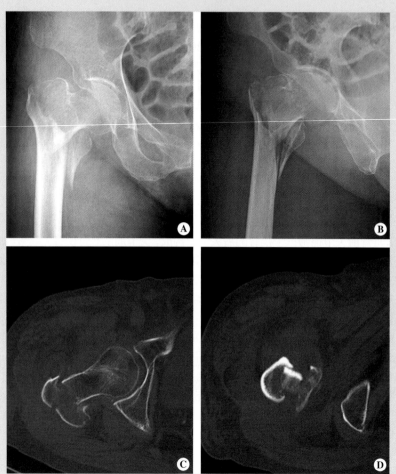

图 9-2-1　髋关节 X 线、CT 图像

A. X 线正位片；B. X 线侧位片；C、D. 横断面 CT 骨窗

问题：

1. 外伤首选检查方法是什么？哪些部位需要进一步 CT 检查？
2. 外伤累及哪些结构？

一、X 线 解 剖

（一）正常成人髋关节

正常髋关节包括髋臼、股骨头及关节附属结构。两个相对骨端的骨性关节面之间的透亮间隙为关节间隙（joint space）。股骨头和髋臼缘之间的透亮间隙为髋关节间隙，X 线显示的关节间隙实际包含了真正的关节腔和关节软骨的厚度（图 9-2-2）。骨皮质为密质骨，密度均匀致密。骨松质由骨小梁和其间的骨髓构成，显示为网格状骨纹理，密度低于骨皮质。关节囊一般不能显示。

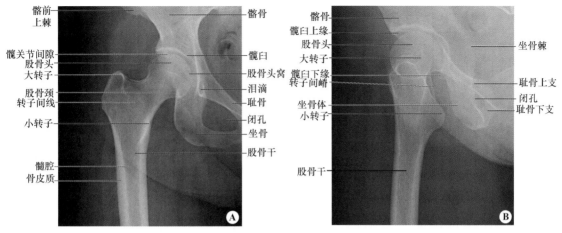

图 9-2-2　成人髋关节 X 线正侧位片
A. X 线正位片；B. X 线侧位片

（二）正常儿童髋关节

由于儿童的骨处于生长发育阶段，可以清晰显示骨骺形态及骺板的透亮线。儿童的关节间隙较成人宽（图 9-2-3）。髂骨、坐骨和耻骨汇合处可见透亮线影，称为 Y 形软骨，随着软骨的生长，三骨融合，透亮线逐渐消失。

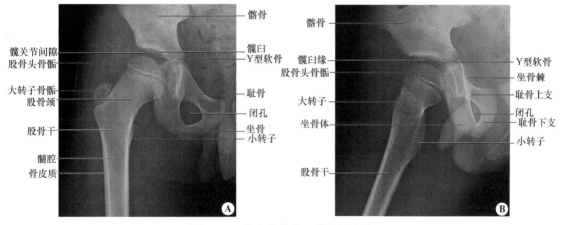

图 9-2-3　儿童髋关节 X 线正侧位片
A. X 线正位片；B. X 线侧位片

二、CT 和 MRI 解剖

（一）CT 横断面解剖

髋关节的 CT 图像需要骨窗和软组织窗两种方式观察，通常将骨骼肌的密度作为等密度。肌束间隔为结缔组织，内有较多脂肪组织，表现为低密度影；骨皮质呈明显高密度，骨髓腔充满骨髓，富含脂肪呈现明显低密度。

1. 髋臼顶层面（图 9-2-4）　可见髂骨、髋臼及股骨头。肌肉显示有髂腰肌、梨状肌、臀小肌、臀中肌、臀大肌、缝匠肌及阔筋膜张肌，臀部脂肪组织较厚，髂腰肌内侧可见髂外、动静脉。

2. 股骨头层面（图 9-2-5）　股骨头呈圆形，位于髋臼窝内，向下股骨头变小，向后外侧借股骨颈连接于大转子。髋臼分为髋臼前柱及髋臼后柱。大腿前侧肌群逐渐增大，可见髂腰肌、缝匠肌、阔筋膜张肌、股直肌，臀中肌、臀大肌逐渐缩小，闭孔内肌出现。

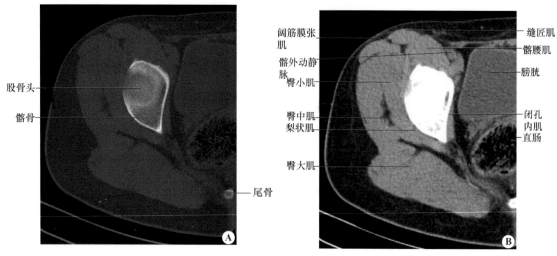

图 9-2-4　髋臼顶层面横断面 CT
A. 骨窗；B. 软组织窗

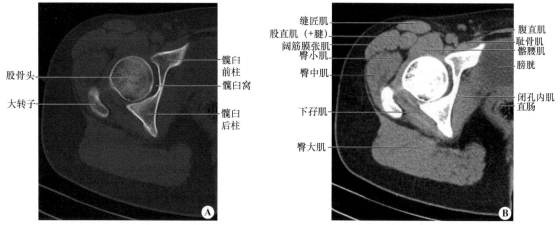

图 9-2-5　股骨头层面横断面 CT
A. 骨窗；B. 软组织窗

3. 股骨转子间层面（图 9-2-6）　显示股骨大转子、耻骨下支及坐骨支。肌肉主要有髂腰肌、耻骨肌、缝匠肌、阔筋膜张肌、股直肌、闭孔外肌及臀大肌、股方肌。

（二）MRI 横断面解剖

髋关节的 MRI 检查通常使用 T_1WI 和脂肪抑制后质子密度加权像作为常规扫描序列。通常将骨骼肌作为等信号，骨皮质在 T_1WI 和脂肪抑制后质子密度加权像为无信号。肌腱、韧带为低信号，骨髓、皮下及肌间结缔组织中的脂肪组织在 T_1WI 上为高信号，在脂肪抑制后质子密度加权像上为低信号。关节滑液在 T_1WI 上为低信号，在脂肪抑制后质子密度加权像上为高信号。

1. 股骨头上份层面（图 9-2-7）　可见髋臼及股骨头。肌肉显示有髂腰肌、梨状肌、臀小肌、臀中肌、臀大肌、缝匠肌及阔筋膜张肌。臀部脂肪组织较厚。臀大肌与深部肌层之间为臀大肌下间隙，其内有粗大的坐骨神经及其内侧的臀下血管神经。

2. 股骨头层面（图 9-2-8）　股骨头呈圆形，位于髋臼窝内。髋骨由前方耻骨支及后方的坐骨支构成。大腿前侧肌群逐渐增大，可见髂腰肌、缝匠肌、阔筋膜张肌、股直肌；臀中肌、臀大肌逐

渐缩小。闭孔内肌出现。髂腰肌前内侧髂外动静脉已移行为股动静脉，臀大肌下间隙内的坐骨神经
稍外移。

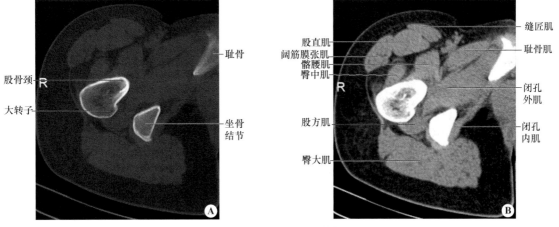

图 9-2-6 股骨转子间层面横断面 CT
A. 骨窗；B. 软组织窗

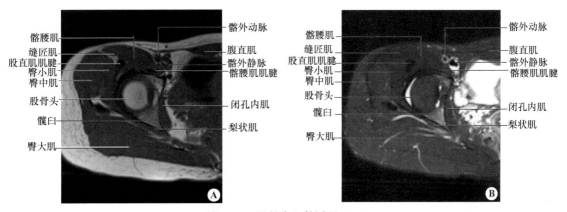

图 9-2-7 股骨头上份层面 MRI
A. T₁WI；B. 脂肪抑制后质子密度加权像

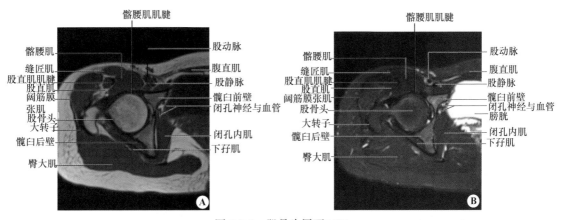

图 9-2-8 股骨头层面 MRI
A. T₁WI；B. 脂肪抑制后质子密度加权像

3. 股骨转子层面（图 9-2-9） 显示股骨转子、耻骨下支及坐骨支。肌肉主要有髂腰肌、耻骨
肌、缝匠肌、阔筋膜张肌、股直肌、闭孔外肌及臀大肌、股方肌。髂腰肌及耻骨肌前方可见股动静

脉，臀大肌与股方肌之间可见坐骨神经。

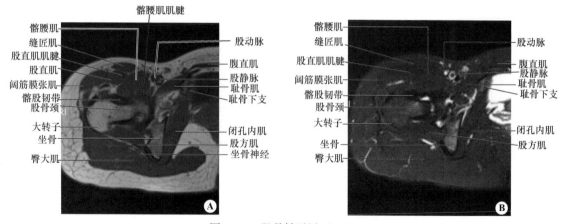

图 9-2-9　股骨转子层面 MRI

A. T₁WI；B. 脂肪抑制后质子密度加权像

（三）MRI 冠状面解剖

髋关节的冠状面以其侧面的正中线为基线，向前后做连续切面，均为前面观。

1. 股骨头前份层面（图 9-2-10）　显示股骨头前份、髂骨翼、耻骨上支及耻骨联合。髂骨内侧可见髂肌及腰大肌，外侧可见臀小肌、臀中肌，股骨头下方可见髂腰肌、耻骨肌、长收肌，股中间肌、股外侧肌及阔筋膜张肌。腰大肌内侧可见髂外静脉。

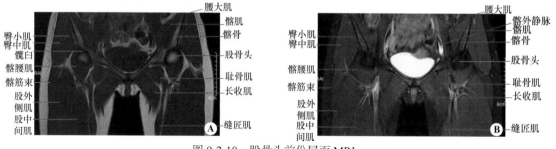

图 9-2-10　股骨头前份层面 MRI

A. T₁WI；B. 脂肪抑制后质子密度加权像

2. 股骨头层面（图 9-2-11）　显示股骨头正中层面，髋臼、股骨头、股骨颈及股骨干显示清晰。髋臼窝较深，其上份较深，有关节软骨附着。关节囊包绕股骨头和股骨颈的内外侧面，其外侧面有髂股韧带加强。内侧份肌肉较多，有闭孔内肌、闭孔外肌、耻骨肌、短收肌、长收肌、股薄肌及股内侧肌。外侧有臀小肌、臀中肌、股中间肌及股外侧肌。盆腔内膀胱子宫卵巢结构显示清晰。

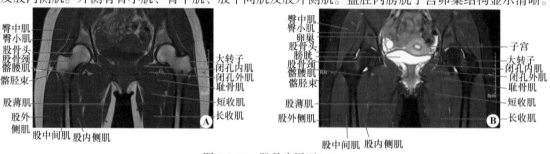

图 9-2-11　股骨头层面 MRI

A. T₁WI；B. 脂肪抑制后质子密度加权像

3. 股骨转子层面（图 9-2-12）　显示髋臼后缘、股骨大转子及小转子。大腿内收肌群大收肌、长收肌、短收肌、耻骨肌及股薄肌以及闭孔内肌、闭孔外肌显示清晰。

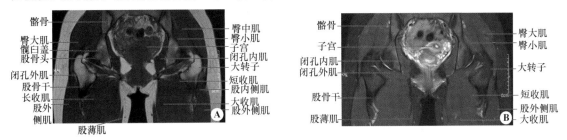

图 9-2-12　股骨转子层面 MRI
A. T₁WI；B. 脂肪抑制后质子密度加权像

4. 坐骨结节层面（图 9-2-13）　骨质主要显示坐骨结节及骶骨、髂骨。肌肉主要显示臀大肌整体形态。大腿部分肌群可见显示。

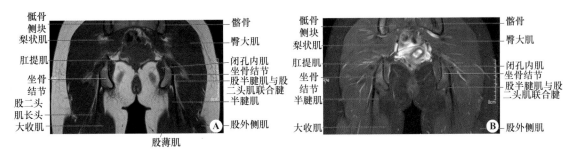

图 9-2-13　坐骨结节层面 MRI
A. T₁WI；B. 脂肪抑制后质子密度加权像

（四）MRI 矢状面解剖

髋关节的矢状面以其正中矢状面为标准层面，向两侧做连续切面，均为断面的左侧面观。

1. 髋臼缘层面（图 9-2-14）　髋臼由髂骨、坐骨及耻骨构成。髋臼上方显示的肌肉有髂腰肌、梨状肌、臀大肌，下方有闭孔外肌、耻骨肌、短收肌、大收肌，缝匠肌上方可见股浅动静脉。

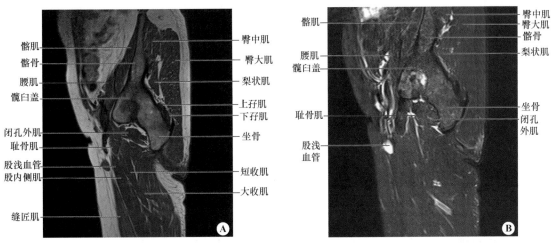

图 9-2-14　髋臼缘层面 MRI
A. T₁WI；B. 脂肪抑制后质子密度加权像

2. 股骨头内侧份层面（图 9-2-15）　股骨头呈圆形，髋臼缘部分可见。前方可见髂腰肌、闭孔外肌、耻骨肌、大收肌、缝匠肌及股内侧肌，后方可见梨状肌、臀中肌、臀大肌、股二头肌（腱）。缝匠肌后方可见股浅动静脉。

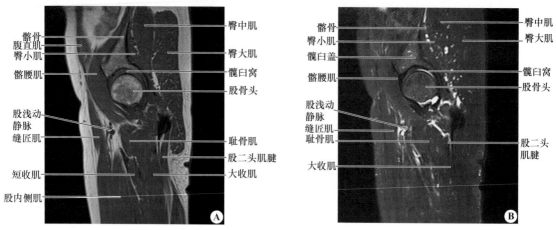

图 9-2-15 股骨头内侧份层面 MRI
A. T₁WI；B. 脂肪抑制后质子密度加权像

3. 股骨颈层面（图 9-2-16） 股骨颈、股骨小转子及髂骨翼显示清晰，股骨头上方从前往后依次为臀小肌、臀中肌及臀大肌。股骨颈前下方可见缝匠肌、股内侧肌、股二头肌。

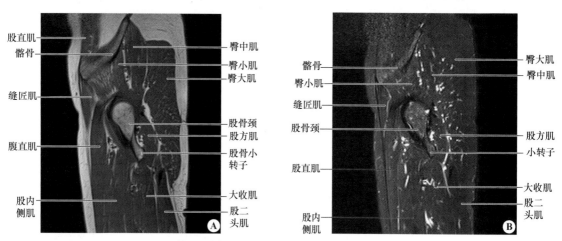

图 9-2-16 股骨颈层面 MRI
A. T₁WI；B. 脂肪抑制后质子密度加权像

三、常见解剖变异和典型病变

（一）常见解剖变异

1. 髋臼骨 又称髋臼上缘骨、髋臼小骨，是一种先天性骨发育异常。位于髋臼外侧缘（图 9-2-17），14～18 岁时髋臼外缘出现独立的、不融合的化骨核，呈圆形、三角形。文献报道髋臼骨大小一般不超过 1.0cm。

2. 股骨颈疝窝 又称滑膜疝，是股骨颈反应区的组织和（或）液体在前部关节囊和髂股韧带以及髂腰肌（腱）的机械性压迫下，通过骨皮质疝入松质骨内而形成的窝状骨质缺损（图 9-2-18）。它由骨胶原组织、新软骨和反应性新骨组成，其内有液体存在；反应区内常出现隆起以及邻近的关节囊增厚、粗糙。

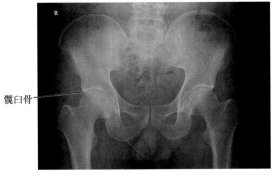

图 9-2-17 髋臼骨与正常对照 X 线正位片

骨盆 X 线正位片显示右侧见髋臼骨，左侧为正常髋臼

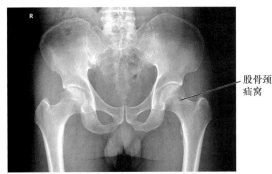

图 9-2-18 股骨颈疝窝与正常对照 X 线正位片

骨盆 X 线正位片显示左侧见股骨颈疝窝，右侧为正常股骨颈

（二）典型病变

1. 股骨头无菌坏死 好发于 30～60 岁男性，多数病人双侧受累（图 9-2-19）。由于外伤或酗酒、皮质醇治疗、血液病、某些代谢性疾病导致股骨头缺血，从而形成无菌坏死。主要症状为髋部疼痛、压痛，活动受限，4 字征阳性。早期股骨头坏死 MRI 可见双线征，随着病情进展，股骨头关节面可塌陷，最终造成髋关节骨性关节炎。

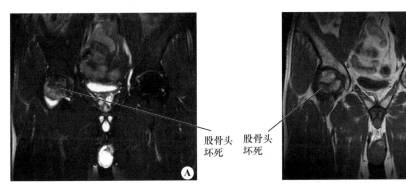

图 9-2-19 右侧股骨头无菌坏死与正常对照 MRI

骨盆 MRI 冠状面脂肪抑制后质子密度加权像（A）及 T₁WI（B），显示右侧股骨头无菌坏死，左侧为正常股骨头

2. 先天性髋脱位 男性患儿多见，先天性股骨头脱出于髋臼外，单侧发病多（图 9-2-20）。髋臼发育不良，前后唇变小，髋臼变浅，股骨头的髋臼覆盖率下降。常被大量脂肪组织和肥厚的股骨头韧带充填。

案例 9-2-1 分析讨论：
1. 本案例中四肢外伤首选 X 线检查，对一些部位细微骨折或 X 线阴性但临床症状明显者，需进一步 CT 检查明确有无骨折等情况。
2. 本案例中外伤累及股骨近端、股骨大粗隆、股骨小粗隆及周围软组织。

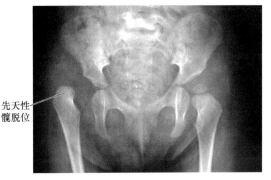

图 9-2-20 先天性髋脱位与正常对照 X 线正位片

骨盆 X 线正位片显示右侧先天性髋脱位，左侧为正常髋关节

第三节 膝 部

案例 9-3-1

患者，女，55 岁，因车祸伤就诊。经 X 线、CT、MRI 检查显示右胫腓骨骨质断裂，周围软组织肿胀，影像学诊断为胫腓骨近端骨折、前交叉韧带撕裂、周围肌肉挫裂伤（见图 9-3-1）。

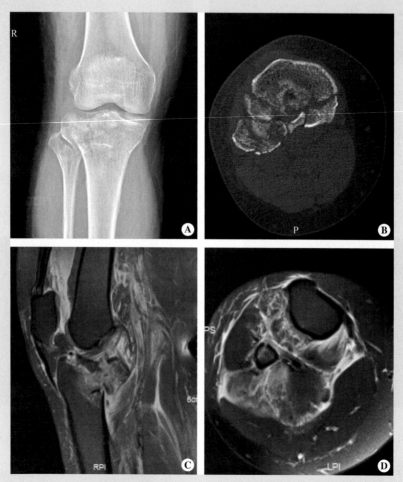

图 9-3-1 右膝关节 X 线、CT、MRI 图像

A.X 线正位片；B. 横断面 CT 骨窗；C. 矢状面脂肪抑制后质子密度加权像；D. 横断面脂肪抑制后质子密度加权像

问题：

1. 外伤首选检查方法是什么？何种情况下选用 MRI 检查？
2. 外伤累及哪些结构？周围有哪些肌肉损伤？

一、X 线 解 剖

（一）正常成人膝关节

正常成人膝关节包括股骨远端、胫腓骨近端、髌骨及关节附属结构（图 9-3-2）。关节囊一般不能显示。部分关节附属结构，例如髌韧带、股四头肌腱可在脂肪组织的对比下显示。

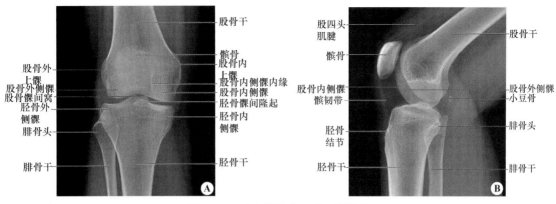

图 9-3-2　成人膝关节 X 线正侧位片
A. X 线正位片；B. X 线侧位片

（二）正常儿童膝关节

儿童正常膝关节由股骨远端干骺端、骨骺及胫腓骨近端干骺端、骨骺和髌骨组成（图 9-3-3）。儿童膝关节间隙较成人宽。

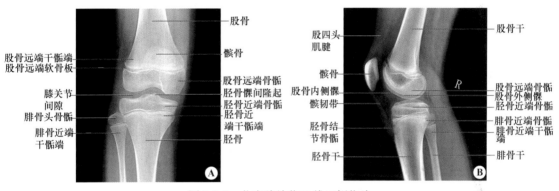

图 9-3-3　儿童膝关节 X 线正侧位片
A. X 线正位片；B. X 线侧位片

二、CT 和 MRI 解剖

（一）CT 横断面解剖

膝关节的 CT 图像亦用骨窗和软组织窗两种方式观察不同结构。

1. 髌骨中份层面（图 9-3-4）　主要显示的是股骨远端及髌骨，骨皮质及骨髓腔显示清晰。髌骨位于前方，其后面略凸，与股骨构成髌股关节，两股之间的关节腔向后延伸至股骨前份的两侧。股四头肌腱附着于髌骨，向后与髌内、外侧支持带相连，髌内侧支持带向后连于股内侧肌，髌外侧支持带向后连于髂胫束。周围肌群显示较清晰，前内侧主要有股内侧肌，后内侧主要为缝匠肌、股薄肌、半膜肌及半腱肌，外侧主要为股外侧肌、股二头肌、腓肠肌外侧头。半膜肌、腓肠肌内侧头及股二头肌、腓肠肌外侧头围成的菱形窝称为腘窝（popliteal fossa），内有神经血管束及淋巴结等。在腘窝中央，胫神经（tibial nerve）、腘静脉（tibial vein）和腘动脉（tibial artery）由浅入深依次排列。

2. 股骨髁层面（图 9-3-5）　此层面显示股骨内、外髁。前方可看到髌韧带、髌内、外侧支持带，后方肌群以腓肠肌为主，股薄肌、半腱肌及半膜肌均为肌腱显示。

3. 腓骨颈层面（图 9-3-6）　此层腓骨出现，未闭合的胫骨结节骨骺清晰可见，胫骨后方可见腘肌，后侧肌群为腓肠肌。前外侧可见胫骨前肌。

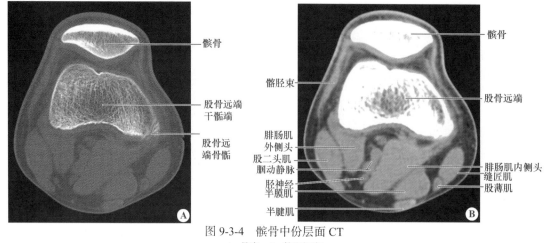

图 9-3-4　髌骨中份层面 CT

A. 骨窗；B. 软组织窗

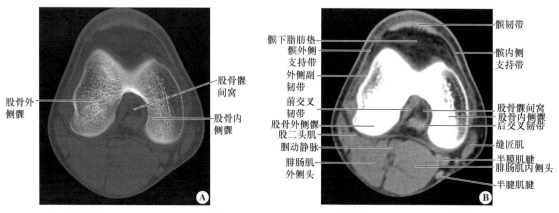

图 9-3-5　股骨髁层面 CT

A. 骨窗；B. 软组织窗

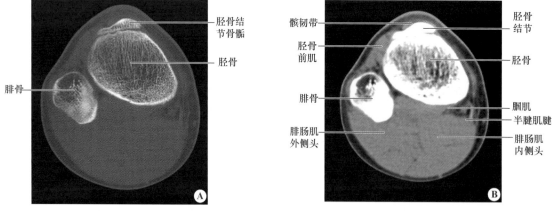

图 9-3-6　腓骨颈层面 CT

A. 骨窗；B. 软组织窗

（二）MRI 横断面解剖

膝关节的 MRI 检查通常使用 T_1WI 和脂肪抑制后质子密度加权像作为常规扫描序列。

1. 髌骨中份层面（图 9-3-7）　主要显示的是股骨远端及髌骨，骨皮质及骨髓腔显示清晰。股四头肌腱附着于髌骨，向后与髌内、外侧支持带相连，髌内侧支持带向后连于股内侧肌，髌外侧支持带向后连于髂胫束。周围肌群显示较清晰，前内侧主要有股内侧肌，后内侧主要为缝匠肌、股薄肌、半膜肌及半腱肌，外侧主要为股外侧肌、股二头肌、腓肠肌外侧头。

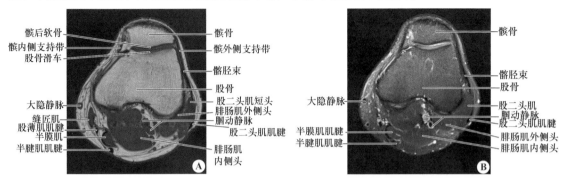

图 9-3-7　髌骨中份层面 MRI
A. T₁WI；B. 脂肪抑制后质子密度加权像

2. 交叉韧带层面（图 9-3-8）　此层面显示股骨内髁及股骨外髁。前方可看到髌韧带、髌内、外侧支持带，后方肌群以腓肠肌为主，半腱肌及半膜肌均为肌腱显示。股骨外侧髁内侧面可见前交叉韧带的止点，而后交叉韧带的止点为股骨内侧髁外侧面后部。

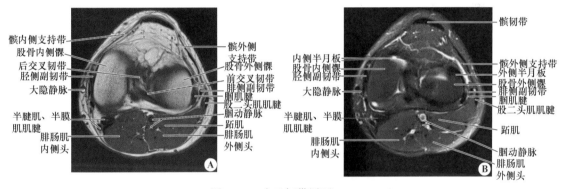

图 9-3-8　交叉韧带层面 MRI
A. T₁WI；B. 脂肪抑制后质子密度加权像

3. 腓骨头层面（图 9-3-9）　此层腓骨出现，胫骨后方可见腘肌，后侧肌群为腓肠肌。

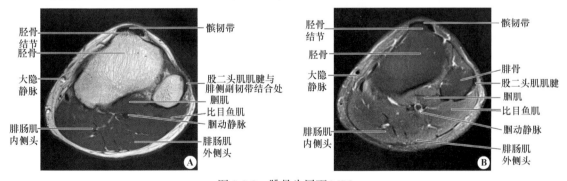

图 9-3-9　腓骨头层面 MRI
A. T₁WI；B. 脂肪抑制后质子密度加权像

（三）MRI 冠状面解剖

膝关节的冠状面以其侧面的正中线为基线，向前后间隔 3mm 做连续切面，均为前面观。

1. 髌骨层面（图 9-3-10）　此层面显示髌骨，呈类圆形，上方可见股四头肌肌腱，下方可见髌下脂肪垫及髌韧带，两侧可见髌骨支持带。

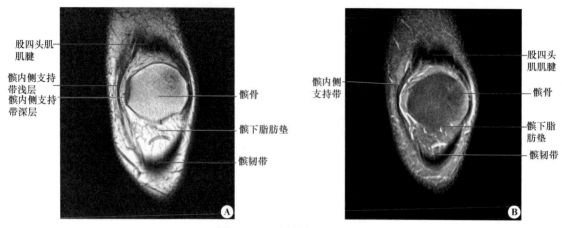

图 9-3-10 髌骨层面 MRI

A. T₁WI；B. 脂肪抑制后质子密度加权像

2. 股骨中份层面（图 9-3-11） 此层面主要显示股骨髁、胫骨平台。股内侧肌及股外侧肌显示清晰，胫骨外侧平台的外下方可见胫骨前肌及趾长伸肌。前交叉韧带起于胫骨内侧髁间隆起，内外侧半月板呈三角形，显示清晰。

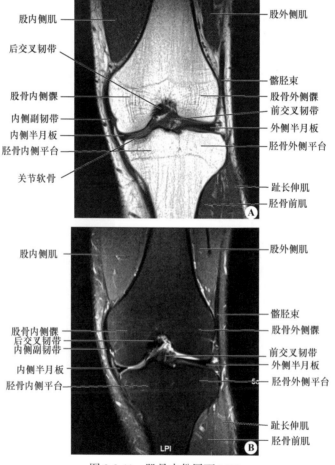

图 9-3-11 股骨中份层面 MRI

A. T₁WI；B. 脂肪抑制后质子密度加权像

3. 腓骨颈层面（图 9-3-12） 此层面显示股骨髁后缘，胫骨外侧髁的下方可见腓骨头，两者构成上胫腓关节。股内侧肌、股外侧肌、腓肠肌内侧头、腘肌、腓骨长肌可显示。股骨内髁可见后交叉韧带止点。腓侧副韧带起自股骨外上髁，止于腓骨头，起止点显示清晰。内外侧半月板后角显示。

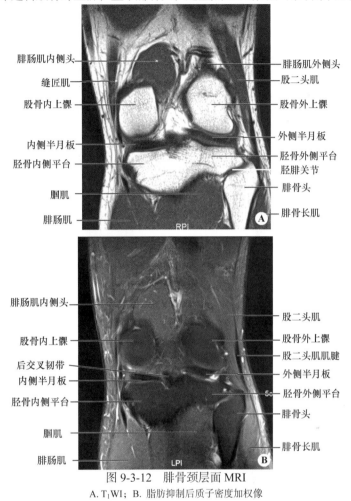

图 9-3-12　腓骨颈层面 MRI
A. T₁WI；B. 脂肪抑制后质子密度加权像

4. 后侧肌群层面（图 9-3-13） 此层面显示膝关节后侧肌群，下方以腓肠肌、比目鱼肌为主，上方内侧可见缝匠肌、半膜肌，外侧可见股二头肌。正中可见腘血管显示。

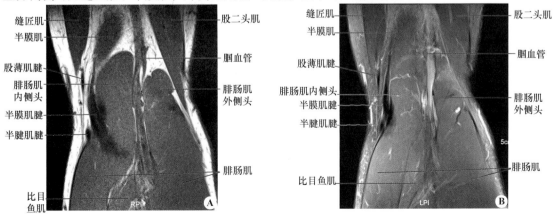

图 9-3-13　后侧肌群层面 MRI
A. T₁WI；B. 脂肪抑制后质子密度加权像

（四）MRI 矢状面解剖

膝关节的矢状面以其正中矢状面为标准层面，向两侧做连续切面，均为断面的左侧面观。

1. 膝关节内侧层面（图 9-3-14）　显示膝关节内侧肌群，股内侧肌及缝匠肌，皮下的大隐静脉显示清晰。

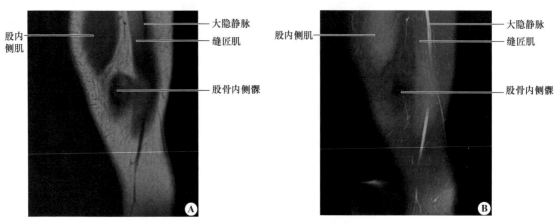

图 9-3-14　膝关节内侧层面 MRI
A. T₁WI；B. 脂肪抑制后质子密度加权像

2. 股骨内侧半月板层面（图 9-3-15）　此层面显示内侧部分肌群，前方有股内侧肌，后方有半膜肌、腓肠肌内侧头。股骨内髁呈类圆形，其与胫骨内侧平台间可见内侧半月板，其中间薄，前后两端厚。

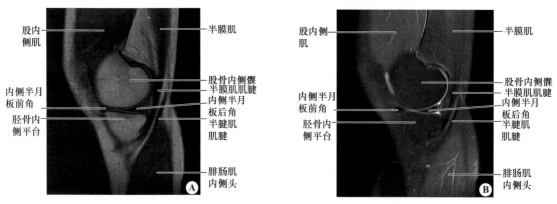

图 9-3-15　股骨内侧半月板层面 MRI
A. T₁WI；B. 脂肪抑制后质子密度加权像

3. 髌骨内侧份层面（图 9-3-16）　此层面显示髌骨内侧、股骨髁、胫骨平台。髌骨后缘、股骨髁下、后缘及胫骨平台上缘可见关节软骨覆盖。可见股内侧肌、半膜肌、腓肠肌内侧头、腘肌显示。

4. 交叉韧带层面（图 9-3-17）　此层面为膝关节正中层面，显示股骨远端、胫骨近端及髌骨的最大矢状面。股四头肌肌腱及髌韧带、髌下脂肪垫显示清晰。后方可见半膜肌、腓肠肌内侧头、比目鱼肌、腘肌显示。前后交叉韧带起点显示清晰。

5. 外侧半月板层面（图 9-3-18）　显示股骨外髁及胫骨外侧平台。髌韧带部分显示。腓肠肌外侧头、跖肌、腘肌、比目鱼肌可显示。

6. 腓骨头层面（图 9-3-19）　可见腓骨及胫骨外侧平台部分显示。上胫腓关节面显示清晰。

上方可见股外侧肌及股二头肌显示，下方可见腓肠肌外侧头及腓骨长肌显示。

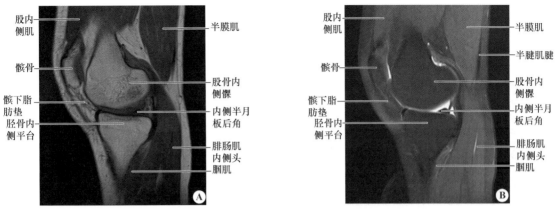

图 9-3-16　髌骨内侧份层面 MRI
A. T₁WI；B. 脂肪抑制后质子密度加权像

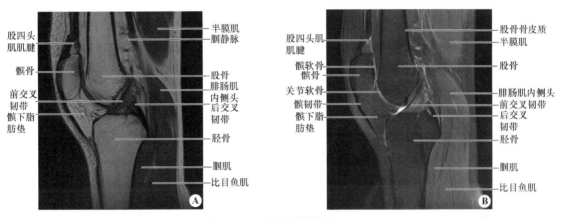

图 9-3-17　交叉韧带层面 MRI
A. T₁WI；B. 脂肪抑制后质子密度加权像

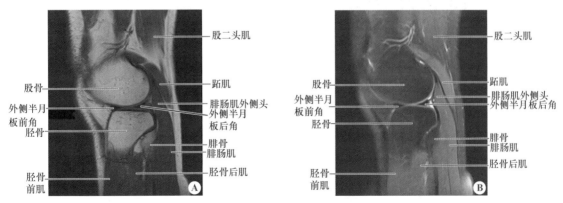

图 9-3-18　外侧半月板层面 MRI
A. T₁WI；B. 脂肪抑制后质子密度加权像

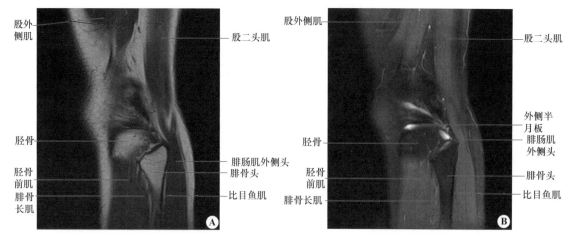

图 9-3-19　腓骨头层面 MRI

A. T$_1$WI；B. 脂肪抑制后质子密度加权像

三、常见解剖变异和典型病变

（一）常见解剖变异

1. 二分髌骨　常见于髌骨外上 1/4（图 9-3-20），边缘光滑，且常呈双侧对称发生。可能是由股外侧肌的慢性抗力作用于髌骨外上方而形成。

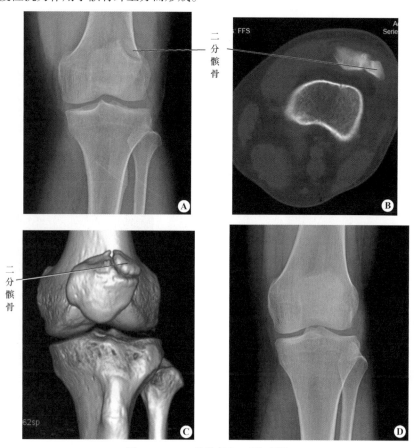

图 9-3-20　二分髌骨与正常对照

A～C.分别为膝关节 X 线正位片、横断面 CT 及三维图像显示二分髌骨；D. 膝关节 X 线正位片，显示正常髌骨

2. 腓骨近端牵拽征　是比目鱼肌附着点骨化所致，可见一背离关节面的骨性突起，与腓骨近端髓腔不相通（图 9-3-21）。

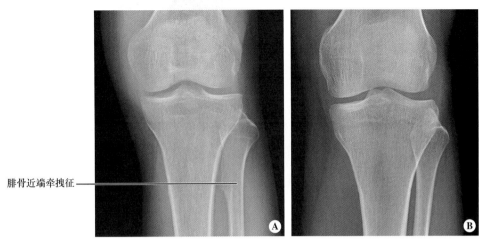

腓骨近端牵拽征

图 9-3-21　腓骨近端牵拽征与正常对照 X 线正位片
A. 腓骨近端牵拽征；B. 正常腓骨近端

（二）典型病变

1. 膝关节退行性骨关节病　又称骨性关节炎，是关节软骨变性引起的骨关节病变，常见于中老年人，好发于承重关节及多动关节，以髋关节、膝关节及指间关节多见。表现为关节承重面骨质增生硬化，承重关节间隙变窄（图 9-3-22），软骨变薄，缺损，关节面下假囊肿形成，重者可见关节内游离体。

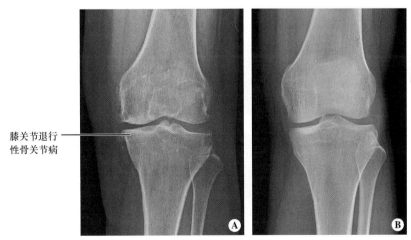

膝关节退行性骨关节病

图 9-3-22　膝关节退行性骨关节病与正常对照 X 线正位片
A. 膝关节退行性骨关节病；B. 正常膝关节

2. 骨软骨瘤　为最常见的良性骨肿瘤，多见于四肢长骨干骺端，膝关节周围常见，为背离关节面生长的骨性突起（图 9-3-23）。骨软骨瘤由瘤体、软骨帽和包膜构成，瘤体与母骨髓腔相通。

3. 骨肉瘤　是最常见的恶性骨肿瘤。多发生于 10～25 岁的青少年，男性多于女性。症状以疼痛为主，局部皮肤红热，压痛明显。好发于四肢长骨干骺端，以股骨远端最常见。其次为胫骨近端和肱骨近端。典型的影像学表现为骨质破坏、肿瘤骨形成、骨膜反应及软组织肿块（图 9-3-24）。

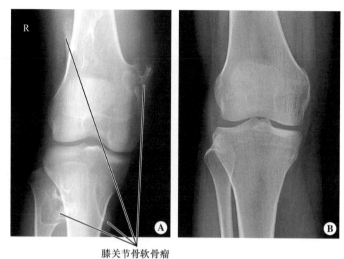

膝关节骨软骨瘤

图 9-3-23　右膝关节骨软骨瘤与正常对照 X 线正位片

A. 右股骨远端、胫腓骨近端多发骨软骨瘤；B. 正常右膝关节

股骨远端骨肉瘤

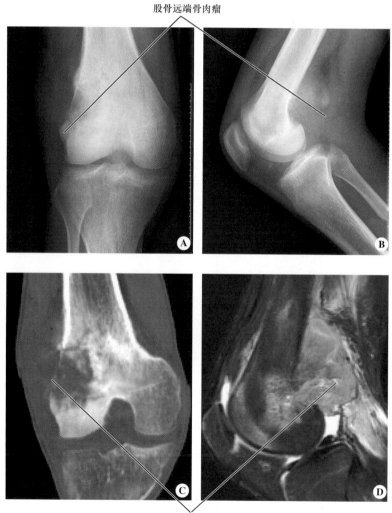

股骨远端骨肉瘤

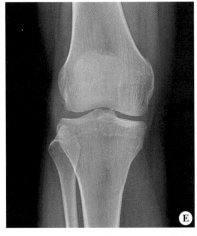
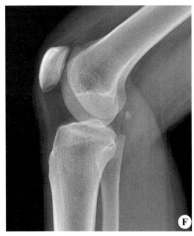

图 9-3-24　股骨远端骨肉瘤与正常对照

膝关节 X 线正侧位片、冠状面 CT 及矢状面 MR（A～D）显示股骨远端骨肉瘤；
膝关节 X 线正侧位片（E、F）为正常膝关节

案例 9-3-1 分析讨论：

1. 本案例中四肢外伤首选 X 线检查，为更明确了解软组织结构的损伤情况以及对隐匿性骨折的诊断需要选用 MRI 检查。

2. 本案例中外伤累及胫腓骨、半月板、前交叉韧带及周围软组织，包括腘肌、比目鱼肌、胫骨前肌。周围软组织水肿，小腿骨间膜损伤。

第四节　踝　　部

案例 9-4-1

患者，女，62 岁，左踝关节外伤 5 年，近两年走路疼痛逐渐加重，伴软组织肿胀半年。见图 9-4-1。

问题：

1. 踝关节正常对应关系包括那些？

2. 结合本例分析踝关节退行性骨关节病变影像学特征有哪些？

3. 结合本例分析滑膜骨软骨瘤病的影像学表现？

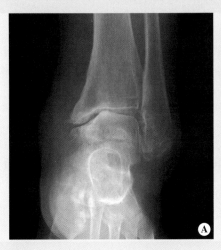
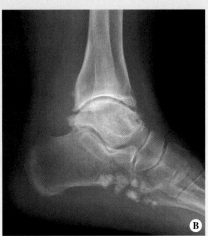

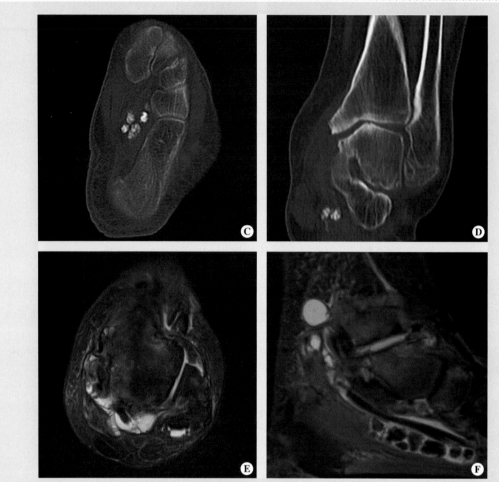

图 9-4-1　踝关节 X 线、CT 图像、MRI 图像

A. X 线正位；B. X 线侧位；C. 横断面 CT 骨窗；D. 冠状面 CT 骨窗；E. 横断面脂肪抑制后 T₂WI；
F. 矢状面脂肪抑制后 T₂WI

一、X 线 解 剖

（一）正常成人踝关节（图 9-4-2）

正常踝关节包括胫腓骨远端、距骨及关节附属结构。外踝较内踝长，关节间隙呈倒 U 形，胫骨轴线垂直于踝关节水平面，胫骨远端关节面与距骨滑车关节面平行。部分关节附属结构如跟腱可在脂肪组织的衬托下显示。

（二）正常儿童踝关节（图 9-4-3）

儿童胫腓骨远端由胫腓骨远端干骺端、骨骺、距骨组成，可清晰地显示骨骺及干骺端的形态，骨骺软骨板为线样透亮影，儿童骨性关节面间的间隙较成人宽，可见跟骨后缘弧形骨骺。

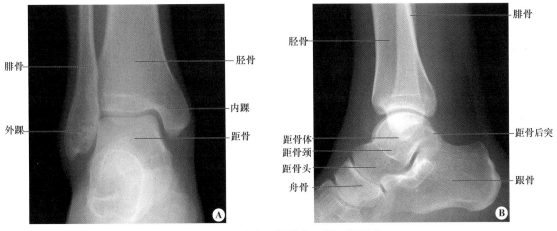

图 9-4-2　正常成人踝关节 X 线正侧位片
A. X 线正位片；B. X 线侧位片

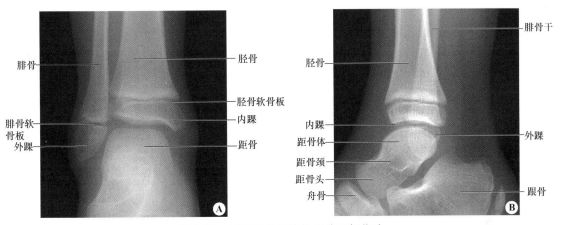

图 9-4-3　正常儿童踝关节 X 线正侧位片
A. X 线正位片；B. X 线侧位片

二、CT 和 MRI 解剖

（一）CT 横断面解剖

踝关节 CT 图像常规用骨窗及软组织窗来进行观察。

1. 胫腓骨下段层面（图 9-4-4）　可见胫骨、腓骨远端断面，胫骨位于内侧，髓腔较大，腓骨位于外侧，骨密质较厚。前骨筋膜鞘内自内向外侧排列为胫骨前肌-肌腱、踇长伸肌-肌腱、趾长伸肌-肌腱。胫前血管和腓深神经位于胫骨前肌腱与踇长伸肌之间。后骨筋膜鞘内浅层的小腿三头肌已基本移行为跟腱，深层自内向外排列为胫骨后肌腱、趾长屈肌-肌腱、踇长屈肌-肌腱，踇长屈肌-肌腱断面较大。胫后血管和胫后神经位于跟腱与深层肌之间。外侧骨筋膜鞘后移，腓骨长肌移行为肌腱，腓骨短肌为肌腹，断面相对较大。

2. 胫距关节间隙层面（图 9-4-5）　层面中间为胫距关节及矩形距骨体，其两侧分别与内踝、外踝相关节。胫距关节前方自内向外依次排列为胫骨前肌腱、踇长伸肌腱、趾长伸肌腱和第三腓骨肌腱。踇长伸肌腱、趾长伸肌腱之间深部有胫前血管和腓深神经。内踝前方的浅筋膜内可见大隐静脉。在胫距关节后方，内踝与距骨内侧份的后方为踝管，是小腿后部与足底的通道，其内结构从前向后依次为胫骨后肌腱、趾长屈肌腱、胫神经、胫后血管及踇长屈肌腱。外踝与距骨外侧份的后方为腓骨长肌、腓骨短肌紧贴腓骨后缘，浅筋膜内有小隐静脉。层面最后方为跟腱。

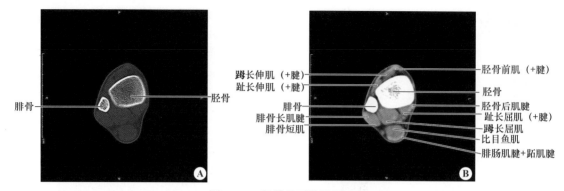

图 9-4-4　胫腓骨下段层面 CT
A. 骨窗；B. 软组织窗

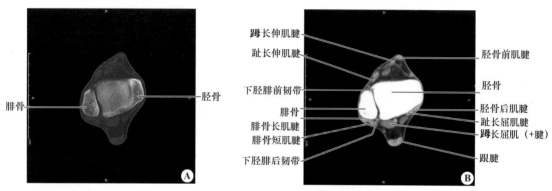

图 9-4-5　胫距关节间隙层面 CT
A. 骨窗；B. 软组织窗

3. 跟骨层面（图 9-4-6）　跟骨上缘与距骨形成关节，跟骨、距骨共同围成跗骨窦，其外侧开口较大，内侧较小，称为跗骨管。距骨跟骨内侧自前向后依次为胫骨后肌腱、趾长屈肌腱、胫神经、胫后血管及跗长屈肌腱。跟骨外侧为跟腓韧带、腓骨长肌腱、腓骨短肌腱。跟骨前上部为趾短伸肌起点。载距突前部为跟舟跖侧韧带。跟骨后上方为跟腱。跟骨下部自内向外依次为跗展肌、趾短屈肌、小趾展肌。

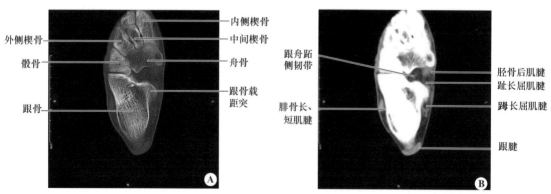

图 9-4-6　跟骨层面 CT
A. 骨窗；B. 软组织窗

（二）MRI 横断面解剖

踝关节的 MRI 检查通常使用 T_1WI 和脂肪抑制后质子密度加权像作为常规扫描序列。

1. 胫腓骨下段层面（图 9-4-7）　可见胫骨、腓骨远端断面，胫骨位于内侧，髓腔较大，腓骨位于外侧，骨密质较厚。前骨筋膜鞘内自内向外侧排列为胫骨前肌-肌腱、踇长伸肌-肌腱、趾长伸肌-肌腱。胫前血管和腓深神经位于胫骨前肌腱与踇长伸肌之间。后骨筋膜鞘内浅层的小腿三头肌已基本移行为跟腱，深层自内向外排列为胫骨后肌腱、趾长屈肌-肌腱、踇长屈肌-肌腱，踇长屈肌-肌腱断面较大。胫后血管和胫后神经位于跟腱与深层肌之间。外侧骨筋膜鞘后移，腓骨长肌移行为肌腱，腓骨短肌为肌腹，断面相对较大。

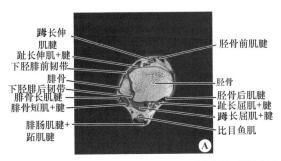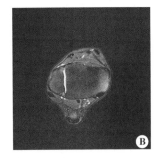

踇长伸
肌腱
趾长伸肌+腱
下胫腓前韧带
腓骨
下胫腓后韧带
腓骨长肌腱
腓骨短肌+腱
腓肠肌腱+
跖肌腱

胫骨前肌腱
胫骨
胫骨后肌腱
趾长屈肌+腱
踇长屈肌+腱
比目鱼肌

图 9-4-7　胫腓骨下段层面 MRI
A. T₁WI；B. 脂肪抑制后质子密度加权像

2. 胫距关节间隙层面（图 9-4-8）　层面中间为胫距关节及矩形距骨体，其两侧分别与内踝、外踝相关节。胫距关节前方自内向外依次排列为胫骨前肌腱、踇长伸肌腱、趾长伸肌腱和第三腓骨肌腱。踇长伸肌腱、趾长伸肌腱之间深部有胫前血管和腓深神经。内踝前方的浅筋膜内可见大隐静脉。在胫距关节后方，内踝与距骨内侧份的后方为踝管，是小腿后部与足底的通道，其内结构从前向后依次为胫骨后肌腱、趾长屈肌腱、胫神经、胫后血管及踇长屈肌腱。外踝与距骨外侧份的后方为腓骨长肌、腓骨短肌紧贴腓骨后缘，浅筋膜内有小隐静脉。层面最后方为跟腱。

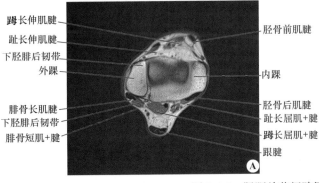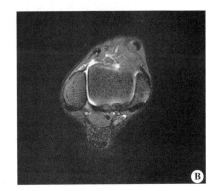

踇长伸肌腱
趾长伸肌腱
下胫腓后韧带
外踝
腓骨长肌腱
下胫腓后韧带
腓骨短肌+腱

胫骨前肌腱
内踝
胫骨后肌腱
趾长屈肌+腱
踇长屈肌+腱
跟腱

图 9-4-8　胫距关节间隙层面 MRI
A. T₁WI；B. 脂肪抑制后质子密度加权像

3. 跟骨层面（图 9-4-9、图 9-4-10）　跟骨上缘与距骨形成关节，跟骨、距骨共同围成跗骨窦，其外侧开口较大，内侧较小，称为跗骨管。距骨跟骨内侧自前向后依次为胫骨后肌腱、趾长屈肌腱、胫神经、胫后血管及踇长屈肌腱。跟骨外侧为跟腓韧带、腓骨长肌腱、腓骨短肌腱。跟骨前上部为趾短伸肌起点。载距突前部为跟舟跖侧韧带。跟骨后上方为跟腱。跟骨下部自内向外依次为踇展肌、趾短屈肌、小趾展肌。

▋（三）MRI 冠状面解剖

1. 内踝前缘层面（图 9-4-11）　自上而下依次为胫骨远端前缘、距骨、跟骨，内侧结构有内侧副韧带、胫骨后肌腱、趾长屈肌腱、胫神经、胫后血管、踇长屈肌腱。外侧为腓骨长肌腱、腓骨短肌腱。跟骨跖侧深层为跖方肌，跟骨跖侧浅层为踇展肌、小趾展肌、趾短屈肌。

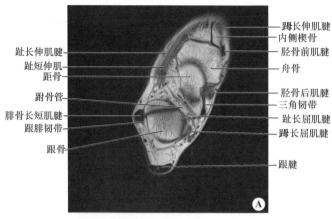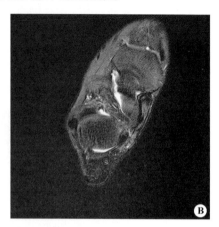

图 9-4-9 跗骨管层面 MRI

A.T₁WI；B. 脂肪抑制后质子密度加权像

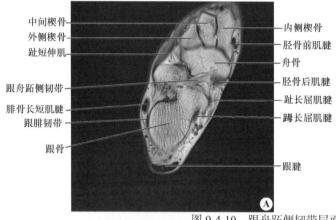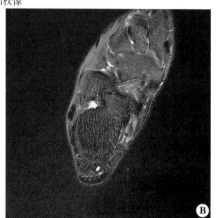

图 9-4-10 跟舟跖侧韧带层面 MRI

A.T₁WI；B. 脂肪抑制后质子密度加权像

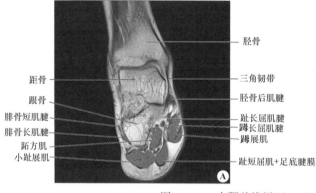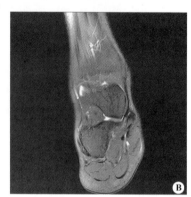

图 9-4-11 内踝前缘层面 MRI

A.T₁WI；B. 脂肪抑制后质子密度加权像

2. 下胫腓前韧带层面（图 9-4-12） 自上而下依次为胫腓骨远端、距骨、跟骨，下胫腓前缘可见下胫腓前韧带，内侧结构有内侧副韧带、胫骨后肌腱、趾长屈肌腱、胫神经、胫后血管、踇长屈肌腱。外侧为距腓前韧带、腓骨长肌腱、腓骨短肌腱。跟骨跖侧深层为跖方肌，跟骨跖侧浅层为踇展肌、小趾展肌、趾短屈肌。

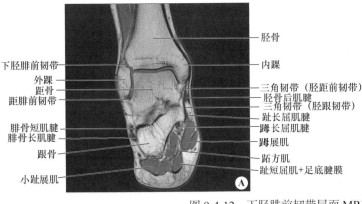
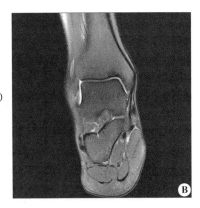

胫骨

内踝

下胫腓前韧带
外踝
距骨
距腓前韧带

三角韧带（胫距前韧带）
胫骨后肌腱
三角韧带（胫跟韧带）
趾长屈肌腱
踇长屈肌腱

腓骨短肌腱
腓骨长肌腱
跟骨

踇展肌
跖方肌

小趾展肌

趾短屈肌+足底腱膜

图 9-4-12　下胫腓前韧带层面 MRI

A. T₁WI；B. 脂肪抑制后质子密度加权像

3. 跟腓韧带层面（图 9-4-13）　自上而下依次为胫腓骨远端、距骨、跟骨，内侧结构有内侧副韧带、胫骨后肌腱、趾长屈肌腱、胫神经、胫后血管、踇长屈肌腱。外侧为跟腓韧带、腓骨长肌腱、腓骨短肌腱。跟骨跖侧深层为跖方肌，跟骨跖侧浅层为踇展肌、小趾展肌、趾短屈肌。

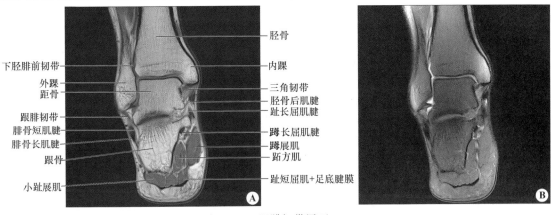

胫骨

内踝

下胫腓前韧带
外踝
距骨

三角韧带
胫骨后肌腱
趾长屈肌腱

跟腓韧带
腓骨短肌腱
腓骨长肌腱
跟骨

踇长屈肌腱
踇展肌
跖方肌

小趾展肌

趾短屈肌+足底腱膜

图 9-4-13　跟腓韧带层面 MRI

A. T₁WI；B. 脂肪抑制后质子密度加权像

4. 距腓后韧带层面（图 9-4-14）　自上而下依次为胫腓骨远端、距骨、跟骨，内侧结构有内侧副韧带、胫骨后肌腱、趾长屈肌腱、胫神经、胫后血管、踇长屈肌腱。外侧为距腓后韧带、跟腓韧带、腓骨长肌腱、腓骨短肌腱。跟骨跖侧深层为跖方肌，跟骨跖侧浅层为踇展肌、小趾展肌、趾短屈肌。

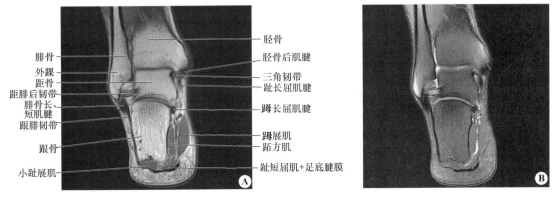

胫骨

胫骨后肌腱

腓骨
外踝
距骨
距腓后韧带
腓骨长、
短肌腱
跟腓韧带

三角韧带
趾长屈肌腱

踇长屈肌腱

跟骨

踇展肌
跖方肌

小趾展肌

趾短屈肌+足底腱膜

图 9-4-14　距腓后韧带层面 MRI

A. T₁WI；B. 脂肪抑制后质子密度加权像

5. 姆长屈肌层面（图 9-4-15）　踝关节后方软组织层面自内向外依次为趾长屈肌、胫后血管、姆长屈肌。跟骨位于最下方。

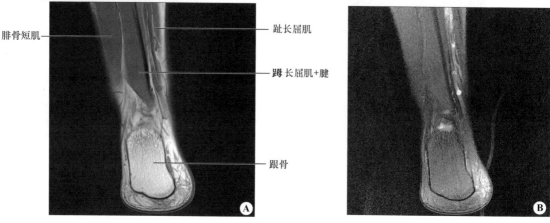

腓骨短肌

趾长屈肌

姆长屈肌+腱

跟骨

图 9-4-15　姆长屈肌层面 MRI
A. T₁WI；B. 脂肪抑制后质子密度加权像

（四）MRI 矢状面解剖

1. 腓骨长肌腱层面（图 9-4-16）　踝关节外侧层面显示腓骨及其后方的腓骨长肌腱。

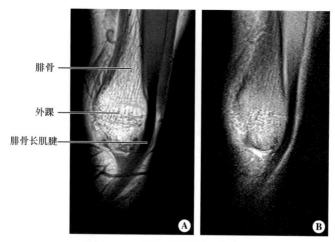

腓骨

外踝

腓骨长肌腱

图 9-4-16　腓骨长肌腱层面 MRI
A. T₁WI；B. 脂肪抑制后质子密度加权像

2. 跟腱层面（图 9-4-17）　跟腱层面自上而下骨质包括胫骨远端、距骨、跟骨、骰骨。踝关节前方为姆长伸肌-肌腱，骰骨背侧为趾短伸肌。踝关节后方为姆长屈肌、比目鱼肌、跟腱。跟骨下方为小趾展肌。

3. 跗骨管层面（图 9-4-18）　跗骨管层面自上而下骨质包括胫骨远端、距骨、跟骨、舟骨、中间楔骨、外侧楔骨，跟距骨间可见跗骨管。踝关节前方为胫骨前肌腱，踝关节后方为趾长屈肌。跟骨内下方为跖方肌。

4. 姆长屈肌腱层面（图 9-4-19）　姆长屈肌腱层面骨质包括胫骨远端、距骨、跟骨载距突、舟骨、中间楔骨，中跟距关节载距突下方为姆长屈肌腱。踝关节前方为胫前肌腱，踝关节后方为胫骨后肌腱、趾长屈肌腱、胫后血管。足底为趾短屈肌。

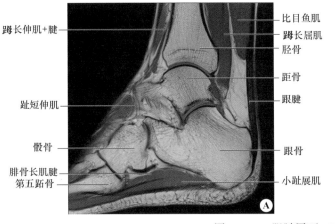

姆长伸肌+腱

趾短伸肌

骰骨

腓骨长肌腱
第五跖骨

比目鱼肌
姆长屈肌
胫骨
距骨
跟腱

跟骨

小趾展肌

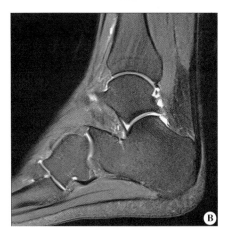

图 9-4-17 跟腱层面 MRI
A.T₁WI；B. 脂肪抑制后质子密度加权像

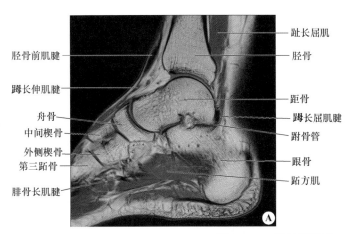

胫骨前肌腱

姆长伸肌腱

舟骨
中间楔骨
外侧楔骨
第三跖骨
腓骨长肌腱

趾长屈肌
胫骨
距骨
姆长屈肌腱
跗骨管
跟骨
跖方肌

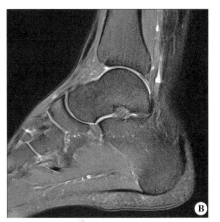

图 9-4-18 跗骨管层面 MRI
A.T₁WI；B. 脂肪抑制后质子密度加权像

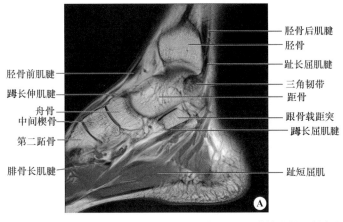

胫骨前肌腱

姆长伸肌腱
舟骨
中间楔骨
第二跖骨
腓骨长肌腱

胫骨后肌腱
胫骨
趾长屈肌腱
三角韧带
距骨
跟骨载距突
姆长屈肌腱
趾短屈肌

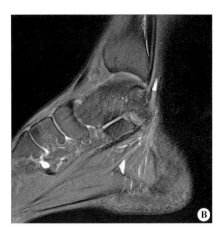

图 9-4-19 姆长屈肌腱层面 MRI
A.T₁WI；B. 脂肪抑制后质子密度加权像

5. 胫骨后肌腱层面（图 9-4-20） 胫骨后肌腱层面骨质包括内踝、舟骨、内侧楔骨，内踝下方可见三角韧带，内踝后方为胫骨后肌腱、趾长屈肌腱。踝关节前方为胫骨前肌腱。足底为趾短屈肌及姆展肌。

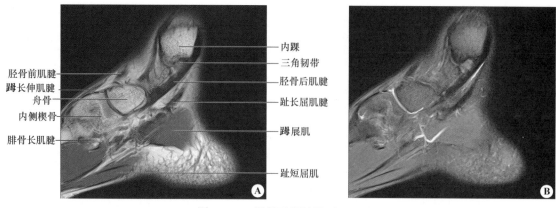

图 9-4-20 胫骨后肌腱层面 MRI

A. T₁WI；B. 脂肪抑制后质子密度加权像

三、常见解剖变异及典型病变

（一）常见解剖变异

副骨是踝关节常见的变异，有胫下骨、腓下骨和三角骨等，形态多为圆形，边缘较光滑，勿认为骨折碎片（图 9-4-21）。

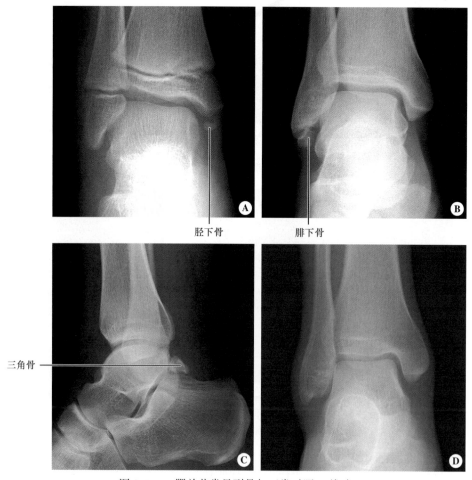

图 9-4-21 踝关节常见副骨与正常对照 X 线片

踝关节 X 线正位片（A）显示胫下骨；踝关节正位片（B）显示腓下骨；踝关节侧位片（C）显示三角骨；踝关节正位片（D）为正常踝关节

（二）典型病变

1. 内踝骨折　单纯的内踝骨折多数为外翻损伤所致，少数为内翻损伤所致。临床表现多为踝关节呈外翻位，踝关节内侧肿胀，压痛，皮下淤血、瘀斑。

外翻损伤时，内踝骨折多数发生于滑车角处，滑车角以下次之，骨折线多为横形或向内向上斜形，骨折片有不同程度的向外移位（图 9-4-22）。内翻损伤时，内踝骨折线多自内踝滑车角开始垂直向上，骨折线多为纵形劈裂，常伴有外侧副韧带损伤或外踝骨折。

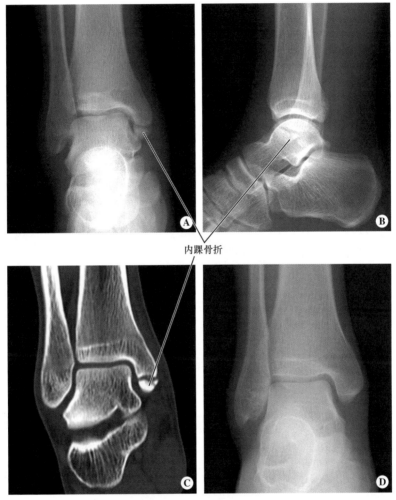

内踝骨折

图 9-4-22　右内踝骨折与正常对照

踝关节 X 线正侧位片及冠状面 CT（A～C）显示右内踝骨折，踝关节 X 线正位片（D）为正常踝关节

2. 跟腱损伤　跟腱是人体中最大、最强壮的肌腱，由腓肠肌和比目鱼肌汇合而成。正常肌腱在所有的序列上都应该呈条状低信号，横断面前面呈凹状或平面。跟腱损伤临床表现多为脚后跟疼痛、肿胀，负重时加重，小腿无力，行走困难。跖屈力显著减弱，踝关节后面凹陷，可扪及间隙。

跟腱完全撕裂：多由直接创伤而致，根据断裂的部位不同可分为近端肌腱肌肉结合处断裂和远端附着点处断裂。X 线平片及 CT 显示跟腱模糊，跟骨上方三角形脂肪垫模糊、变形、消失。MRI可显示跟腱连续性中断、回缩，局部增粗，肌腱周围的出血亚急性期 T_1WI 上呈高信号，水肿在 T_2WI 或脂肪抑制后 T_2WI 上呈高信号。

跟腱部分撕裂：X 线平片及 CT 显示跟腱模糊，跟骨上方三角形脂肪垫模糊、变形、消失。矢状面和横断面 MRI 上表现为线状或局灶的 T_1WI 低信号和 T_2WI 高信号，断裂处可有液体信号

（图 9-4-23 ）。

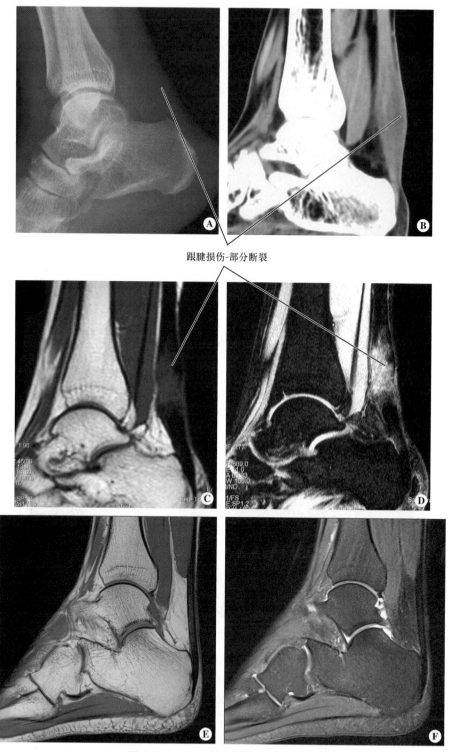

跟腱损伤-部分断裂

图 9-4-23 跟腱部分断裂与正常对照

踝关节 X 线侧位片、矢状面 CT 及矢状面 T_1WI、矢状面脂肪抑制后质子密度加权像（A～D）显示跟腱部分断裂；踝关节矢状面
T_1WI 及矢状面脂肪抑制后质子密度加权像（E、F）为正常跟腱

案例 9-4-1 分析讨论：

1. 踝关节正常对应关系：由胫骨、腓骨下端及距骨组成，外踝较内踝长，内外踝共同组成倒 U 形踝穴，胫骨远端与距骨滑车相对应，胫骨轴线垂直于踝关节水平面，胫骨远端关节面与距骨滑车关节面平行。

2. 结合本例分析踝关节退行性骨关节病变影像学特征：踝关节诸骨边缘骨赘形成，关节间隙变窄，软骨下骨质硬化，关节面下囊性变，关节畸形，关节内游离体。CT 对关节面下小囊变、关节间隙小游离体显示较好。MRI 还可以直观的评价关节软骨改变。

3. 结合本例分析滑膜骨软骨瘤病的影像学表现：关节周围出现多发类圆形钙化或骨化结节，小的密度均匀一致，大的边缘呈高密度，中央呈低密度的松质骨。CT 可以更清晰的显示病灶，MRI 可以显示未钙化的结节。

第五节 足 部

案例 9-5-1

患者，女，65 岁，左足第 1 趾肿物逐渐增大伴走路不适 10 年，间断针刺样疼痛。实验室检查血尿酸 781μmol/L。见图 9-5-1。

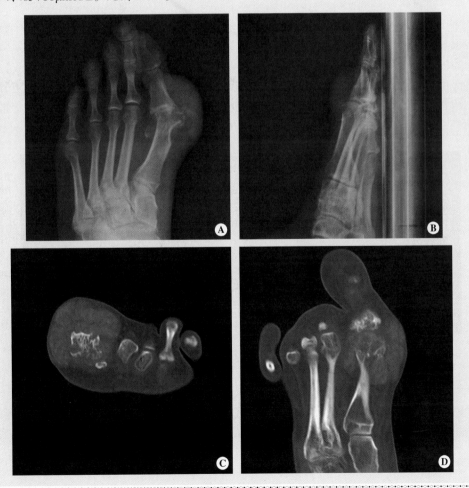

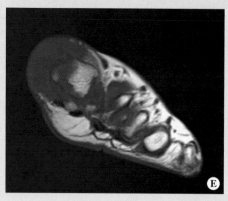
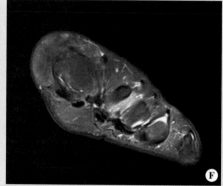

图 9-5-1　足 X 线、CT 图像、MRI 图像

A. 足 X 线正位片；B. 足 X 线负重侧位片；C. 足横断面 CT 骨窗；D. 足冠状面 CT；E. 足横断面 T_1WI；
F. 足横断面脂肪抑制后 T_2WI

问题：

1. 足正常对应关系是什么？
2. 结合本例分析痛风性关节炎影像学特征有哪些？

一、X 线 解 剖

（一）正常成人足部

足部由跗骨、跖骨、趾骨组成（图 9-5-2），第 1 跖骨头下多见 2 个籽骨。足距骨长轴线与第 1 跖骨轴线重叠，跟骨长轴线与第 4 跖骨轴线重叠，第 1 跖骨轴线与第 1 趾骨轴线夹角小于 15°。

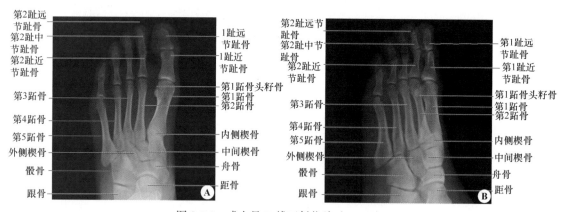

图 9-5-2　成人足 X 线正斜位片（A、B）

（二）正常儿童足部

儿童足部由跗骨、跖骨、趾骨组成（图 9-5-3）。跖骨、趾骨由骨骺、骨骺软骨板、干骺端组成。趾骨骨骺位于趾骨基底，第 1 跖骨骨骺位于基底，第 2-5 跖骨骨骺位于远端，第 5 跖骨基底可见弧形骨骺，不要误诊为骨折。

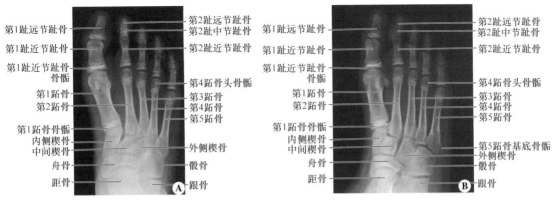

图 9-5-3　儿童足 X 线正斜位（A、B）

二、CT 和 MRI 解剖

（一）CT 冠状面解剖

足部 CT 图像常规用骨窗及软组织窗来进行观察。

1. 蹬趾近节趾骨层面（图 9-5-4）　趾骨层面显示第 1 趾为两节，第 2～5 趾为 3 节，中、远节趾骨可融合为 1 块。远节趾骨基底近侧趾骨跖侧可屈肌腱断面，远节趾骨基底近侧趾骨背侧可见伸肌腱断面。

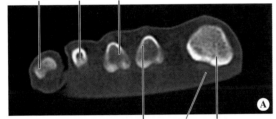

图 9-5-4　蹬趾近节趾骨层面 CT

A. 骨窗；B. 软组织窗

2. 第 1 跖骨头籽骨层面（图 9-5-5）　跖骨层面显示跖骨为短管状骨，跖骨分为跖骨头、跖骨干、跖骨底。第 1 跖骨粗短，第 1 跖骨头跖面可见隆起的嵴，其两侧可见斜形关节面分别与胫侧籽骨、腓侧籽骨形成关节，2 个籽骨间为蹬长屈肌腱。跖骨背侧可见伸肌腱断面，跖骨跖侧可见屈肌腱断面。

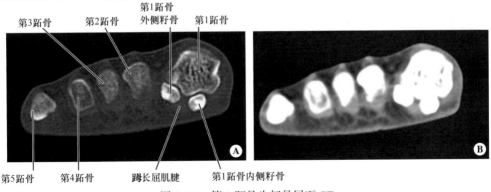

图 9-5-5　第 1 跖骨头籽骨层面 CT

A. 骨窗；B. 软组织窗

3. Lisfranc 韧带层面（图 9-5-6） Lisfranc 韧带连接内侧楔骨外缘及第 2 跖骨底内缘，此层面骨质为内侧楔骨、第 2-5 跖骨底，背侧可见伸肌腱，跖侧可见蹬展肌、跖方肌、骨间肌、小趾展肌等。

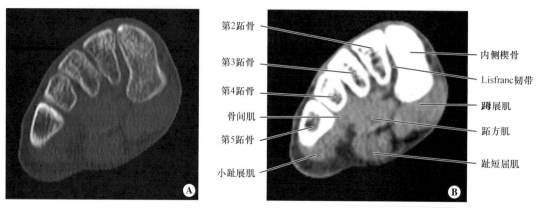

图 9-5-6　Lisfranc 韧带层面 CT
A. 骨窗；B. 软组织窗

4. 内、中、外楔骨层面（图 9-5-7） 楔骨层面自内向外骨质为内、中、外楔骨、第 4 跗跖关节、第 5 跖骨底，背侧可见伸肌腱，跖侧可见屈肌腱断面、蹬展肌、跖方肌、趾短屈肌、小趾展肌等。

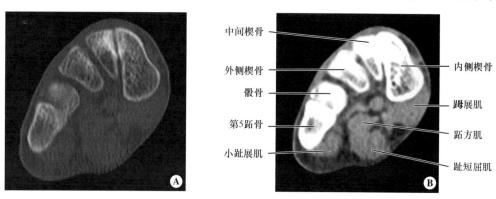

图 9-5-7　内、中、外楔骨层面 CT
A. 骨窗；B. 软组织窗

5. 舟骨层面（图 9-5-8） 舟骨层面显示舟骨及骰骨，背侧可见胫骨前肌腱、蹬长伸肌腱、趾长伸肌腱、趾短伸肌。跖侧可见屈肌腱断面、蹬展肌、跖方肌、趾短屈肌、小趾展肌等。

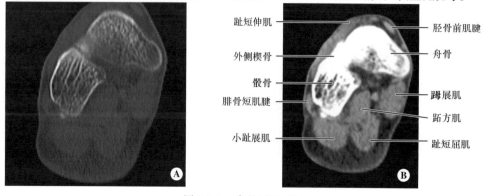

图 9-5-8　舟骨层面 CT
A. 骨窗；B. 软组织窗

6. 前跟距关节层面（图 9-5-9） 前跟距关节层面显示距骨及跟骨，背侧可见胫骨前肌腱、跗长伸肌腱、趾长伸肌腱、趾短伸肌。跖侧可见胫骨后肌腱、跗展肌、跖方肌、趾短屈肌、小趾展肌等。

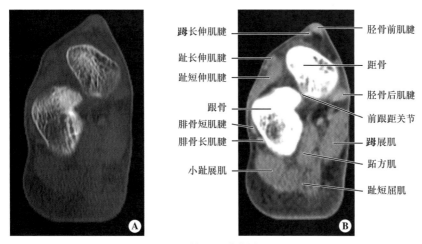

图 9-5-9 前跟距关节层面 CT
A. 骨窗；B. 软组织窗

（二）MRI 冠状面解剖

足部 MRI 检查通常使用 T_1WI 和脂肪抑制后质子密度加权像作为常规扫描序列。

1. 跗趾近节趾骨层面（图 9-5-10） 趾骨层面显示第 1 趾为两节，第 2-5 趾为 3 节，中、远节趾骨可融合为 1 块。远节趾骨底近侧趾骨跖侧可屈肌腱断面，远节趾骨底近侧趾骨背侧可见伸肌腱断面。

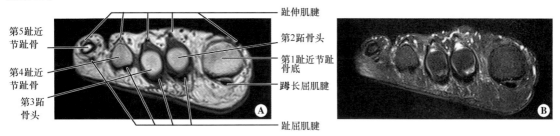

图 9-5-10 跗趾近节趾骨层面 MRI
A. T_1WI；B. 脂肪抑制后质子密度加权像

2. 第 1 跖骨头籽骨层面（图 9-5-11） 跖骨层面显示跖骨为短管状骨，跖骨分为跖骨头、跖骨干、跖骨底。第 1 跖骨粗短，第 1 跖骨头跖面可见隆起的嵴，其两侧可见斜形关节面分别与胫侧籽骨、腓侧籽骨形成关节，2 个籽骨间为跗长屈肌腱。跖骨背侧可见伸肌腱断面，跖骨跖侧可见屈肌腱断面等。

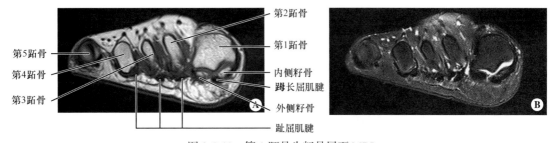

图 9-5-11 第 1 跖骨头籽骨层面 MRI
A. T_1WI；B. 脂肪抑制后质子密度加权像

3. Lisfranc 韧带层面（图 9-5-12）　　Lisfranc 韧带连接内侧楔骨外缘及第 2 跖骨底内缘，此层面骨质为内侧楔骨、第 2～5 跖骨底，背侧可见伸肌腱，跖侧可见屈肌腱断面、跛展肌、跖方肌、骨间肌、趾短屈肌、小趾展肌等。

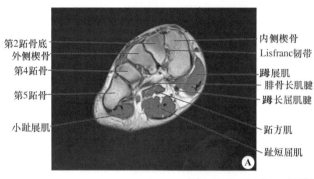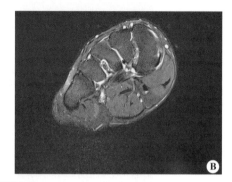

第2跖骨底
外侧楔骨
第4跖骨
第5跖骨
小趾展肌

内侧楔骨
Lisfranc韧带
跛展肌
腓骨长肌腱
跛长屈肌腱
跖方肌
趾短屈肌

图 9-5-12　Lisfranc 韧带层面 MRI
A. T$_1$WI；B. 脂肪抑制后质子密度加权像

4. 内、中、外楔骨层面（图 9-5-13）　　楔骨层面自内向外骨质为内、中、外楔骨、骰骨，背侧可见伸肌腱，跖侧可见屈肌腱断面、跛展肌、跖方肌、趾短屈肌、小趾展肌等，骰骨跖侧缘可见腓骨长肌腱。

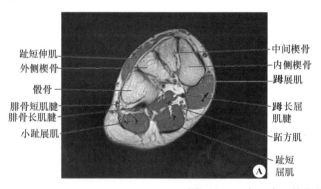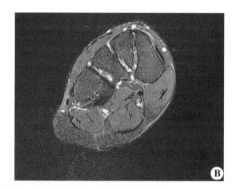

趾短伸肌
外侧楔骨
骰骨
腓骨短肌腱
腓骨长肌腱
小趾展肌

中间楔骨
内侧楔骨
跛展肌
跛长屈肌腱
跖方肌
趾短屈肌

图 9-5-13　内、中、外楔骨层面 MRI
A. T$_1$WI；B. 脂肪抑制后质子密度加权像

5. 舟骨层面（图 9-5-14）　　舟骨层面显示舟骨及骰骨，背侧可见胫骨前肌腱、跛长伸肌腱、趾长伸肌腱、趾短伸肌。跖侧可见屈肌腱断面、跛展肌、跖方肌、趾短屈肌、小趾展肌等。

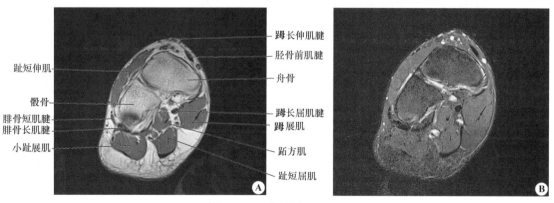

趾短伸肌
骰骨
腓骨短肌腱
腓骨长肌腱
小趾展肌

跛长伸肌腱
胫骨前肌腱
舟骨
跛长屈肌腱
跛展肌
跖方肌
趾短屈肌

图 9-5-14　舟骨层面 MRI
A. T$_1$WI；B. 脂肪抑制后质子密度加权像

6. 中跟距关节层面（图 9-5-15）　中跟距关节层面显示距骨及跟骨，背侧可见胫骨前肌腱、跗长伸肌腱、趾长伸肌腱、趾短伸肌。跖侧可见胫骨后肌腱、趾屈肌腱断面、跗展肌、跖方肌、趾短屈肌、小趾展肌等。

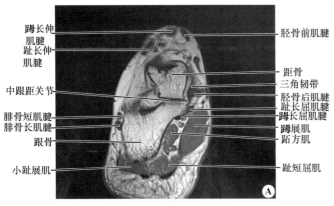
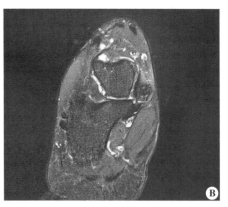

图 9-5-15　中跟距关节层面 MRI
A. T$_1$WI；B. 脂肪抑制后质子密度加权像

（三）MRI 斜横断面解剖

1. 跗跖关节背缘层面（图 9-5-16）　跗跖关节背缘层面可见距骨、舟骨、内中外楔骨及部分跖趾骨。可清晰地显示跗骨及跖骨对应情况，跗间韧带、跖骨间韧带。可见趾短伸肌及骨间肌。

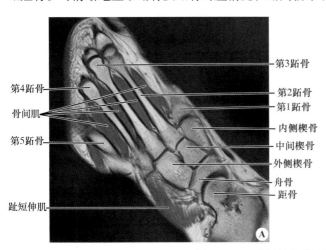
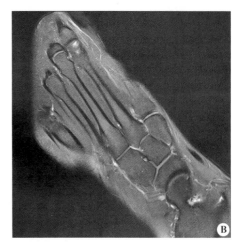

图 9-5-16　跗跖关节背缘层面 MRI
A. T$_1$WI；B. 脂肪抑制后质子密度加权像

2. Lisfranc 韧带层面（图 9-5-17）　Lisfranc 韧带连接内侧楔骨外缘及第 2 跖骨底内缘，此层面骨质为距骨，舟骨，内、中、外侧楔骨，骰骨及部分跖趾骨；可清晰地显示跗骨及跖骨对应情况，跗间韧带、跖骨间韧带，可见骨间肌。

3. 腓骨短肌腱层面（图 9-5-18）　腓骨短肌腱层面可见距骨、跟骨、舟骨、内侧楔骨、第 1 跖骨及第 5 跖骨底。第五跖骨底可见腓骨短肌腱，足跖侧可见跗收肌。

4. 第 1 跖骨头籽骨层面（图 9-5-19）　第 1 跖骨头籽骨层面可见部分跟骨、舟骨、内侧楔骨、骰骨、第 5 跖骨底、第 1 跖骨头及籽骨，骰骨外跖侧可见腓骨长肌腱，跗短屈肌、跗长屈肌腱等。

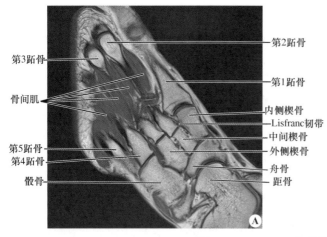

第3跖骨
骨间肌
第5跖骨
第4跖骨
骰骨

第2跖骨
第1跖骨
内侧楔骨
Lisfranc韧带
中间楔骨
外侧楔骨
舟骨
距骨

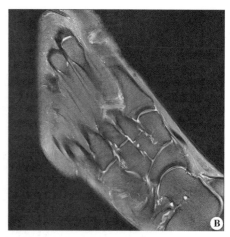

图 9-5-17　Lisfranc 韧带层面 MRI

A. T₁WI；B. 脂肪抑制后质子密度加权像

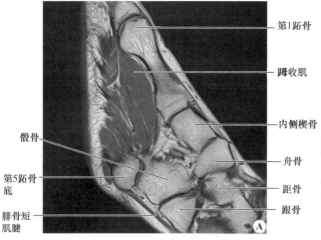

骰骨
第5跖骨底
腓骨短肌腱

第1跖骨
踇收肌
内侧楔骨
舟骨
距骨
跟骨

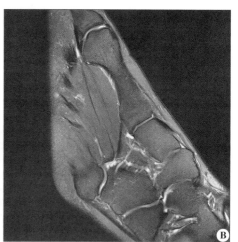

图 9-5-18　腓骨短肌腱层面 MRI

A. T₁WI；B. 脂肪抑制后质子密度加权像

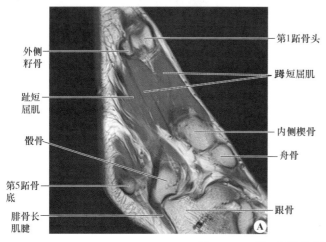

外侧籽骨
趾短屈肌
骰骨
第5跖骨底
腓骨长肌腱

第1跖骨头
踇短屈肌
内侧楔骨
舟骨
跟骨

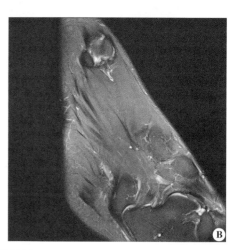

图 9-5-19　第 1 跖骨头籽骨层面 MRI

A. T₁WI；B. 脂肪抑制后质子密度加权像

（四）MRI 矢状面解剖

1. 第 2 跖骨/跛长屈肌腱层面（图 9-5-20）　第 2 跖骨/跛长屈肌腱层面可见距骨、舟骨、中间楔骨、第 2 跖趾骨，可清晰地显示骨质的对应情况，可见趾伸肌腱、趾屈肌腱、跛长屈肌腱、跛展肌。

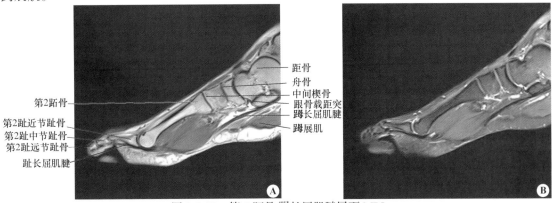

图 9-5-20　第 2 跖骨/跛长屈肌腱层面 MRI

A. T₁WI；B. 脂肪抑制后质子密度加权像

2. 第 4 跖骨层面（图 9-5-21）　第 4 跖骨层面可见距骨、骰骨、第 4 跖趾骨，可清晰地显示骨质的对应情况，可见趾伸肌腱、趾屈肌腱、趾短屈肌。

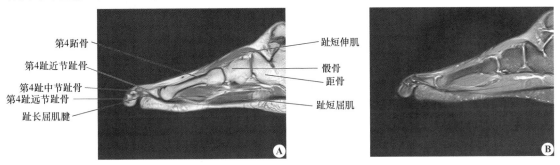

图 9-5-21　第 4 跖骨层面 MRI

A. T₁WI；B. 脂肪抑制后质子密度加权像

3. 第 5 跖骨/腓骨短肌腱层面（图 9-5-22）　第 5 跖骨/腓骨短肌腱层面可见第 5 跖趾骨，可清晰地显示骨质的对应情况，可见小趾展肌、腓骨短肌腱、趾屈肌腱。

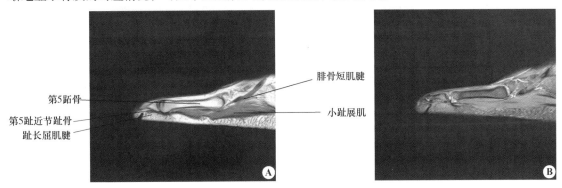

图 9-5-22　第 5 跖骨/腓骨短肌腱层面 MRI

A. T₁WI；B. 脂肪抑制后质子密度加权像

三、常见解剖变异及典型病变

（一）常见解剖变异

足部籽骨和副骨多见，足部副骨约 10 余种，有外胫骨、副腓骨、跖间骨、范氏小骨、瓦氏小骨、上距骨、三角骨、第 5 跖骨永存骨骺等。

1. 外胫骨 10 岁开始骨化，位于胫髓后肌肌腱内，在足舟骨结节的背内侧，紧靠足舟骨（图 9-5-23）。

2. 跖间骨 一般位于 1～2 跖骨底之间，且长轴与跖骨长轴一致，为椭圆形或类圆形（图 9-5-23）。

3. 副腓骨 位于骰骨外下缘或跟骨前唇外下缘，腓骨长肌腱内，可与骰骨重叠或紧靠，在足斜位显示清楚（图 9-5-23）。

4. 二分籽骨 足部籽骨以第 1 跖趾关节附近的姆趾籽骨最多见，姆趾籽骨约 10 岁时出现，多为两个。二分籽骨少见（图 9-5-23），二分籽骨间隙多为横形，边缘光滑。

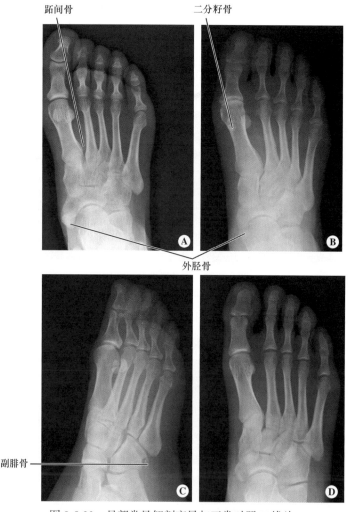

图 9-5-23　足部常见解剖变异与正常对照 X 线片

足部 X 线正位片（A）显示外胫骨及跖间骨；足部 X 线正位片（B）显示二分籽骨及外胫骨；足部 X 线斜位片（C）显示骰骨旁副腓骨；足部 X 线正位片（D）为正常足部

（二）典型病变

1. 第 5 跖骨底骨折　跖骨底骨折多为几个跖骨同时发生，但第 5 跖骨和第 2 跖骨骨折常可单独发生，且第 5 跖骨底骨折最常见，多无明显移位（图 9-5-24）。第 5 跖骨底骨折应与正常骨骺相鉴别：①第 5 跖骨底骨骺大致 9 岁出现，15～16 岁愈合；②骨折线多为横行，垂直骨皮质，而骺线多为纵向走行，与骨皮质平行；③骨折线位置不固定，或位于跖骰关节上方，或进入关节，而骺线在关节之外；④骨折线锐利，骨折片可分离。

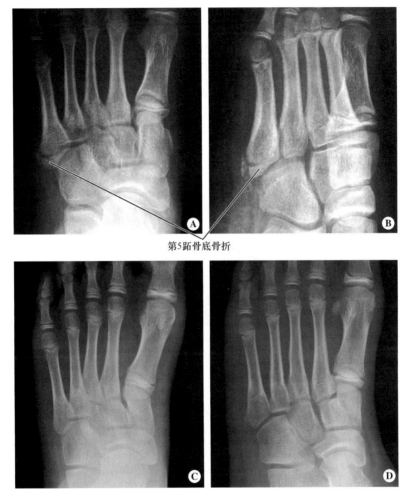

第5跖骨底骨折

图 9-5-24　跖骨底骨折与正常对照 X 线片

足部 X 线正斜位片（A、B）显示第 5 跖骨底斜行骨折；足部 X 线正斜位片（C、D）为正常第 5 跖骨底

2. 跖骨疲劳骨折　低于骨骼强度极限的应力反复、持久地作用于骨骼，引起局部骨质累积性微损伤和吸收、修复所致，并可发展成完全骨折，其特征是骨的损伤与修复同时进行。临床表现为活动后出现局部疼痛，休息后即缓解。局部可隆起，肿胀、压痛。影像表现多位于跖骨，第 2、3 跖骨常见，跖骨局部密度增高，其内常见线形低密度影，皮质外有骨膜反应（图 9-5-25）；CT 表现：局部皮质不规则增厚，其外骨膜增生，密度增高；MRI 表现：髓腔内信号不均匀，在 T_1WI、T_2WI 上呈低信号，骨折线周围可有 T_1WI 低信号、T_2WI 高信号的骨髓水肿。

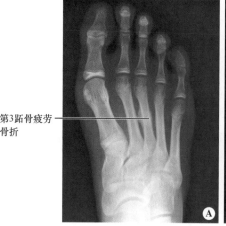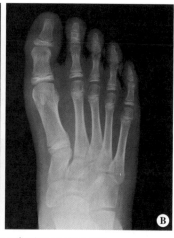

第3跖骨疲劳
骨折

图 9-5-25　第 3 跖骨疲劳骨折与正常对照 X 线正位片

足部 X 线正位片（A）显示第 3 跖骨疲劳骨折；足部 X 线正位片（B）为正常第 3 跖骨

案例 9-5-1 分析讨论：

1. 足正常对应关系：足距骨长轴线与第 1 跖骨轴线重叠，跟骨长轴线与第 4 跖骨轴线重叠，第 1 跖骨轴线与第 1 趾骨轴线夹角小于 15°。本例第 1 跖骨轴线与第 1 趾骨轴线夹角明显大于 15°，为踇趾外翻，本例第 1 跖骨头籽骨明显向外侧移位。

2. 结合本例分析痛风性关节炎影像学特征：发病缓慢，5～10 年内可无任何 X 线表现，早期表现为关节周围软组织肿胀，多始于第 1 跖趾关节；随病情进展局部骨质出现分叶状侵蚀、硬化或多处波浪状凹陷，可见小花边样骨膜反应，关节面不规则或呈穿凿样破坏，软组织内可出现结节样高密度。CT 呈类钙化样高密度侵蚀破坏邻近骨质。MRI 软组织病变 T_1WI 呈低信号，T_2WI 呈中等、低信号。本病结合高血尿酸病史及典型表现容易诊断。

本 章 小 结

1. 髋关节由股骨头、髋臼及关节囊、韧带及肌肉构成。髋关节囊周围由众多强大的韧带加强，囊的前面是髂股韧带，前下部有耻股韧带，后面有坐股韧带，股骨头凹与髋臼窝间由股骨头韧带相连。

2. 膝关节由股骨髁、胫骨平台、髌骨及其周围滑膜、关节囊、韧带、半月板及肌肉构成。半月板位于胫骨平台内侧和外侧的关节面上。关节囊内有前后交叉韧带，分别起自胫骨髁间嵴的前内侧、胫骨髁的后方，斜向外上、内上走行。髌上囊为膝关节最大的囊，位于髌骨底部下方及股四头肌腱深面，与膝关节腔相通。腘窝为膝关节后方的菱形窝，其内有腘动静脉和胫神经通过。矢状面的交叉韧带层面为膝关节正中层面，显示股骨远端、胫骨近端及髌骨的最大矢状面，股四头肌肌腱及髌韧带、髌下脂肪垫显示清晰，后方可见半膜肌、腓肠肌内侧头、比目鱼肌、腘肌，前后交叉韧带起止点显示清晰。

3. 踝关节由胫腓骨下端、距骨滑车及其周围滑膜、关节囊、韧带及肌肉构成。踝关节周围韧带是维持踝关节稳定的重要结构，由内向外依次为内侧韧带、下胫腓韧带和外侧韧带。小腿的肌肉分为前群、后群及外侧群。踝关节的横断面首先出现胫腓骨下端层面，随后是胫距关节间隙层面，在胫距关节后方，内踝与距骨内侧份的后方为踝管，是小腿后部与足底的通道，其内结构从前向后依次为胫骨后肌腱、趾长屈肌腱、胫神经、胫后血管及踇长屈肌腱。

4. 足是由跗骨（包括距骨、跟骨、舟骨、内侧楔骨、中间楔骨、外侧楔骨和骰骨）、跖骨（第

1～5 跖骨）和趾骨（第 1～5 组趾骨）组成，以 Chopart 关节（跗横关节）和 Lisfranc 关节（跗跖关节）为界将足分为后足、中足和前足。儿童足部第 5 跖骨底可见弧形骨骺，不要误诊为骨折。

5. 下肢关节的观察：X 线可以直观显示关节的骨质结构，下肢关节的 CT 图像用骨窗和软组织窗两种方式观察不同结构，通常将骨骼肌组织的密度作为等密度。肌束间隔脂肪组织较多，表现为低密度；骨皮质呈明显高密度，骨髓腔呈低密度。下肢关节的 MRI 检查通常使用 T_1WI 和脂肪抑制后质子密度加权像作为常规扫描序列，通常将骨骼肌作为等信号，骨皮质在 T_1WI 和脂肪抑制后质子密度加权像为无信号，半月板、肌腱、韧带为低信号，骨髓、皮下及肌间结缔组织中的脂肪组织在 T_1WI 上为高信号，在脂肪抑制后质子密度加权像上为低信号。关节滑液在 T_1WI 上为低信号，在脂肪抑制后质子密度加权像上为高信号。CT、MR 断层可以先找到比较典型的结构或层面，再以此向上下层面、前后层面或左右层面展开对照观察。

思考题：

1. 髋关节主要的韧带是什么？试答出其最大韧带的位置及作用。
2. 膝关节由什么组织组成？有哪些主要韧带？
3. 什么是踝穴？
4. 踝关节内侧韧带由哪些组成？
5. 足部由哪些骨骼构成？
6. 什么是关节间隙？X 线显示的关节间隙是真正的关节腔吗？为什么？

解析要点：

1. 髋关节周围主要的韧带为髂股韧带、耻骨韧带、坐股韧带及股骨头韧带，其中髂股韧带位于髋关节的前面，起于髂前下棘，呈扇形止于股骨颈的转子间线。它可分为两束，上束可达大转子，下束终止于小转子。其加强关节囊，限制大腿过伸及内收。

2. 膝关节由股骨髁、胫骨平台、髌骨及其周围滑膜、关节囊、韧带、半月板及肌肉构成。膝关节的主要韧带包括髌韧带、胫侧副韧带、腓侧副韧带、前后交叉韧带、膝横韧带及髌支持带。

3. 胫骨下端内侧为内踝，腓骨下端为外踝，胫骨下端后缘呈唇状为后踝。外踝较内踝长，后踝较内外踝小。内外踝共同组成踝穴，踝关节间隙呈倒 U 形。

4. 踝关节内侧韧带即三角韧带，由胫距前韧带、胫舟韧带、胫跟韧带和胫距后韧带组成，前三者不易分离。

5. 足是由跗骨（包括距骨、跟骨、舟骨、内侧楔骨、中间楔骨、外侧楔骨和骰骨）、跖骨（第 1～5 跖骨）和趾骨（第 1～5 组趾骨）组成。

6. 两个相对应的骨性关节面之间的透亮间隙为关节间隙，关节间隙实际包含了真正的关节腔和关节软骨的厚度。

（丁建平 刘 杰 张泽坤 张晏境 张 莉 杨 姣）

参 考 文 献

白人驹，张雪林，2010. 医学影像诊断学[M]. 3 版. 北京：人民卫生出版社

柏树令，2008. 系统解剖学[M]. 7 版. 北京：人民卫生出版社

崔慧先，杨桂姣，汪华侨，2011. 系统解剖学[M]. 6 版. 北京：人民卫生出版社

崔磊，胡春洪，龚沈初，2014. 影像解剖学图解[M]. 北京：人民军医出版社

冯晓源，2016. 现代医学影像学[M]. 上海：复旦大学出版社

高士濂，2004. 实用解剖图谱：下肢分册[M]. 2 版. 上海：上海科技出版社

高秀来，于恩华，2003. 人体解剖学[M]. 北京：北京大学医学出版社

韩萍，于春水，2017. 医学影像诊断学[M]. 4 版. 北京：人民卫生出版社

姜树学，2006. 人体断面解剖学[M]. 2 版. 北京：人民卫生出版社

金征宇，2011. 医学影像学[M]. 2 版. 北京：人民卫生出版社

刘树伟，2006. 人体断层解剖学[M]. 北京：高等教育出版社

刘树伟，2011. 人体断层解剖学[M]. 2 版. 北京：高等教育出版社

迈克尔·E·马登[美]，2012. 断层解剖学[M]. 2 版. 刘树伟，主译. 天津：天津科技翻译出版公司

彭裕文，2008. 局部解剖学[M]. 7 版. 北京：人民卫生出版社

王振宇，2010. 人体断面与影像解剖学[M]. 3 版. 北京：人民卫生出版社

王振宇，徐文坚，2016. 人体断层影像解剖学[M]. 4 版. 北京：人民卫生出版社

吴德昌，1988. 人体断层解剖学（横断断层）[M]. 北京：科学出版社

鲜军舫，2007. 头颈部影像诊断必读[M]. 北京：人民军医出版社

熊坤林，龚水根，张伟国，2005. 盆底影像解剖与盆底功能性疾病的关系[J]. 世界华人消化杂志，（1）：82-85

徐海波，张雪君，2016. 人体影像解剖学[M]. 北京：人民卫生出版社

易西南，夏玉军，2014. 医学影像应用解剖学[M]. 北京：科学出版社

于可兹，郑可国，2017. 医学影像检查技术学[M]. 4 版. 北京：人民卫生出版社

张龙江，卢光明，2012. 全身 CT 血管成像诊断学[M]. 北京：人民军医出版社

张雪林，2000. 影像断层解剖学[M]. 北京：人民卫生出版社

张云亭，于兹喜，2013. 医学影像检查技术学[M]. 3 版. 北京：人民卫生出版社

赵云，任伯绪，2015. 医学影像解剖学[M]. 2 版. 北京：科学出版社

Anne M Gilroy[美], Brian R MacPherson[美], 2018. 人体解剖学图谱[M]. 欧阳钧, 主译. 上海：上海科学技术出版社

Fernando Ferreira, Eva T Barbosa, António R Silva, 2014. Abdominal Views: Technique, Anatomy, Abnormal Images, Scanning Tips, and Tricks[M]. Milan: Springer

Franz Kainberger, Lena Hirtler, Hannes Platzgummer, ect, 2018. Imaging Anatomy: Magnetic Resonance Imaging, Computed Tomography, Positron Emission Tomography and Other Novel Imaging Techniques[M]. Milan: Springer International Publishing